ÉTICA EM PESQUISA

EM MEDICINA, CIÊNCIAS HUMANAS E DA SAÚDE

ÉTICA EM PESQUISA

EM MEDICINA, CIÊNCIAS HUMANAS E DA SAÚDE

Joel Faintuch

EDITOR

MANOLE

Copyright © Editora Manole Ltda., 2021, por meio de contrato com o editor.

Editora: Eliane Usui
Projeto gráfico: Departamento de Arte da Editora Manole
Diagramação: Formato Editoração
Ilustrações: Formato Editoração
Capa: Departamento de Arte da Editora Manole

CIP-BRASIL. CATALOGAÇÃO NA PUBLICAÇÃO
SINDICATO NACIONAL DOS EDITORES DE LIVROS, RJ

E85

Ética em pesquisa : em medicina, ciências humanas e da saúde / editor Joel Faintuch ;
coeditores Alfredo José Mansur, Jorge Alves de Almeida Venancio ; comitê editorial
Eduardo Pompeu ... [et al.]. - 1. ed. - Barueri[SP] : Manole, 2021.

Inclui bibliografia e índice
ISBN 9786555761887

1. Ética médica. 2. Pesquisa médica – Aspectos morais e éticos. I. Faintuch, Joel. II.
Mansur, Alfredo José. III. Venancio, Jorge Alves de Almeida. IV. Pompeu, Eduardo..

20-67886

CDD: 174.2
CDU: 614.253

Leandra Felix da Cruz Candido - Bibliotecária - CRB-7/6135

Todos os direitos reservados.
Nenhuma parte deste livro poderá ser reproduzida, por
qualquer processo, sem a permissão expressa dos editores.
É proibida a reprodução por fotocópia.

A Editora Manole é filiada à ABDR – Associação Brasileira de Direitos Reprográficos.

1ª edição – 2021

Editora Manole Ltda.
Alameda América, 876 – Tamboré
Santana do Parnaíba
06543-315 – SP – Brasil
Tel. (11) 4196-6000
www.manole.com.br | https://atendimento.manole.com.br/

Impresso no Brasil
Printed in Brazil

Sobre o editor

JOEL FAINTUCH
Professor Sênior, Departamento de Gastroenterologia, Faculdade de Medicina da Universidade de São Paulo (FMUSP). Vice-coordenador, Comissão Ética para Análise de Projetos de Pesquisa (CapPesq), Hospital das Clínicas da FMUSP (HCFMUSP).

Sobre os coeditores

ALFREDO JOSÉ MANSUR
Livre-docente em Cardiologia pela FMUSP. Coordenador do Comitê de Ética em Pesquisa do HC-FMUSP. Membro Titular da Comissão Nacional de Ética em Pesquisa (CONEP).

JORGE ALVES DE ALMEIDA VENANCIO
Coordenador da Comissão Nacional de Ética em Pesquisa (CONEP). Coordenador do Conselho Nacional de Saúde, Ministério da Saúde, Brasília/DF.

Comitê editorial

EDUARDO POMPEU
Responsável Técnico pelo Biotério Central da FMUSP. Coordenador da Comissão de Ética no Uso de Animais (CEUA-FMUSP). Doutorado em Cirurgia pela Faculdade de Medicina Veterinária e Zootecnia da USP.

FÁBIO LUIZ DE MENEZES MONTENEGRO
Professor Associado, Disciplina de Cirurgia da Cabeça e Pescoço, FMUSP. Membro da Comissão de Ética em Pesquisa (CapPesq), HCFMUSP.

MARIA CAROLINA GONÇALVES DIAS
Nutricionista-chefe da Divisão de Nutrição e Dietética do Instituto Central do HCFMUSP. Coordenadora Administrativa da Equipe Multiprofissional de Terapia Nutricional do HC-FMUSP. Membro da Comissão de Ética em Pesquisa (CapPesq), HCFMUSP.

NEWTON KARA-JUNIOR

Médico Assistente do HCFMUSP. Professor Colaborador e Professor de Pós-graduação (Doutorado) da FMUSP. Membro da Comissão de Ética em Pesquisa (CapPesq), HCFMUSP.

RODRIGO GONÇALVES

Professor Doutor, Departamento de Obstetrícia e Ginecologia, FMUSP. Membro da Comissão de Ética em Pesquisa (CapPesq), HCFMUSP.

Sobre os autores

ADEMIR FRANCO
Professor, Curso de Odontologia, Faculdade São Leopoldo Mandic, Instituto de Pesquisas São Leopoldo Mandic, Campinas/SP.

ANGELA BALLANTYNE
Departamento de Atenção Primária à Saúde e Clínica Geral, University of Otago, Wellington, Nova Zelândia.

ANTONIO UGALDE
Professor Emérito, Universidade de Texas-Austin, EUA.

AUGUSTO AFONSO GUERRA JUNIOR
Mestre e Doutor pela Universidade Federal de Minas Gerais (UFMG). Docente no Programa de Pós-graduação em Medicamentos e Assistência Farmacêutica, Faculdade de Farmácia da UFMG. Atua no Centro Colaborador do SUS para Avaliação de Tecnologias e Excelência em Saúde (CCATES/UFMG).

BLUMA LINKOWSKI FAINTUCH
Pesquisadora Doutora, Departamento de Radiofarmácia, Instituto de Pesquisas Energéticas e Nucleares (IPEN/CNEN), São Paulo/SP.

BRUNA DELL'ACQUA CASSÃO
Pós-graduanda Nível Doutorado. Mestre, Departamento de Cirurgia, Escola Paulista de Medicina da Universidade Federal de São Paulo (EPM/UNIFESP), São Paulo/SP.

BRUNO T. SARAGIOTTO
Programa de Mestrado e Doutorado em Fisioterapia, Universidade Cidade de São Paulo, São Paulo/SP.

CAMERON STEWART
Faculdade de Direito, University of Sydney, Sydney, Austrália.

CAROLINA ZAMPIROLLI DIAS
Mestre pela Faculdade de Farmácia, Universidade Federal de Minas Gerais (UFMG). Atua no Centro Colaborador do SUS para Avaliação de Tecnologias e Excelência em Saúde (CCATES/UFMG).

CÍNTIA MARIA LANZARINI GOUY
Instituto Nacional de Câncer (INCA), Ministério da Saúde, Divisão de Pesquisa Clínica e Desenvolvimento Tecnológico, Rio de Janeiro/RJ.

CLÁUDIA CHAGAS ROCHA
Bióloga. Vice-presidente do Comitê de Ética da Associação Brasileira de Embriologistas em Medicina Reprodutiva – Pronúcleo e Consultora Independente da Embryologist Booking (Dinamarca).

DARLEI DALL'AGNOL
Professor Titular, Departamento de Filosofia, Universidade Federal de Santa Catarina.

DUILIO FUENTES DELGADO
Médico-cirurgião. Mestrado em Bioética, Escritório Executivo de Pesquisa, Instituto Nacional de Saúde, Lima, Peru.

E. SHYONG TAI
Faculdade de Saúde Pública, Saw Swee Hock, National University of Singapore, Singapore; Divisão de Endocrinologia, National University Hospital, Cingapura.

EDGARDO J. JARES
Ex-presidente da Sociedade Latinoamericana de Alergia, Asma e Imunologia e da Associação Argentina de Alergia e Imunologia Clínica. Presidente da Fundación LIBRA, Buenos Aires, Argentina.

EDITH VALDEZ-MARTÍNEZ
Coordenação de Investigação em Saúde, Instituto Mexicano del Seguro Social, Centro Médico Nacional Siglo XXI, Cidade do México, México.

EDMUND CHADA BARACAT
Professor Titular, Disciplina de Ginecologia do Departamento de Obstetrícia e Ginecologia do HCFMUSP.

EDSON ZANGIACOMI MARTINEZ
Estatístico. Docente da Faculdade de Medicina de Ribeirão Preto da Universidade de São Paulo (FMRP-USP). Departamento de Medicina Social.

EDUARDO HERNÁNDEZ-IBARRA L
Professor Pesquisador, Universidade Autónoma de San Luis Potosí, México.

EDUARDO POMPEU
Responsável Técnico pelo Biotério Central da FMUSP. Coordenador da Comissão de Ética no Uso de Animais (CEUA-FMUSP). Doutorado em Cirurgia pela Faculdade de Medicina Veterinária e Zootecnia da USP.

FÁBIO LUIZ DE MENEZES MONTENEGRO
Professor Associado, Disciplina de Cirurgia da Cabeça e Pescoço, FMUSP. Membro da Comissão de Ética em Pesquisa (CapPesq), HCFMUSP.

FERNANDO A. M. HERBELLA
Professor Afiliado, Livre-docente, Gastroenterologia Cirúrgica, Departamento de Cirurgia, EPM-UNIFESP.

FERNANDO HELLMANN
Professor Doutor em Saúde Coletiva, Universidade Federal de Santa Catarina, Florianópolis/SC.

FRANCISCO DE ASSIS ACÚRCIO
Mestre e Doutor pela UFMG. Docente no Programa de Pós-graduação em Medicamentos e Assistência Farmacêutica, Faculdade de Farmácia da UFMG. Atua no Centro Colaborador do SUS para Avaliação de Tecnologias e Excelência em Saúde (CCATES/UFMG).

FRANCK PIRES CERQUEIRA
Professor Convidado da Escola Superior de Saúde do Porto – Instituto Politécnico do Porto, Área Científica de Farmácia, Escola Superior de Saúde do Porto, Portugal.

G. OWEN SCHAEFER
Centro de Ética Biomédica, Yong Loo Lin School of Medicine, National University of Singapore, Cingapura.

GARBIÑE SARUWATARI ZAVALA
Chefe do Departamento de Estudos Jurídicos, Éticos e Sociais do Instituto Nacional de Medicina Genômica (INMEGEN), Cidade do México, México.

GRAEME T. LAURIE
Faculdade de Direito e JK Mason Institute for Medicine, Life Sciences and the Law, University of Edinburgh, Edinburgh, UK (Reino Unido).

HANNAH YEEFEN LIM
Divisão de Legislação Comercial, College of Business Nanyang Technological University, Cingapura.

IAIN BRASSINGTON
Centro de Ética e Políticas Sociais, School of Law, University of Manchester, Manchester, UK (Reino Unido).

IURI FIORATTI
Programa de Mestrado e Doutorado em Fisioterapia, Universidade Cidade de São Paulo, São Paulo/SP.

JACOB J. FAINTUCH
Professor Doutor, Departamento de Clínica Médica, HCFMUSP.

JENNIFER BRAATHEN SALGUEIRO
Instituto Nacional de Infectologia Evandro Chagas, Fundação Oswaldo Cruz, Rio de Janeiro/RJ.

JOÃO MARÇOS RASSI FERNANDES
Programa de Pós-graduação *Stricto Sensu* em Ciências da Saúde da Faculdade de Medicina da Universidade Federal de Goiás.

JOEL FAINTUCH
Professor Sênior, Departamento de Gastroenterologia, Faculdade de Medicina da Universidade de São Paulo (FMUSP). Vice-coordenador, Comissão Ética para Análise de Projetos de Pesquisa (CapPesq), Hospital das Clínicas da FMUSP (HCFMUSP).

JOHN LANTOS
Professor de Pediatria, University of Missouri – Kansas City. Chefe da Glasnapp Family Foundation Chair in Bioethics. Diretor, Children's Mercy Bioethics Center, Kansas City, EUA.

JOSÉ MARIA SOARES JR.
Professor Associado, Disciplina de Ginecologia do Departamento de Obstetrícia e Ginecologia, HCFMUSP.

JOSÉ ROBERTO FILASSI
Professor Doutor, Setor de Mastologia da Disciplina de Ginecologia do Departamento de Obstetrícia e Ginecologia, HCFMUSP.

JULIANA ALVARES-TEODORO
Mestre e Doutora pela UFMG. Docente no Programa de Pós-graduação em Medicamentos e Assistência Farmacêutica, Faculdade de Farmácia da UFMG. Atua no Centro Colaborador do SUS para Avaliação de Tecnologias e Excelência em Saúde (CCATES/UFMG).

JUNIOR V. FANDIM
Programa de Mestrado e Doutorado em Fisioterapia, Universidade Cidade de São Paulo, São Paulo/SP.

LÍVIA G. FERNANDES
Programa de Mestrado e Doutorado em Fisioterapia, Universidade Cidade de São Paulo, São Paulo/SP.

LUCA VALERA
Centro de Bioética e Departamento de Filosofia, Faculdade de Filosofia, Pontifícia Universidade Católica de Chile, Santiago, Chile.

LUIS FELIPE ENSINA
Coordenador do Centro de Referência e Excelência em Urticária (UCARE) da Disciplina de Alergia, Imunologia e Reumatologia do Departamento de Pediatria, EPM-UNIFESP, São Paulo/SP.

LUIZ RENATO PARANHOS
Professor do Departamento de Odontologia Preventiva e Social, Faculdade de Odontologia da Universidade Federal de Uberlândia, MG.

MANUEL ANTONIO ESPINOZA
Professor Associado, Departamento de Saúde Pública, Chefe da Unidade de Avaliação de Tecnologias Sanitárias, Faculdade de Medicina da Pontifícia Universidade Católica do Chile. *Honorary Visiting Fellow*, Center for Health Economics, University of York, UK. Editor-chefe, *Value in Health Regional Issues*.

MARCELO MIKAWA VELLUDO
Bacharel em Direito pela Pontifícia Universidade Católica de São Paulo. Discente do Curso de Fonoaudiologia da FMRP-USP. Departamento de Ciências da Saúde.

MARCOS RASSI FERNANDES
Docente Orientador do Programa de Pós-graduação *Stricto Sensu* em Ciências da Saúde. Professor Adjunto III do Departamento de Ortopedia e Traumatologia da Faculdade de Medicina da Universidade Federal de Goiás.

MARCOS RASSI FERNANDES FILHO
Programa de Pós-graduação *Stricto Sensu* em Ciências da Saúde da Faculdade de Medicina da Universidade Federal de Goiás.

MARIA CAROLINA GONÇALVES DIAS
Nutricionista-chefe da Divisão de Nutrição e Dietética do Instituto Central do HCFMUSP. Coordenadora Administrativa da Equipe Multiprofissional de Terapia Nutricional do HCFMUSP. Membro da Comissão de Ética em Pesquisa (CapPesq), HCFMUSP.

MARIA CELESTE CORDEIRO LEITE DOS SANTOS
Professora Livre-docente em Direito Penal pela USP. Professora Doutora em Filosofia do Direito pela Pontifícia Universidade Católica –São Paulo (PUC-SP). Pós-doutora em Psicologia Clínica pela PUC-SP. Membro da Comissão de Ética em Pesquisa (CapPesq), HCFMUSP.

MARINA MORGADO GARCIA
Mestre e Doutora pela Faculdade de Farmácia, Universidade Federal de Minas Gerais (UFMG). Pesquisadora colaboradora no Centro Colaborador do SUS para Avaliação de Tecnologias e Excelência em Saúde (CCATES/UFMG). Especialista em Políticas e Gestão Pública na Secretaria de Estado de Saúde de Minas Gerais. Docente da Faculdade de Ensino de Minas Gerais.

MARKUS K. LABUDE
Centro de Ética Biomédica, Yong Loo Lin School of Medicine, National University of Singapore, Cingapura.

MATHEUS O. ALMEIDA
Pesquisador – Unidade Avaliação de Tecnologias em Saúde (UATS), Centro Internacional de Pesquisa, Hospital Alemão Oswaldo Cruz, São Paulo/SP.

MAXIMILIANO GÓMEZ
Ex-presidente da Associação Argentina de Alergia e Imunologia Clínica. Professor da Universidade Católica de Córdoba, Argentina.

MIGUEL BEDOLLA
MD, MPH, PhD. Professor de Economia, Northwest Vista College of San Antonio, Texas, EUA.

MILENE CONSENSO TONETTO
Departamento de Filosofia, Universidade Federal de Santa Catarina.

NAIARA MOBIGLIA BENEDICTO
Fonoaudióloga Clínica em Ribeirão Preto/SP.

NANCY-PIEDAD MOLINA-MONTOYA
MsC, PhD. Docente Investigadora, Programa de Optometria. Coordenadora do Comitê de Ética, Universidade de La Salle, Bogotá, Colômbia.

NAOMI LAVENTHAL
Professora Associada, Divisão de Medicina Neonatal-Perinatal, Departamento de Pediatria e Centro de Bioética e Ciências Sociais em Medicina, University of Michigan, Ann Arbor, EUA.

NEWTON KARA-JUNIOR
Médico Assistente do HCFMUSP. Professor Colaborador e Professor de Pós-graduação (Doutorado) da FMUSP. Membro da Comissão de Ética em Pesquisa (CapPesq), HCFMUSP.

NURIA HOMEDES
Diretora Executiva, Saúde e Fármacos, Universidade de Texas-Austin, EUA. Professora Associada de Gerenciamento, Políticas e Ciências da Saúde da Comunidade. Diretora do Programa de Saúde Global, Faculdade de Saúde Pública, University of Texas Health Science Center at Houston, Regional Campus at El Paso, Texas, EUA.

PEDRO ROGÉRIO CAMARGOS PENNISI
Graduando em Odontologia, Faculdade de Odontologia, Universidade Federal de Uberlândia, MG.

RATIKA MALKANI
Pesquisador Independente no Domínio de Inclusão e Direitos das Crianças, no Reino Unido e na Índia.

RICHARD ROSE
Professor Emérito em Educação Inclusiva, University of Northampton, UK (Reino Unido).

RODRIGO GONÇALVES
Professor Doutor, Departamento de Obstetrícia e Ginecologia, FMUSP. Membro da Comissão de Ética em Pesquisa (CapPesq), HCFMUSP.

SALOMÃO FAINTUCH
Diretor Clínico, Radiologia Vascular e Intervencionista, Beth Israel Deaconess Medical Center, Harvard Medical School, Boston, EUA.

SHIRLEY SUN
Faculdade de Ciências Sociais, College of Humanities, Arts, & Social Sciences, Nanyang Technological University, Cingapura.

SOFÍA P. SALAS
Centro de Bioética, Faculdade de Medicina Clínica Alemana, Universidad del Desarrollo, Santiago, Chile.

SOLÍS GARCÍA G
Médico Interno Residente de Pediatria, Hospital Universitario Materno-Infantil Gregorio Marañón de Madrid.

SOLÍS SÁNCHEZ G
Professor Especialista de Pediatria-Neonatologia, Hospital Universitario Central de Asturias de Oviedo.

TAMRA LYSAGHT
Centro de Ética Biomédica, Yong Loo Lin School of Medicine, National University of Singapore, Cingapura.

TATIANE MARTINS JORGE
Fonoaudióloga. Docente Colaboradora do Curso de Fonoaudiologia, Departamento de Ciências da Saúde, Faculdade de Medicina de Ribeirão Preto da Universidade de São Paulo (FMRP-USP).

TIAGO FILGUEIRAS PORTO
Instituto Nacional de Infectologia Evandro Chagas, Fundação Oswaldo Cruz, Rio de Janeiro/RJ.

VERÔNICA S. SANTOS
Programa de Mestrado e Doutorado em Fisioterapia, Universidade Cidade de São Paulo, São Paulo/SP.

VICKI XAFIS
Centro de Ética Biomédica, Yong Loo Lin School of Medicine, National University of Singapore, Cingapura.

WENDY LIPWORTH
Ética em Saúde de Sydney, Faculty of Medicine and Health, The University of Sydney, Sydney, Austrália.

A Medicina é uma área do conhecimento em constante evolução. Os protocolos de segurança devem ser seguidos, porém novas pesquisas e testes clínicos podem merecer análises e revisões, inclusive de regulação, normas técnicas e regras do órgão de classe, como códigos de ética, aplicáveis à matéria. Alterações em tratamentos medicamentosos ou decorrentes de procedimentos tornam-se necessárias e adequadas. Os leitores, profissionais da saúde que se sirvam desta obra como apoio ao conhecimento, são aconselhados a conferir as informações fornecidas pelo fabricante de cada medicamento a ser administrado, verificando as condições clínicas e de saúde do paciente, dose recomendada, o modo e a duração da administração, bem como as contraindicações e os efeitos adversos. Da mesma forma, são aconselhados a verificar também as informações fornecidas sobre a utilização de equipamentos médicos e/ou a interpretação de seus resultados em respectivos manuais do fabricante. É responsabilidade do médico, com base na sua experiência e na avaliação clínica do paciente e de suas condições de saúde e de eventuais comorbidades, determinar as dosagens e o melhor tratamento aplicável a cada situação. As linhas de pesquisa ou de argumentação do autor, assim como suas opiniões, não são necessariamente as da Editora.

Esta obra serve apenas de apoio complementar a estudantes e à prática médica, mas não substitui a avaliação clínica e de saúde de pacientes, sendo do leitor – estudante ou profissional da saúde – a responsabilidade pelo uso da obra como instrumento complementar à sua experiência e ao seu conhecimento próprio e individual.

Do mesmo modo, foram empregados todos os esforços para garantir a proteção dos direitos de autor envolvidos na obra, inclusive quanto às obras de terceiros e imagens e ilustrações aqui reproduzidas. Caso algum autor se sinta prejudicado, favor entrar em contato com a Editora.

Finalmente, cabe orientar o leitor que a citação de passagens desta obra com o objetivo de debate ou exemplificação ou ainda a reprodução de pequenos trechos desta obra para uso privado, sem intuito comercial e desde que não prejudique a normal exploração da obra, são, por um lado, permitidas pela Lei de Direitos Autorais, art. 46, incisos II e III. Por outro, a mesma Lei de Direitos Autorais, no art. 29, incisos I, VI e VII, proíbe a reprodução parcial ou integral desta obra, sem prévia autorização, para uso coletivo, bem como o compartilhamento indiscriminado de cópias não autorizadas, inclusive em grupos de grande audiência em redes sociais e aplicativos de mensagens instantâneas. Essa prática prejudica a normal exploração da obra pelo seu autor, ameaçando a edição técnica e universitária de livros científicos e didáticos e a produção de novas obras de qualquer autor.

Editora Manole

Sumário

Prefácio XXI

Prólogo XXIII

SEÇÃO I   **HISTÓRICO E CONSIDERAÇÕES GERAIS** **1**

Capítulo 1   Ética aplicada: estado atual 2
Joel Faintuch

Capítulo 2   História da ética em pesquisas humanas 9
Fábio Luiz de Menezes Montenegro

Capítulo 3   Ética nos ensaios clínicos 19
Cíntia Maria Lanzarini Gouy, Tiago Filgueiras Porto,
Jennifer Braathen Salgueiro

SEÇÃO II   **O TERMO DE CONSENTIMENTO, O PARTICIPANTE E AS**
COMISSÕES DE ÉTICA **34**

Capítulo 4   Consentimento informado em pesquisa: o risco de conflitos
quando a decisão não é entendida e compartilhada 35
Darlei Dall'Agnol, Milene Consenso Tonetto

Capítulo 5   A importância da diversidade de ideias nas Comissões de Ética
para Análise de Projetos de Pesquisa 42
Newton Kara-Junior

Capítulo 6   Os participantes de pesquisa clínica: perspectivas, motivação,
estratégias e desafios éticos 47
Bluma Linkowski Faintuch, Salomão Faintuch

Capítulo 7   Os comitês de ética em pesquisa e as auditorias periódicas 56
Edith Valdez-Martínez, Miguel Bedolla

SEÇÃO III   **PESQUISAS COM ANIMAIS, REGISTROS DE DADOS E**
BIOBANCOS **62**

Capítulo 8   Procedimentos éticos na pesquisa com animais 63
Eduardo Pompeu

XVIII ÉTICA EM PESQUISA

Capítulo 9   Desafios éticos e experimentação animal 75
Marcos Rassi Fernandes, Marcos Rassi Fernandes Filho,
João Marcos Rassi Fernandes

Capítulo 10   Os registros internacionais de enfermidades: uma ferramenta
ética para o avanço dos conhecimentos? 86
Edgardo J. Jares, Maximiliano Gómez, Luis Felipe Ensina

Capítulo 11   Cuidados éticos nas investigações com biobancos.................... 96
Garbiñe Saruwatari Zavala

SEÇÃO IV   PESQUISA CLÍNICA COM POPULAÇÕES ESPECIAIS...................... 106

Capítulo 12   Considerações éticas na pesquisa neonatal, pediátrica e em
adolescentes 107
Naomi Laventhal, John Lantos

Capítulo 13   Ética na investigação em neonatologia..................................... 125
Solís García G, Solís Sánchez G

Capítulo 14   Atualização ética em investigações pediátricas 135
Nancy-Piedad Molina-Montoya

Capítulo 15   Ética em pesquisas com embriões humanos.................................... 142
Cláudia Chagas Rocha

Capítulo 16   Conflitos éticos no rastreamento do câncer de mama abaixo dos
50 anos no Brasil.. 153
Rodrigo Gonçalves, José Maria Soares Jr., Edmund Chada Baracat,
José Roberto Filassi

Capítulo 17   Investigação clínica em situações especiais................................. 165
Sofía P. Salas

SEÇÃO V   PESQUISAS EDUCACIONAIS, NUTRICIONAIS, POR IMAGENS E
ELETRÔNICAS 174

Capítulo 18   Desafios culturais e éticos na condução de pesquisa
internacional em educação 175
Richard Rose, Ratika Malkani

Capítulo 19   Conflito de interesses na pesquisa nutricional 185
Maria Carolina Gonçalves Dias

Capítulo 20   Um roteiro ético para grandes bancos de dados em saúde e
pesquisa 191
Vicki Xafis, G. Owen Schaefer, Markus K. Labude, Iain Brassington,
Angela Ballantyne, Hannah Yeefen Lim, Wendy Lipworth,
Tamra Lysaght, Cameron Stewart, Shirley Sun, Graeme T. Laurie,
E. Shyong Tai

SUMÁRIO XIX

Capítulo 21   O direito à imagem: legislação e normas éticas 209
Tatiane Martins Jorge, Marcelo Mikawa Velludo,
Naiara Mobiglia Benedicto, Edson Zangiacomi Martinez

Capítulo 22   Especificidades da ética e da pesquisa em ciências humanas,
sociais e sociais aplicadas 219
Joel Faintuch, Jacob J. Faintuch, Maria Celeste Cordeiro Leite dos
Santos

SEÇÃO VI   EQUÍVOCOS E DESACERTOS NA EXECUÇÃO E PUBLICAÇÃO 231

Capítulo 23   Falhas metodológicas comprometem a ética de um ensaio
clínico? 232
Lívia G. Fernandes, Verônica S. Santos, Junior V. Fandim, Iuri Fioratti,
Bruno T. Saragiotto, Matheus O. Almeida

Capítulo 24   Flexibilidade dos ensaios clínicos: desenho rígido ou adaptativo? .. 245
Franck Pires Cerqueira

Capítulo 25   Falhas éticas na publicação de estudos científicos......................... 253
Pedro Rogério Camargos Pennisi, Ademir Franco,
Luiz Renato Paranhos

Capítulo 26   Problemas éticos e cancelamentos de artigos científicos 261
Bruna Dell'Acqua Cassão, Fernando A. M. Herbella

SEÇÃO VII   ÉTICA DAS POSTURAS PESSOAIS, VERBAS E FINANÇAS 267

Capítulo 27   Financiamento da terapêutica pós-ensaio clínico............................ 268
Marina Morgado Garcia, Carolina Zampirolli Dias,
Juliana Alvares-Teodoro, Francisco de Assis Acúrcio,
Augusto Afonso Guerra Junior

Capítulo 28   Problemas éticos nos ensaios clínicos financiados pela indústria
farmacêutica na América Latina... 276
Nuria Homedes, Fernando Hellmann, Duilio Fuentes Delgado,
Eduardo Hernández-Ibarra L, Antonio Ugalde

Capítulo 29   Ética na priorização da alocação de recursos em tecnologias
da saúde: considerações para a alocação em investigações na
saúde 291
Manuel Antonio Espinoza, Luca Valera

Capítulo 30   O fim da fraude na pesquisa? 300
Bluma L. Faintuch, Salomão Faintuch

XX ÉTICA EM PESQUISA

SEÇÃO VIII CONSIDERAÇÕES FINAIS E APÊNDICES **311**

Capítulo 31 Questões emergentes: compartilhamento e proteção de dados.... 312
Joel Faintuch, Jacob J. Faintuch

Capítulo 32 O futuro ético-social da pesquisa médica e farmacêutica 320
Joel Faintuch, Jacob J. Faintuch

Capítulo 33 Glossário 327
Joel Faintuch, Jacob J. Faintuch

Capítulo 34 Portais de internet úteis 333
Joel Faintuch, Jacob J. Faintuch

Anexo/Appendix – Resumos em inglês/*English abstracts* 337
Índice remissivo 349

Prefácio

A Ética em Pesquisa tornou-se um dos pilares irrenunciáveis sobre o qual deve se assentar uma das estratégias de progresso no conhecimento humano que é a pesquisa.[1] No Brasil, o Sistema CEP (Comitês de Ética em Pesquisa)-CONEP (Comissão Nacional de Ética em Pesquisa/Conselho Nacional de Saúde/Ministério da Saúde) desenvolveu-se a partir da Resolução n. 196/1996 CNS/MS posteriormente atualizada e substituída pela Resolução n. 466/2012,[2] além de outros documentos orientadores disponíveis no site da CONEP. O sistema CEP-CONEP brasileiro conta atualmente com mais de 800 Comitês de Ética em Pesquisa, que atuam de modo coordenado com o auxílio da Plataforma Brasil, o que se torna de alta valia nos estudos multicêntricos.

O conceito de Ética em Pesquisa é amplo o suficiente para aglutinar a diversidade das dimensões da condição humana, desde os valores fundamentais, intrínsecos da pessoa humana, passando pelos seus valores pessoais, sociais, crenças, escolhas que se entretecem na organização da sociedade em geral e conciliam os universais valores humanos e da ciência, adaptados a leis e normas nacionais e locais.[3] As instituições que se dedicam à pesquisa nos diferentes países da comunidade científica internacional amparam-se ou recorrem a comitês de ética independentes que procuram conciliar os valores dos diferentes atores do processo de investigação.

Dada a natureza viva e dinâmica da demanda por novos conhecimentos, resulta que também os princípios éticos que sustentam essa atividade, à parte suas cláusulas pétreas, são também passíveis de evolução e atualização. O volume ora apresentado atualiza reflexões e reestuda conceitos caros à dimensão ética da pesquisa, tais como a vulnerabilidade, direitos de imagem, pesquisa com embriões, estudos sobre rastreamento de algumas formas de câncer, diversidade, pesquisa experimental em animais, entre outros conteúdos.

O editor deste volume – Prof. Joel Faintuch – é um experiente médico-cirurgião, professor de Medicina dedicado à atuação acadêmica e científica no decorrer de muitas décadas, nas quais amealhou experiência médica, científica e acadêmica que o fundamentou na prática em arcabouço ético com o qual contribui para o comitê de ética institucional.

Assim, este livro pode ser de interesse a todos aqueles interessados em aprofundar conceitos e reflexões sobre a Ética em Pesquisa, desde os leigos interessados no tema até os profissionais experientes das várias áreas de interface da pesquisa nas sociedades humanas.

Prof. Dr. Alfredo José Mansur
Livre-docente em Cardiologia pela
Faculdade de Medicina da Universidade de São Paulo (FMUSP)
Coordenador do Comitê de Ética em Pesquisa do Hospital das Clínicas da FMUSP
Membro Titular da Comissão Nacional de Ética em Pesquisa (CONEP)

Dr. Jorge Alves de Almeida Venancio
Coordenador da Comissão Nacional de Ética em Pesquisa
Coordenador do Conselho Nacional de Saúde
Ministério da Saúde

REFERÊNCIAS BIBLIOGRÁFICAS

1. World Health Organization. Standards and operational guidance for ethics review of health-related research with human participants. World Health Organization, 2011.
2. Conselho Nacional de Saúde/Ministério da Saúde. Resolução n. 466/2012. Disponível em: bvsms.saude.gov.br/bvs/saudelegis/cns/2013/res0466_12_12_2012.html. Acesso em 25 de maio de 2020.
3. Tomasevicius E. O código civil brasileiro na disciplina da pesquisa com seres humanos. R Dir Sanit (São Paulo). 2015;16(2):116-46.

Prólogo

Esta obra encontrava-se em pleno andamento quando eclodiu a pandemia desencadeada pelo SARS-CoV-2, a maior calamidade infectocontagiosa dos últimos 100 anos. Desde a gripe espanhola de 1918-1920, nenhum evento sanitário destas proporções abalou a saúde pública, a economia, a educação e as viagens internacionais, em todo o globo terrestre. As artes, letras e ciências não escaparam incólumes, como praticamente nenhum ramo de atividade ou conhecimento. Centenas de milhares de pessoas perderam a vida e a contagem prossegue, podendo alcançar milhões. Porém, e a ética em pesquisa?

A ética é milenar e imorredoura, portanto acima de conjunturas circunstanciais, por trágicas e profundas que se revelem. A ética aplicada à pesquisa é consideravelmente mais recente, entretanto de certa forma herdou o mesmo perfil genético e o mesmo fenótipo atemporal. O que não implica isenção de impactos ambientais e efeitos epigenéticos. De fato, diversos desafios para a ética em pesquisa nestes tempos anormais emergiram, se não inteiramente inéditos, ao menos com roupagens imprevistas. Alguns destes aspectos estarão contemplados nos capítulos que se seguem, todavia não custa salientar os mais característicos ou inusitados.

REVISÃO ACELERADA DE PROJETOS

Uma reação imprescindível diante de enfermidade nova e desconhecida é investigar todos os seus aspectos, do quadro clínico e diagnóstico até tratamento e prevenção. Com a devida urgência, notadamente quando a mortalidade duplica a cada poucos dias em certas regiões. Para as comissões de ética, isso significa trabalho redobrado e premente, sem descurar dos cuidados éticos. O Hospital Provincial Popular de Henan, não muito afastado de Wuhan, na China, epicentro da pandemia, recebeu em 35 dias 41 projetos voltados para o SARS-CoV-2, que foram relatados em um prazo médio de 2,1 dias apenas, e não de semanas ou até meses como usual.[1]

Essa experiência se replicou ao largo do globo. A comissão ética da Washington University em St. Louis, MI, EUA, processou 146 propostas de estudos no período de março-abril/2020, a toque de caixa, todavia, com a devida responsabilidade.[2] Análogo fenômeno sucedeu no Brasil junto à CONEP (Comissão Nacional de Ética em Pesquisas), que inicialmente centralizou todas as submissões, e mais adiante nas comissões das instituições com mais forte perfil acadêmico, que assumiram a dianteira nesta missão. Forças-tarefa foram constituídas precipuamente para dar conta das análises éticas requeridas.

RACIONAMENTO DE RECURSOS DE SAÚDE

A alocação de testes, drogas e equipamentos de saúde escassos e os critérios de inclusão de pacientes poderão significar a diferença entre a vida e a morte em conjunturas críticas. Isso se reflete inevitavelmente nos desenhos experimentais dos projetos de pesquisa, que acabam privilegiando algumas populações em detrimento de outras. O desafio já é bem conhecido em ambiente de guerra,[3] e se traslada para pandemias. Como atender aos mandamentos éticos de beneficência, justiça e equidade, se o cobertor é curto? Quais devem ser privilegiados, os vulneráveis ou os que cuidam deles? E se os vulneráveis forem muitos, quem deve ser triado? Qual vida é mais preciosa, a de uma criança, um adulto ou um idoso?

Na realidade, este dilema já ocorre no cotidiano, posto que nenhum governo ou sistema de saúde conhecido assegura todo e qualquer tipo de assistência, com padrão de excelência, para a totalidade da população. Sempre haverá os mais bem assistidos, e os que deverão aguardar sua vez na fila geral. Ensejos urgentes e dramáticos apenas exacerbam a questão. A resposta reside no que parte da literatura denomina de licença social (*social license*). Sem fugir dos demais pilares da moral e da ética, é dever da pesquisa visar benefícios para a sociedade, logicamente dentro dos limites técnicos, operacionais, financeiros e logísticos da ocasião.

ESTUDOS COMPARATIVOS DE VACINAS PARA SARS-COV-2

Cerca de duas centenas de modalidades de imunização encontram-se em distintos graus de testes pré-clínicos ou clínicos, ou já em plena utilização piloto. Uma baliza fundamental da ciência é o estudo comparativo, se possível aleatorizado e com ocultação do produto ou intervenção, a fim de minimizar vieses e variáveis de confusão.

A Organização Mundial de Saúde elaborou uma proposta solidária internacional, em que todas as vacinas seguiriam protocolos análogos, e figurariam na mesma plataforma eletrônica. Chega ao ponto de sugerir o mesmo Comitê de Monitoramento e o intercâmbio de cientistas, para maior eficiência, rapidez de desenvolvimento, controle de custos e mesmo lisura ética.[4] É altamente improvável que a sugestão ecoe entre as nações líderes na área, dados os elevados interesses comerciais, sociais e políticos em tela.

Com ou sem plataforma única, uma questão tradicional que emerge novamente é a legitimidade de comparação de vacinas promissoras com outras potencialmente mais fracas ou mesmo com mero placebo. Um precedente desconcertante surgiu no Congo recentemente, quando uma vacina contra Ebola revelou-se eficaz. A tentativa de testar uma segunda vacina no mesmo país gerou acerbada reação do governo local, que se insurgiu contra a proposta mediante o argumento de que a vacina existente já havia logrado sucesso. Consequentemente, novas investigações seriam fúteis, e exporiam desnecessariamente sua população a riscos .[5]

Tratam-se de interpretações divergentes dos princípios éticos de beneficência, equidade e justiça. Seguramente há os que se posicionam contra novas tentativas a fim de proteger ao máximo o sujeito da pesquisa, como se aludiu há pouco. Contudo, o essencial é assegurar que os perigos sejam dimensionados, esclarecidos e minimizados da melhor forma possível, e uma vez definida a intervenção com melhores relações risco/benefício e custo/benefício, todos os participantes do estudo e não apenas o braço mais bem tratado se beneficiem dos resultados. Se a ciência não se engajasse em passos potencialmente arriscados, ainda estaríamos utilizando emplastros, sanguessugas e ventosas.

TRANSPARÊNCIA E RIGOR CIENTÍFICO NAS PESQUISAS

Um ponto crítico em todos os ensaios, que será reiterado em quase todos os capítulos desta obra, é a transparência, objetividade e rigor dos projetos. Já se contam com normativas que iluminam com clareza os itens obrigatórios nos diferentes tipos de estudos, desde aqueles envolvendo animais,[6] até investigações comparativas[7] e revisões ou metanálises.[8] Tal constitui o melhor farol para que o indivíduo não titubeie em meio à ansiedade e à escuridão das crises.

RESPEITO À DIGNIDADE HUMANA

Para finalizar, porém não em último lugar, a proteção e o benefício dos participantes em direta proporção aos benefícios colimados. Por que episódios de desapreço a essa regra ainda sucedem, conquanto menos frequentes que no passado? Conforme será enfocado na obra, as motivações são múltiplas, desde desconhecimento e displicência até conflitos de interesse (COI). Nos Estados Unidos da América, por exemplo, os Institutos Nacionais de Saúde (NIH/USA) até 2010 consideravam COI quando o interessado recebia mais de 10.000 dólares de uma empresa em um ano. A partir desta data enrijeceram os critérios, que passaram a se aplicar a partir de 5.000 dólares/ano.[9] Ainda cobre pelo menos uma viagem internacional anual com hospedagem e inscrição para evento, incentivo nada desprezível para pesquisador em início de carreira (e em final também).

PUBLICAÇÕES RETRATADAS

O advento da pandemia compreensivelmente precipitou uma enxurrada de artigos sobre o vírus SARS-CoV-2, desde aqueles de alta densidade até os pesos-pluma, como sói acontecer. As grandes editoras internacionais agiram com grandeza, disponibilizando gratuitamente todo esse material sem cobrar acesso dos não assinantes, o que facilitou sua pronta disseminação nos círculos acadêmicos e profissionais. Todo o planeta pode acompanhar passo a passo as iniciativas e condutas dos investigadores. Como também as más condutas. Como assim?

A retratação de artigos publicados (anulação) tornou-se uma realidade da ciência moderna, conforme enfocado no Capítulo 26. Dois pesquisadores do âmbito ético na Universidade Nacional de Cingapura, que não participaram do Capítulo 20 deste livro, entretanto atuam na mesma instituição, lançaram um alerta na literatura.[10] Em pouco mais que meio ano desde a eclosão da pandemia, cerca de duas dezenas de artigos sobre a enfermidade foram retratados mundialmente, em desproporção com o total não tão elevado de publicações sobre o tema no período.

Todos entendem que, em situações de estresse e ansiedade, faz sentido que alguns autores submetam seus resultados para as revistas de forma apressada, sem conferi-los mais detidamente. E que as próprias revistas conduzam sua revisão editorial mais superficialmente, o que acaba resultando em críticas e retratações. Seria este o agente causal? Ou o ímpeto de granjear fama e sucesso instantaneamente com o SARS-CoV-2 ensejou a adoção de procedimentos questionáveis, incluindo-se drogas antivirais sem efeitos comprovados?[10]

CONTROVÉRSIAS DA VACINAÇÃO PÚBLICA

Já se aludiu anteriormente a algumas das polêmicas geradas por potenciais vacinas anti-COVID-19. A mais recente, à medida em que se prenuncia o início da imunização em massa da população brasileira com uma ou mais destas candidatas, é o movimento antivacinação. Não que se trate de novidade, pois a intervenção antivariólica no início do século XX suscitou análoga revolta (vide Capítulo 1). Entretanto, naquela época a taxa de analfabetismo da população brasileira era de aproximadamente 65%, cerca de dez vezes superior à de 2019 (6,6%), e o acesso a informações científicas era igualmente muito restrito.

Seja por carências morais e éticas ou porventura devido a outros propósitos, parecem existir em pleno século XXI importantes setores motivados a insuflar desinformação e tumulto junto à comunidade. A tal ponto que o Instituto de Estudos Avançados da Universidade de São Paulo – Polo Ribeirão Preto, em parceria com outras instituições de ilibada reputação acadêmica, houve por bem criar a União Pró-Vacina, a fim de combater essas atitudes nocivas, antissociais e mal intencionadas. Uma das matérias disponíveis, assinada por Thaís Cardoso e aqui sintetizada[11] (reprodução autorizada), desvenda como o portal YouTube colabora e aufere renda com tais postagens.

Mudanças recentes nas diretrizes de remoção de conteúdo falso no YouTube não foram suficientes para barrar a disseminação de desinformação sobre vacinas contra COVID-19. Uma análise feita pela União Pró-Vacina (UPVacina) com base em links e canais compartilhados nos principais grupos antivacina do Brasil comprovou a falta de eficiência da plataforma em cumprir essa nova política. Além disso, a monetização dos vídeos está permitindo que tanto os autores quanto o próprio YouTube se beneficiem financeiramente do material, em meio a uma guerra política e informacional que atenta diretamente contra a saúde pública e cobra seu preço em vidas.

O estudo encontrou e mapeou 65 vídeos que somam cerca de 3,8 milhões de visualizações, publicados entre 2 de março e 21 de outubro por 37 canais diferentes com aproximadamente 3,1 milhões de inscritos. Entre os principais temas, mentiras tradicionalmente utilizadas pelos grupos antivacina, como presença de células de fetos abortados na composição dos imunizantes e uso dessas substâncias para inserir microchips ou alterar o DNA humano com o propósito de controlar a população. Outras já se inserem no contexto da pandemia, como uma suposta negociação da vacina contra COVID-19 antes mesmo do conhecimento da existência do novo coronavírus. No total, são quase 30 horas de vídeos.

O MAL INTRÍNSECO

Há quem ponha a culpa em Charles Darwin (1809-1882). De fato, ao postular a Teoria da Seleção Natural e da Evolução das Espécies, ele deixou implícito que o ser humano herdou os genes de espécies mais primitivas. Animais são capazes de elevadas doses de lealdade, solidariedade, generosidade e compaixão. No entanto, ferocidade, indiferença em relação ao sofrimento alheio e violência letal também podem integrar os seus instintos.[12]

Um dos respeitados biólogos e antropólogos do século XIX foi Thomas Henry Huxley (1825-1895). Foi veemente defensor das teorias darwinistas, o que lhe granjeou o desairoso epíteto de "buldogue de Darwin". Ainda que pessoalmente agnóstico, interessava-se por moral e teologia, e sobretudo pelo impacto evolucionista sobre as atitudes humanas, que definia como o mal essencial do mundo. Para se contrapor aos baixos instintos atávicos, recomendava o uso constante e deliberado da inteligência e do bom senso. A criatura humana deveria apelar para os valores morais, a fim de antagonizar a imoralidade intrínseca da natureza.[13]

Joel Faintuch

REFERÊNCIAS BIBLIOGRÁFICAS

1. Zhang H, Shao F, Gu J, Li L, Wang Y. Ethics committee reviews of applications for research studies at 1 hospital in China during the 2019 novel coronavirus epidemic. JAMA. 2020;323(18):1844-6.
2. Sysk BA, DuBois J. Research ethics during a pandemic: a call for normative and empirical analysis. Amer J Bioethics. 2020;20(7):82-4.
3. Agazio J, Goodman P. Making the hard decisions: Ethical care decisions in wartime nursing practice. Nurs Outlook. 2017;65(55):592-9.
4. WHO R&D Blueprint and COVID 19. An international randomised trial of candidate vaccines against COVID-19 – Outline of solidarity vaccine trial (draft). Geneva: WHO; 2020. Disponível em: who.int/teams/blueprint/covid-19.
5. Branswell H. Debate over whether to test a second Ebola vaccine turns acrimonious. Stat News. 2019. Disponível em: statnews.com/2019/07/17/debate-testing-second-ebola-vaccine/.
6. Du Sert NP, Hurst V, Ahluwalia et al. The ARRIVE guidelines 2.0: Updated guidelines for reporting animal research. PLOS Biology. 2020.
7. Moher D, Hopewell S, Schulz KF, Montori V, Gøtzsche PC, Devereaux PJ, et al.; CONSORT. CONSORT 2010 explanation and elaboration: updated guidelines for reporting parallel group randomised trials. Int J Surg. 2012;10(1):28-55.
8. Tricco AC, Lillie E, Zarin W, O'Brien KK, Colquhoun H, Levac D, et al. PRISMA Extension for Scoping Reviews (PRISMA-ScR): Checklist and explanation. Ann Intern Med. 2018;169(7): 467-73.
9. Rockey SJ, Collins FS. Managing financial conflict of interest in biomedical research. JAMA. 2010;303:2400-2.
10. Yeo-Teh NSL, Tang BL Letter to the editor: Response to an "alarming" and "exceptionally high" rate of COVID-19 retractions? By Oransky, Accountability in Research. 2020. Disponível em: 10.1080/08989621.2020.1794856.
11. Disponível em: sites.usp.br/iearp/youtube-dissemina-e-lucra-com-desinformacao-sobre-vacinas-da-covid-19/. Acessado em 2/11/2020. Obs.: reprodução autorizada.
12. Steinberg D. Immoral-like behavior in animals. In: The Multidisciplinary Nature of Morality and Applied Ethics. Springer; 2020. P. 37-44.
13. Lyons S. A most eminent Victorian: Thomas Henry Huxley. Cahiers Victoriens et Édouardiens. 2012;76:85-104.

SEÇÃO I

HISTÓRICO E CONSIDERAÇÕES GERAIS

CAPÍTULO 1

Ética aplicada: estado atual

Joel Faintuch

RESUMO

Embates concernentes à relevância e validade científica dos projetos não são estranhos nas comissões éticas. Alguns argumentam que eles não impactariam diretamente a comissão, uma vez que somente após a conclusão do estudo, por ocasião da publicação e divulgação dos resultados finais, é que efetivamente emergiriam os desfechos potencialmente controversos. Ademais, a função precípua dos eticistas é proteger o sujeito da pesquisa e garantir a adesão às normas oficiais, não interferindo na liberdade do investigador de formular o projeto segundo seus próprios interesses, capacidades e prioridades. Todavia, a preocupação não poderia ser inteiramente negligenciada, à luz do fato de que muitos desses conflitos poderiam ser vaticinados e prevenidos quando se detecta no projeto inicial um desenho experimental desconexo ou em desacordo com os cânones da ciência.

INTRODUÇÃO

Há quem assevere que a primeira investigação científica foi conduzida por Eva, sob orientação da serpente. Tratava-se de estudo fase I sobre as propriedades cognitivas e organolépticas do fruto da Árvore do Bem e do Mal. Como avaliação-piloto, o tamanho amostral inicial foi de um apenas (a própria pesquisadora), valor subsequentemente duplicado com o recrutamento do esposo Adão.

Tal como algumas vezes sucede, o protocolo não foi submetido a prévia aprovação ética. Com a descoberta da infração, resultaram severas punições para todos os envolvidos. Em consequência, a análise estatística permaneceu informal (100% de comprovação da hipótese central, contudo sem intervalo de confiança válido), e faltou revisão por pares, bem como publicação em veículo científico. Ninguém mais se atreveu ou reuniu condições para abordar ou complementar o tema, que permanece inédito.

Esse infortúnio não desviou completamente a humanidade do caminho da ciência. Todavia, projetos corretamente elaborados e conduzidos só surgiram em outras eras geológicas, e ainda hoje geram acalorados debates.

O ESCORBUTO DOS MARINHEIROS

Atribui-se o primeiro estudo controlado, ainda que sem randomização, mascaramento, tamanho amostral aceitável ou termo de consentimento, a James Lind em 1747.[1] Esse médico naval escocês conduziu seu experimento na belonave HMS Salisbury, em missão na baía de Biscaia (Espanha). Após apenas dois meses de patrulha, a tripulação já exibia edema gengival e sangramento, além de acentuada prostração, como era típico em uma época com escassez de alimentos frescos a bordo, notadamente legumes, verduras e frutas, excetuado um ou outro pescado capturado em alto-mar.

Lind recrutou 12 marinheiros e os dividiu em seis braços de investigação (dois por grupo). Cada participante recebia uma vez por dia, à guisa de suplemento, um dos seis alimentos ou bebidas que se seguem: um litro de cidra (vinho de maçã) (I), 25 gotas de elixir de vitriol (ácido sulfúrico) (II), seis colheres de sopa de vinagre (III), 250 mL de água do mar (IV), três frutas cítricas (duas laranjas e um limão) (V), e uma combinação de temperos com uma bebida de cevada (VI).

O protocolo necessitou ser abortado no quinto dia, por esgotamento do estoque de frutas cítricas na embarcação. Nesta altura, um dos marinheiros do quinto grupo estava totalmente curado, e o outro muito próximo da normalização, algo jamais visto. Houve atenuação dos sintomas no primeiro grupo (cidra), seguramente por resíduos de vitamina C na bebida de maçã fermentada, todavia sem recuperação. Nos demais estratos nada sucedeu, como esperado.

A Marinha Britânica inicialmente optou por não agir perante os resultados. Somente nos idos de 1795, meio século mais tarde, e depois que os desfechos foram sobejamente confirmados por outros, é que a introdução de cítricos na dieta de bordo foi implementada. Extinguiu-se dessa forma a grave deficiência de vitamina C que não somente exauria os homens, como se associava a pesada mortalidade.

Consta que a hegemonia marítima da *Royal Navy* no século XIX ("a rainha dos mares"), abrangendo guerras napoleônicas e conflitos em múltiplos mares e oceanos, não foi atribuível exclusivamente ao eficiente armamento ou à bravura das tripulações. A ausência de escorbuto desempenhou forte papel, posto que outras nações tardaram muito para copiar a medida dietética preventiva, pagando elevado preço.

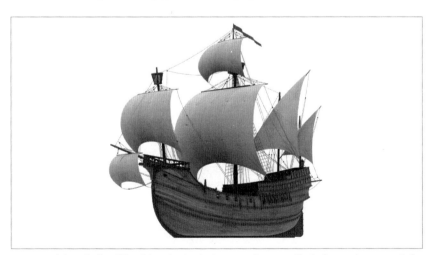

FIGURA 1   A frota da *Royal Navy* foi a primeira do planeta a adotar a profilaxia do escorbuto, a partir dos desfechos (éticos para a época) do inusitado e pioneiro ensaio clínico de James Lind. Uma consequência jocosa e até depreciativa foi o apelido de "*limeys*" (limonados), aplicado durante muito tempo pelos norte-americanos à marinha inglesa, e por extensão a todos os britânicos. Atitude, aliás, que lembra vagamente aquela da imprensa nacional, durante a famosa Revolta da Vacina (Rio de Janeiro, 1904), contra a profilaxia compulsória da varíola, que suscitou na ocasião caricaturas e mesmo injúrias contra os responsáveis pela iniciativa.

IS BAD SCIENCE UNETHICAL SCIENCE?

Homeopatia, medicina ortomolecular, quiropraxia, florais de Bach, chás e ervas, ao lado de terapias religiosas e espirituais são algumas modalidades não canônicas, ou até ortodoxamente "canônicas" de ciências da saúde. Sem mencionar a profusão de dietas e suplementos no mercado para quase todas as enfermidades usuais e até para as desconhecidas, muitas vezes escorados em evidências inexistentes ou frágeis.[2] Seriam exemplos de má ciência? Quais as implicações para a ética em pesquisa?

Em muitas circunstâncias o tema nem chega a ser contemplado por comissões de ética em pesquisa, e só muito eventualmente resvala para as de ética profissional, exatamente porque a preocupação com ensaios clínicos randomizados e com divulgação em periódicos científicos e profissionais não costuma ser prioritária em alguns desses campos. Geralmente priorizam a imprensa leiga e portais de livre acesso da internet. Todavia, há circunstâncias em que protocolos são formalizados, e surge o dilema: toda alternativa científica não ortodoxa deve ser rotulada como charlatanismo ou mistificação?

MEDICINA COMPLEMENTAR E ALTERNATIVA

Em todos os países avançados a medicina alternativa é reconhecida, e há publicações sérias no ramo. O que distingue as modalidades admitidas é exatamente o rigor científico na formulação das hipóteses, e uma metodologia racional e isenta na apreciação dos resultados. Um paradigma que pode ser sublinhado é a influência da religião na evolução de pacientes oncológicos. Metanálise publicada há alguns anos na prestigiosa revista *Cancer*, envolvendo 32.000 pacientes, concluiu que a existência de uma base espiritual ou religiosa estava associada com melhor saúde física e escore funcional nesta população. Note-se que a investigação não enfocou pormenores nem mecanismos como natureza ou intensidade da fé, relacionamento pessoal com templos, gurus ou liturgias, ou recurso a tratamentos e curas espirituais.[3]

Não se pode omitir tampouco os benefícios da acupuntura em dores crônicas da região lombar, craniofacial ou enxaqueca,[4] além de uma miscelânea de situações que se estendem de síndrome pós-menopausa a náuseas pós-anestesia geral em crianças.[5] Importada para os Estados Unidos a partir da abertura política e diplomática chinesa que se seguiu à visita do presidente Richard Nixon em 1972, passou progressivamente a ser adotada em grandes universidades do ocidente. Raramente classificada como terapia de primeira linha, predomina como alternativa a ser considerada para casos em que inexistem recomendações oficiais ou estas se revelam insuficientes e inadequadas.

Não faltam críticas neste contexto tampouco. Haveria um efeito placebo, relacionado simplesmente à maior atenção e supervisão médica experimentada pelo enfermo? Ou um impacto nocebo, em que as terapias convencionais se revestiriam de danos sociais ou psicológicos desapercebidos, resultando a nova opção como mais benéfica? Seria um viés na seleção populacional ou na interpretação dos resultados? Coincidentemente, muitas publicações sobre acupuntura e medicina herbal, sem contar medicina tradicional hindu ou chinesa, provêm dos países que mais as endossam e defendem.

Variáveis confusionais teriam sido omitidas ou menosprezadas nos ensaios? Ou se trataria de uma causalidade reversa, em que o que se estipula como consequência na realidade pode ser a causa, e a recíproca também será verdadeira? Enfim, nenhuma pesquisa científica está imune ao risco de acaloradas discussões, tanto mais em esferas não convencionais.[6,7]

Alguns argumentam que esses embates não impactariam diretamente a comissão de ética, uma vez que somente após a conclusão do estudo, por ocasião da publicação e divulgação dos resultados finais, é que efetivamente emergiriam os desfechos controversos. Ademais, a função precípua dos eticistas é proteger o sujeito da pesquisa e garantir a adesão às normas oficiais, não interferindo na liberdade do investigador de formular o projeto segundo seus próprios interesses, capacidades e prioridades.

Todavia, a preocupação não poderia ser inteiramente negligenciada, à luz do fato de que muitos desses conflitos poderiam ser vaticinados e prevenidos quando se detecta no projeto inicial um desenho experimental desconexo ou em desacordo com os cânones da ciência.

PESQUISAS COM BASES DE DADOS

O universo não se tornou apenas digitalizado, o que significa meramente converter informações analógicas em números. Ele gera quantidades astronômicas de números, o que está levando de roldão muitas vertentes da ciência. Os grandes bancos de biomateriais, assim como dos dados a eles associados, ao lado dos registros internacionais de afecções raras, contudo também das frequentes, tornaram-se indispensáveis às pesquisas de âmbito planetário. Entidades de fomento como os Institutos Nacionais de Saúde dos Estados Unidos (NIH) investem centenas de milhões de dólares na criação e manutenção destes repositórios de *"big data"*.

Há empecilhos éticos em abordá-los em projetos de pesquisa? Variados, e por força do ineditismo da situação, ainda carecendo de diretrizes cristalinas. Que tipo de autorização o participante afetado deve conceder? Com qual teor e frequência? Quem pode manusear os arquivos? Para quais finalidades podem se destinar? Alguém deve ser responsabilizado se houver furto, fraude ou vazamento das informações? E a quem compete fiscalizar o acesso e a utilização, uma vez que tais bancos frequentemente envolvem múltiplas entidades e nações?

Em sua maioria, as angústias e recriminações estão inflacionadas. Ninguém confia grandes biobancos a amadores ou indivíduos desprovidos de credenciais acadêmicas. Invariavelmente há por trás universidades e instituições de pesquisa de ilibada reputação, sujeitas a auditorias internas e outros mecanismos de supervisão. São quase inexistentes as notícias de invasão ou adulteração de arquivos, e nada consta sobre divulgação pública de dados científicos arquivados. Mesmo que tal sucedesse, nenhuma plataforma insere informações do interesse imediato de criminosos, como nome, endereço, telefone, email, documento de identidade ou conta bancária dos participantes. Os termos de consentimento e outras listagens sensíveis permanecem inteiramente separados. Ao manter anônimos todos os registros, torna-se difícil quebrar o sigilo dos pacientes e a confidencialidade de seus dados clínicos.

Não é de todo impossível conceber empresas e grupos mal intencionados, apoderando-se de grandes bancos de dados para fins escusos. Vale reforçar, entretanto, que não há registro de qualquer averiguação ou processo por ilicitude, tampouco de quadrilhas atuando na área.

É verdade que alguns megarrepositórios, sobretudo com informações genômicas, metabolômicas e fenômicas concernentes a entidades clínicas de interesse do mercado, são claramente disputados pela indústria da saúde, posto que se revelam inestimáveis para a criação de algoritmos diagnósticos, terapêuticos e prognósticos. Prestam-se mormente para alimentar programas informatizados, essenciais para o planejamento e teste de drogas, suplementos e intervenções *"in silico"*. Ferramentas eletrônicas de triagem para pacientes críticos já são comercializadas por grandes empresas, com base em conhecimentos coletados em biobancos. Novos fármacos também se beneficiariam de planilhas análogas.

Instituições internacionais efetivamente disponibilizam comercialmente grandes blocos de informações coletadas no âmbito acadêmico, partindo da premissa de que o papel das universidades é de gerar ciência e servir de incubadoras, não de fabricar, distribuir e contabilizar mercadorias. Agências de fomento também incentivam patenteamentos e parcerias academia-indústria. O embasamento racional é que as informações teóricas coletadas poderão redundar em prêmios, teses e publicações, todavia, se não ocorrer translação para produtos e serviços, com amplo acesso ao mercado, poucas vidas humanas serão impactadas. Há um consenso crescente de que estudos científicos solidamente alicerçados e capazes de trazer benefícios concretos para a população são um bem maior da sociedade, eventualmente se sobrepondo a interesses individuais, ainda que estes não devam ser cerceados nem menosprezados.

Tal fato tangencia uma questão espinhosa, ainda não plenamente solucionada. Qual a extensão da titularidade do sujeito da pesquisa sobre as informações e os biomateriais por ele cedidos ao estudo? Ninguém questiona que tal como o termo de consentimento, a doação praticada em princípio pode ser revogada pelo titular, sem necessidade de justificativas, o que caracterizaria seu absoluto domínio sobre a mesma. Todavia, seria a titularidade realmente eterna, indelével e hereditária, tal como um bem imóvel ou um quinhão em uma sociedade? Em quais contextos os interesses da ciência e da sociedade se sobreporiam às prerrogativas do participante?

Em um plano mais prático, como planejar o gerenciamento e a administração econômico-financeira de um grande banco de dados? Os sujeitos da pesquisa devem ser notificados de cada linha pesquisada, autorizando sua execução e recebendo quotas e dividendos, se houver lucros? O que caberia aos diretores, pesquisadores e colaboradores envolvidos com o biobanco? Que parcela caberia à universidade e outras instituições envolvidas? Será que eventuais ingressos e vantagens deveriam ser canalizados exclusivamente para manutenção do biobanco e condução de futuras pesquisas, sem qualquer tipo de ganho pessoal? Quais vantagens caberiam à indústria parceira, que porventura investiu capital e equipamento no desenvolvimento de produtos e serviços?

É possível vislumbrar-se mais de um modelo, mais de uma resposta, calibrados para as contingências, legislações, práticas comerciais e sobretudo parâmetros éticos de cada nação e contexto. A tendência, entretanto, é que essa diversidade se limite a projetos locais e regionais, com uma unificação progressiva de condutas nos moldes dos centros mundiais avançados, para as investigações multicêntricas além-fronteiras.

As pesquisas e os desenvolvimentos de produtos de envergadura são quase invariavelmente internacionais, e seus dispêndios proibitivos impedem que países de menor fôlego administrativo e financeiro os capitaneiem, tornando-os caudatários das grandes agências de fomento do exterior. Seus figurinos éticos consequentemente acabam por sobressair em toda parte. Não é proibido insurgir-se contra esse obstáculo operacional, e na atualidade existe alguma capacidade de acomodação nos protocolos estrangeiros para especificidades éticas locais, ainda que limitada.

Logicamente, é imperativo recorrer com robusto embasamento teórico e prático. Quem não dispuser de argumentação alicerçada e convincente e meramente tentar impor a ótica da sua latitude, corre o risco de permanecer marginalizado e excluído dos protocolos de ponta, aqueles na fronteira do conhecimento, e consequentemente restringir-se a estudos domésticos de menor monta.

CONSIDERAÇÕES FINAIS

Quem comparar os dilemas da ética em pesquisa com a tarefa de trocar pneumático de automóvel ou bicicleta em plena corrida na estrada não estará exorbitando muito. As incertezas e armadilhas vão surgindo a cada instante, razão pela qual a ética de ontem já não será suficiente para hoje, muito menos para amanhã. Quase na virada do século, em 1997, quando grandes instituições nacionais e internacionais já contavam com Comissão de Ética em Pesquisa implantada e consolidada, a prestigiosa revista *New England Journal of Medicine* publicava uma denúncia potencialmente clamorosa, envolvendo a epidemia de HIV/AIDS.[8]

Dentre 15 protocolos da época avaliando a prevenção da transmissão vertical (materno-infantil) do HIV mediante emprego do zidovudine, quase todos conduzidos na África, com exceção de um na Tailândia e outro na República Dominicana, o grupo placebo permaneceu órfão e desassistido, sem acesso à mesma droga ou a outros antirretrovirais potencialmente eficazes já disponíveis no mercado. Constrangedoramente, alguns desses ensaios contavam com patrocinadores do calibre do Centers for Disease Control and Prevention (CDC, NIH, USA) e do United Nations AIDS Program, além dos próprios governos e agências de saúde nacionais.

O conflito a que se aludiu é mais aparente que real. Tanto a ética quanto a ciência visam elevar a dignidade, o bem-estar e a qualidade de vida das criaturas e da sociedade. A missão da ética em pesquisa é justamente aparar eventuais arestas de parte a parte, dimensionando e conciliando os inevitáveis riscos com os benefícios colimados.

Não é coincidência que todo protocolo se inicie com mera hipótese de trabalho, que poderá ser afirmada ou infirmada pelos resultados, e outrossim emendada no decurso da trajetória, tantas vezes quantas necessárias. Relatórios periódicos de comitê de segurança, provisões para avaliações intermediárias e mesmo de abortamento da pesquisa são inerentes aos ensaios clínicos. Naturalmente, todas essas etapas são monitoradas pela Comissão de Ética em Pesquisa, objetivando se certificar de que o sujeito da pesquisa não seja desnecessária ou desproporcionalmente exposto.

Os princípios históricos de beneficência e não maleficência são imutáveis, e os pilares da moral e da ética não podem ser ofendidos nem atropelados, todavia sua atualização e aplicação prática demandam elevadas doses de humanismo e tirocínio, para não mencionar aprofundado conhecimento da realidade científica e social. Desde a terapia celular até a inteligência artificial, ao lado de tecnologias de genômica, proteômica, transcriptômica e metabolômica, sem omitir corações artificiais, organoides multicelulares e braços e pernas "biônicos", tudo acabará requerendo o escrutínio dos eticistas. Crises, epidemias e pandemias tornam tal aferição mais aguda e urgente, contudo não menos íntegra.

Esta obra não tem a pretensão de ser enciclopédica ou definitiva, se é que tal ambição é cabível em alguma publicação, à luz do que foi ventilado. Seu escopo é ensejar uma revisão sobre o estado da arte, abrindo trilhas para novas e subsequentes atualizações. Nesta toada empenhou-se em trazer informações confiáveis, direcionadas para temas pertinentes e de atualidade. Foi honrada pela colaboração de profissionais eruditos e experientes do país, assim como de centros mundiais famosos e respeitados, e que deram o melhor de si para alcançar tal desiderato.

REFERÊNCIAS BIBLIOGRÁFICAS

1. Dunn PM. James Lind (1716-94) of Edinburgh and the treatment of scurvy. Arch Dis Child Fetal Neonatal Ed. 1997;76(1):F64-5.
2. Yin YH, Liu JYW, Välimäki M. Effectiveness of non-pharmacological interventions on the management of sarcopenic obesity: A systematic review and meta-analysis. Exp Gerontol. 2020;135:11093.
3. Jim HS, Pustejovsky JE, Park CL, Danhauer SC, Sherman AC, Fitchett G, et al. Religion, spirituality, and physical health in cancer patients: A meta-analysis. Cancer. 2015;121(21):3760-8.
4. Faraq AM, Malacarne A, Pagni SE, Maloney GE. The effectiveness of acupuncture in the management of persistent regional myofascial head and neck pain: A systematic review and meta-analysis. Complement Ther Med. 2020;49:102297.
5. Zhang Y, Zhang C, Yan M, Wang N, Liu J, Wu A. The effectiveness of PC6 acupuncture in the prevention of postoperative nausea and vomiting in children – A systematic review and meta-analysis. Paediatr Anaesth. 2020 Mar 21.
6. Strain T, Wijndaele K, Sharp SJ, Dempsey PC, Wareham N, Brage S. Impact of follow-up time and analytical approaches to account for reverse causality on the association between physical activity and health outcomes in UK Biobank. Int J Epidemiol. 2020;49(1):162-72.
7. Ahilan S, Solomon RB, Breton YA, Conover K, Niyogi RK, Shizgal P, et al. Learning to use past evidence in a sophisticated world model. PLoS Comput Biol. 2019 Jun 24;15(6):e1007093.
8. Lurie P, Wolfe SM. Unethical trials of interventions to reduce perinatal transmission of the human immunodeficiency virus in developing countries. N Engl J Med. 1997;337(12):853-6.

CAPÍTULO 2

História da ética em pesquisas humanas

Fábio Luiz de Menezes Montenegro

RESUMO

A investigação científica com experimentos envolvendo seres humanos é antiga. O principal objetivo da ética em pesquisa é a proteção ao participante da pesquisa. Embora assuntos como plágio e falsificação sejam relevantes, o presente capítulo foca-se em um panorama de ideias relacionadas ao conceito de proteção ao indivíduo. Mesmo após as atrocidades cometidas durante a Segunda Grande Guerra, a elaboração de códigos e recomendações internacionais não conseguiu ainda erradicar o desrespeito a alguns indivíduos incluídos em pesquisas, por sua sutileza e muito pela ideologia preponderante em determinada sociedade. Ao longo do tempo e até os dias atuais, existem assuntos com ampla discussão sobre a efetiva proteção aos participantes de pesquisas. O conhecimento histórico das questões relacionadas à ética em pesquisa é uma ferramenta útil a todo cientista. Constitui fundamento crítico que permite esclarecer o presente e planejar o futuro desse importante tópico da ciência.

A ANTIGUIDADE DA PESQUISA EM SERES HUMANOS

Acredita-se que os primeiros hominídeos surgiram no continente africano e se disseminaram pelo mundo. Os fósseis mais antigos da espécie datam de cerca de 300.000 anos.[1] A capacidade do *Homo sapiens* em produzir ferramentas e sua curiosidade perante o universo foram características que levaram a espécie a um domínio considerável não só do seu berço terrestre, mas os inventos humanos já conseguiram se projetar para fora do Sistema Solar, prova inconteste de desenvolvimento tecnológico.

A linguagem e a escrita permitiram a rápida troca de informações entre os membros da espécie, fator importante no avanço da humanidade. Os registros escritos possibilitam a narrativa histórica e a documentação do pensamento.

Entre os textos antigos, encontram-se passagens que atestam a inventividade humana e sua vocação para investigação em geral e ainda mais especificamente em pesquisa envolvendo seres humanos. Por outro lado, também lembram que o grande desenvolvimento técnico e científico não foi capaz de resolver as desigualdades e evitar o mau uso do poder financeiro e/ou político. Dois deles são particularmente interessantes para o presente assunto.

O primeiro registro encontra-se na Bíblia, com uma pesquisa prospectiva controlada não aleatorizada. O outro é uma passagem do tratado *De Medicina*, de Aulus Cornelius Celsus, referente à utilidade de pesquisas em humanos.

O REGISTRO BÍBLICO DA PESQUISA EM SERES HUMANOS: O LIVRO DE DANIEL

No Antigo Testamento, o Livro de Daniel relata o cativeiro na Babilônia. De forma resumida, Daniel e alguns outros príncipes judeus foram levados como prisioneiros. O rei Nabucodonosor selecionou jovens para torná-los membros da sociedade dos caldeus. Orientou ao eunuco responsável alimentá-los com as melhores iguarias, indistintas dos alimentos reais. Por motivos religiosos, Daniel não queria aceitar a comida e pediu uma alimentação mais simples, causando espanto e preocupação ao eunuco: caso os príncipes ficassem desnutridos, o eunuco poderia ser executado por não seguir a ordem real de bem nutrir os jovens.

O preocupado funcionário real externou sua angústia a Daniel. Este, então, propôs ao chefe dos eunucos um experimento: que durante 10 dias lhes fossem dados legumes e água. No mesmo período, outros servos deveriam receber as iguarias reais recomendadas, bem como os vinhos de sua majestade. O israelita orientou a comparação da aparência dos dois grupos após esse período. O eunuco consentiu e foi feito o experimento. Os jovens de Israel foram alimentados com água e legumes. Após os dez dias, o resultado foi que os semblantes de Daniel e dos demais eram melhores do que os semblantes dos alimentados com as carnes e vinhos do rei.[2]

Salientem-se nesse relato alguns contrastes com as principais pesquisas com seres humanos da atualidade:

1. o proponente da pesquisa é o próprio participante;
2. o pesquisador responsável é que consente a realização;
3. esse pesquisador teme punição do patrocinador caso algum efeito adverso aconteça aos participantes.

AULUS CORNELIUS CELSUS

Aulus Cornelius Celsus talvez tenha sido um enciclopedista e não médico romano, no primeiro século da era comum. De qualquer modo, há um tratado a ele atribuído, denominado *De Medicina*. No proêmio do Livro I, Celsus relaciona os primeiros médicos como filósofos e ressalta a emancipação da filosofia por Hipócrates.

Celsus debate as propostas de conhecimento médico representadas pelos empíricos (baseados somente na prática e na experiência) e pelos que professavam uma teoria racionalista (baseados em um conhecimento racional das causas ocultas, das causas aparentes, das ações naturais e das partes internas).

Em relação ao conhecimento das partes internas, ele menciona a importância de "abrir o corpo dos mortos" para analisar suas vísceras. Destaca que Herophilus e Erisastratus chegavam a fazer vivissecções em prisioneiros cedidos por reis, "observando seus órgãos ainda enquanto respiravam". Celsus finaliza essa parte mencionando que, apesar de parecer cruel a muitos, "na execução de alguns poucos criminosos, nós buscamos tratamentos para as pessoas inocentes de futuras gerações".[3]

É interessante observar que mesmo em um momento ainda precoce da humanidade, a discussão ética sobre a aquisição de conhecimento envolvendo os seres humanos está presente.

De certa forma, podemos afirmar que a Medicina sempre deve retornar ao seu berço filosófico para essas questões. A frase final de Celsus é um exemplo clássico da corrente filosófica denominada Utilitarismo.

DISPUTAS FILOSÓFICAS: O UTILITARISMO E A DEONTOLOGIA

A figura excêntrica do filósofo e jurista britânico Jeremy Bentham (1748-1832) associa-se aos dois termos citados nessa parte: utilitarismo e deontologia.

A doutrina Utilitarista idealizada por Bentham propõe que não há o valor absoluto de bem ou mal. Uma ação boa é aquela que permite a obtenção do maior bem possível. As ações são boas se proporcionam a felicidade ao maior número de pessoas. Nesse sentido, pode-se afirmar que o resultado é que determinará se a ação é boa ou má. Nesse relativismo, os fins podem justificar os meios, concedendo aceitabilidade ao expresso anteriormente por Celsus: o sacrifício de alguns poucos para o bem de uma maioria.

O próprio Bentham cunhou o termo Deontologia. Essa doutrina filosófica contemporânea estabelece que as ações devem ser regidas por normas. Existem algumas ações permitidas e outras interditas pelo dever. A Deontologia opõe-se ao Utilitarismo no aspecto em que existem certas ações que não podem ser feitas, mesmo que o seu resultado possa trazer um grande benefício. O filósofo Immanuel Kant cristalizará essa ideia na sua *Crítica da Razão Prática*, com seu Imperativo Categórico.

A princípio, essa discussão parece acadêmica e longe da realidade. Contudo, existem vários dilemas que colocam a vitalidade dessa discussão em destaque. Um bem conhecido é a questão se devemos desviar um trem desgovernado que irá matar cinco trabalhadores de uma via férrea em reforma. A alternativa dada é desviar a linha férrea para um caminho onde apenas um trabalhador será morto. Qual seria a sua ação?

Procure extrapolar esse dilema para a situação de carência de órgãos para transplante: a sociedade poderia aceitar que um indivíduo carente vendesse seu coração, seu fígado ou até um de seus rins para transplante? Ninguém faria isso? Ninguém compraria tal órgão se soubesse dessa procedência? Vale lembrar que a China utilizava órgãos de prisioneiros executados para transplante, prática que só foi oficialmente banida em 2015.[4]

De forma sutil, a pesquisa em seres humanos retomará essa discussão e o equilíbrio entre Deontologia e Utilitarismo.

O NASCIMENTO DE CÓDIGOS NACIONAIS DE PROTEÇÃO AO SER HUMANO EM EXPERIMENTOS

Os primeiros códigos de conduta nacionais são menos conhecidos, mas não deixam de ser relevantes. Nasceram não de discussões filosóficas, mas de ações de renomados médicos que escandalizaram suas sociedades à época.

Hansen

A hanseníase é uma doença que assola a humanidade, com registros muito antigos. Em 1874, o norueguês Armauer Hansen descreveu um bacilo e sugeriu que ele fosse a causa da doença. Entretanto, teve muita dificuldade de comprovar sua teoria, além da impossibilidade de obter uma coloração adequada para visualizá-lo no microscópio.

Em 1879, Hansen foi visitado pelo eminente professor prussiano Albert Neisser. Este era famoso na bacteriologia e Hansen lhe deu amostras para levar a Breslau. Pouco após, Neisser conseguiu uma coloração adequada. Em outubro de 1879, ele divulgou os resultados de uma forma que minimizava a importância de Hansen. Duas semanas após receber a publicação de Neisser, Hansen conduziu um experimento na paciente Kari Nielsdatter Spidsøen, portadora da forma virchowiana anestésica da hanseníase. Sem permissão prévia da paciente, ele injetou no olho dela material contaminado de um paciente com a forma tuberculoide. Hansen tinha a expectativa de que Kari desenvolvesse um nódulo tuberculoide no olho. Esse experimento levou a um processo em 1880. Ele marca o nascimento da proteção ao paciente na Noruega.[5]

Neisser

Neisser pode ter feito grandes contribuições à Medicina. Muitas pela sua qualidade, mas em algumas o seu defeito de desrespeitar o próximo foi o motivo do avanço, ao suscitar discussões éticas. Uma foi a já comentada atitude em relação a Hansen, minimizando sua contribuição e procurando colocar-se como o descobridor do bacilo da hanseníase. A outra foi também grave e especificamente interessante, pois levou ao nascimento da proteção ao paciente na Prússia.

Em 1898, o eminente professor de Breslau publicou um artigo em que mostrava a ineficiência da vacinação com soro para prevenção de sífilis. Ele injetara soro de sifilíticos em pacientes internados por outras condições de saúde, sem consentimento. A maioria eram prostitutas. Posteriormente, elas adquiriram sífilis. Neisser concluiu que a sua vacinação era inefetiva. A imprensa liberal relatou o caso e houve um debate no Parlamento. O pesquisador argumentou que elas adquiriram sífilis por sua atividade e não pelo experimento. Em 1900, por pressão do Parlamento, o Ministro de Assuntos Religiosos, Educacionais e Médicos enviou uma diretiva aos diretores de hospitais com instruções bastante avançadas na proteção ao paciente, incluindo, mas não se resumindo ao consentimento. Em 1931, na já constituída Alemanha, o próprio Reich editou uma detalhada "diretriz para novas terapias e experimentação humana". Esse histórico, muito bem documentado por Vollmann e Winau, demonstra quão dolosa foi a subsequente ação de médicos alemães nas atrocidades nazistas.[6]

OS CRIMES NA SEGUNDA GRANDE GUERRA E O NASCIMENTO DE CÓDIGOS INTERNACIONAIS

A Segunda Grande Guerra Mundial colocou em evidência as atrocidades cometidas em períodos de guerra. As forças aliadas estabeleceram um Tribunal Militar Internacional, na cidade alemã de Nuremberg. Entre 1945 e 1946, o tribunal julgou vários dirigentes nazistas.

Após esse primeiro julgamento, seguiram-se mais 12 processos específicos, organizados somente pela justiça dos Estados Unidos. O primeiro foi o processo contra médicos. Em 1945, Jon Thompson, líder do ramo britânico da FIAT (*Field Information Agency, Technical)*, teve acesso à documentação nazista dos prisioneiros de guerra. Thompson chamou a atenção ao anunciar que 90% da pesquisa médica alemã no período de guerra foi criminosa. Além de brutalidades como assassinatos para providenciar esqueletos para um museu de antropologia ou operações para estudantes treinarem técnicas cirúrgicas, médicos nazistas realizaram experimentos em humanos, sem consentimento, com sofrimento e sadismo, causando muitas mortes e sequelas.[7]

O processo formalmente denominado "Os Estados Unidos da América contra Karl Brandt e outros" incriminava 23 acusados (20 médicos). Os acusados alegaram que os danos e as mortes eram necessários para o progresso da ciência médica. O juramento hipocrático foi muito discutido nas audiências, pelo princípio de "*primum non nocere*" ("primeiro não fazer o mal"). Ao final do julgamento, em 19 de agosto de 1947, os juízes pronunciaram diretrizes em experimentos humanos permitidos. Elas iam muito além do juramento hipocrático da obrigação do médico de proteger a vida e o bem-estar de seu paciente, por explicitar que os sujeitos envolvidos têm direitos e autoridade. Elas se centraram no direito dos participantes e não no direito dos médicos.[8] Foram essas diretrizes que balizaram o julgamento dos acusados.

Ao redor de 1963, essas diretrizes foram denominadas "Código de Nuremberg", ganhando o *status* de documento fundamental em procedimento de pesquisa com seres humanos.[9] Foi um marco por ser a primeira recomendação internacional a regular os aspectos éticos envolvendo a investigação científica. Os três elementos básicos do Código eram: 1. a voluntariedade e o consentimento; 2. uma análise de risco-benefício favorável; e 3. o direito de se retirar do estudo sem repercussão.[10] Embora emitido por não médicos, o esteio dos juízes foi de três médicos que ampararam o promotor General Telford Taylor: Leo Alexander, Werner Leibbrand e Andrew Conway Ivy.[11] Ivy foi fundamental para a acusação, pois a defesa alegou que nos Estados Unidos médicos americanos também utilizaram prisioneiros federais para um estudo de malária. Ivy alegou que prisioneiros poderiam dar seu consentimento (no que Leibbrand discordava, dada a vulnerabilidade de uma pessoa prisioneira).

Embora o editorial publicado pelo *JAMA* em 1946 afirme que a pesquisa em seres humanos nos EUA sempre tenha sido feita com consentimento, de modo que "no exército dos Estados Unidos, é bem estabelecida a tradição de que seres humanos, mesmo sob condições militares, não são ordenados a se submeter a procedimentos que violem a santidade de sua próprias pessoas"[12], o tempo revelou que as coisas não foram bem assim.

Paul Lombardo comenta o livro *Toxic Exposures: Mustard Gas and the Health Consequences of World War II in the United States*, de Susan L Smith.[13] Relata que vários militares norte-americanos, canadenses, australianos e britânicos foram incluídos em pesquisas sobre armas químicas, voluntariados por seus oficiais. Em alguns casos, sem conhecimento e consentimento dos soldados, "em nome de salvar vidas". Relata uma nota em 1944, publicada no próprio *Journal of the American Medical Association* sobre 40 soldados de "ancestralidade japonesa" que "voluntariamente" foram submetidos a pesquisa com gás mostarda.

Existem outros exemplos de populações vulneráveis expostas em nome da ciência, um pensamento evidentemente utilitarista. Em 1941, o médico americano William Black infectou crianças com herpes. O artigo submetido ao *Journal of Experimental Medicine* foi rejeitado pelo editor Francis Rous, pelo "abuso de poder", mas publicado no *Journal of Pediatrics*. Rous, porém, foi mais condescendente com um estudo que infectou pacientes de um hospital psiquiátrico.[14]

Apesar de editados em 1946, os preceitos do Código de Nuremberg talvez não fossem bem entendidos pelos médicos. Alguns julgavam que ele só se aplicasse a seres humanos sadios e não aos doentes. Houve casos escandalosos de pesquisas não publicadas, só mais recentemente descobertos, que serão comentados mais à frente. No entanto, havia várias publicações nesse período com falhas claras em sua ética, como a injeção de células malignas em pacientes terminais no Jewish Hospital for Chronic Disease de Nova Iorque, em 1963. Esse ambiente levou a dois novos marcos na ética em pesquisa: a Declaração de Helsinki e a publicação do libelo *Ethics and Clinical Research* por Henry Beecher.

A DECLARAÇÃO DE HELSINKI E HENRY BEECHER

Em 1964, a Associação Médica Mundial reuniu-se para sua 18ª assembleia, na cidade de Helsinki, Finlândia. Lá foi aprovada uma declaração que adicionava dois novos importantes elementos aos princípios de Nuremberg: 1. os interesses do sujeito sempre deveriam prevalecer sobre os interesses da sociedade e 2. todo indivíduo deveria receber o melhor tratamento conhecido.[10] Essa declaração era destinada a "todo médico que trabalha na

14 SEÇÃO I HISTÓRICO E CONSIDERAÇÕES GERAIS

pesquisa clínica" e era explícita nas orientações de pesquisa clínica combinada com o cuidado profissional, e a pesquisa clínica não terapêutica.[15]

A declaração foi uma resposta aos desvios éticos em pesquisas com seres humanos. Ela se aplicava a todos os médicos, mesmo os mais eminentes. Isso foi bem apontado na corajosa manifestação de Henry Beecher, professor de Anestesiologia de Harvard.[16]

Em 1966, Beecher relatou vários problemas éticos em pesquisas, mesmo que "houvesse uma crença em certos círculos sofisticados de que trazer atenção para esses problemas 'bloquearia o progresso'".[16] Apontou, entre outros, estudos que suprimiam um tratamento reconhecidamente efetivo, estudos de fisiologia com risco à vida e outros para verificar efeitos adversos de drogas.[16]

Beecher mostrou que houve aumento de 617 vezes no montante de dinheiro disponibilizado para pesquisa pelos Institutos Nacionais de Saúde (NIH), de 1945 a 1965. Discutiu que as escolas médicas e hospitais universitários eram crescentemente dominados por pesquisadores. Desse modo, assinalou que "qualquer jovem sabe que ele nunca será promovido a um cargo permanente como professor em uma escola médica, a menos que tenha provado ser um pesquisador". Esse fato e a questão da oferta de dinheiro pela pesquisa seriam uma grande pressão sobre "jovens médicos ambiciosos".[16]

O libelo de Beecher destacou um grande problema do consentimento: "Se abordados adequadamente, os pacientes concordarão, na base da confiança, a qualquer pedido que seu médico fizer".[16] Enfatizava que a salvaguarda ainda mais importante que o próprio consentimento era a presença de "um pesquisador realmente responsável".[16] Com propriedade, ele teceu comentários sobre a publicação de resultados de experimentos não éticos: contrário à ideia de que a não publicação poderia ser a perda de uma informação valiosa, expressou que essa perda seria menor do que "a perda moral para a medicina".[16] Mostrou sua preocupação, mesmo que a publicação tivesse um severo comentário do editor.

Esse assunto será retomado adiante em um exemplo paradigmático do próprio *The New England Journal of Medicine* e apresenta relação com algumas sucessivas revisões da Declaração de Helsinki. No texto, Beecher ainda salientava que um experimento é ético ou não no seu começo e não *post hoc*. Nesse aspecto vale lembrar que um experimento pode iniciar de forma ética, quando existe a dúvida a ser pesquisada. Contudo, o progresso do conhecimento com o tempo pode torna-lo antiético: o caso emblemático ocorreu no Alabama, nos Estados Unidos. Esse caso exemplifica a importância da sociedade democrática e da imprensa livre na proteção ao indivíduo.

O EXPERIMENTO TUSKEGEE E O RELATÓRIO BELMONT

Em 1932, o Instituto Tuskegee e o Public Health Institute iniciaram a pesquisa denominada *"Tuskegee Study of Untreated Syphilis in the Negro Male"*. Nessa época, o tratamento da sífilis com bismuto e mercúrio era pouco efetivo (menos de 30% de cura), demorado, com toxicidade e potencialmente fatal. No início, o estudo Tuskegee propunha observar a história natural da sífilis não tratada, por seis a nove meses, e depois tratar.[17]

Sem esclarecimento, 600 homens negros (399 com a doença latente e 201 sem a doença) de uma comunidade no Alabama foram acompanhados com a oferta de exames periódicos, refeições e um auxílio funeral.[18] Apesar de em 1945 a penicilina ser conhecida como um tratamento efetivo para a sífilis, os participantes dessa pobre comunidade continuaram a ser seguidos sem tratamento e sem esclarecimento dessa possibilidade.[17]

Em 1965, um jovem médico chamado Irwin Schatz escreveu uma carta ao editor após ler um artigo derivado do experimento, questionando aspectos éticos. A carta sequer foi publicada. Em 1966, Peter Buxton apontou a falta de ética de tal pesquisa ao diretor nacional da Divisão de Doenças Venéreas. Não houve nenhuma ação do Centers for Disease Control (CDC), o então responsável pela pesquisa, para a interrupção dessa "oportunidade a não ser repetida".[19]

Buxton foi à imprensa. Em 1972, primeiro o *Washington Star* e depois o *The New York Times* relataram o fato à sociedade. O ultraje moveu a sociedade norte-americana e houve várias audiências sobre pesquisa em seres humanos no Congresso dos Estados Unidos. O Congresso determinou a edição da obrigatoriedade de supervisão federal na pesquisa em seres humanos pelo estatuto *National Research Act*, de 12 de julho de 1974. O ato incluiu dois pontos que modelam a regulamentação atual: institui o sistema de comitês de ética em pesquisa, e ao reconhecer a complexidade de estabelecer os padrões éticos para pesquisa em seres humanos, criou a "Comissão Nacional para Proteção de Seres Humanos em Pesquisas Biomédicas e Comportamentais".

Essa comissão reuniu-se entre 1975 e 1978, editando neste último ano o Relatório Belmont, que detalhou os princípios éticos fundamentais na condução de pesquisa em humanos.[10]

PRINCÍPIOS DA ÉTICA EM PESQUISA

O Relatório Belmont procura estabelecer os limites entre o que é a prática clínica e o que seria pesquisa, sendo esta uma atividade para testar uma hipótese, que permitirá obter conclusões e contribuir para a generalização do conhecimento. O relatório estabelece três princípios éticos básicos: respeito pelas pessoas, beneficência e justiça. Da aplicação desses três princípios se originarão três requisitos básicos de qualquer pesquisa.

O respeito às pessoas requer o consentimento informado, orientando que ele deve no mínimo prover informação, permitir a compreensão adequada e garantir a voluntariedade sem retaliações.

A beneficência levará à avaliação dos riscos e benefícios. O documento deixa claro que tal avaliação é difícil. Salienta que o dano pode ser psicológico, físico, legal, social e/ou econômico.

Baseado no conceito de justiça, o documento reconhece que grupos vulneráveis devem ser protegidos. Faz comentários de que a seleção de indivíduos pode conter injustiça decorrente de vieses social, racial, sexual e cultural, institucionalizados na sociedade. Ao propor que os grupos expostos devam ser os que mais se beneficiem da pesquisa, explicitamente diz "parece injusto que as populações dependentes do sistema público de saúde constituam um conjunto de participantes de pesquisa preferenciais, se populações com mais privilégios são as mais prováveis recebedoras do benefício".[20] Apesar de o documento solenemente fazer esse questionamento, muitos pesquisadores não se incomodaram em desenvolver suas atividades fora dos Estados Unidos, em especial nos países pobres do terceiro mundo.

"A ÉTICA EM PESQUISA CLÍNICA NO TERCEIRO MUNDO"

O uso de populações do terceiro mundo para realizar pesquisas eticamente impossíveis no país de origem não é um fato recente. Em 1940, médicos americanos infectaram milhares de guatemaltecos com doenças venéreas, sem consentimento e sem tratamento. O autor dessa pesquisa, John Cutler, nunca a publicou. O fato só foi descoberto em 2010 e somente anos depois o Presidente Barack Obama fez um pedido formal de desculpas.[21]

O nome deste tópico está entre aspas por ser uma citação do nome de um editorial escrito em 1997, por Marcia Angell, no prestigioso *The New England Journal of Medicine*.[19]

Quase trinta anos após a preocupação de Henry Beecher sobre a publicação de estudos com falhas éticas, o mesmo periódico estampou o texto de Lurie e Wolfe sobre a falha ética de estudos sobre a profilaxia da transmissão perinatal do HIV, conduzidos na África. Diferentemente de dois estudos realizados nos Estados Unidos, em 15 de 16 estudos conduzidos no terceiro mundo, algumas pessoas não recebiam drogas antirretrovirais. Dos 15, 9 eram financiados pelos Center for Diseases Control e National Institutes of Health dos EUA.[22] Já se sabia há pelo menos 3 anos que o uso de medicação reduzia o risco de transmissão em 50%. O raciocínio de usar placebo no terceiro mundo era baseado na "vantagem" metodológica de alcançar a resposta mais rapidamente e o "atenuante" ético era que essas populações não tinham acesso a nenhum medicamento pelo seu sistema de saúde local. Assim, o tratamento era testado contra o melhor tratamento "disponível", que para aqueles indivíduos era nenhum.

Marcia Angell salientava que a Declaração de Helsinki determinava que o grupo controle deveria receber o melhor tratamento conhecido e não o disponível local.[19] Na verdade, Angell estava de acordo com a versão de 1989. Nessa versão, no item II (Pesquisa Médica combinada com a Prática Clínica), parágrafo 3, estava escrito: "Em qualquer estudo médico, todo paciente – incluindo aqueles de um grupo controle, se algum – deve ter assegurado o melhor método diangóstico e terapêutico".[23] No entanto, na revisão de 1996, no item II adicionou-se a seguinte frase ao parágrafo 3: "Isso não exclui o uso de placebo inerte em estudos onde não existe método diagnóstico ou terapêutico comprovado".[24]

As subsequentes versões da Declaração mantiveram a possiblidade de uso de placebo, mas alertam para o extremo cuidado para não haver abuso no seu uso.[25] Essa limitação levou os Estados Unidos a não adotarem mais a Declaração de Helsinki como guia ético das pesquisas desde 2008. Outro aspecto importante de debate acalorado nas últimas versões é a necessidade de previsão de fornecimento do cuidado após estudo, enfatizada na Revisão de 2013, em Fortaleza-CE, em grande parte por esforço da representação brasileira.[26] O Brasil tem importante desenvolvimento nesse campo.

PROTEÇÃO AO PARTICIPANTE NO BRASIL

O Conselho Nacional de Saúde (CNS) é um órgão criado por lei em 1937. Passou por modificações de sua composição e função ao longo dos anos.[27] Em 1988, o CNS elaborou uma norma referente à ética em pesquisa médica, a Resolução n. 01/88. Esse documento inicia a regulação da ética em pesquisa em saúde no Brasil. Além de orientar a necessidade de consentimento esclarecido, a Resolução determinava a necessidade de avaliação do projeto por um Comitê de Ética interno em cada instituição e devidamente cadastrado no CNS.[28] Alguns autores acreditam que a mescla com aspectos de biossegurança e vigilância sanitária tenha dificultado a sua implementação na medida necessária.[29]

A COMISSÃO DE ÉTICA EM PESQUISA DO HOSPITAL DAS CLÍNICAS DA FMUSP

Atendendo a essa resolução, o Conselho Deliberativo do Hospital das Clínicas da Faculdade de Medicina da Universidade de São Paulo julgou necessário criar uma comissão específica para análise de projetos de pesquisa, não vinculada à Comissão de Ética Médica. Assim, em 28 de março de 1995, o referido conselho criou a Comissão de Ética para Análise de Projetos de Pesquisa (CAPPESQ), como instância assessora da Diretoria

Clínica. Essa ação antecedeu um dos maiores marcos na ética em pesquisa no Brasil: a Resolução n. 196/96.

O CNS editou a Resolução n. 196/96, que criou a Comissão Nacional de Ética em Pesquisa (CONEP), instância superior e reguladora do Sistema de Comitês de Ética em Pesquisa (CEP), denominado sistema CEP-CONEP. Além disso, estabeleceu as definições e diretrizes da eticidade das pesquisas em seres humanos no Brasil.[30] Houve normas complementares dirigidas a aspectos específicos, delineados na resolução.

A experiência acumulada e as inovações levaram a uma atualização, com a publicação da Resolução n. 466/12. Esse documento regula atualmente o Sistema CEP-CONEP e normatiza o processo de análise ética dos projetos de pesquisa. Constitui leitura obrigatória a pesquisadores na área da saúde.[31] O presente autor julga que esse é um dos sistemas mais bem delineados existentes, com a regulação por uma coordenação nacional, com função educativa, consultiva, normativa e recursiva final. Em sua concepção, esse sistema não tem fins lucrativos, tem composição variada e pode ter mais independência em suas decisões.

Contrasta com o modelo norte-americano, no qual a Food and Drug Adminsitration (FDA) tem a missão de monitorar comitês, sendo que alguns desses são empresas com fins lucrativos.[32] Em aperfeiçoamento contínuo, esse sistema não é isento de críticas. Entre elas, muitos pesquisadores queixavam-se do tempo de tramitação, levando à perda de competitividade no "mercado de pesquisa clínica". Vale lembrar a experiência da Índia, onde a maior facilidade de desenvolver pesquisas clínicas era atraente aos patrocinadores, mas uma série de violações à dignidade e à saúde dos participantes levou as autoridades do país a rever sua legislação.[33]

As críticas, porém, levaram o Senado Federal a iniciar a discussão do Projeto de Lei n. 200/2015. Após várias audiências e sugestões da sociedade, esse projeto foi enviado à Câmara, onde tramita como Projeto de Lei n. 7082/2017, que "Dispõe sobre a pesquisa clínica com seres humanos e institui o Sistema Nacional de Ética em Pesquisa Clínica com Seres Humanos". O tempo mostrará as vantagens e desvantagens dessa norma legal.[34]

CONSIDERAÇÕES FINAIS

As pesquisas em seres humanos são essenciais para o cuidado de nossos semelhantes. Sua realização com respeito à dignidade do próximo constitui um nobre valor para a humanidade. A supervisão dos protocolos de pesquisa com equipes multiprofissionais em órgãos colegiados permite minimizar eventuais erros nesse processo. O entendimento histórico das falhas do passado, as bases filosóficas da ciência e da Medicina e o conhecimento das normas regulatórias são pontos essenciais para o pesquisador na área da saúde. Este capítulo foi escrito durante a pandemia de COVID-19, grande desafio de saúde global, onde a pesquisa científica de forma técnica e ética representa a grande esperança de milhares de seres humanos.

REFERÊNCIAS BIBLIOGRÁFICAS

1. Hublin J, Ben-Ncer A, Bailey S, et al. New fossils from Jebel Irhoud, Morocco and the pan-African origin of Homo sapiens. Nature. 2017;546:289-92.
2. Daniel 1. Bíblia online. Disponível em: https://www.bibliaonline.com.br/acf/dn/1.
3. The University of Chicago. Celsus. De Medicina. Disponível em: http://penelope.uchicago.edu/Thayer/E/Roman/Texts/Celsus/Prooemium*.html.

18 SEÇÃO I HISTÓRICO E CONSIDERAÇÕES GERAIS

4. No authors listed. Organ concerns spur retraction. Science. 2017; 355(6325):552.
5. Sadmo S. The Leprosy Museum, St. Jørgens Hospital. Catálogo de exposição. 2003.
6. Vollmann J, Winau R. Informed consent in human experimentation before the Nuremberg code. BMJ. 1996 313(7070):1445-9.
7. Shuster E. American doctors at the Nuremberg medical trial. Am J Public Health. 2018;108:47-52.
8. Editorial. The brutalities of Nazi physicians. JAMA. 1946;132(12):714-5.
9. Czech H, Druml C, Weindling P. Medical ethics in the 70 years after the Nuremberg Code, 1947 to the present. Wien Klin Wochenschr. 2018 Jun;130(Suppl 3):159-253.
10. Rice TW. The historical, ethical, and legal background of human-subject research. Respiratory Care. 2008;53(10):1325-9.
11. Ebbinghaus A, Dörner K. Vernichten um Heilen. Der Nürnberger Ärzteprozeßun seine Folgen. Berlin: Aufbau Taschenbuch Verlag GmbH; 2002.
12. Editorial. The brutalities of Nazi Physicians. JAMA. 1946;132(12):714-5.
13. Lombardo P. The hidden war. Nature. 2017;541:154-5.
14. Editorial. Hypocritical oaths. Nature. 2012;482:132.
15. Declaração de Helsinki I. Disponível em: https://www.ufrgs.br/bioetica/helsin1.htm.
16. Beecher HK. Ethics and clinical research. N Engl J Med. 1966;274(24):1354-60.
17. Wikipedia. Tuskegee syphilis study. Disponível em: https://en.wikipedia.org/wiki/Tuskegee_syphilis_experiment.
18. CDC. The Tuskegee timeline. Disponível em: https://www.cdc.gov/tuskegee/timeline.htm.
19. Angel M. The ethics of research in the third world. N Engl J Med. 1997;337(12):847-9.
20. The Belmont Report. Disponível em: https://www.hhs.gov/ohrp/regulations-and-policy/belmont-report/read-the-belmont-report/index.html.
21. Walter M. First, do harm. Nature. 2012;482:148-52.
22. Lurie P, Wolfe SM. Unethical trials of interventions to reduce perinatal transmission of the human immunodeficiency virus in developing countries. N Engl J Med. 1997;337(12):853-6.
23. World Medical Association Declaration of Helsinki. 1989. Disponível em: https://www.wma.net/wp-content/uploads/2018/07/DoH-Sept1989.pdf.
24. World Medical Association Declaration of Helsinki. 1996. Disponível em: https://www.wma.net/wp-content/uploads/2018/07/DoH-Oct1996.pdf.
25. World Medical Association. WMA Declaration of Helsinki – Ethical principles for medical research involving human subjects. Disponível em: https://www.wma.net/policies-post/wma-declaration-of-helsinki-ethical-principles-for-medical-research-involving-human-subjects/.
26. Ledford H. Edits to ethics code rankle. Nature. 2014;515:174.
27. Conselho Nacional de Saúde. Disponível em: https://conselho.saude.gov.br/apresentacao/historia.htm.
28. Conselho Nacional de Saúde. Resolução n. 01/88. https://www.invitare.com.br/arq/legislacao/conep-cns-ms/Resolu-o-01-de-1988-REVOGADA-CNS.MS.pdf.
29. Castilho EA, Kalil J. Ética e pesquisa médica: princípios, diretrizes e regulamentações. Rev Soc Bras Medicina Trop. 2005;38(4):344-7.
30. Ministério da Saúde. Resolução n. 196, de 10 de outubro de 1996. Disponível em: https://bvsms.saude.gov.br/bvs/saudelegis/cns/1996/res0196_10_10_1996.html.
31. Ministério da Saúde. Resolução n. 466, de 12 de dezembro de 2012. Disponível em: https://conselho.saude.gov.br/resolucoes/2012/Reso466.pdf.
32. Editorial. Who watches the watchmen? Nature. 2011;476:125.
33. Jayraraman K. India mulling stricter laws to curb unethical trials. Nature Medicine. 2012;18(2):182.
34. Zanetti CHG, Tannous GS. Sob a pele do PL-200/2015 do Senado Brasileiro. Epidemiol Serv Saude. 2015;24(4):789-94.

CAPÍTULO 3

Ética nos ensaios clínicos

Cíntia Maria Lanzarini Gouy, Tiago Filgueiras Porto,
Jennifer Braathen Salgueiro

RESUMO

Os ensaios clínicos são estudos experimentais em que os participantes da pesquisa recebem algum tipo de intervenção, buscando evidências científicas para elucidar os tratamentos mais apropriados para futuros pacientes com uma determinada condição médica. Os ensaios clínicos controlados randomizados são considerados padrão de referência na medicina baseada em evidências e devem seguir as diretrizes dos métodos científicos. A pesquisa clínica engloba qualquer tipo de estudo desenvolvido em seres humanos, incluindo o uso de materiais humanos, como seus dados, informações e amostras biológicas.

Este capítulo aborda os aspectos éticos e regulatórios que envolvem a realização de ensaios clínicos no Brasil. Lembrando-se que não há diferença nas questões éticas ao se realizar qualquer tipo de pesquisa em seres humanos, devendo-se sempre privilegiar e salvaguardar o bem-estar dos participantes e conduzir a pesquisa de acordo com as normas e diretrizes de bioética e regulamentações aplicáveis.

PRINCÍPIOS DA BIOÉTICA: A BASE DA REGULAMENTAÇÃO DA PESQUISA CLÍNICA

A bioética deve ser considerada como base para a realização de experimentos em seres humanos. A pesquisa clínica no Brasil é atualmente regulamentada eticamente pela Resolução do CNS* n. 466/12, que no seu preâmbulo incorpora os referenciais da bioética principialista: autonomia, não maleficência, beneficência e justiça,[1] porém não se restringe aos mesmos, visto ter um olhar para outros referenciais descritos na Declaração Universal sobre Bioética e Direitos Humanos, como a solidariedade e a cooperação.[2]

Estes princípios já constavam desde o marco ético regulatório da Resolução CNS n. 196/96,[3] e pode-se afirmar que a maioria das diretrizes e regulamentações de ética em pesquisa clínica se baseia neste modelo.

O modelo do principialismo tem como autores Tom Beauchamp e James Chidress, que no livro *Princípios de Ética Biomédica* consagraram esses quatro princípios como fundamentais na resolutividade de dilemas bioéticos.[4] Entretanto, a origem dos princípios é o

---

* Conselho Nacional de Saúde: instância do Sistema Único de Saúde com a atribuição de fiscalizar, monitorar e acompanhar as políticas públicas de saúde, composta por representantes do governo, prestadores de serviço, profissionais de saúde e usuários, atua na formulação de estratégias e no controle da execução da política de saúde.

documento histórico e normativo bioético do Relatório Belmont,[5] publicado em 1978, em uma resposta às descobertas de atrocidades em pesquisa clínica, como o estudo de Tuskegee, que estudava a história natural da sífilis sem oferecer tratamento aos negros infectados, e experimentos realizados em hospitais, como o Israelita, de Nova York, onde foram injetadas células cancerosas em idosos doentes, e o do Willowbrook, que inoculava hepatite em crianças com retardo mental.[6] Nesse documento, os princípios foram nomeados como respeito pelas pessoas, beneficência e justiça.

No modelo idealizado pelos autores, dos princípios gerais derivam-se regras específicas como a veracidade e a confidencialidade. Caso exista uma situação que coloque dois princípios conflitantes, dever-se-á ponderar sobre qual deles tem prioridade no momento e no caso real. O modo de trabalhar recomendado para fazer esse balanceamento consiste em tomá-los como obrigações morais *prima facie*, isto é, são sempre atribuíveis ao caso, a menos que entrem em conflito com outro princípio. Por exemplo, se visa garantir a confidencialidade de um lado, e de outro contamos com informação que seria útil para a saúde dos familiares (beneficência). Cabe salientar que no principialismo não existe, *a priori*, uma hierarquia entre os princípios.

Autonomia

A autonomia depende de dois fatores: capacidade e liberdade, ou seja, a pessoa tem que ser capaz de entender o que lhe é colocado e não estar sob nenhum tipo de restrição de liberdade. As pessoas com autonomia reduzida devem ser protegidas. Para alguns autores, esse princípio deveria continuar como descrito no Relatório Belmont, nomeado como respeito à pessoa, por englobar o papel do outro na relação, tirando o individualismo e pensando no indivíduo inserido na sociedade.

Entretanto, na prática a autonomia pode ser questionada pelos profissionais da saúde, os quais poderão acreditar que o melhor para o paciente seria seguir as suas orientações, esquecendo-se de levar em consideração a autonomia de decisão do paciente e/ou participante de pesquisa.

Para Rego,[7] respeito à autonomia na pesquisa significa apresentar, de forma clara e transparente, a situação da pessoa e quais são as opções disponíveis, respeitando a decisão sobre o que ela entende ser o melhor para si.

Na Resolução CNS n. 466/12 esse princípio consta como: "respeito ao participante da pesquisa em sua dignidade e autonomia, reconhecendo sua vulnerabilidade, assegurando sua vontade de contribuir e permanecer ou não na pesquisa, por intermédio de manifestação expressa, livre e esclarecida".[1]

Na atuação em pesquisa clínica, o princípio traz ao pesquisador o compromisso de elaborar o termo de consentimento livre e esclarecido fidedigno ao projeto, assegurando os direitos dos participantes, com redação adequada à população-alvo; e de conduzir o processo de consentimento informado, garantindo local adequado e reservado, bem como o tempo necessário para a decisão pessoal.

Beneficência e não maleficência

Estes dois princípios são considerados por alguns autores como um único, considerando a não maleficência como beneficência negativa, pois se eu devo fazer o bem, devo evitar fazer o mal. A origem desses princípios está no pilar estabelecido por Hipócrates: "*Primum non nocere*" ("primeiramente não causar dano"). Assim, a busca pelo bem é inerente aos profissionais da saúde. Na pesquisa clínica esses princípios são importantes na adequada avaliação dos riscos e benefícios de um protocolo.

A Resolução CNS n. 466/12 refere que deve haver a ponderação entre riscos e benefícios, tanto conhecidos como potenciais, individuais ou coletivos, comprometendo-se com o máximo de benefícios e o mínimo de danos e riscos. Deste modo, depreende-se que nesta balança de dois pratos, o do risco será do participante, porém o do benefício precisa ser dimensionado de forma ampla, até porque a maioria das pesquisas não possui benefício direto para o indivíduo. Caracteriza-se como uma ação suprarrogatória, ou seja, não pode ser criticada a pessoa que não quer se voluntariar, porém sempre será louvável a sua atitude caso concorde em aderir.[1,8]

Para que esse princípio seja seguido na condução de um estudo clínico cabe aos pesquisadores, além da identificação dos riscos decorrentes da sua pesquisa, elaborarem estratégias para diminuir as probabilidades de danos. É importante ressaltar que a análise do risco-benefício é um dos itens fundamentais de avaliação de um projeto por um Comitê de Ética em Pesquisa (CEP)**. Quanto maiores e mais evidentes os riscos, maiores devem ser os cuidados para minimizá-los e a proteção oferecida aos participantes. Uma das atribuições do CEP é exatamente a de monitoramento da pesquisa e verificação por meio do recebimento de relatórios e eventos adversos graves, se os riscos ainda permanecem os mesmos ou se medidas devem ser adotadas pelo pesquisador.

Em relação aos benefícios, a regulamentação brasileira visa assegurar aos participantes da pesquisa compartilhamento nos resultantes do projeto, seja em termos de retorno social, acesso aos procedimentos, produtos ou agentes da pesquisa.

Assim, a devolução dos resultados das pesquisas aos participantes deve ser uma prática corrente, não levando em consideração apenas o cumprimento da obrigação de publicação dos resultados por meio de artigos científicos, mas também a divulgação como medida de acesso mais direto à população.

Justiça

Discutir justiça na saúde, principalmente no Brasil, não é um tema simples, mas verifica-se que o princípio da justiça como um referencial de saúde passou a ser um aliado nas argumentações e deliberações das políticas de saúde no país. A Bioética como área multidisciplinar tem a oportunidade de tentar garantir o acesso igualitário à saúde e a utilização de todos os meios disponíveis ao alcance da ciência.

Na condução da pesquisa, esse princípio relaciona-se com a relevância social da pesquisa e a garantia de igual consideração dos interesses envolvidos. Ainda está vinculado com a seleção e equidade dos participantes de pesquisas. O princípio se baseia na teoria de "justiça como equidade" de John Ralws, que tem em seus pressupostos de distribuição de recursos a observância de duas etapas: a primeira exige igualdade de deveres e direitos básicos. A segunda, aceitando o princípio da diferença, afirma que é justa a ação que tenha consequências desiguais para os diversos envolvidos apenas quando resulta em benefícios compensatórios para cada um, e particularmente para os membros menos favorecidos, "menos afortunados" da sociedade.[9]

** Comitê de Ética em Pesquisa (CEP): constituído de forma interdisciplinar e independente em qualquer instituição que realize pesquisas em seres humanos, com caráter consultivo, deliberativo e educativo, criado para defender a integridade e dignidade dos participantes de pesquisas, contribuindo para o desenvolvimento da pesquisa seguindo os padrões éticos.

22 SEÇÃO I HISTÓRICO E CONSIDERAÇÕES GERAIS

Para concluir, pode-se afirmar que o pesquisador que tiver empatia por seus participantes de pesquisa e cumprir o protocolo de acordo com os referenciais citados contribuirá para um cenário mais equânime para a comunidade científica do Brasil, e também para que erros cometidos em outros países não aconteçam em nosso país.

REGULAMENTAÇÃO DA PESQUISA CLÍNICA NO BRASIL

Durante sua fase embrionária, a regulamentação nacional sobre as questões de bioética limitava-se a duas normativas, a Resolução do Conselho Federal de Medicina (CFM) n. 1098/83, que adotou o texto da Declaração de Helsinki referente à pesquisa clínica para classe médica, e o Código de Deontologia Médica de 1984 do CFM, que abordava de forma geral a conduta médica na participação em experimentos.[10,11]

A primeira resolução a normatizar a pesquisa na área de saúde foi a Resolução CNS n. 1/88. Não teve uma aplicabilidade prática relevante, mas abordava princípios de boas práticas clínicas, como a necessidade de consentimento prévio e a predominância dos benefícios esperados em relação aos riscos, assim como a necessidade de aprovação por um Comitê de Ética. Determinou assim pela primeira vez no Brasil a criação dos CEP em instituições que realizassem pesquisas em seres humanos.[12]

Como consequência do crescimento na realização e oferta de ensaios clínicos internacionais e da exigência de revistas e jornais de avaliações éticas para a publicação de manuscritos, uma regulamentação bem consolidada se fez necessária. Assim, a Resolução CNS n. 1/88 foi revogada pela Resolução CNS n. 196/96, que estabeleceu o Sistema CEP/CONEP***, e foi a primeira norma a efetivamente regulamentar a pesquisa clínica em seres humanos no país.[3]

Ao longo dos 16 anos de vigência, o Brasil atingiu um nível exemplar de avaliação ética.[3] Normas complementares à Resolução n. 196/96 foram publicadas, como a Resolução CNS n. 340/04, sobre a área temática especial de genética humana, e a Resolução CNS n. 346/05, que regulamenta a tramitação de projetos realizados em mais de um centro de pesquisa (projetos multicêntricos), ambas vigentes até hoje.[13,14]

A Resolução n. 466/12

Em 2012, a Resolução CNS n. 196/96 foi revogada pela Resolução CNS n. 466/12, que traz novos aspectos, como a inclusão do processo de consentimento, a garantia de acesso gratuito e por tempo indeterminado aos melhores métodos profiláticos, diagnósticos e terapêuticos e ainda a inclusão de termos não anteriormente descritos como "participante de pesquisa" e "benefício da pesquisa", reforçando ainda o papel e funcionamento do já consolidado Sistema CEP/CONEP (Quadro 1).[1]

Agência regulatória

Além dos aspectos éticos, existem os técnicos e operacionais. Nesse contexto, sem se dissociar de questões éticas e científicas, a Agência Nacional de Vigilância Sanitária (An-

---

*** Sistema CEP/CONEP: sistema constituído por Comitês de Ética em Pesquisa (CEP) e pela Comissão Nacional de Ética em Pesquisa (CONEP). Seu principal objetivo é contribuir para a realização da pesquisa de acordo com os padrões éticos, defendendo a integralidade e dignidade dos participantes da pesquisa por meio do seu papel consultivo, deliberativo e educativo.

CAPÍTULO 3 ÉTICA NOS ENSAIOS CLÍNICOS 23

QUADRO 1 Regulamentações éticas relacionadas à pesquisa clínica com medicamentos em seres humanos no Brasil

Ano	Documento	Órgão	Ementa
2018	Resolução n. 580 de 22 de março de 2018	Conselho Nacional de Saúde	Regulamenta o disposto no item XIII.4 da Resolução CNS n. 466, de 12 de dezembro de 2012, que estabelece que as especificidades éticas das pesquisas de interesse estratégico para o Sistema Único de Saúde (SUS) serão contempladas em resolução específica, e dá outras providências.
2017	Resolução n. 563 de 10 de novembro de 2017	Conselho Nacional de Saúde	Regulamenta o direito do participante de pesquisa ao acesso pós-estudo em protocolos de pesquisa clínica destinados aos pacientes com diagnóstico de doenças ultrarraras.
2016	Resolução n. 506 de 03 de fevereiro de 2016	Conselho Nacional de Saúde	Aprova a resolução referente ao processo de acreditação de Comitês de Ética em Pesquisa (CEP) que compõem o Sistema CEP/CONEP.
2013	Norma operacional n. 001/2013	Conselho Nacional de Saúde	Organização e funcionamento do Sistema CEP/CONEP, e procedimentos para submissão, avaliação e acompanhamento da pesquisa.
2012	Resolução n. 466 de 12 de dezembro de 2012	Conselho Nacional de Saúde	Aprova as diretrizes e normas regulamentadoras de pesquisas envolvendo seres humanos.
2011	Resolução n. 446 de 11 de agosto de 2011	Conselho Nacional de Saúde	A Comissão Nacional de Ética em Pesquisa (CONEP/CNS/MS) é uma instância colegiada, de natureza consultiva, deliberativa, normativa, educativa, independente, vinculada ao Conselho Nacional de Saúde, cujo processo eleitoral dar-se-á de acordo com a presente resolução.
2011	Resolução n. 441 de 12 de maio de 2011	Conselho Nacional de Saúde	Aprovar as seguintes diretrizes para análise ética de projetos de pesquisas que envolvam armazenamento de material biológico humano ou uso de material armazenado em pesquisas anteriores.
2009	Resolução n. 421 de 18 de junho de 2009	Conselho Nacional de Saúde	Institui a reestruturação na composição da Comissão Nacional de Ética em Pesquisa, alterando o inciso VII-1 da Resolução n. 196 de 10 de outubro de 1996.
2008	Resolução n. 1.885 de 22 de outubro de 2008	Conselho Federal de Medicina	Vetado ao médico participar de pesquisa envolvendo seres humanos utilizando placebo, quando houver tratamento disponível eficaz já conhecido.
2007	Resolução n. 370 de 08 de março de 2007	Conselho Nacional de Saúde	O registro e credenciamento ou renovação de registro e credenciamento do CEP.
2005	Resolução n. 346 de 13 de janeiro de 2005	Conselho Nacional de Saúde	Define o termo projetos multicêntricos como projeto de pesquisa a ser conduzida de acordo com o protocolo único em vários centros de pesquisa.
2004	Resolução n. 340 de 08 de julho de 2004	Conselho Nacional de Saúde	Aprova as Diretrizes para Análise Ética e Tramitação dos Projetos de Pesquisa da Área Temática Especial de Genética Humana.
2000	Resolução n. 304 de 09 de agosto de 2000	Conselho Nacional de Saúde	Contempla norma complementar para a área de pesquisas em povos indígenas.

(continua)

24 SEÇÃO I HISTÓRICO E CONSIDERAÇÕES GERAIS

QUADRO 1 Regulamentações éticas relacionadas à pesquisa clínica com medicamentos em seres humanos no Brasil (*continuação*)

Ano	Documento	Órgão	Ementa
2000	Resolução n. 301 de 16 de março de 2000	Conselho Nacional de Saúde	Contempla o posicionamento do CNS e CONEP contrário a modificações da Declaração de Helsinki.
1999	Resolução n. 292 de 09 de julho de 1999	Conselho Nacional de Saúde	Estabelece normas específicas para a aprovação de protocolos de pesquisa com cooperação estrangeira, mantendo o requisito de aprovação final pela CONEP, após aprovação do CEP.
1997	Resolução n. 240 de 05 de junho de 1997	Conselho Nacional de Saúde	Define representação de usuários nos CEPs e orienta a escolha.
1997	Resolução n. 251 de 07 de setembro de 1997	Conselho Nacional de Saúde	Contempla a norma complementar para a área temática especial de novos fármacos, vacinas e testes diagnósticos e delega aos CEPs a análise final dos projetos nessa área, que deixa de ser especial.

visa)**** tem participação chave na regulamentação e no processo de aprovação de estudos em seres humanos. Estudos realizados com o intuito de obter futuro registro sanitário devem obrigatoriamente ser aprovados pela Agência antes de seu início. A Anvisa também cumpre seu papel de vigilância sanitária na avaliação de ensaios clínicos, demonstrando-se aberta às discussões e em busca de melhorias, exercendo ainda um papel instrutivo por meio da elaboração de guias e manuais.

Antes da criação da Anvisa, os aspectos relacionados à vigilância sanitária foram fundamentados pela Portaria n. 911/98 da Secretaria de Vigilância Sanitária do Ministério da Saúde, que normatizava as documentações necessárias para a aprovação de ensaios clínicos. Em 2004, a RDC n. 219/04 revogou a portaria, introduzindo questões relacionadas às Boas Práticas Clínicas na regulamentação sanitária. Posteriormente, essa resolução foi substituída pela RDC n. 39/08.[15-17]

A principal norma sanitária vigente relacionada à pesquisa clínica em medicamentos é a RDC n. 09/15. O novo formato inseriu a submissão de um Dossiê de Desenvolvimento Clínico do Medicamento (DDCM), que possibilitou uma redução na duplicidade de análises de documentos, e também do Dossiê Específico de Ensaios Clínicos. Adicionalmente, essa resolução estipula um prazo de resposta pela Anvisa para a autorização do início do estudo, acompanhando a necessidade de desburocratização da pesquisa clínica.[18]

A RDC n. 09/15 é aplicável a todos os ensaios clínicos a serem realizados no Brasil, em qualquer parte de seu desenvolvimento clínico, sejam estudos para uma nova indicação ou forma farmacêutica, nova via de administração, nova concentração, posologia ou associações, para ampliação de uso ou ainda para quaisquer alterações pós-registro, não sendo aplicável para ensaios clínicos com cosméticos, produtos para saúde, alimentos, terapias gênicas e células-tronco, assim como para estudos de bioequivalência e biodispo-

---

**** Anvisa: Agência Nacional de Vigilância Sanitária. Criada pela Lei n. 9.782, de 26 de janeiro de 1999, é uma autarquia de regime especial, responsável pelo intermédio do controle sanitário da produção e consumo de produtos e serviços submetidos à vigilância sanitária.

nibilidade relativa.[18] Outras normas da Agência que regulam a pesquisa clínica com medicamentos estão listadas no Quadro 2.

QUADRO 2 Regulamentações éticas relacionadas à pesquisa clínica com medicamentos em seres humanos no Brasil

Ano	Documento	Órgão	Ementa
2019	RDC n. 311 de 10 de outubro de 2019	Agência Nacional de Vigilância Sanitária/ Ministério da Saúde (Anvisa/MS)	Altera a Resolução da Diretoria Colegiada – RDC n. 38, de 12 de agosto de 2013, que aprova o regulamento para os programas de acesso expandido, uso compassivo e fornecimento de medicamento pós-estudo.
2018	RDC n. 260 de 21 de dezembro de 2018	Anvisa/MS	Dispõe sobre as regras para a realização de ensaios clínicos com produto de terapia avançada investigacional no Brasil, e dá outras providências.
2018	RDC n. 208 de 05 de janeiro de 2018	Anvisa/MS	Dispõe sobre a simplificação de procedimentos para a importação de bens e produtos sujeitos à Vigilância Sanitária.
2017	RDC n. 205 de 28 de dezembro de 2017	Anvisa/MS	Estabelece procedimento especial para anuência de ensaios clínicos, certificação de boas práticas de fabricação e registro de novos medicamentos para tratamento, diagnóstico ou prevenção de doenças raras.
2017	RDC n. 204 de 27 de dezembro de 2017	Anvisa/MS	Dispõe sobre o enquadramento na categoria prioritária de petições de registro, pós-registro e anuência prévia em pesquisa clínica de medicamentos.
2017	RDC n. 172 de 08 de setembro de 2017	Anvisa/MS	Dispõe sobre os procedimentos para a importação e a exportação de bens e produtos destinados à pesquisa científica ou tecnológica e à pesquisa envolvendo seres humanos, e dá outras providências.
2017	INT-20 de 02 de outubro de 2017	Anvisa/MS	Dispõe sobre procedimentos de inspeção em Boas Práticas Clínicas para ensaios clínicos com medicamentos.
2015	RDC n. 09 de 20 de fevereiro de 2015	Anvisa/MS	Dispõe sobre o Regulamento para a realização de ensaios clínicos com medicamentos no Brasil.
2013	RDC n. 38 de 12 de agosto de 2013	Anvisa/MS	Aprova o regulamento para os programas de acesso expandido, uso compassivo e fornecimento de medicamento pós-estudo.
2012	INT-2 de 03 de maio de 2012	Anvisa/MS	Dispõe sobre as solicitações e procedimentos de avaliação de licenciamentos de importação para pesquisas clínicas regulamentadas pela RDC n. 39, de 05 de junho de 2008.
2011	Portaria n. 2.201 de 14 de setembro de 2011	Ministério da Saúde	Estabelece as Diretrizes Nacionais para Biorrepositório e Biobanco de Material Biológico Humano com Finalidade de Pesquisa.
2008	RDC n. 81 de 05 de novembro de 2008	Anvisa/MS	Dispõe sobre o Regulamento Técnico de Bens e Produtos Importados para fins de Vigilância Sanitária.

(continua)

SEÇÃO I HISTÓRICO E CONSIDERAÇÕES GERAIS

QUADRO 2   Regulamentações éticas relacionadas à pesquisa clínica com medicamentos em seres humanos no Brasil (*continuação*)

Ano	Documento	Órgão	Ementa
2003	RDC n. 68 de 28 de março de 2003	Anvisa/MS	Estabelece condições para importação, comercialização, exposição ao consumo dos produtos incluídos na Resolução da Diretoria Colegiada – RDC n. 305, de 14 de novembro de 2002.
2002	RDC n. 305 de 14 de novembro de 2002	Anvisa/MS	Ficam proibidos, em todo o território nacional, enquanto persistirem as condições que configurem risco à saúde, o ingresso e a comercialização de matéria-prima e produtos acabados, semielaborados ou a granel para uso em seres humanos, cujo material de partida seja obtido a partir de tecidos/fluidos de animais ruminantes, relacionados às classes de medicamentos, cosméticos e produtos para a saúde.

Acesso expandido e uso compassivo

Para estes casos, existem regulamentações específicas, a RDC n. 38/13 e RDC n. 311/19. Tanto o uso compassivo quanto o programa de acesso expandido devem ser realizados com medicamentos promissores e ainda sem registro na Anvisa, e são destinados a pacientes sem opção terapêutica satisfatória disponível, portadores de doenças debilitantes graves e/ou que ameacem a vida. A diferença entre os dois está no fato de que a autorização para o uso compassivo é fornecida individualmente, enquanto que o programa de acesso expandido autoriza o uso do produto para um grupo de pacientes. Ademais, é exigido que o produto esteja em fase III de desenvolvimento clínico ou com o desenvolvimento clínico encerrado para a indicação do paciente, enquanto que para uso compassivo pode estar em qualquer fase de desenvolvimento clínico, apresentando evidência científica para a indicação do uso em questão e com dados iniciais promissores.[19,20]

ANÁLISE DE PROJETOS DE PESQUISAS CLÍNICAS

Análise ética pelo Sistema CEP/CONEP

Antes do início da realização de projetos de pesquisa clínica, algumas autorizações podem ser necessárias. Minimamente se faz necessária a aprovação do CEP da instituição em que a pesquisa será realizada. Toda a tramitação da documentação se dá através do sistema eletrônico denominado Plataforma Brasil. Feita a devida submissão, esta é habilitada para ser analisada pelo CEP.[21] O membro relator apresenta suas considerações sobre o projeto em uma reunião plenária do CEP, para que o colegiado possa se posicionar a respeito.[22]

No caso de haver quaisquer considerações/comentários a serem feitos, estes serão exarados na forma de um parecer consubstanciado sobre a pesquisa (projeto pendente) que é publicado na Plataforma Brasil. O pesquisador responsável pela pesquisa tem um prazo de 30 dias, contados a partir da data de emissão do parecer, para apresentar uma resposta às pendências. Em caso de adequação, encaminha-se o projeto para sua aprovação.[22]

Caso alguma parte do projeto venha a ser realizada em instituição coparticipante, é necessária a avaliação por parte do CEP da coparticipante, que julgará se o(s) procedimento(s) da pesquisa é(são) exequível(is) também no seu contexto. Projetos enquadrados nas chamadas "áreas temáticas especiais" (Quadro 3) demandam, além da análise e aprovação por parte do CEP da instituição proponente, uma avaliação por parte da Comissão Nacional de Ética em Pesquisa (CONEP).

QUADRO 3   Áreas temáticas especiais (avaliadas pelo Comitê de Ética em Pesquisa e pela Comissão Nacional de Ética em Pesquisa)

Projetos na área genética humana, envolvendo envio e/ou armazenamento de material biológico ou dados genéticos no exterior, alteração de estrutura genética, genética da reprodução humana (reprogenética), genética do comportamento, dentre outros.

Pesquisas sobre reprodução humana, quando estas envolverem reprodução assistida, manipulação de gametas, pré-embriões, embriões e feto e procedimentos invasivos em medicina fetal.

Estudos visando o desenvolvimento de equipamentos e dispositivos novos.

Pesquisa de novos procedimentos terapêuticos invasivos.

Estudos com populações indígenas.

Projetos que envolvam Organismos Geneticamente Modificados (OGM).

Protocolos de constituição e funcionamento de biobancos para fins de pesquisa.

Pesquisas com coordenação e/ou patrocínio originados fora do Brasil, excetuadas aquelas com copatrocínio do governo brasileiro.

Projetos que, a critério do CEP, precisariam passar pela avaliação da CONEP, ainda que não estejam, necessariamente, incluídos nos tipos de pesquisas descritos anteriormente.

Fonte: Resolução n. 466/12.[1]

Em se tratando de um projeto que envolva mais de uma instituição participante (estudo multicêntrico), a tramitação da avaliação do projeto seguirá as determinações da Resolução CNS n. 346/05. Ele deve ser submetido pelo primeiro centro de pesquisas (chamado de "centro coordenador") para avaliação do CEP através da Plataforma Brasil. Se além de multicêntrico, o projeto se enquadrar nas áreas temáticas especiais, conforme descrito anteriormente, o projeto precisará passar por avaliação da CONEP. Cumpridas todas as fases, o projeto estando aprovado pelo CEP do centro coordenador e pela CONEP, o sistema habilitará para que os CEPs das demais instituições participantes possam se manifestar sobre a pesquisa. Essa análise dos demais CEP normalmente está pautada em verificar a exequibilidade do projeto. Cada CEP emitirá seu parecer de aprovação para a pesquisa, que estará plenamente aprovada (do ponto de vista ético) para ter seu início.[14]

Relatórios parciais e final

O pesquisador responsável deve encaminhar relatórios de andamento da pesquisa ao CEP da sua instituição, com periodicidade mínima semestral. Por sua vez, a CONEP atua monitorando o trabalho desempenhado pelos CEP por meio de análise do CEP na Plataforma Brasil, análise de relatórios semestrais enviados pelos CEP, visitas de inspeção e mediante o recebimento de denúncias.[1,22]

A Agência Nacional de Vigilância Sanitária (Anvisa)

Projetos que visem o desenvolvimento de medicamentos, vacinas ou produtos para a saúde com registro no país precisam passar por uma avaliação prévia da Anvisa. O responsável por realizar toda a tramitação do projeto é aquele que detém os direitos de propriedade intelectual sobre o produto em desenvolvimento (ou um representante). Será necessário seguir as definições da RDC n. 09/2015, encaminhando-se à Anvisa um Dossiê de Desenvolvimento Clínico de Medicamento (DDCM), acompanhado de, pelo menos, um Dossiê Específico de Ensaio Clínico com o medicamento em estudo.

Dossiê de medicamento

O processo estabelecido deve ser capaz de gerar evidências científicas suficientes para subsidiar o pleito de registro da nova entidade farmacêutica (ou o pedido de alteração pós--registro do produto, conforme o caso). Deve constar a brochura do investigador, documento que agrega toda a informação técnica, farmacológica e de segurança disponível sobre o produto, incluindo dados de estudos anteriores, como ensaios *in vitro*, pré-clínicos e clínicos.[18]

O DDCM deve vir acompanhado de pelo menos um Dossiê Específico de Ensaio Clínico. Caso seja previsto mais de um ensaio clínico, todos poderão receber a aprovação da Agência sob a forma de Comunicado Especial (CE). Sendo, posteriormente, identificada a necessidade de realizar estudos complementares, poderá ser solicitada anuência para estes por meio de um Dossiê Específico de Ensaio Clínico, que será vinculado ao DDCM anteriormente protocolado, mas alvo de uma avaliação individual.[18]

Insumos de/para exterior em protocolos clínicos

A Anvisa também é responsável por regular processos de importação e exportação de materiais destinados a, ou oriundos de pesquisas no país. Para o caso de ensaios clínicos que receberam o CE da Anvisa, é de posse deste documento que, por exemplo, será possível realizar processos de importação de medicação e/ou exportação de amostras biológicas, não se excluindo, aqui, a necessidade de trâmites e documentos complementares submetidos junto à Agência e autoridades aduaneiras.

A maior parte dos ensaios clínicos conduzidos no Brasil é de estudos fase III com patrocínio estrangeiro, ou seja, se enquadram em uma das áreas temáticas da CONEP. Dependem ainda da aprovação do CEP de cada instituição, e com o intuito de futuro registro para comercialização, será necessária a avaliação pela Anvisa. A Figura 1 apresenta um fluxograma geral do processo de aprovação desses estudos.

Medicamentos não registrados sem intuito de futura comercialização

Para estudos que não visem registro, a pesquisa pode ser realizada normalmente após a obtenção de todas as aprovações éticas aplicáveis e após realizar a importação do produto seguindo os requisitos da RDC n. 172/15, que dispõe sobre os procedimentos para a importação e a exportação de bens e produtos destinados à pesquisa científica ou tecnológica e à pesquisa envolvendo seres humanos. Ou seja, processos de importação/exportação de material não estão exclusivamente subordinados à Anvisa, havendo a possibilidade de realizá-los seguindo a modalidade "Pesquisa Científica ou Tecnológica Envolvendo Seres Humanos".[23]

PANORAMA DA PESQUISA CLÍNICA

Nos últimos anos temos acompanhado o que chamamos de globalização dos ensaios clínicos, com um aumento gradativo de participação de países em desenvolvimento em estudos conduzidos em escala global. Esse movimento é impulsionado pela busca na redução de custo, uma vez que possibilita um aumento na velocidade de inclusão de pacientes em um estudo. Em geral, busca-se por centros de pesquisas que já possuem uma infraestrutura adequada, ou com baixa necessidade de investimento, e mão de obra capacitada para a condução de estudos multicêntricos internacionais.[24,25]

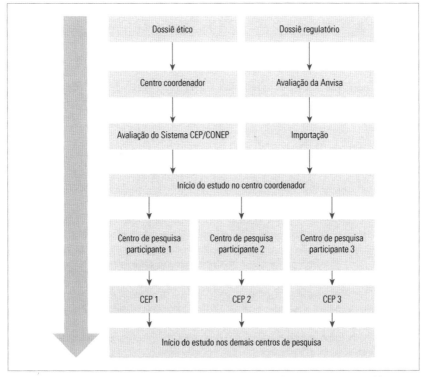

FIGURA 1   Processo geral de aprovação de estudos clínicos no Brasil (adaptada de Peig et al.[27]).

Organizações de pesquisa/*Contract Research Organization* (CRO)

As estratégias de terceirização e globalização surgem como uma saída para driblar a queda de produtividade, caracterizada por um aumento de investimentos na pesquisa, principalmente de novas moléculas para doenças mais complexas, com uma diminuição do número de novas entidades lançadas no mercado.[24,25]

O processo de internacionalização dos estudos apresenta um perfil de condução apenas de estudos fase III na escala global. Entre os anos de 2011 e 2013, os países que mais realizaram ensaios clínicos foram os desenvolvidos como Estados Unidos, França, Canadá e Reino Unido.[26] As fases I e II, que exigem uma maior capacidade científica e tecnológica, permanecem de forma geral concentrados nos Estados Unidos, Europa e Japão.[27]

O Brasil apresenta um cenário adequado para a realização de estudos clínicos internacionais, com profissionais capacitados, centros de pesquisa estruturados, custo reduzido, competência médica elevada e ambiente ético e regulatório bem estabelecido, consolidando-se como um país de referência em pesquisa clínica na América Latina.[25] Em 2016, o Brasil conquistou uma vaga como membro do Comitê Gestor do Conselho Internacional para Harmonização de Requisitos Técnicos para Registro de Medicamentos de Uso Humano (*International Council on Harmonisation of Technical Requirements for Registration of Pharmaceuticals for Human Use – ICH*). Este é um marco significativo, uma vez que a Anvisa passou a ter poder decisório dentro do Conselho, podendo participar das reuniões e discussões e propor temas considerados prioritários, o que se configura como um alinhamento entre as legislações brasileiras e as práticas internacionais.[28]

Não obstante, em 2018 o Brasil teve uma parcela de 2,1% dos estudos iniciados no mundo, em sua maior parte fase III patrocinados pelas indústrias farmacêuticas.[27,29] Um dos fatores considerados limitantes para a vinda de estudos para o Brasil é o tempo regulatório. Resolução da Anvisa (RDC n. 09/2015) busca determinar um prazo fixo para a avaliação dos estudos. Também a Resolução CNS n. 506/16 possibilitará que estudos que necessitam de análise pelo CEP e CONEP possam ser analisados apenas pelo CEP acreditado.[18,30,31]

Um projeto de lei (PL) encontra-se em tramitação na Câmara dos Deputados (PL n. 7082/15), enfocando questões relacionadas à garantia de fornecimento de medicação pós-estudo, placebo, representação de usuário e possibilidade de extinção do Sistema CEP/CONEP. Tais pontos devem ser avaliados com cautela, uma vez que uma regulamentação que privilegia a segurança dos participantes da pesquisa deve ser preservada.[32]

Alterações na forma em que a pesquisa em seres humanos é regulamentada no Brasil devem partir do preceito de melhorias nos aspectos éticos de proteção do participante da pesquisa, não valorizando o interesse em agilizar o tempo para o início de estudos patrocinados no país. A participação do Brasil em estudos internacionais apresenta benefícios relacionados aos recursos investidos que podem ser revertidos para uma melhoria dos serviços de saúde e da própria pesquisa local, e pela capacitação da mão de obra especializada para a condução de ensaios clínicos. No entanto, essa capacitação fica restrita ao conhecimento de Boas Práticas Clínicas, recrutamento de pacientes e condução operacional do estudo, limitando a participação dos pesquisadores locais na análise crítica do protocolo de pesquisa.

A capacitação e investimentos em pesquisa clínica são primordiais para o desenvolvimento de pesquisa e desenvolvimento nacional, com uma maior participação das empresas de capital nacional e aumento de estudos fase I e II.

PERSPECTIVAS PARA A PESQUISA CLÍNICA NO PAÍS

O Plano de Ação de Pesquisa Clínica, instituído pela Portaria do Ministério da Saúde n. 559/18, tem como objetivo aumentar a capacidade do país em desenvolver a atrair ensaios clínicos. O plano identificou os pontos críticos para o desenvolvimento da pesquisa e determinou ações estratégicas específicas, separando-as em seis eixos (Quadro 4).[33,34] Algumas dessas ações já são observadas na prática, como a promoção de cursos presenciais e a distância e esforços da agência regulatória e da CONEP para melhoria do sistema regulatório e ético, respectivamente.

QUADRO 4   Eixos e ações estratégicas do Plano de Ação de Pesquisa Clínica

Eixo de ação	Objetivo primário	Ações estratégicas
Regulação ética	Aperfeiçoar o sistema de análise ética em pesquisas envolvendo seres humanos.	Modernização da Plataforma Brasil – desenvolvimento de um novo sistema.
		Qualificação dos Comitês de Ética em Pesquisa que compõem o Sistema CEP/CONEP, com foco na harmonização do processo de avaliação ética.
		Fomento ao processo de acreditação dos CEP.

(continua)

CAPÍTULO 3 ÉTICA NOS ENSAIOS CLÍNICOS 31

QUADRO 4   Eixos e ações estratégicas do Plano de Ação de Pesquisa Clínica (*continuação*)

Eixo de ação	Objetivo primário	Ações estratégicas
Regulação sanitária	Aperfeiçoar a Anvisa no aprimoramento do sistema regulatório para pesquisa clínica.	Promoção de discussões dos processos regulatórios junto à Anvisa.
Fomento científico e tecnológico	Aprimorar a capacidade científica instalada em pesquisa clínica.	Fomento de ensaios pré-clínicos e clínicos voltados ao desenvolvimento de tecnologias estratégicas para o SUS.
		Aprimoramento do processo de trabalho do Decit/SCTIE/MS para o fomento de pesquisas clínicas estratégicas para o SUS.
		Adequação da infraestrutura de centros de pesquisa clínica em ICT.
Formação em pesquisa clínica	Promover a formação continuada de recursos humanos em pesquisa clínica.	Apoio a cursos de curta duração e de programas de pós-graduação *stricto* e *lato sensu* em pesquisa clínica.
Rede Nacional de Pesquisa Clínica (RNPC)	Aprimorar a governança da Rede Nacional de Pesquisa Clínica.	Reestruturação do modelo de gestão da Rede Nacional de Pesquisa Clínica.
		Fortalecimento do trabalho colaborativo em rede.
Gestão do conhecimento	Apoiar a tradução do conhecimento em pesquisa clínica.	Estabelecimento de estratégias de Tradução do Conhecimento em Pesquisa Clínica.

Fonte: Ministério da Saúde, Plano de Ação de Pesquisa Clínica.[34]

REFERÊNCIAS BIBLIOGRÁFICAS

1. Conselho Nacional de Saúde. Resolução n. 466, de 12 de dezembro de 2012. Diretrizes e normas regulamentadoras de pesquisas envolvendo seres humanos [Internet]. Diário Oficial da União 13 jun 2013 [acesso 04 de fev 2020].

2. Organização das Nações Unidas para a Educação, Ciência e Cultura. Declaração universal sobre bioética e direitos humanos [Internet]. Paris: Unesco; 2005 [acesso 04 de fev 2020].

3. Conselho Nacional de Saúde. Resolução n. 196, de 10 de outubro de 1996. Diretrizes e normas regulamentadoras de pesquisas envolvendo seres humanos [Internet]. Diário Oficial da União 16 out 1996 [acesso 04 de fev 2020].

4. Beauchamp T, Chidress J. Princípios de ética biomédica. São Paulo: Loyola; 2002.

5. National Commission for the Protection of Human Subjects of Biomedical and Behavioral Research. The Belmont report: ethical principles and guidelines for the protection of human subjects of research [Internet]. 18 abr 1979 [acesso 04 de fev 2020].

6. Lopes JA. Bioética – uma breve história: de Nuremberg (1947) a Belmont (1979). Revista Médica de Minas Gerais. 2014;24(2):262-73.

7. Rego S, Palácios M, Siqueira-Batista R. Bioética para profissionais de saúde. Rio de Janeiro: Editora Fiocruz; 2009.

8. Sottomayor Cardia M. Categorias fundamentais da moralidade. In: Ética I Estrutura da Moralidade. Lisboa: Editorial Presença; 1992.

9. Rawls J. Uma teoria da justiça. São Paulo: Editora Martins Fontes; 2016.

10. Conselho Federal de Medicina. Resolução n. 1.098 de 30 de junho de 1983. Adota o novo Texto da Declaração de Helsinque (Helsinque II) referente à pesquisa clínica [Internet]. [Acesso em 31 jan 2020].

11. Conselho Federal de Medicina. Resolução n. 1.154 de 13 de abril de 1984. Aprova o Código de Deontologia Médica [Internet]. [Acesso em 31 jan 2020].

12. Conselho Nacional de Saúde. Resolução n. 01 de 13 de junho de 1988. Aprova as Normas de Pesquisa em Saúde. Estabelece aspectos éticos em pesquisa em seres humanos [Internet]. Diário Oficial da União 14 jun 1988 [acesso em 31 jan 2020].

13. Conselho Nacional de Saúde. Resolução n. 340, de 08 de julho de 2004. Diretrizes para análise ética e tramitação dos projetos de pesquisa da área temática especial de genética humana [Internet]. Diário Oficial da União 09 ago 2004 [acesso em 31 jan 2020]; Seção 1.

14. Conselho Nacional de Saúde. Resolução n. 346, de 13 de janeiro de 2005. Estabelece a regulamentação para tramitação de projetos de pesquisa multicêntricos no sistema Comitês de Ética em Pesquisa-CEPs [Internet]. Diário Oficial da União 10 mar 2005 [acesso em 31 jan 2020]; Seção 1.

15. Ministério da Saúde. Secretaria de Vigilância em Saúde. Portaria n. 911 de 12 de novembro de 1998. Aprova a relação, anexa a esta portaria, de documentos necessários à instrução de pedidos de autorização para realização de pesquisa clínica com fármacos, medicamentos, vacinas e testes diagnósticos novos. Diário Oficial da União 13 nov 1988 – Seção 1:11.

16. Agência Nacional de Vigilância Sanitária (Brasil). Resolução da Diretoria Colegiada n. 219 de 20 de setembro de 2004. Aprova o regulamento para elaboração de dossiê para a obtenção de comunicado especial (CE) para a realização de pesquisa clínica com medicamentos e produtos para a saúde [Internet]. Diário Oficial da União 21 set 2004 – Seção 1 [acesso em 12 fev 2020].

17. Agência Nacional de Vigilância Sanitária (Brasil). Resolução da Diretoria Colegiada n. 39 de 05 de junho de 2008. Aprova o regulamento para a realização de pesquisa clínica e dá outras providências [Internet]. Diário Oficial da União 06 jun 2008 – Seção 1 [acesso em 12 fev 2020].

18. Agência Nacional de Vigilância Sanitária (Brasil). Resolução da Diretoria Colegiada n. 09 de 20 de fevereiro de 2015. Dispõe sobre o Regulamento para a realização de ensaios clínicos com medicamentos no Brasil [Internet]. Diário Oficial da União 03 mar 2015 – Seção 1 [acesso em 31 jan 2020].

19. Agência Nacional de Vigilância Sanitária (Brasil). Resolução da Diretoria Colegiada n. 38 de 12 de agosto de 2013. Aprova o regulamento para os programas de acesso expandido, uso compassivo e fornecimento de medicamento pós-estudo [Internet]. Diário Oficial da União 13 ago 2013 – Seção 1 [acesso em 31 jan 2020].

20. Agência Nacional de Vigilância Sanitária (Brasil). Resolução da Diretoria Colegiada n. 311 de 10 de outubro de 2019. Altera a Resolução da Diretoria Colegiada – RDC n. 38, de 12 de agosto de 2013, que aprova o regulamento para os programas de acesso expandido, uso compassivo e fornecimento de medicamento pós-estudo. Diário Oficial da União 16 out 2019 – Seção 1 [acesso em 31 jan 2020].

21. Plataforma Brasil [homepage da internet]. [Acesso em 29 fev 2020]. Disponível em: http//plataformabrasil.saude.gov.br/login.jsf.

22. Conselho Nacional de Saúde. Norma Operacional n. 001 de 2013. Dispõe sobre a organização e funcionamento do Sistema CEP/CONEP, e sobre os procedimentos para submissão, avaliação e acompanhamento da pesquisa e de desenvolvimento envolvendo seres humanos no Brasil, nos termos do item 5, do Capítulo XIII, da Resolução CNS n. 466 de 12 de dezembro de 2012. [Acesso em 29 fev 2020].

23. Agência Nacional de Vigilância Sanitária (Brasil). Resolução da Diretoria Colegiada n. 172 de 08 de setembro de 2017. Dispõe sobre os procedimentos para a importação e a exportação de bens e produtos destinados à pesquisa científica ou tecnológica e à pesquisa envolvendo seres humanos, e dá outras providências. Diário Oficial da União 12 set 2017 – Seção 1 [acesso em 29 fev 2020].

24. Silva RE, Amato AA, Guilhem DB, Novaes MRCG. Globalization of clinical trials: ethical and regulatory implications. International Journal of Clinical Trials. 2016;3(1):1-8.
25. Gomes RP, Pimentel VP, Landim AB, Pieroni JP. Ensaios clínicos no Brasil: competitividade internacional e desafios [Internet]. 2012 [acesso em 18 out 2018].
26. Jeong S, Sohn M, Kim JH, Ko M, Seo H, Song Y-K, et al. Current globalization of drug interventional clinical trials: characteristics and associated factors, 2011-2013. Trials [Internet]. 2017 [acesso em fev 2020];18(1):288.
27. Peig D, Fujioka W, Cardoso F, Rebelo F, Nunes O, Hirai S, et al. A importância da pesquisa clínica para o Brasil. [Acesso em 28 fev 2020]. Disponível em: https://www.interfarma.org.br/public/files/biblioteca/a-importancia-da-pesquisa-clinica-para-o-brasil-interfarma.pdf.
28. Agência Nacional de Vigilância Sanitária [homepágina da internet]. Anvisa é novo membro do ICH – Notícias [acesso em 11 fev 2020]. Disponível em: http://portal.Anvisa.gov.br/noticias/-/asset_publisher/FXrpx9qY7FbU/content/com-o-inicio-da-reforma-do-ich-a/219201.
29. Agência Nacional de Vigilância Sanitária. Relatório de Atividades da COPEC – 2018. [Acesso em 11 fev 2020].
30. Conselho Nacional de Saúde. Resolução n. 506 de 03 de fevereiro de 2016. Aprova a Resolução referente ao processo de acreditação de Comitês de Ética em Pesquisa (CEP) que compõem o Sistema CEP/Conep. Diário Oficial da União 23 Mar 2016 – Seção I. [Acesso em 29 fev 2020].
31. Conselho Nacional de Saúde. Edital de chamada pública 001/2020 para acreditação de comitês de ética em pesquisa. [acesso em 29 fev 2020]. Disponível em: http://conselho.saude.gov.br.
32. Câmara dos Deputados. Projeto de Lei n. 7.082 de 13 de março de 2017. Dispõe sobre a pesquisa clínica com seres humanos e institui o Sistema Nacional de Ética em Pesquisa Clínica com Seres Humanos. [Acesso em 31 jan 2020].
33. Dainesi SM, Goldbaum M. Pesquisa clínica como estratégia de desenvolvimento em saúde. Revista da Associação Médica Brasileira, São Paulo. 2012;58(1):2-6.
34. Ministério da Saúde. Secretaria de Ciência, Tecnologia e Insumos Estratégicos em Saúde. Departamento de Ciência e Tecnologia. Plano de ação de pesquisa clínica no Brasil, 2020. 1ª edição[acesso em 28 fev 2020].

SEÇÃO II

O TERMO DE CONSENTIMENTO, O PARTICIPANTE E AS COMISSÕES DE ÉTICA

CAPÍTULO 4

Consentimento informado em pesquisa: o risco de conflitos quando a decisão não é entendida e compartilhada

Darlei Dall'Agnol, Milene Consenso Tonetto

RESUMO

O presente capítulo procura explicitar as condições necessárias (e, espera-se, suficientes) para construir-se um *processo* de obtenção do consentimento informado ou, mais especificamente, do Termo de Consentimento Livre e Esclarecido (TCLE) em pesquisa. Trata-se de estabelecer um processo eticamente válido, evitando, desta maneira, o risco de conflitos quando alguma condição *necessária*, por exemplo, o entendimento, não é satisfeita, levando a decisões não compartilhadas. Para ilustrar, reconstroem-se dois casos bioéticos identificando o que gerou conflitos entre as partes e acabou em litígio. Finalmente, o trabalho estabelece as condições *suficientes* para obtenção do consentimento válido argumentando que cinco condições necessárias, conjuntamente, levam a decisões compartilhadas que evitam que o processo degenere em litígio, pois materializam uma prática de pesquisa que implementa o princípio ético do respeito recíproco entre pessoas.

INTRODUÇÃO

Um dos mais importantes desenvolvimentos éticos na pesquisa científica dos últimos anos foi a introdução do princípio do respeito pela autonomia e a sua aplicação prática exigindo consentimento informado dos participantes. Ele é, hoje, uma exigência em investigações, experimentos ou procedimentos científicos que envolvem participantes humanos. Desde os julgamentos de Nuremberg, em meados do século passado, à Declaração de Helsinki em 1964 e suas inúmeras revisões, o Relatório Belmont publicado pelo governo americano em 1979 e a antiga Resolução n. 196/1996, do Ministério da Saúde do Brasil, atualizada em 12/12/2012 como Resolução n. 466, as pesquisas científicas mudaram significativamente, sendo cada vez mais clara a relevância da obtenção do consentimento como parte constitutiva da boa prática científica. No domínio das ciências da saúde, em especial, a até então dominante tradição hipocrática, em geral paternalista e autocrática, foi paulatinamente sendo substituída por uma moral moderna baseada na autodeterminação pessoal e na observância de direitos, revolucionando as práticas clínicas.

Nem sempre, lamentavelmente, as condições que tornam o consentimento informado válido são de fato cumpridas por alguns profissionais, levando não apenas a questionamentos éticos, mas até mesmo a conflitos entre as partes que resultam em litígios e enfrentamentos jurídicos. Uma das principais causas dos conflitos litigiosos é não levar a sério as condições completas de um *processo* de efetivo consentimento, pois não se trata de uma mera autorização formal, burocratizada, que poderia contar como simples "anuência" sem ser, por exemplo, *livre e esclarecida*. O respeito mútuo entre pessoas exige uma efetiva decisão conjunta que expresse a observância de princípios morais, e não apenas exigências legais de assinatura de um documento muitas vezes cumpridas sem motivação adequada. Como veremos, estudos recentes mostram que a maioria dos conflitos que acabam em questionamentos jurídicos resultam de decisões que ferem uma ou mais das condições *necessárias* de validação do processo de obtenção do termo de consentimento informado. Por conseguinte, é preciso ter clareza sobre quais são essas condições e identificar as falhas na operacionalização do documento que há muito tempo é parte constitutiva de uma prática científica verdadeiramente ética.

CONDIÇÕES NECESSÁRIAS DO CONSENTIMENTO INFORMADO

No Brasil, não usamos apenas "consentimento informado" (*informed consent*), mas "Termo de Consentimento Livre e Esclarecido" (TCLE)[1] para nos referirmos a um documento, agora exigido por lei, que todo participante de pesquisa deve assinar para participar. A assinatura deste documento é *uma* etapa de um processo mais complexo. Mesmo em inglês, há uma exigência de que o processo cumpra certas condições que tornam a anuência realmente livre e esclarecida. A expressão que adotamos no Brasil deixa claro que o processo não pode incluir manipulações, coerção ou intimidações, satisfazendo minimamente o entendimento dos riscos e benefícios decorrentes da pesquisa ou da adoção de certos procedimentos de caráter experimental. Dito de outra forma, o mero consentimento informado não garante uma decisão realmente compartilhada. A imagem ritual da assinatura de um "consentimento informado" foi popularizada no início do excelente filme *Wit* (em português, *Uma Lição de Vida*) (EUA, Mike Nichols, 2001).

Fundamentação

A justificativa ética para adotar o TCLE pode ser feita apelando para o princípio *prima facie* válido do respeito pela autonomia que, por sua vez, poderia ser justificado por uma ética consequencialista (por exemplo, o princípio utilitarista), deontológica (o imperativo categórico kantiano ou uma ética centrada em direitos) ou aretaica (baseada em virtudes) ou até mesmo uma teoria tríplice.[2] Há uma vasta literatura sobre diferenças entre a autonomia pensada individualmente ou kantianamente[3,4] ou até mesmo de forma relacional pelas éticas do cuidado e no feminismo. Vamos simplesmente assumir como válido o princípio ético de nível intermediário, a saber, respeito pela pessoa autônoma e sua expressão prática na forma de um TCLE. Também é quase desnecessário lembrar que o respeito pela autonomia não se aplica apenas ao participante da pesquisa, mas que o próprio pesquisador deve ser respeitado enquanto pessoa.

Ciências sociais

É preciso, agora, esclarecer que nem toda pesquisa *com* seres humanos exige um TCLE. Muitas pesquisas sociais e nas ciências humanas podem dispensar a assinatura do documento, por exemplo, uma simples entrevista em um estádio de futebol sobre as preferências esportivas de uma determinada região. Há uma resolução específica, do Conselho Nacional de Saúde n. 510, de 2016,[5] que estabelece princípios éticos específicos para as pesquisas científicas em ciências humanas e sociais. O artigo 3 da referida resolução, entretanto, também requer "garantia de assentimento ou consentimento dos participantes das pesquisas, esclarecidos sobre seu sentido e implicações". Por isso, a dispensa do TCLE precisa ser vista como exceção e há, certamente, circunstâncias que a justificam, por exemplo, para a proteção de participantes extremamente vulneráveis que precisam ser mantidos em sigilo, mas que, então, torna absolutamente necessário seguir os outros padrões éticos estabelecidos, como não maleficência, justiça etc. A própria Resolução n. 466/12 prevê a dispensa do TCLE (vide artigo IV.8), mas exige solicitação para um CEP e, quando pertinente, à própria CONEP.

Tratamento *versus* pesquisa

Procedimentos médicos, psicológicos ou de enfermagem assistenciais (por exemplo, tirar a pressão) não exigem um termo assinado de consentimento, mas tão somente aqueles que buscam *incrementar o conhecimento científico usando participantes humanos em testes experimentais*. O que deve ficar claro, então, é que, no contexto de uma pesquisa científica e de prática médica, há um duplo papel desempenhado pelo profissional que deve satisfazer as condições necessárias que tornam o TCLE uma expressão de uma prática ética.

Segundo estudo recente que analisou, na Holanda, 11.376 casos de apuração de condutas de má prática ou investigações disciplinares em diferentes especialidades cirúrgicas, cerca de 10% envolviam algum tipo de deficiência no processo de obtenção do consentimento informado.[6] Uma questão relevante, então, é saber o que torna a obtenção do TCLE um processo inadequado, pois 25% dos casos foram, de fato, resolvidos em favor dos litigantes. A conclusão, enfim, foi a de que uma parte importante das condutas ditas de má prática médica tinha a ver com decisões que resultaram de um processo de obtenção do consentimento que foi considerado não satisfatório do ponto de vista moral.

Vamos examinar um caso que foi, recentemente, julgado pela Suprema Corte Britânica:

Nadine Montgomery, uma senhora diabética, ficou grávida ciente de que os cuidados pré-natais deveriam ser monitorados. Ela foi de fato acompanhada por uma clínica obstétrica especializada em gestantes diabéticas sob os cuidados do Dr. McLellan. Em 1999, deu à luz um menino por parto natural na maternidade do Hospital Bellshil. Durante o acompanhamento pré-natal, a Sra. Montgomery expressou preocupações com relação ao parto vaginal por causa de sua condição clínica e também pela sua estatura pequena, o que elevaria os riscos de danos ao bebê. De acordo com a gestante, o risco de distócia do ombro não foi discutido e o único plano sugerido pela clínica foi parto natural. Durante o nascimento, ocorreu de fato a distócia e entre o tempo da saída da cabeça e o dos ombros ocorreram danos ao bebê (danos cerebrais que podem resultar em deficiências diversas, lesão do plexo braquial etc.), que poderiam ter sido evitados se um plano de ação alternativo tivesse sido proposto, ou seja, a cesariana. A Sra. Montgomery "consentiu" com o parto natural, mas depois argumentou que se tivesse sido sugerida a cesariana a teria escolhido por apresentar riscos menores. A equipe médica argumentou que o risco de lesão do plexo braquial é, em geral, de apenas 0,2% e que, visto ser um risco muito pequeno, ele não foi mencionado no momento da revelação das informações mesmo reconhecendo que, para gestantes com diabetes, o risco de distócia chega a aproximadamente 10%. O caso chegou à Suprema Corte que, em 2015, decidiu favoravelmente à Sra. Montgomery, mudando a jurisprudência britânica e passando a exigir um novo padrão de revelação de riscos para obtenção do consentimento informado.[7]

A revelação das informações foi insuficiente, a análise dos riscos foi negligente e não foram propostos cursos alternativos de ação. A infração a essas condições constitutivas de um TCLE válido é a principal causa do resultado desastroso para todos os envolvidos, em especial para o bebê, ou seja, para a parte mais vulnerável.

Para ilustrar o que mais deve estar envolvido, vamos reconstruir outro caso:

X é um bebê extremamente prematuro (22 sem., 495 g) que precisa de cuidados intensivos em UTI neonatal. Os pais autorizam todos os procedimentos (como pode ser constatado no blog da família), inclusive experimentais, até a equipe médica descobrir uma doença incurável (enterocolite necrotizante) que matará X em poucos dias. Os pais "concordam" que o caso exigia cuidados paliativos apenas, sem entender o que exatamente estava sendo proposto. A equipe médica decide, então, deixar de prescrever alimentação (via parenteral). Os pais descobrem, discordam da retirada dos suportes vitais, considerando-os parte dos cuidados básicos, denunciam na imprensa e entram na justiça para elevar o nível de cuidado, ou seja, voltar a alimentar X. A equipe médica nega-se por causa da futilidade. O Comitê de Ética Hospitalar decide impedir a transferência para outra UTI. A justiça demora para tomar uma decisão. O bebê morre desidratado e por inanição 16 dias depois de ter sido suspensa a alimentação. (cf. Dall'agnol, 2012,[8] para maiores detalhes)

Novamente, o litígio resultou da não observância de uma das condições *necessárias* do TCLE. Neste caso, não existiu, de fato, entendimento dos termos nos quais estava sendo proposto um certo tipo de cuidado. Na expressão "cuidados paliativos," há uma ambiguidade muito grande do que pode ser considerado *paliativo*. No caso específico, os pais *não entenderam* que a alimentação parenteral seria retirada. Por isso, o não entendimento torna a decisão unilateral, não compartilhada.

Poderíamos citar inúmeros outros casos bioéticos que degeneraram em conflitos litigiosos, muitos dos quais mostram claramente a falta de observância de uma ou mais das condições *necessárias* do TCLE. É claro que os conflitos litigiosos possuem muitas razões, algumas contingentes, e não será possível identificar todas aqui. Focaremos nas condições éticas mais básicas. Desse modo, para evitar os conflitos é necessário ter clareza sobre o que é necessário e *suficiente* para tornar o consentimento informado um processo válido.

CONDIÇÕES SUFICIENTES DO TCLE

Alguns comentadores acreditam que há apenas dois momentos importantes: o da informação e o do efetivo consentimento. Outros, como Beauchamp e Childress, autores do livro clássico da bioética *Principles of Biomedical Ethics*,[9] que inspirou a nossa Resolução n. 196 e, mais recentemente, a 466, defendem que há sete elementos fundamentais. Vamos argumentar, aqui, que um processo legítimo de obtenção de um TCLE é válido se satisfizer cinco condições necessárias. A tese, então, é que, conjuntamente, elas formam as condições suficientes para tornar o processo de obtenção do TCLE realmente válido.

Se deixarmos de lado a competência e a voluntariedade dos participantes que são, na realidade, *pré-condições* para que o processo de consentimento livre e esclarecido possa ocorrer (quando o participante é incapaz, uma pessoa autônoma deve representá-lo), um TCLE deve passar por um processo composto pelas seguintes etapas:

1. Revelação de informações (por exemplo, riscos e benefícios).
2. Recomendação de planos de ação.
3. Efetivo entendimento (das condições 1 e 2).

4. Decisão conjunta (por um plano de ação).
5. Explícita autorização (assinatura do TCLE).

Cada uma dessas condições é *necessária* para que o TCLE seja válido. O não cumprimento de uma etapa invalida todo o processo, conforme foi visto nos casos bioéticos citados que acabaram em litígio. Conjuntamente, elas formam as condições *suficientes* para a validade do TCLE.

Cada uma dessas condições precisaria ser longamente explicitada. Não há, todavia, espaço neste trabalho para fazê-lo, exceto analisar brevemente uma das condições que tem gerado muita polêmica e parece não ter sido ainda assimilada nos termos que ela precisa. Trata-se da primeira condição, a revelação das informações, em especial dos riscos e benefícios envolvidos. Há, na literatura, um debate grande sobre os padrões da revelação de informações e três concepções destacam-se: (a) a da prática profissional; (b) a da pessoa razoável; e, finalmente (c), a centrada na necessidade de uma conversação real entre as pessoas envolvidas. No restante desta seção, defenderemos que somente a última tem o potencial de efetivamente evitar conflitos e litígios de forma eficaz.

Aqueles que defendem a prática profissional como critério para decidir quais informações devem ser comunicadas aos participantes da pesquisa estão ainda presos em uma visão tradicionalista que desconsidera os avanços de uma moral moderna. Na Medicina, em particular, a tradição hipocrática predominou por milênios, mas a boa prática hoje exige que se supere a visão autocrática que sustenta que cabe somente ao profissional da saúde decidir o que contar ao paciente ou sujeito da pesquisa. O primeiro caso citado, claramente, resultou em um caso litigioso porque os profissionais julgaram, por si sós, que não seria relevante explicitar certos riscos, dada a baixa probabilidade de sua ocorrência. Se esse fosse o caso, então a negligência seria recompensada perpetuando más práticas e enfrentamentos jurídicos. Por isso, o modelo não se sustenta mais.

O primeiro caso reconstruído teve como resultado da decisão judicial a introdução de outro padrão de revelação de informações, a saber, o da pessoa razoável. Ele é, por conseguinte, lei atualmente na Grã-Bretanha. Todavia, conforme temos argumentado em outro lugar,[10] esse modelo também é insuficiente. Afinal, o que é razoável para alguns pode não ser para outros. Por exemplo, é razoável assumir um risco de 10% ou não? O que é razoável aqui? Depende de circunstâncias particulares. Um dos maiores desafios epistêmicos das ciências da saúde é conciliar conhecimento *universal* das ciências naturais e a *particularidade* de um paciente que é único. Apelar, então, para a razoabilidade concede ainda ao profissional, isoladamente, o poder de decidir o que conta como risco suportável para uma pessoa razoável. Novamente, esse modelo não leva à superação de más práticas, não evita conflitos e pode, eventualmente, degenerar em processos litigiosos.

É somente um padrão baseado em uma conversão real com os participantes de uma pesquisa ou de um procedimento médico que tem grande potencial para evitar conflitos e litígios. Para compreender bem esse ponto, é necessário mencionar a distinção, feita por Neil Manson e Onora O'Neil no livro *Rethinking Informed Consent in Bioethics*,[11] entre dois modelos de consentimento informado: (a) o modelo container e (b) o modelo da agência. O primeiro leva a uma discussão sobre padrões de revelação de informações que considera "participantes" de pesquisa *em abstração dos agentes reais e atos de fala nos quais eles realmente se comunicam*. Tanto o primeiro modelo, o da prática profissional, quanto o segundo, baseado em uma suposta pessoa razoável, fazem essa abstração. Por outro lado, um padrão baseado em uma conversão real entre agentes efetivos, pesquisadores e participantes reais, tem o potencial de lidar adequadamente com a questão da revelação de informações relevantes para se construir planos de ação que são de fato entendidos e, finalmente, escolhidos e aprovados. Somente este último padrão pode evitar conflitos e litígios.

Se voltarmos, agora, aos casos apresentados na primeira parte do capítulo, vemos claramente o que faltou para evitar litígio. Conforme já foi dito, no primeiro caso, as informações relevantes sobre os riscos não foram suficientemente apresentadas; um plano alternativo não foi proposto etc. No segundo caso, o item 3 não foi observado, tornando a decisão inválida por não ter sido efetivamente compartilhada. Pode-se concluir, então, que os conflitos são gerados quando não há entendimento e a decisão não é de fato compartilhada, levando a práticas desrespeitosas. É claro que podem existir outros fatores que levam ao litígio, mas nos concentramos aqui no processo de obtenção de um TCLE válido. Por exemplo, a Resolução n. 466/12 exige no seu artigo VI.3, alínea "e" garantias de "sigilo e da privacidade dos participantes da pesquisa durante todas as fases da pesquisa", o que significa que, se ela for violada, poderá também resultar em enfretamentos e até mesmo litígio. Não foi o objetivo deste trabalho destacar todas as possíveis causas de conflito, mas apenas identificar as condições necessárias e suficientes para que o processo de obtenção do TCLE resultasse em um procedimento eticamente válido. Dito de outro modo, qualquer descumprimento da Resolução n. 466 poderá resultar, no Brasil, em conflito e até mesmo litígio. A pretensão do trabalho foi, apenas, estabelecer as condições éticas para evitar o enfrentamento jurídico entre as partes.

Para finalizar, então, é preciso, novamente, fazer algumas breves considerações sobre o princípio ético que justifica o TCLE, ou seja, o respeito recíproco entre pesquisador(a) e participante de uma pesquisa. Tanto o(a) cientista quanto o(a) participante de um procedimento experimental para incrementar o conhecimento são, em geral, pessoas autônomas e, como tal, portadoras de direitos e deveres. Uma relação verdadeiramente ética entre pessoas, em qualquer domínio da existência humana, consiste no cumprimento dos deveres e no gozo dos direitos. Não poderia ser diferente na atividade de pesquisa científica, em especial nas práticas dos profissionais da saúde que estão procurando incrementar o saber através de pesquisas cujos participantes são seres humanos. A obtenção de um TCLE é apenas um procedimento que tenta resguardar esse princípio ético que, se fosse efetivamente seguido, impediria que coações, intimidações, manipulações etc. gerassem conflitos e ultimamente litígios.

É nesse sentido que autoras como Onora O'Neill[3] têm razão em criticar o mero consentimento informado quando ele é um rito estéril, burocratizado etc., pois é incapaz de restabelecer a *confiança* das pessoas na ciência e em seus procedimentos experimentais. De fato, mais do que uma mera relação contratual entre dois indivíduos que se veem em lados opostos, o TCLE precisa ser visto como a expressão fiduciária da busca de bens comuns, seja o conhecimento, seja a saúde e o bem-estar do participante da pesquisa.

OBSERVAÇÕES FINAIS

No presente capítulo, apresentamos as condições necessárias para tornar o processo de obtenção de um Termo de Consentimento Livre e Esclarecido um procedimento eticamente válido capaz de eliminar conflitos e litígios. Vimos que as condições necessárias são cinco: (a) a revelação de informações; (b) a elaboração de planos de ação; (c) o entendimento da linguagem dos riscos e benefícios envolvidos; (d) a escolha conjunta de um dos planos; e, finalmente, (e) a efetiva autorização pelo participante da pesquisa.

Para terminar, sem de fato querer tirar conclusões definitivas, é importante ressaltar que as condições necessárias são, provavelmente, suficientes para tornar o TCLE uma conquista ética. Se assim o for, então ele tem um grande potencial para diminuir os riscos de conflito que surgem pela inobservância de uma ou mais das condições necessárias do processo, por exemplo de entendimento. Portanto, um processo válido do TCLE pode gerar decisões que sejam efetivamente compartilhadas e respeitosas, evitando litígios.

REFERÊNCIAS BIBLIOGRÁFICAS

1. Ministério da Saúde. Resolução n. 466/2012. Disponível em: https://bvsms.saude.gov.br/bvs/saudelegis/cns/2013/res0466_12_12_2012.html (acesso em 17/02/2020).
2. Parfit D. On what matters. Oxford: Oxford University Press; 2013.
3. O'Neill O. Autonomy and trust in bioethics. Cambidge: Cambridge University Press; 2002.
4. Tonetto MC. Principled autonomy and individual autonomy. In: Dall'agnol D, Tonetto .C. Morality and life. Kantian perspectives in bioethics. Pisa: ETS; 2016. p. 95-108.
5. Ministério da Saúde. Resolução n. 510/2016. Disponível em: http://conselho.saude.gov.br/resolucoes/2016/Reso510.pdf (acesso em 17/02/2020).
6. Veerman MM, et al. A decade of litigation regarding surgical informed consent in the Netherlands. Patient Inform Couns. 2019;102(2):340-5.
7. Montgomery v Lanarkshire. Health Board UKSC. 2015;11.
8. Dall'agnol D. Cuidar e respeitar: atitudes fundamentais na bioética. Bioethikós. 2012;6(2):133-46.
9. Beauchamp T, Childress J. Principles of biomedical ethics. Oxford: Oxford University Press; 2013.
10. Azevedo M, Dall'agnol D. An agency model of consent and the standards of disclosure in health care: knowing-how to reach respectful shared decisions among real persons. Journal of Evaluation in Clinical Practice. 2019;1-8.
11. Manson NC, O'Neill O. Rethinking informed consent in bioethics. Cambridge: Cambridge University Press; 2007.
12. Banda C. Informed consent was never intended to merely protect doctors against litigation. BMJ. 2016;352.
13. Dall'agnol D. Care and respect in bioethics. Newcastle: Cambridge Scholars; 2016.
14. Park B, et al. Informed consent as a litigation strategy in the field of aesthetic surgery: an analysis based on court precedents. Arch Plastic Surgery. 2016;43(5):402-10.

CAPÍTULO 5

A importância da diversidade de ideias nas Comissões de Ética para Análise de Projetos de Pesquisa

Newton Kara-Junior

RESUMO

O ser humano é falho e com diversos vieses cognitivos. Assim, qualquer comissão destinada a avaliar a prática médica, em especial a Comissão de Ética para Análise de Projetos de Pesquisa, para ser justa com todas as partes envolvidas, deve minimizar vieses individuais, garantindo em sua composição participantes com diferentes experiências, crenças e percepções.

O VALOR DAS DIVERSIDADES

Com a evolução da Medicina, que, nas últimas décadas, tem sido lastreada pela prática baseada em evidências, em que decisões clínicas são norteadas por resultados de estudos científicos e não mais apenas pela experiência e percepção de profissionais renomados, tem-se observado progressivamente maior interesse na realização de estudos clínicos, por parte de instituições tradicionalmente voltadas para o ensino e para a assistência médica.[1]

A motivação do corpo docente para realização de pesquisas clínicas também tem sido crescente, em grande parte devido a interesses de progressão acadêmica, fomentos governamentais, patrocínios privados e pressões dos programas de pós-graduação.[2]

Concomitantemente aos progressos na Medicina, as relações pessoais e sociais também vêm evoluindo rapidamente. A preocupação e o respeito com os indivíduos menos favorecidos e/ou vulneráveis têm recebido especial atenção em todas as decisões que envolvem pessoas. Conceitos e práticas que em um passado recente eram considerados normais, muitas vezes, nos dias de hoje, podem ser vistos como exploratórios ou desumanos.

Com o objetivo de regular os limites do que pode ser considerado ética e moralmente correto na execução de estudos científicos envolvendo seres humanos, as Comissões de Ética em Pesquisa institucionais também estão se aprimorando.[3,4]

Decisões colegiadas

O conhecimento da psicologia humana ensina que, em um grupo de trabalho criado para traçar diretrizes e formar opiniões, para que as decisões sejam tomadas com moderação e justiça, é perigoso deixar que pessoas com características e interesses semelhantes sejam as únicas participantes. Constatou-se que, na ausência de opiniões divergentes, a radicalização de algumas ideias pode ser percebida como normal, fenômeno conhecido como polarização de opiniões ou viés de adesão. É por essa razão que colegiados idealmente devem ser heterogêneos e compostos por membros de todas as partes envolvidas, preferencialmente dotados de visões divergentes, mesmo que essa atitude possa levar a discussões complexas, geralmente com ausência de consenso e com consequente morosidade na tomada de decisões. Porém, nesse modelo, em que o debate é estimulado e o consenso é questionado, a tendência passa a ser de que opiniões radicais se anulem e o bom senso e a justiça prevaleçam.[5,6]

Experiência pessoal

Como membro da Comissão de Ética para Análise de Projetos de Pesquisa do Hospital das Clínicas da Universidade de São Paulo, inicialmente estranhei a composição do grupo de trabalho, formada por, além de médicos pesquisadores, representante dos sujeitos de pesquisa, advogado, assistente social, psicólogo, farmacêutico, biólogo, enfermeiro e outros. A princípio, não compreendia a relevância de discutir aspectos predominantemente médicos com profissionais de tantas áreas, algumas delas sem nenhuma relação direta com o tema.

Contudo, durante as discussões de certos temas, percebi como aquela pluralidade ideológica e cultural é importante. Assuntos que, sob minha perspectiva, lastreada por crenças e conceitos adquiridos na limitada experiência de vida individual e enviesada por objetivos específicos, seriam de simples e lógica decisão, muitas vezes revelavam-se complexos e polêmicos. E, eventualmente, após ouvir todas as partes, até mudei minha opinião.

Razão *versus* emoção

Nesse contexto, constata-se que até a dedução lógica pode ser relativa, pois ela vai depender da bagagem sociocultural de cada pessoa. Assim, o que é lógico para um, pode não ter sentido para outro. Para raciocinar, é necessário possuir conhecimento. Nesse caso, aquele que é mais bem informado (mais experiente) terá subsídios adicionais para basear seu raciocínio. Da mesma forma, é necessário saber interpretar as informações, sendo que a interpretação, em geral, é subjetiva e relacionada com crenças e formações individuais (viés de confirmação). É por isso que existe o dito popular: "cada cabeça, uma sentença, a cada momento".

Não é fácil aceitar pontos de vista divergentes, mas, se nos esforçarmos para, ao menos, tentar entender o sentido de posições antagônicas, em um colegiado onde nenhum dos membros possui interesse pessoal na questão, muitas vezes o resultado será uma lição reflexiva de como funciona o mundo e de como pensam as pessoas, além da possibilidade da tomada de decisões justas, que podem ser aplicadas de forma mais abrangente.

Em um grupo formado somente por pesquisadores, as avaliações provavelmente serão tendenciosas e privilegiarão os investigadores e não os investigados, por mais lógico e justo que as decisões possam parecer ao grupo. É por esse motivo que em geral se prefere, em defesas de tese de doutorado, compor uma comissão julgadora misturando professores com linhas de pesquisa semelhantes às do candidato com acadêmicos com outra subespecialidade. Isso porque a tendência é o subespecialista valorizar aspectos muito específicos do projeto e o avaliador, que não é subespecialista na área, poderá ou não concordar.

O raciocínio também é válido na formação de comissões científicas para elaboração de temas de aulas para congressos. Caso a comissão seja composta predominantemente por subespecialistas, a tendência é de que o programa científico formulado seja de nível avançado, pois essa é a realidade dos elaboradores. Embora a decisão possa ser correta, em se considerando seus pares, a realidade é que um encontro científico, em geral, é formado por congressistas dotados de conhecimento técnico heterogêneo. Essa distorção pode ser solucionada, por exemplo, com a formação de uma comissão científica composta por subespecialistas, generalistas e especialistas em ensino para residentes. Provavelmente as discussões para definição dos temas serão mais longas, muitas vezes sem consenso; porém, o resultado será mais justo sob a perspectiva das diversas partes envolvidas.

Proteção ao participante da pesquisa

A principal preocupação dos avaliadores é com a integridade dos sujeitos de pesquisa, os quais assumem posição vulnerável na relação médico-paciente, pois na condição de doentes, dificilmente negariam solicitação da equipe médica para participar de estudos científicos. Assim, a missão da Comissão Ética é a de associar a necessidade de progresso da medicina baseada em evidências com a preservação dos sujeitos de pesquisa. E uma das garantias de que todos os pontos de vista serão considerados é a pluralidade de percepções e opiniões entre os integrantes da Comissão.

A ÉTICA, A MORAL E O BOM SENSO

Tanto em relação à análise de projetos de pesquisa como na avaliação das condutas na Medicina em geral, acreditamos que não seja suficiente considerar somente a ética, mas também a moral e o bom senso. Acreditamos que esse aspecto suscite dúvidas e mereça mais debates.

Ética é o conjunto de princípios que norteiam a conduta humana na sociedade. A ética médica é a disciplina que avalia méritos e riscos nas atividades da Medicina. Assim sendo, é um conjunto de regras que definem limites na relação do médico com pacientes e com seus pares, pois a prática médica envolve muito mais do que somente os aspectos técnicos da maioria das demais profissões. Desta forma, a ética médica seriam as regras que impediriam que o médico deliberadamente se aproveitasse de sua condição especial para colocar em risco a saúde do vulnerável paciente.

A retaguarda do Código de Ética Médica

A essência do Código de Ética Médica está defasada, pois seus princípios não acompanharam as mudanças socioculturais das últimas décadas. Nas relações pessoais atuais, o antagonismo absoluto do que é ou não ético não é suficiente para nortear condutas adequadas, pois na maioria das situações, o certo e o errado podem ser relativos e depender de pontos de vista conflitantes. Neste caso, a caracterização da conduta antiética seria reservada somente para uma situação extrema e inquestionável. Assim, para se evitar que médicos eventualmente coloquem em risco a saúde dos pacientes, seria necessário considerar muito mais do que somente as regras do Código de Ética Médica.

Embasamento moral

Moral é o conjunto de normas adquiridas a partir da consciência individual e que orientam o modo de agir das pessoas em sociedades. Os princípios morais são a honestidade, a bondade, o respeito, a virtude etc. Assim, a moral orienta o comportamento humano diante das diretrizes instituídas pela sociedade. Diferencia-se da ética, que julga o comportamento de cada pessoa. Enquanto a ética é teórica, a moral é prática. É como se a ética fosse um conjunto de regras predeterminadas de conduta e a moral, a norteadora de decisões pessoais diante de situações específicas.

O bom senso está associado à sabedoria e à sensatez e diz respeito à capacidade de ajustar regras e costumes a realidades específicas, para poder fazer bons julgamentos e escolhas. Bom senso é o que todas as pessoas acham que têm de sobra, mas que na realidade percebe-se se tratar de uma qualidade não tão frequente.

O prisma do paciente

Um paciente de cinquenta anos de idade, assintomático, que realizava acompanhamento anual com determinado oftalmologista, resolveu experimentar outro médico. O profissional, ao final do exame, lhe disse que estava tudo bem com a saúde ocular, porém apresentava catarata, a qual ainda não necessitaria ser operada. Preocupado com o diagnóstico e confuso por seu médico original nunca ter lhe falado nada a respeito, o paciente procurou por uma terceira opinião. O novo médico confirmou o diagnóstico e sugeriu a cirurgia por dois motivos: 1. considerando que a catarata iria evoluir, o quanto antes ela fosse operada, mais segura seria a cirurgia; 2. aquele seria um bom momento para realizar o procedimento, pois o paciente estava bem de saúde.

Inconformado com a disparidade das condutas sugeridas, um determinado sujeito não compreende como uma condição objetiva, no caso de opacidade do cristalino, pode gerar tanta controvérsia, especialmente em uma especialidade em que os avanços tecnológicos permitem grande precisão diagnóstica. Em um julgamento estritamente ético, acredito que nenhum dos médicos estaria errado ou poderia ser classificado como desonesto, pois todos os pareceres teriam alguma justificativa. Porém, em uma análise mais abrangente, seria possível identificar alguns padrões de conduta. O primeiro oftalmologista provavelmente teve o bom senso de, ao identificar uma catarata inicial, que na prática das atividades cotidianas não influenciava a função visual do indivíduo, optou por acompanhar a evolução e só alertar o paciente quando a visão começasse a ser comprometida. Afinal, se cada especialista consultado para um exame de rotina realizasse testes muito sensíveis, seria grande a possibilidade de se encontrar alguma alteração anatômica na maioria dos examinados, sem que houvesse relevância clínica.

Com os recentes avanços tecnológicos, talvez um dos mais importantes méritos dos profissionais, além do diagnóstico precoce de doenças, impõe-se a sensibilidade de definir o que, como e quando contar ao paciente sobre os achados. Quanto ao segundo oftalmologista, é possível que, na tentativa de impressionar o paciente, tivesse optado por contar tudo. Afinal, ainda existem médicos que, para valorizar seu trabalho, acreditam que nenhum cliente deve sair da consulta sem uma prescrição de medicamento ou diagnóstico de doença, ainda que inicial.

Exatidão *versus* integridade

Com as recentes mudanças no acesso à informação, capitaneadas pela internet, considero que o médico precise refletir muito sobre a relevância do que foi achado durante o exame antes de comunicar um diagnóstico, pois é grande a chance do paciente se preocupar em demasia e buscar na internet mais informações sobre sua condição, além de, eventualmente, procurar outras opiniões. Neste sentido, o que diferenciaria o bom profissional não seria necessariamente o que ele conseguiu achar no exame, mas sim a explicação do motivo de todas as etapas da avaliação. Na minha opinião, o médico diferenciado é aquele que consegue passar segurança ao cliente hígido, somente com a explicação sobre o que examinou durante consulta (e quando necessário), orientando medidas preventivas específicas.

Já o terceiro médico, provavelmente diante de um diagnóstico anterior de catarata, aproveitou para indicar a cirurgia. Como a indicação cirúrgica depende em parte de critérios subjetivos, existe a possibilidade de o médico valorizar alguns critérios que justifiquem a tomada de uma decisão predominantemente benéfica para apenas uma das partes envolvidas.

Sinergia moral + ética

Em última instância, são os princípios morais que norteiam as condutas dos profissionais. São estes princípios que impedem que médicos tomem uma decisão mais vantajosa para eles do que para os pacientes. Talvez o compromisso com esses valores seja a principal diferença entre o médico e os demais profissionais.

Atualmente, com a facilidade de acesso a informações e a outras opiniões médicas, muitos pacientes são capazes de perceber a dissociação entre seus sintomas e a conduta proposta, ocasionalmente revelando reais interesses de alguns profissionais. Um eventual quarto oftalmologista poderia, por exemplo, resolver a questão, ao explicar que a catarata pode ser definida anatomicamente como qualquer opacidade do cristalino, independentemente da visão, e que após os cinquenta anos de idade, muitas pessoas, embora apresentem início de opacidade cristaliniana, levam décadas para que a catarata influencie na visão. E ainda que na indicação da cirurgia deve-se considerar principalmente o fato de a diminuição visual pela catarata estar comprometendo a qualidade de vida.

DESAFIOS E PERSPECTIVAS

As Comissões de Ética deveriam ampliar seu espectro de avaliação para o que é tecnicamente correto, moralmente aceitável e eticamente justo. Na prática esse equilíbrio já existe, mas também poderia ser incorporado oficialmente ao discurso.[7,8]

REFERÊNCIAS BIBLIOGRÁFICAS

1. Kara-Junior N. A democratização do conhecimento médico e seus desafios. Rev Bras Oftalmol [online]. 2013;72(1):5-7.
2. Chamon W. Paixão, publicação, promoção e pagamento: quais "Ps" motivam os cientistas?. Arq Bras Oftalmol [online]. 2012;75(6):381-2.
3. Rocha EM. Ética em publicações científicas: um trabalho de todo dia – a busca do valor absoluto no mundo relativizado. Arq Bras Oftalmol [online]. 2010;73(3):217-8.
4. Muccioli C, Dantas PEC, Campos M, Bicas HEA. Relevância do Comitê de Ética em Pesquisa nas publicações científicas. Arq Bras Oftalmol [online]. 2008;71(6):773-4.
5. Lois CC, Tavares RS. Direito, deliberações coletivas e limites da racionalidade: uma análise dos fenômenos das cascatas sociais e polarização grupal. Revista Argumenta. 2010;13(13):155-67.
6. Cavazza N. Psicologia das atitudes e das opiniões. Edições Loyola; 2008.
7. Kara-Junior N. A importância da diversidade de ideias nas Comissões de Ética para Análise de Projetos de Pesquisa. Rev Bras Oftalmol [online]. 2013;72(5):285-6.
8. Kara-Junior N. A influência da ética, da moral e do bom senso nas controvérsias da medicina. Rev Bras Oftalmol. 2013;72(6):359-60.

CAPÍTULO 6

Os participantes de pesquisa clínica: perspectivas, motivação, estratégias e desafios éticos

Bluma Linkowski Faintuch, Salomão Faintuch

RESUMO

A ciência desenvolveu ensaios na tela do computador (*in silico*), de bancada ou tubo de ensaio (*in vitro*) e de outras modalidades não invasivas. Ainda assim, só haverá certeza se o medicamento A é mais eficaz que o B, ou se a cirurgia X salva mais vidas que a Y, aplicando-os a seres humanos no mundo real. Não é possível prescindir, portanto, de ensaios clínicos. Pode-se e deve-se cumprir os mais rigorosos princípios científicos e éticos, a fim de que os resultados logrados sejam não apenas verdadeiros e confiáveis, como obtidos da forma digna, segura, justa e transparente. Este capítulo revisa o estado atual da ética nos estudos clínicos sob o viés do participante, seja ele voluntário sadio ou enfermo à busca de tratamento.

INTRODUÇÃO

Ensaios clínicos com medicamentos tipicamente apresentam-se em quatro fases. Na fase I avaliam-se a tolerância e segurança de uma intervenção, mas não diretamente sua utilidade e eficácia no tratamento de uma doença. Um estudo de fase I configura a primeira vez que uma intervenção é usada em humanos. A fase I envolve relativamente poucos voluntários saudáveis (algumas dezenas usualmente, números menores ainda em situações de elevado risco). Dependendo da finalidade do tratamento, pacientes muito graves ou terminais são os selecionados. Podem ser estudados alguns aspectos da faixa de dose segura de drogas e seus efeitos colaterais.

A fase II, como regra, envolve de poucas dezenas até algumas centenas de participantes que sofrem da enfermidade-alvo. Os objetivos destes testes tipicamente abrangem tanto esquemas de dosagem e respectiva eficácia como a segurança e eficácia da droga. Incluem-se, portanto, testes para vias de administração, farmacocinética e biodistribuição.

Somente cerca de 70% dos ensaios da fase I avançam para a fase II. Os demais se revelam mal tolerados, tóxicos ou isentos de qualquer benefício, o que desemboca no seu abandono.

Ensaios de fase III podem usar de centenas a milhares de participantes. Nesses estudos a droga testada ou tratamento é comparada com placebo, outra droga ou conduta usual (tratamento padrão). Esses testes confirmam em detalhes a eficácia do tratamento e monitoram os efeitos colaterais. Em testes clínicos randomizados, a aplicação de droga *versus* placebo é selecionada aleatoriamente. Esses testes podem ser abertos, com mascaramento simples, ou mais comumente duplo-cegos (duplamente ocultados). Nesta última eventualidade somente o farmacêutico ou outra pessoa designada, que não tem envolvimento direto com o estudo, conta com acesso ao código indicando quem recebeu cada droga ou tratamento. Os participantes e os pesquisadores são "cegos" porque ignoram a modalidade terapêutica utilizada. A fase III é necessária para a aprovação de comercialização pelas agências regulatórias, como FDA (EUA), European Medicines Agency (União Europeia) ou no Brasil a Anvisa.

Ensaios de fase IV não são adotados em todos os paises. Quando exigidos pela autoridade regulatória, direcionam-se para avaliação pós-comercialização, visando rastrear eventos adversos ou interações medicamentosas não detectados nas etapas anteriores, sobretudo aqueles tardios, de longo prazo, ou afetando subpopulações especiais.

A CENTRALIDADE DO TERMO DE CONSENTIMENTO

É imperativo que a pesquisa clínica envolvendo seres humanos proteja a saúde, a vida e a integridade física dos participantes. Eles deverão consentir, livres de coerção ou indução, pela adesão e permanência na pesquisa, após efetiva compreensão dos testes e intervenções a serem realizados.

Os participantes deverão contar com a opção de transportar os documentos do consentimento para casa e discuti-los com o médico pessoal e os familiares. O médico ou profissional da saúde deve se prontificar a esclarecer os riscos da participação ou outros pontos obscuros. Os familiares e amigos precisam estar envolvidos, particularmente se forem mobilizados para fornecer transporte para o centro de pesquisa. Depois de analisar os documentos do consentimento livre e esclarecido com cuidado, os participantes deverão devolvê-los, esclarecendo dúvidas adicionais se houver.

A proteção da segurança e dos direitos dos participantes do estudo clínico é uma tarefa compartilhada por órgãos governamentais. A Comissão Nacional de Ética em Pesquisa (CONEP), em seu *Manual Operacional para Comitês de Ética em Pesquisa* (CEP), orienta os CEPs, entre vários pontos, para avaliação da vulnerabilidade dos sujeitos de pesquisa, garantia de liberdade de decisão, necessidade do desenho científico claro apresentando suscetibilidade aos riscos e possibilidade de benefícios.

No entanto, cabe preponderantemente ao participante, com a colaboração de pessoas próximas caso desejado, protagonizar seu envolvimento e sua proteção.

DETALHAMENTOS DO TERMO DE CONSENTIMENTO

O participante de pesquisa jamais deve ser aviltado como mero número, objeto ou cobaia. Além da proteção da vida e da autonomia, sua dignidade não pode ser violada. Cabe à documentação de consentimento livre augurar toda proteção. Em decorrência, os textos são ocasionalmente longos, além de técnicos e difíceis de ler. No entanto, é essencial que os participantes se familiarizem com todas as informações.

O participante deve dispor de todo o tempo para refletir sobre sua adesão. Alguns julgam inconveniente retornar especialmente para assinar o termo de consentimento, atrasando outrossim a triagem e inclusão no tratamento. Já se contam com alternativas de assinatura via internet, embora o tema ainda seja novo e não inteiramente sedimentado.

Frise-se que além das informações convencionais como finalidade, procedimentos, duração, riscos, desconfortos, benefícios, confidencialidade e direito à retirada do consentimento, outros itens devem ser considerados neste termo. No caso de vários braços do estudo, as características, riscos e vantagens de cada grupo de tratamento; para hipóteses com armazenamento de biomateriais (biorrepositórios, biobancos), ou de envio dos mesmos para outros centros no país ou exterior, as finalidades, período de armazenamento, e necessidade de consentimentos adicionais ou não; diante da ocorrência de desistência ou falha de retorno do participante, quais os eventuais direitos remanescentes do mesmo; e ainda na eventualidade de que o pesquisador, o patrocinador ou uma instância regulatória determinem o encerramento prematuro da pesquisa ou o desligamento do participante, as implicações para sua pessoa.

Um direito bastante salientado na atualidade é o do participante ser comunicado dos resultados do estudo, sejam os gerais, sejam aqueles porventura atinentes à sua pessoa. Muitas revistas internacionais demandam um documento formal do pesquisador elucidando se isso foi realizado e de que forma. Na sua ausência, o manuscrito poderá ser recusado. Alguns grupos e instituições disponibilizam um portal na internet, seja público (genérico) ou pessoal (acionado por senha), para que o participante acompanhe de perto o andamento ou finalização do estudo.

ABUSOS HISTÓRICOS DO SUJEITO DA PESQUISA

O regime nazifascista (Alemanha e aliados, 1933-1945) notabilizou-se por experimentos cruéis e desumanos com gêmeos, enfermos e prisioneiros, em sua vasta maioria judeus, tais como congelamento humano, inoculação de malária, esterilizações e mutilações genitais, além de exposição a gás tóxico e outros venenos. Alguns dos protagonistas dessas atrocidades jamais foram localizados, ao passo que outros foram submetidos ao julgamento dos médicos de Nuremberg (*"Doctor's trial*, 1947"). Como desdobramento, surgiu a seguir o Código de Nuremberg (1947), o primeiro da era moderna a preconizar a proteção da integridade física e psicológica do sujeito da pesquisa, assim como a necessidade de consentimento informado.[1]

O episódio do "Vipeholms Sjukhus", ou Hospital Mental de Vipeholm, em Lund, no sul da Suécia (1946-1951), quase contemporâneo ao julgamento de Nuremberg, passa fundamentalmente despercebido diante das monstruosidades cometidas em nome da ciência nos campos de concentração, durante a Segunda Guerra Mundial. Ao contrário, foi até uma investigação literalmente "doce", sem letalidade, entretanto marcada pelo sofrimento. Assoma pela tradição de educação, cultura e respeito ao próximo dos povos escandinavos, demonstrando assim que, na ausência de parâmetros éticos consensuais e amplamente adotados, só nações que jamais conduzem pesquisas clínicas permanecerão a salvo de ofensas éticas.

Na maior instituição para deficientes mentais do país nórdico, doces e guloseimas ricos em sacarose foram deliberadamente oferecidos por anos, a fim de comprovar a hipótese de que o açúcar precipitava cáries e perdas dentárias. Tanto as indústrias de balas e bombons como a própria classe dos dentistas participaram ativamente. Quando a pesquisa se encerrou, coroada de pleno êxito, milhares de cáries haviam sido perpetradas, obviamente gerando intensas dores de dente e comprometimento nutricional e uma parcela da grande casuística, cerca de meia centena de indivíduos, ficou com toda a dentição inutilizada. Logicamente, nem escovação dental nem assistência odontológica foram oferecidas ao longo do estudo.[2]

O caso um pouco mais recente da Willowbrook State School (1963-1972) também é frequentemente citado. Nesse orfanato em Nova Iorque, crianças com deficiência mental eram comumente utilizadas em experiências médicas. Quando um surto de hepatite atingiu a instituição, investigadores aproveitaram o ensejo para inocular o vírus da hepatite em crianças saudáveis, objetivando documentar a história natural da enfermidade.[3]

Os experimentos de Stanley Milgram, ainda que não envolvendo fatalidades ou sequelas, servem de paradigma para a desonestidade moral, maldade e insensibilidade dos autores de certos desenhos experimentais. Mais ainda dos seus pares, posto que esse psicólogo publicou seus achados em revistas conceituadas e ainda foi agraciado por seu conjunto de experimentos, em 1964, com o prêmio anual em psicologia social da American Association for the Advancement of Science. Sua linha de investigação, que incluiu quase duas dezenas de fases ou variantes, debruçava-se sobre o grande tema dos riscos da obediência cega à autoridade e seus potenciais desdobramentos psicossociais. No plano específico, testava até que grau pessoas sensatas e equilibradas, inclusive crianças, eram capazes de infligir ou sofrer testes dolorosos e cruéis, por conta de ordens emitidas por autoridades, sempre orientadas por ele mesmo. Evidentemente não se furtava a embutir nos testes e ordens elevada dose de embuste, a fim de assegurar que as vítimas cumpririam com o protocolo, e que ele contasse com um álibi caso enfrentasse alguma acusação.

Um dos protocolos, conduzido em um colégio, consistiu na aplicação de substancial descarga elétrica a uma classe de alunos (as vítimas), mediante eletrodos atados aos braços. Para recrutar os mestres (as autoridades), convenceu-os às custas de protocolo bem elaborado de que o experimento era pouco doloroso e acarretaria importante benefício para a aprendizagem. Para as crianças, informou que a descarga seria proporcional aos erros cometidos em aula, porém seria um choque meramente simulado, não efetivo. Logicamente tratava-se de falsidade, e a maioria dos professores ativou a punição elétrica conforme orientado.[4]

TIPOS DE PARTICIPANTES

Dependendo do desenho experimental, tanto portadores de moléstia ou condição clínica quanto sadios poderão ser recrutados. Exemplos de seguimento de indivíduos saudáveis são os protocolos epidemiológicos de longo curso, como o clássico Framingham Heart Study (EUA), iniciado em 1948. Recrutando boa parte da população adulta da então minúscula cidade de Framingham, não muito distante de Boston (EUA), ainda permanece ativo, acompanhando os descendentes da casuística original.[5]

Se a pesquisa fosse iniciada hoje, haveria muitos participantes brasileiros. Em décadas recentes, Framingham tornou-se o segundo polo de imigrantes do Brasil nos Estados Unidos, logo atrás da Florida. Na realidade, há "Framinghams" menores, todavia significativos em curso no Brasil, como o estudo ELSA-Brasil.[6]

Estudos para rastreamento e triagem diagnóstica da população são outros que por definição abordam pessoas na sua vida diária. Uma intervenção famosa e emulada em outras partes é o "Gastric mass survey", idealizado no Japão para reduzir a morbimortalidade do câncer gástrico, mediante diagnóstico precoce. Com raízes em 1960, quando exames radiológicos foram levados a campo em uma província do país, ao longo das décadas migrou para a endoscopia, atingindo toda a nação.[7] Também mantém-se ativo, ainda que seu encerramento esteja sendo planejado, graças à notável regressão da prevalência da enfermidade em terras nipônicas.

Estudos sobre qualidade de vida e, na atualidade, sobre vacinação não podem ser omitidos, inclusive para o SARS-CoV-2.[8] Finalmente, drogas novas com frequência necessitam de padronizações e avaliações de suas propriedades farmacológicas em voluntários sadios, antes dos ensaios com pacientes.

ESTRATÉGIAS DE RECRUTAMENTO

Até meados do século passado, cálculo do tamanho amostral e planejamento estatístico não eram elementos-chave dos protocolos de pesquisa. Revistas, autoridades regulatórias e comunidades acadêmicas viam com bons olhos estudos de dimensões das mais variadas, algumas vezes minúsculos e de validade numérica questionável. Na atualidade esses itens tornaram-se tão vitais que determinam não apenas vida ou morte de novo fármaco, vacina ou procedimento, como até da empresa que os manufatura.

Não são raras indústrias farmacêuticas de pequeno e até médio porte que foram à bancarrota após fracasso de ensaios caríssimos envolvendo centenas de participantes, ou previamente por não conseguirem financiar estudos fase III, necessariamente volumosos para alcançar significância estatística, e possibilitar licenciamente comercial. Apenas no mercado norte-americano, em 2019, isso sucedeu com Sienna Biopharmaceuticals (Westlake Village, CA), Aradigm Corporation (Hayward, CA) e Immune Pharmaceuticals (Fort Lee, NJ), entre outras.

Grande parte das despesas diz respeito ao recrutamento e à adesão sustentada (retenção) dos participantes. Encontrar um sujeito da pesquisa fiel ao protocolo algumas vezes envolve a triagem de dezenas. Ao mesmo tempo, elevados porcentuais de incluídos não finalizam o estudo, pelas mais diversas razões, retardando a conclusão do protocolo e elevando os gastos com novos recrutamentos. Estima-se que de 50% a 63% dos estudos não atingem a meta de recrutamento ou exigem uma extensão do prazo para atingí-la.[9]

ACESSO A PACIENTES

Múltiplos mecanismos podem ser ativados para uma pré-seleção da população colimada, entre eles revisão de arquivos hospitalares visando identificar casos elegíveis, triagens em ambulatórios ou postos de saúde de grande rotatividade, e parceria com profissionais e centros de saúde para que encaminhem candidatos. Uma abordagem mais direta, dependendo das características do ensaio clínico, seria o recrutamento via folhetos e cartazes, imprensa e principalmente internet (redes sociais).

BUSCA DE VOLUNTÁRIOS SADIOS

Tradicionalmente, os investigadores acadêmicos recrutavam tais grupos entre alunos e funcionários das universidades. Isso gerava não apenas conflitos éticos (abuso de autoridade) como vieses de seleção, pois nem sempre os "voluntários" disponíveis preenchiam com exatidão os critérios de inclusão e exclusão. Na atualidade, a imprensa, a internet e portais especializados são utilizados para um recrutamente mais fidedigno e imparcial.

Nos Estados Unidos e também em alguns outros países com tradição de pesquisa há portais como o www.clinicaltrials.gov e www.centerwatch.com/clinicaltrials, que listam não apenas os ensaios em curso no país do norte, como muitos internacionais, inclusive no Brasil. O equivalente brasileiro seria o Registro Brasileiro de Ensaios Clínicos/ReBec (www.ensaiosclinicos.gov.br), porém não se encontra ativo. Ao mesmo tempo, a plataforma www.researchmatch.org, patrocinada pelos Institutos Nacionais de Saúde (NIH, EUA), conecta diretamente interessados daquela nação devidamente cadastrados e classificados, com protocolos necessitando de participantes com suas características.

A rede social de maior penetração internacional é o Facebook, porém Twitter, WhatsApp, WeChat, Linkedin, Instagram, Pinterest e YouTube poderiam representar alternativas. As vantagens são a visibilidade que atinge milhões, ao lado da inigualável rapidez de interação, a um custo administrável que raramente alcança exorbitâncias, e pode ser inclusive gratuito.

É preciso contar com a hipótese de vieses de seleção. Usualmente as redes estão mais presentes junto às populações jovens, educadas e de nível socioeconômico mais elevado. O risco de fracasso com desenhos clínicos que enfoquem idosos é elevado. Uma das modalidades que mais buscam as redes são logicamente protocolos inteiramente eletrônicos, inclusive os de saúde remota (*eHealth*). Quando consistem unicamente de entrevistas, questionários e vídeos enviados por *streaming*, esta seria mesmo a rota mais racional.

Se uma intervenção de longo prazo é contemplada, os desafios são maiores. A retenção quase sempre deixa a desejar, dadas as tendências à distração típicas das idades menos maduras, e o grande fascínio das redes que convidam à navegação constante, com desinteresse pelas atividades monótonas ou prolongadas.[10]

MOTIVAÇÃO

O que impele alguém a aderir a um estudo clínico? Desejo de tratamento mais efetivo ou inovador certamente é razão ponderável. A confiança nos profissionais da saúde e o desejo de se manter próximo deles não podem ser negligenciados. A impressão de que receberão atendimento prioritário, e serão monitorados mais frequentemente, pesa bastante em serviços sobrecarregados com longas filas. Não menos digno de nota é o altruísmo, ou a vontade de colaborar com a ciência e o avanço dos conhecimentos.

No Brasil e em alguns outros países a remuneração do participante não é permitida, salvo pequena indenização para desembolsos de transporte e alimentação. Já em outras partes do mundo é prática habitual, ao lado de brindes e outros incentivos. Para populações de baixa renda, e notadamente para voluntários sadios, isso frequentemente se reveste de prioridade máxima.

RISCOS ÉTICOS DO ESTÍMULO FINANCEIRO

Nos países em desenvolvimento, como indicado, esta pode ser uma atração irresistível. De tal sorte que elevado porcentual dos candidatos sequer avalia os riscos a que se exporão, no afã de garantir um reforço na renda; tampouco a família é informada. Não raramente infringem a norma internacional, de intervalo mínimo de 6 meses entre uma participação e outra, inscrevendo-se simultaneamente em mais de um ensaio. Nem sempre comunicam os eventos adversos, receosos de possível exclusão do estudo. Tudo isso poderá comprometer a exatidão dos resultados e sua interpretação.[11]

Nos países desenvolvidos, o retorno financeiro deixa de ser hegemônico, notadamente para candidatos de padrão social mais elevado, e considerações sociais, psicológicas e outras entram em tela. Não obstante, o incentivo monetário continua desempenhando robusto papel, mesmo junto a grupos não desfavorecidos.[12]

BARREIRAS PARA INCLUSÃO EM ESTUDO CLÍNICO

Se a trajetória do investigador rumo à sua população-alvo é muitas vezes espinhosa, como fartamente documentado, o caminho inverso tampouco é sempre luminoso e acolhedor. Haveria muitos candidatos a participantes frustrados por não lograr aderir a um protocolo?

Ainda não se trata de uma multidão, no entanto tende a crescer, nominalmente entre portadores de afeções graves, raras ou com escassas opções terapêuticas. Quando a imprensa ou a internet noticiam um estudo com tratamentos inovadores, não é incomum uma avalanche de interessados inundar os telefones e emails do investigador, implorando para serem recrutados. Grande parte não preencherá critérios de inclusão e exclusão, outros residem em locais distantes ou não contam com tempo ou infraestrutura logística e familiar indispensáveis para certos ensaios. Um grande protocolo americano, que a propósito se direcionava para enfermidade frequente (blenorragia), deparou-se com 88% de não inclusão. Ainda que a grande maioria das falhas de triagem se devesse a razões clínicas (não conformidade com os critérios do protocolo), 31,0% dos contactados acabaram declinando espontaneamente por motivos não revelados, e outros 13,1% alegaram escassez de tempo para cumprir com as exigências do estudo.[13]

DESISTÊNCIA/DESLIGAMENTO DO PARTICIPANTE

Enquanto o recrutamento é decisivo para deslanchar o estudo clínico, a retenção do paciente pode ser mais crucial ainda, em se tratando de investigações longitudinais ou de fases sucessivas. Uma plêiade de fatores pode contribuir para a perda de participantes, alguns independentes da vontade do investigador, outros evitáveis.

Muitas renúncias são voluntárias e derivam de estudos inconvenientes, desconfortáveis ou sem os benefícios terapêuticos que o participante almejava, gerando desapontamento. É mandatório que o próprio investigador determine o desligamento daqueles que sofreram intolerâncias ou eventos adversos de substancial gravidade, quando há razões para crer que estes porão em risco novas intervenções. Indivíduos pouco disciplinados que faltam aos retornos ou infringem as instruções do estudo, ou ainda com problemas sociais, familiares e financeiros que interferem no cronograma das intervenções e avaliações, também tumultuam o andamento e acabam desconvidados.

O termo de consentimento deveria sempre contemplar a hipótese de afastamento ou não conclusão do estudo, informando ao participante seus direitos residuais (por exemplo, de receber assistência subsequente na instituição caso se trate de paciente registrado, e indenização em caso de secundarismos ou sequelas diretamente subordinados ao protocolo), assim como a destinação e titularidade das amostras, biomateriais e dados clínicos já colhidos.

Protocolos necessitam outrossim ser globalmente abortados, ou passar por radical reformulação, se um ou mais braços da pesquisa revelarem prematuramente resultados notavelmente positivos ou, contrariamente, denotarem redondo fracasso. Nas duas hipóteses contraindica-se o prosseguimento nos moldes iniciais, pois não seria ético privar alguém de uma vantagem que já se tornou óbvia, ou expor a um risco que se provou excessivo.

FIDELIZAÇÃO DO "CLIENTE"

As indústrias de medicamentos e dispositivos médico-cirúrgicos debruçam-se sobre a questão das perdas de seguimento ("*drop out*") e ocasionalmente buscam "fidelizar" os participantes com agrados e brindes (que devem ser previamente revisados e aprovados pela comissão de ética), pois lacunas no protocolo atrasam ou mesmo impedem sua finalização e são dispendiosas para reparar.

Outra ferramenta para incrementar o grau de adesão passa por assistente ou profissional da saúde que por telefone ou internet periodicamente contata os grupos, indagando da existência de eventos adversos e recordando as datas das próximas visitas. Portais dedicados com acesso mediante senha também se prestam para os participantes acompanharem de perto todo o andamento e se sentirem mais envolvidos e bem informados.

No país ainda é relativamente incomum, entretanto em outras partes do mundo é usual que todas as grandes instituições estabeleçam uma unidade de pesquisas clínicas, a fim de centralizar e uniformizar as rotinas dos protocolos da instituição. Funcionários treinados se incumbem de agendar e registrar entrevistas, exames laboratoriais, métodos de imagem e outros itens contemplados no protocolo, notificando os participantes a fim de que não ocorram confusões ou esquecimentos. Previnem-se desta forma o amadorismo e as interrupções por mudanças de estágio de estudantes e residentes, que ainda representam parcela expressiva dos executores de pesquisas.

RISCOS E BENEFÍCIOS

O valor monetário da adesão a um protocolo clínico tipicamente excede muito as quantias porventura percebidas pelo participante sob a forma de remuneração (nos países em que há essa prática). Tratamentos, intervenções cirúrgicas ou vacinas inovadores e dispendiosos, que de outra forma só estariam disponíveis no futuro, são oferecidos graciosamente. Há tipicamente amplo leque de testes e avaliações clínicas, ao lado de atenção personalizada por profissionais de nível, tudo isento de custos.

A contrapartida é o risco de intercorrências graves ou mesmo de morte, dependendo da natureza do ensaio clínico. A maioria das fatalidades está associada a câncer e outros contextos graves, entretanto mesmo nessas circunstâncias deflagram luto e insegurança, quando não contendas na justiça. Todo indivíduo ceifado deste mundo é uma perda irreparável. Alguém restará órfão ou viúvo.

Conglomerados centenários e com imensa tradição no mercado não estão isentos de tais catástrofes, como sucedeu recentemente com a Merck, por exemplo (Kenilworth, NJ, EUA).[14] Fundada nos Estados Unidos em 1891, suas origens remontam à E. Merck Darmstadt (Alemanha), que se iniciou em 1668.

A moderna ciência convencionou extensa e aprofundada sequência de etapas, desde testes pré-clínicos até as fases I, II e III convencionais, a fim de reduzir ao máximo consequências funestas. Ainda assim, não existe segurança absoluta, bem como agentes novos, nem mesmo durante o reposicionamento de antigos.

Um artigo nacional que suscitou agitação além-fronteiras, à luz dos seus indiretos desdobramentos políticos, lidava com produto sobejamente conhecido e prescrito, ainda que com indicação *off label*. Tratava-se de protocolo comparativo para manejo de infecção avançada por SARS-CoV-2, com cloroquina em dosagem reduzida e elevada. Como sabido, este é um antimalárico originalmente sintetizado pela Bayer (Alemanha) no remoto ano de 1934. Faleceram 16/41 participantes com a prescrição mais robusta, *versus* 6/40 entre os controles de menor dosagem (39% *versus* 15%), e os autores atribuíram pelo menos parte do mau resultado à toxicidade cardíaca (aumento do intervalo QT).[15]

CONCLUSÃO

A ciência desenvolveu, em anos recentes, técnicas altamente criativas para testes com drogas e procedimentos sem envolver vidas. Oscilam dos ensaios na tela do computador (*in silico*) aos de bancada ou tubo de ensaio (*in vitro*), de culturas de células a organoides, de robôs à realidade virtual. Ainda assim, só haverá certeza se o medicamento A é mais eficaz que o B, ou se a cirurgia X salva mais vidas que a Y, aplicando-os a seres humanos no mundo real. Não é possível prescindir, portanto, de ensaios e participantes.

Pode-se e deve-se ater-se aos mais rigorosos princípios científicos e éticos, a fim de que os resultados logrados sejam não apenas verdadeiros e confiáveis, como obtidos da forma digna, segura, justa e transparente.

REFERÊNCIAS BIBLIOGRÁFICAS

1. Ghooi RB. The Nuremberg code – A critique. Perspect Clin Res. 2011;2(2):72-6.
2. Gustafsson BE, Quensel CE, Lanke LS, Lundqvist C, Grahnen H, Bonow BE, et al. The Vipeholm dental caries study. The effect of different levels of carbohydrate intake on caries activity in 436 individuals observed for five years. Acta Odontol Scand. 1954;11:232-364
3. Goldby S. Experiments at the Willowbrook State School. Lancet. 1971;1(7702):749.
4. Milgram S. Behavioral study of obedience. Journal of Abnormal and Social Psychology. 1963;67:371-8.
5. Mahmood SS, Levy D, Vasan RS, Wang TJ. The Framingham Heart Study and the epidemiology of cardiovascular diseases. Lancet. 2014;383(9921):999-1000.
6. Janovsky CCPS, Bittencourt MS, Goulart AC, Santos IS, Almeida-Pititto B, Lotufo PA, et al. Prevalence of antithyroperoxidase antibodies in a multiethnic brazilian population: The ELSA--Brasil Study. Arch Endocrinol Metab. 2019;63(4):351-7.
7. Hisamichi S, Sasaki R, Sugawara N, Yanbo T, Yamagata S. Stomach cancer in various age groups (Japan) as detected by gastric mass survey. J Amer Ger Soc. 1979;27(10):439-43.
8. Amanat F, Krammer F. SARS-CoV-2 vaccines: Status report. Immunity. 2020;52(4):583-9.
9. Walters SJ, Henriques-Cadby IBA, Bortolami O, Flight L, Hind D, Jacques RM, et al. Recruitment and retention of participants in randomised controlled trials: a review of trials funded and published by the United Kingdom Health Technology Assessment Programme. BMJ Open. 2017;7(3):e015276.
10. Watson NL, Mull KE, Heffner JL, McClure JB, Bricker JB. Participant recruitment and retention in remote eHealth intervention trials: Methods and lessons learned from a large randomized controlled trial of two web-based smoking interventions. J Med Internet Res. 2018;20(8):e10351.
11. Ranjan R, Agarwal NB, Kapur P, Marwah A, Parveen R. Factors influencing participation of healthy volunteers in clinical trials: findings from a cross-sectional study in Delhi, North India. Patient Prefer Adherence. 2019;13:2007-15.
12. Fisher JA, McManus L, Wood MM, Cottingham MD, Kalbaugh JM, Monahan T, et al. Healthy volunteers' perceptions of the benefits of their participation in phase I clinical trials. J Empir Res Hum Res Ethics. 2018;13(5):494-510.
13. Long J E, Wierzbicki MR, Hook EW III. Impact of eligibility criteria on participant enrollment for a randomized clinical trial of gonorrhea treatment. Sex Transm Dis. 2017;44(6):362-4.
14. Schmidt C. The struggle to do no harm in clinical trials: What lessons are being learnt from studies that went wrong? Nature. 2017;552:21-8.
15. Borba MGS, Val FFA, Sampaio VS, Alexandre MAA, Melo GC, Brito M, et al., for the CloroCovid-19 Team. Effect of high vs low doses of chloroquine diphosphate as adjunctive therapy for patients hospitalized with severe acute respiratory syndrome coronavirus 2 (SARS-CoV-2) infection – A randomized clinical trial. JAMA Network Open. 2020;3(4):e208857.

CAPÍTULO 7

Os comitês de ética em pesquisa e as auditorias periódicas

Edith Valdez-Martínez, Miguel Bedolla

RESUMO

Neste capítulo apresentamos uma reflexão baseada em argumentos sobre os ciclos de auditoria e como estes podem conduzir a um fortalecimento das funções dos Comitês de Ética em Pesquisa. Tais comitês são importantes e necessários para promover a confiança pública na pesquisa, favorecendo a geração de evidências empíricas do conhecimento, a partir das quais se poderão aprimorar os procedimentos e os resultados das ações de saúde. Também se explica como o trabalho dos comitês estará atado a um conjunto de valores, interesses e motivações de cada um dos seus membros. Os ciclos de auditoria, em analogia com a investigação científica, devem ser planejados e empreendidos com rigor metodológico, a fim de evitar, minimizar ou corrigir vieses próprios do processo de auditoria.

INTRODUÇÃO

Historicamente, a primeira convocação para que Comitês de Ética em Pesquisa fossem estabelecidos e avaliassem os projetos antes do seu início surgiu na segunda emenda (1975) da Declaração de Helsinki.[1] Tratava-se de reação ao fato de que, a despeito das experiências dos nazistas, continuavam a se comunicar abusos na investigação biomédica. Neste mesmo ano o Departamento de Saúde e Segurança Social (EUA) recomendou às autoridades dos distritos a criação de tais comitês. O primeiro deles que pode ser documentado surgiu em 1975 mesmo na Universidade Johns Hopkins (Baltimore, MD).[2] Eles são também chamados de comitês locais de pesquisa, comissões de pesquisa em saúde e *institutional review board* (painel institucional de revisão).

Como toda organização, contam com nome, missão, lista de membros e um mecanismo para sua substituição, estrutura hierárquica (com chefias e tarefas), bem como linhas de comunicação e responsabilidade. Os filósofos e sociólogos os consideram de importância vital para a cultura do comitê.[3,4] Tal cultura se estriba na forma de ser e pensar dos seus componentes, à luz das habilidades, ideias, valores, necessidades, expectativas e crenças, assim como tudo isso também influencia nos juizos e decisões.

Neste diapasão, a cultura do comitê impacta relações e interações entre os integrantes, como também entre estes e os investigadores, os profissionais da saúde e as autoridades do hospital ou estabelecimento a que pertencem. Como decorrência, também sobre a forma como os protocolos são analisados e decididos. Sua importância não reside apenas em assegurar que os projetos aprovados garantam a saúde, o bem-estar e o respeito pelos participantes, como ainda que propiciem o progresso dos conhecimentos em suas dimensões sociais, clínicas ou científicas. A metodologia logicamente deve respaldar elevada probabilidade de se alcançar resultados válidos.

Tudo isso contribui para a confiança pública na pesquisa e consolida a ciência como um empreendimento público, capaz de fornecer evidências para o conhecimento, bem como para o progresso na assistência à saúde e nos programas acadêmicos. Constitui-se, pois, em objetivo importante e necessário.

Como operações humanas, esses comitês estarão igualmente sujeitos a disfunções,[5] como falta de profissionalismo, cumprimento das obrigações como mera rotina e capitalização de ganhos secundários. Em qualquer grupamento humano há dois tipos de líderes, os formais (eleitos oficialmente) e os informais (reconhecidos seja pela experiência ou autoridade, seja pela capacidade de intimidação). Dependendo de sua atuação, a operação poderá sofrer desvios. Há danos para o profissionalismo ainda quando os comitês funcionam sem *quorum*, e quando conflitos de interesse são conscientemente ignorados, como na eventualidade em que protocolos de membros do comitê recebem votos dos próprios interessados.

A rotinização do trabalho sucede quando os membros executam mecanicamente suas tarefas, sem atentar para as melhores decisões em cada caso. Críticas poderão emergir por decisões injustas ou inadequadamente justificadas. A capitalização de benefícios sucede quando integrantes do comitê auferem vantagens ou privilégios, como serem dispensados dos trabalhos no hospital por ocasião das reuniões, ou extrair prestígio de sua posição como componentes da comissão de ética. Há risco de que a atenção não se volte mais para a obrigação fundamental, de desempenhar corretamente a atuação na ética, desviando-se para os potenciais privilégios de continuar pertencendo ao comitê.

Poderão ocorrer inclusive suspeitas de corrupção, desinteresse, ignorância ou incompetência, com um custo social, pois tumultuarão o andamento e os benefícios individuais e coletivos resultantes das pesquisas.

Dada a complexidade cultural dos comitês e das respectivas instituições de saúde, e o papel cada vez mais central que desempenham com seus poderes de determinar, sob o manto da ética, o destino dos projetos de pesquisa, torna-se essencial que seu trabalho seja transparente e claro. Deriva deste fato a conveniência de avaliações periódicas e permanentes da qualidade de sua atuação. As auditorias já estão consagradas em diversas organizações,[6,7] cabendo enfocá-las no contexto da ética em pesquisa.

OS CICLOS DE AUDITORIA

É controversa a necessidade de auditorias nos comitês de ética. Em algumas circunstâncias isso é percebido como uma forma de interferir ou controlar sua prática, e restringir ou ameaçar sua autonomia.[8] Outros são mais positivos, e afirmam que ciclos de auditoria apropriadamente desenhados, construídos e implementados são a melhor opção para aprimorar o seu trabalho.[6,7,9]

O conceito de auditoria deve ser diferenciado de monitoração ou avaliação. A monitoração é a supervisão contínua para assegurar que resultados, programas e metas procedam de acordo com determinado plano. A avaliação, por sua vez, mensura a operação, o impacto de políticas públicas e as linhas de ação introduzidas para implementar tais políticas.[10] O foco da auditoria é verificar se situações, processos e desempenhos de funções se conduzem de acordo com padrões e critérios definidos. Está implícita ainda na auditoria a entrega de relatórios para que as informações colhidas se traduzam em melhoras.[10]

PROCEDIMENTOS E FINALIDADES

A auditoria não se consubstancia em ação meramente técnica. Deve ser planejada com rigor metodológico para corrigir e evitar potenciais desvios ao longo de três eixos: as observações ou aferições do auditor, os elementos que constituirão alvos de tal análise e os instrumentos que utilizará com tal objetivo. Uma vez estabelecida a adesão ou não do comitê aos padrões buscados, serão traçadas estratégias de aprimoramento, passíveis de monitoração e documentação das alterações que vierem a resultar.[10,11] A cultura da instituição deverá ser devidamente apreciada, posto que a mera constatação de que os padrões prescritos são seguidos dificilmente resultará, por si só, em um funcionamento fortalecido.

Mais que medidas corretivas, a auditoria se reveste da conotação de educação e desenvolvimento. Para sucesso na educação não bastam novos conhecimentos, mas também novos valores e atitudes.[9]

A DIMENSÃO PRÁTICA E OS CICLOS DE AUDITORIA

Cabe ao comitê de pesquisa implementar as características das pesquisas que serão conduzidas.[12,13] Abrangem-se aqui juízos éticos e decisões, sempre matizados pelos pensamentos e convicções dos membros do comitê, bem como pelos seus relacionamentos internos e com indivíduos e colegiados de fora do comitê.[14] Entrecruzam-se aqui ideias, interesses e valores individuais como honestidade, mentalidade aberta e atitude receptiva, além de responsabilidade.

HONESTIDADE MORAL

O investigador sempre presume que o comitê se desincumbirá de sua missão com honradez. Não obstante, como em qualquer ramo de atuação, poderá subsistir alguma modalidade de fraude. Um exemplo seria quando um parecerista experiente apenas em investigações laboratoriais e clínicas quantitativas recebe um protocolo qualitativo de natureza sociológica/médica. A fraude não sucede apenas quando há plágio ou apropriação de material de outrem. Quando, por displicência ou ignorância, uma decisão é emitida com base em uma leitura inadequada, às vezes limitada ao resumo, tal hipótese também poderá ser invocada.

Reações viscerais do indivíduo diante de um projeto não são aceitáveis. É imperiosa uma avaliação não apenas solidamente circunstanciada, como imparcial à luz dos interesses pessoais, dos investigadores e da sociedade, ou seja, moralmente responsável.[14] Para cada opção contemplada não se pode negligenciar as implicações para as outras pessoas com interesses legítimos na questão, e que também merecem a melhor decisão.[14]

O CONFLITO DE INTERESSE

Sempre que as obrigações e prioridades de um indivíduo para consigo mesmo, sua profissão ou instituição comprometam ou ameacem suas obrigações perante o investigador, que possui o direito de esperar equidade e objetividade, estaremos diante de um conflito de interesse.[15] Tal sucede quando o comitê esquece sua função crítica e de responsabilidade social e passa a tratar com excessiva deferência indivíduos ou grupos percebidos como de elevado poder, autoridade ou reputação, ou ainda quando um projeto válido e correto é rejeitado, porque poderia arranhar a imagem da instituição onde atua. O interesse legítimo dos pacientes nem sempre se superpõe ao do hospital, e este último poderia estar mais preocupado com as potenciais repercussões legais ou junto à comunidade profissional da pesquisa em tela.[16]

O CONSENTIMENTO INFORMADO

O consentimento informado está bem enraizado nos ensaios clínicos,[12] no entanto ainda carece de consenso internacional para investigações epidemiológicas.[13] "Embora o objetivo principal da investigação seja produzir novos conhecimentos, tal objetivo nunca deve desfrutar de primazia sobre os direitos e interesses da pessoa que participa da investigação" (Declaração de Helsinki, item 8); "Todas as pessoas que participam da investigação devem possuir o direito de serem informadas sobre os resultados gerais do estudo" (Declaração de Helsinki, item 26); "Na eventualidade de investigação com material ou dados armazenados em biobancos ou depósitos similares [...] deve-se solicitar consentimento informado para a coleta, arquivamento e reutilização. Poderão ocorrer situações excepcionais em que será impossível ou impraticável obter o consentimento informado" (Declaração de Helsinki, item 32).[12]

"Um comitê de ética em pesquisa pode conceder isenção do consentimento informado se está convencido que: a) o estudo não seria viável sem tal isenção; b) o projeto possui valor social relevante; c) acarreta riscos mínimos para os participantes" (Conselho das Organizações Internacionais de Ciências Médicas/CIOMS item 10); "Quando um estudo é executado por mandato ou sob ordem das autoridades de saúde pública, como na vigilância de enfermidades, normalmente não se requer revisão ética nem dispensa de consentimento pois trata-se de atividade prevista em lei" (CIOMS item 10).[13]

Usualmente estudos retrospectivos, de revisão de prontuários ou outras fontes documentais[16] não estão sujeitos a consentimento informado. Ainda assim, assegurar a anonimidade e confidencialidade dos dados poderá se configurar mais difícil do que se estima. Um dos riscos paradigmáticos é representado por informações genéticas, que uma vez violadas poderiam se voltar contra os melhores interesses dos participantes.

LEVANTAMENTOS EPIDEMIOLÓGICOS

Os epidemiologistas resistem em suprimir os dados pessoais dos participantes, posto que, dependendo da enfermidade, a identificação dos indivíduos afetados poderá ser fonte valiosa de conhecimentos sobre as causas e consequências da condição. Tal prioridade concedida aos benefícios da ciência poderá colidir com os paradigmas éticos da pesquisa em humanos.

O MAU USO DA AUTONOMIA

Uma prerrogativa característica outorgada aos comitês é sua "autonomia", no entanto sem o direito de simplesmente agir como bem entendam, pois isso os deslegitimaria. Trata-se de autonomia distinta do participante da pesquisa, capacitado para reverter seu consentimento a qualquer momento, sem motivo nem necessidade de justificativa.[14] Cada membro do comitê é falível e poderá se equivocar. Como exemplo, tome-se uma pesquisa qualitativa descritiva, que no protocolo é designada de "comparativa". Foi recusada por um comitê nos seguintes termos: "Um estudo descritivo qualitativo que gerará novas hipóteses foi caracterizado como comparativo. Favor esclarecer devidamente por que foi descrito como comparativo". O investigador contestou que "o emprego da expressão comparativa (em investigação qualitativa) foi necessário porque assinala a natureza do processo (não linear) de abordagem da investigação, que permitirá elaborar uma teoria formal a partir de uma teoria substantiva.[18] Qualitativo aqui nada tem a ver com estatísticas descritivas ou analíticas, onde as implicações não seriam as mesmas de nosso protocolo".

O comitê reiterou sua própria visão sobre estudos quantitativos sem entrar no mérito do desacordo, e ignorando as alegações do investigador negou aprovação. Cabe enfatizar aqui a confusão praticada diante de duas situações distintas:

A. Juízo ético concretamente substanciado, produto de mentalidade aberta e atitude receptiva.
B. Juízo subordinado à projeção das expectativas e experiências pessoais do comitê, cujos membros se julgam infalíveis por possuírem maioria na votação.

A má interpretação da autonomia, aliada à autoridade e ao poder sem limites, coalesce na maleficência. Em circunstâncias como a que se aludiu, os investigadores deveriam contar com o direito (que raramente possuem) de protestar, porque seus direitos foram infringidos.

GUIAS, REGRAS E CÓDIGOS DE OPERAÇÃO DOS COMITÊS

Requer-se que os comitês atuem em consonância não apenas com as recomendações éticas internacionais (Relatório Belmont, Declaração de Helsinki, CIOMS, Declaração Internacional sobre Dados Genéticos Humanos/UNESCO 2003 e outras), como outrossim com suas normativas nacionais, a fim de embasar uma deliberação racional.

Não basta encontrar-se familiarizado com as regras éticas. É indispensável ser capaz de reconhecer os pontos fortes e as debilidades dos distintos desenhos de pesquisas, buscando ademais informações sobre o tema do estudo propriamente dito. É desse entendimento em profundidade que emanará uma decisão racional.[14] Subjacente a tudo isso, vale lembrar o caráter individual, bem como a forma de ser e pensar de cada membro do comitê de pesquisa.

REFERÊNCIAS BIBLIOGRÁFICAS

1. Declaration of Helsinki 1975. Disponível em: https://www.wma.net/what-we-do/medical-ethics/declaration-of-helsinki/doh-oct1975/.
2. Bulger RE, Bobby EM, Fineberg HV. Society's choices: Social and ethical decision making in biomedicine. Washington, D.C.: National Academy Press; 1995.
3. Lonergan SJB. Cognitional structure. In: Collection papers by Bernard Lonergan SJ. Montreal: Palm Publishers; 1967. p. 221-39.
4. Foucault M, Ewald F, Fontana A, Gros F. La hermenéutica del sujeto: Curso en el College de France, 1981-1982. México: Fondo de Cultura Económica; 2002. p. 179.
5. Balthazard P, Cooke R, Potter R. Dysfunctional culture, dysfunctional organization: capturing the behavioural norms that form organizational culture and drive performance. Journal of Managerial Psychology. 2006;21(8):709-32.
6. Invers N, Jamtvedt G, Flottorp S, Young JM, Odgaard JJ, French SD, et al. Audit and feedback: effects on professional practice and healthcare outcomes. Cochrane Database Syst Rev. 2012;13(6):CD000259.
7. Brown B, Gude WT, Blakeman T, Van der Veer SN, Ivers N, Francis JJ, et al. Clinical Performance Feedback Intervention Theory (CP-FIT): A new theory for designing, implementing, and

evaluating feedback in health care based on a systematic review and meta-synthesis of qualitative research. Implementation Sci. 2019;14:40.

8. Smith HE, Russel GI, Frew AJ, Dawes PT. Medical audit: the differing perspectives of managers and clinicians. Journal of the Royal College of Physicians London. 1992;26:177-80.

9. Dent NJ, Sweat JF. Can non-regulators audit independent ethic committees, and if so, how? Quality Assurance. 2001/2002;9:43-54.

10. Power M. The audit society. In: Rituals of verification. New York: Oxford University Press; 2002.

11. Smith T. Medical audit. Closing the feedback loop is vital. British Medical Journal. 1990;300:65.

12. Declaración de Helsinki de la AMM 1964. Última actualización 2013. Disponível em: https://www.wma.net/es/policies-post/declaracion-de-helsinki-de-la-amm-principios-eticos-para-las-investigaciones-medicas-en-seres-humanos/.

13. International ethical guidelines for health-related research involving humans, fourth edition. Geneva: Council for International Organizations of Medical Sciences (CIOMS); 2016.

14. Valdez-Martínez E, Bedolla M. Los comités de investigación en salud: su autoridad, responsabilidad fundamental y necesidad de que se sometan a auditorías periódicas. Gaceta Médica de México. 2019;155:406-9.

15. Beauchamp TL, Childress JF. Principles of biomedical ethics. 7. ed. New York: Oxford University Press; 2013.

16. Valdez-Martínez E, Bedolla M. Los comités de investigación y ética en investigación y la obligación de que operen de acuerdo con el principio de la alianza social. Gaceta Médica de México. 2020;156:139-42.

17. Feinstein AR. Clinical epidemiology: the architecture of clinical research. Philadelphia: WB Saunders; 1985.

18. Silverman D. Doing qualitative research. London: SAGE Publications; 2000.

SEÇÃO III

PESQUISAS COM ANIMAIS, REGISTROS DE DADOS E BIOBANCOS

CAPÍTULO 8

Procedimentos éticos na pesquisa com animais

Eduardo Pompeu

RESUMO

A pesquisa científica utilizando animais de laboratório ainda é uma ferramenta importante para o desenvolvimento das áreas biológicas. Essa prática deve estar baseada em princípios éticos sólidos e no bem-estar dos animais. No século XIX surgiram as primeiras leis para proteção dos animais em grande parte do mundo. No Brasil, observou-se a promulgação da Lei n. 11.794/2008, conhecida por Lei Arouca, criando normas para utilização de animais em atividades de ensino e pesquisa em todo o território nacional. Obrigou as instituições a criar as Comissões de Ética no Uso de Animais (CEUAs), registrar os biotérios e melhorar as instalações para os animais. Todos os protocolos de ensino e pesquisa, utilizando animais, devem ter aprovação formal da sua CEUA antes do início das atividades. Portanto, pesquisadores que desejarem desenvolver pesquisa experimental no Brasil devem submeter o protocolo à CEUA da instituição, respeitar e preservar os direitos éticos dos animais.

INTRODUÇÃO

Qualquer discussão sobre avaliação de procedimentos éticos na utilização de animais na pesquisa científica deve ser estruturada no campo de estudo multidisciplinar, englobando obrigatoriamente as áreas biológicas, a filosofia, o direito e o meio ambiente. Embora a experimentação animal tenha grande participação na evolução do conhecimento científico e na melhoria da qualidade de vida também dos animais, ela vem despertando debates não só no meio acadêmico das universidades, mas também em vários setores da sociedade, com especial atenção do poder público, tentando dialogar e encontrar a melhor forma de resolver casos e dilemas que surgem a cada avanço das ciências biológicas, incluindo obstáculos sociais e psicológicos.[48] Para muitos pesquisadores, o uso de animais ainda é necessário na pesquisa científica, ensino, desenvolvimento tecnológico e controle de qualidade de produtos farmacêuticos e imunobiológicos. A pesquisa experimental enfrenta problemas por ser um tema delicado que envolve conceitos morais, interesses científicos e o meio ambiente. Os pesquisadores devem ter o objetivo de minimizar ou até solucionar tais dilemas, tentando conseguir um equilíbrio entre a ciência e o respeito a todas as formas de vida, reconhecendo os benefícios que o avanço científico proporciona, mas também considerando os efeitos indesejáveis que podem causar ao meio ambiente. Toda sociedade ética e consciente deve preocupar-se com o cuidado e o uso de qualquer espécie viva. Os cuidados apropriados são essenciais para o bem-estar dos animais, validade dos resultados e, ainda, saúde e segurança das pessoas envolvidas com a manipulação desses animais em suas atividades.[26,40,42]

Nos últimos anos, as preocupações com os aspectos éticos na experimentação animal foram ganhando novos contornos, ficando mais complexas de acordo com a evolução da ciência e seus caminhos de pesquisa. Primeiramente elas nascem no ambiente científico e, posteriormente, ganham um caráter interdisciplinar, com um conjunto de considerações e preocupações bioéticas pressupondo uma realidade moral dos cientistas em suas pesquisas e na aplicação delas. Assim, cada vez mais profissionais da área médica, sociólogos, juristas, antropólogos, psicólogos, filósofos participam das discussões sobre as normas e caminhos de pesquisas com animais e seres humanos.[2,29,35,36]

A utilização de animais com finalidade didática ou científica é praticada desde a antiguidade, mas atualmente desperta discussão entre a comunidade acadêmica e diversos setores da sociedade.[26] Na Grécia antiga, Hipócrates, em 460 a.C., comparava órgãos humanos e de animais com finalidade didática. Relacionava o aspecto de órgãos humanos doentes com o de animais. Aristóteles (384-322 a.C.) realizou estudos comparativos entre órgãos humanos e de animais, constatando semelhanças e diferenças de conformação e funcionamento. Mais tarde, em Roma, Galeno (130-200 d.C.) realizou vivissecções, induzindo alterações orgânicas em animais e, em seguida, analisava as consequências.[2]

Vesalius (1514-1564 d.C.) também utilizou métodos de vivissecção, dissecando cadáveres humanos e executando experiências com animais, a partir das quais constatou semelhanças e diferenças entre os funcionamentos dos organismos e desenvolveu um *Atlas de Anatomia Humana*.[29]

Muitos pesquisadores mencionam que a utilização de animais é observada desde os tempos em que a religião e a ciência não eram claramente distintas, e ainda a tradição judaico-cristã, especialmente na Idade Média, incentivou essa prática, definindo que os animais não possuíam alma, ao passo que proibia a dissecção de cadáveres humanos. No Renascimento, o pensamento antropocentrista colocou o ser humano como centro das atenções, afirmando que todas as coisas existentes deveriam servir à espécie humana.[17] Esse pensamento permaneceu por muito tempo.

O primeiro estudo sistemático utilizando animais foi descrito por William Harvey, publicado em 1638, sob o título *Exercitatio anatomica de motu cordis et sanguinis in animalibus*. Nesse trabalho são apresentados resultados experimentais sobre a fisiologia da circulação realizados em mais de 80 espécies diferentes de animais.[1,41]

No século XVII, o filósofo René Descartes lançou a teoria chamada "teoria mecanicista", que considerava os animais como seres desprovidos de alma e, portanto, não poderiam sentir dor, diferenciando-se da espécie humana. Seus gemidos eram tidos como análogos ao "grunhir" das engrenagens de um relógio com funcionamento comprometido. Voltaire, grande contestador, discordava da teoria mecanicista de René Descartes, pois considerava os animais seres sencientes.[1,2]

Em 1789, Jeremy Bentham, em seu livro *Introduction to the principles of morals and legislation*, argumenta sobre a necessidade da sociedade de discutir a veracidade da incapacidade de sofrimento dos animais, justificando que a capacidade de sofrer, e não a capacidade de raciocinar, deve ser levada em consideração na forma de tratamento a outros seres. Muitos estudiosos consideram que Bentham lançou a base para os princípios morais e para a legislação utilizada na regulamentação ética dos procedimentos de experimentação animal.[32] Essa linha de raciocínio, inclusive, foi propagada no século XIX com o crescimento do uso de animais em laboratórios de pesquisa científicas, época em que também surgiram as primeiras entidades protetoras dos animais, estendendo-se até os dias atuais.[2]

No decorrer do tempo, os trabalhos das áreas biológicas assumiram caráter mais experimental do que descritivo. O emprego de animais em pesquisa consagrou cientistas como Lavoisier, conhecido como criador da Química, e Claude Bernard, considerado um dos criadores da Fisiologia, que ressaltava a contribuição da utilização de animais em experimentação, para a evolução das áreas de Fisiologia, Patologia e Farmacologia.[19]

Em 1822, foi instituída a Lei Inglesa Anticrueldade (*British Anticruelty Act*). Ela era utilizada apenas para animais domésticos de grande porte, mas foi um importante marco inicial. Já em 1845 foi criada a Sociedade para Proteção dos Animais, na França. Em anos posteriores foram fundadas sociedades similares na Alemanha, Bélgica, Áustria, Holanda e Estados Unidos.[27]

É importante ressaltar que em 1859, com a publicação do livro *A Origem das Espécies*, Charles Darwin deu grande impulso para a pesquisa científica em todo o mundo, retratando o vínculo existente entre as diferentes espécies animais durante o processo evolutivo. Dessa forma, a teoria de Darwin possibilitou a extrapolação dos dados obtidos em pesquisas com modelos animais para seres humanos.[27]

Em 1865, com a publicação do livro *An Introduction to the Study of Experimental Medicine*, Claude Bernard justifica a utilização de animais. Para ele, como em qualquer investigação científica, o mérito de experimentos com animais depende da rígida adesão ao método científico. Essa adesão iria determinar a reprodutibilidade e a confiabilidade dos resultados, chave para todo bom experimento.[26]

A primeira lei a regulamentar o uso de animais em pesquisa foi proposta no Reino Unido, em 1876, com a publicação do *British Cruelty to Animal Act*. Essa lei preconizava a importância de "reconsiderar as necessidades da ciência com as necessidades humanitárias dos animais". Também recomenda que antes de iniciar qualquer experimento que causasse dor ao animal, o responsável deveria obter autorização por escrito do Secretário de Estado do Home Office (casa civil do governo inglês), mostrar a relevância do experimento, ter apoio de dois pesquisadores sêniores e aguardar autorização do Secretário de Estado. Em 1926, Charles Hume fundou a sociedade University of London Animal Welfare, hoje conhecida como Universities Federation for Animal Welfare, propondo que os pesquisadores fossem responsáveis pelas atitudes para com os animais, bem como pelo experimento e pelos próprios animais utilizados. Essas propostas vigoraram por mais de 100 anos.[22,26]

No início do século XX, em 1909, foi proposta pela Associação Médica Americana a publicação sobre aspectos éticos da utilização de animais em experimentação.[32] No ano de 1959, o zoólogo William Russell e o microbiologista Rex Burch publicaram a obra *The Principles of Human Experimental Tecnique*, estabelecendo importantes orientações para a utilização de animais em pesquisa científica, que ficaram conhecidos como o princípio dos "3 Rs": *Reduce, Replace* e *Refine*. O *Reduce* (redução) orienta os pesquisadores para utilizar o mínimo de animais possível dentro de um experimento, melhorando os métodos estatísticos, identificando o modelo animal ideal para a pesquisa, realizando alguns testes pilotos para definir a metodologia experimental, utilizando órgãos ou células de material estocado de outros experimentos e ainda testes *in vitro*. *Refine* (refinamento) orienta para utilização de técnicas adequadas de cirurgia, manejo, anestesia, analgesia nas fases de pré, trans e pós-cirurgia e eutanásia dos animais, evitando ao máximo dores provocadas pelos experimentos. Todos os envolvidos com a pesquisa experimental devem ter treinamento compatível e conhecimentos sobre biologia do modelo animal. Para tanto, existe a necessidade da criação de cursos na área de animais e laboratório e dos preceitos éticos da experimentação. *Replace* (substituir) determina, sempre que possível, a utilização de métodos alternativos ou substitutivos tanto para ensino como para pesquisa experimental. Podemos destacar: publicações científicas existentes sobre o tema da pesquisa, uso de modelos matemáticos, modelos em computadores, pesquisas *in vitro* como cultura de células ou tecidos e análises físico-químicas.[14,38,43]

Em 1963 ocorreu a importante publicação do guia sobre animais de laboratório com o título *Guide for Laboratory Animals Facilities and Care*, com algumas revisões posteriores. A revisão do ano de 1996 determina a alteração do título para *Guide for the Care and Use of Laboratory Animals,* objetivando auxiliar as instituições que criam e/ou utilizam animais para que todas as etapas sejam feitas com técnicas humanamente apropriadas.[34]

A publicação do livro *Animal Liberation*, em 1975, de autoria de Peter Singer, contribuiu muito para o crescimento dos debates sobre aspectos éticos envolvendo a utilização de animais, principalmente em relação às condições a que os animais eram submetidos nas indústrias de cosméticos e alimentos. Esse autor teve papel importante ao chamar a atenção para o chamado "especismo" praticado pelos humanos em detrimento dos animais.[27]

Em 1978, a UNESCO divulga a Declaração Universal dos Direitos dos Animais, com diversos países signatários, incluindo o Brasil. Essa Declaração reconhece o valor da vida de todos os seres vivos e que devem ser tratados com dignidade e respeito.[49]

Na Inglaterra, em 1986, após 16 anos de tramitação, a lei *Animal (Scientific Procedures) Act* é aprovada, prevendo punição com pena de multa e até prisão para aqueles que infringirem a lei, rígida fiscalização por fiscais nomeados, exige qualificação especial para manipular os animais de acordo com cada experimento e sistema de registro de dados estatísticos sobre o número de animais usados e experimentos realizados. Essa legislação serviu de base para muitos países.[1,26]

A Comunidade Europeia, no ano de 1986, realizou um encontro importante objetivando uma tentativa de padronizar muitos dos procedimentos relacionados com a utilização de animais em todos os países-membros, tendo como título "Proteção de Animais Vertebrados Utilizados para Fins Experimentais e Outros Fins Científicos".[26,37]

LEGISLAÇÃO BRASILEIRA

No Brasil, diversas leis já foram elaboradas preocupadas com o bem-estar dos animais. Podemos destacar o Código de Posturas do Município de São Paulo de 1886. O artigo 220 coibia atos de maus-tratos, como castigos bárbaros e imoderados, em animais utilizados por cocheiros ferradores, cavalariços ou condutores de veículo de tração animal.[44] Após aproximadamente 60 anos da publicação da primeira lei regulamentando a utilização de animais em pesquisa científica, durante o governo Getúlio Vargas, foi promulgado o Decreto n. 24.645/1934,[5] que determinava a tutela pelo Estado de todos os animais existentes no país e definia como maus-tratos os atos de crueldade, violência e trabalhos excessivos, a manutenção do animal em condições sem higiene e o abandono.[5,27,31]

Em 1941, surge o Decreto n. 3.688, conhecido como Lei das Contravenções Penais, que no artigo 64 estabelecia a penalidade de prisão simples para atividades de ensino e/ou pesquisa que fossem caracterizadas como atos de crueldade. Também determina que todos os animais existentes no país sejam tutelados pelo Estado.[4]

No ano de 1988, outro avanço importante ocorreu em direção ao uso de animais nas experimentações com a Lei n. 9.605/1998, conhecida como Lei de Crimes Ambientais, que em seu artigo 32 dispõe sobre as sanções penais e administrativas para ações que prejudiquem o meio ambiente, incluindo maus-tratos, ferir ou mutilar animais silvestres, domésticos, domesticados, nativos, exóticos ou para quem realiza experiência dolorosa ou cruel em animal vivo, ainda que para fins didáticos ou científicos.[6]

Com a importante promulgação da Lei Federal n. 11.794/2008, o Brasil passa para uma nova fase regulatória na utilização de animais no ensino e pesquisa. Essa lei institui os critérios para a criação e a utilização de animais em atividades de ensino e pesquisa científica em todo o território nacional e define que as atividades de ensino com animais ficam restritas a estabelecimentos de ensino superior e de educação profissional técnica de nível médio da área biomédica. Em 2009, através do Decreto n. 6.899, foi criado o Conselho Nacional de Controle de Experimentação Animal (CONCEA) e sua secretaria-executiva.[8,9]

O CONCEA é responsável, em todo o território nacional, por zelar pelo cumprimento das normas relacionadas à utilização de vertebrados vivos em atividades de ensino e pesquisa científica, sejam eles domésticos ou não, de companhia, de produção, selvagens de vida livre ou cativos. É um colegiado multidisciplinar de caráter normativo e consultivo, estabelecendo procedimentos para instalação e funcionamento de centros de criação, biotérios e laboratórios de experimentação animal. Também tem a responsabilidade de credenciamento das instituições com atividades nesta área. Para o gerenciamento do credenciamento das instituições o CONCEA implementou e mantém o Cadastro das Instituições de Uso Científico de Animais (CIUCA), que é um sistema informatizado que garante agilidade e uniformização de procedimentos. Visa o bem-estar dos animais e a redução efetiva de seu uso, sem menosprezar o desenvolvimento científico e tecnológico no Brasil. Tem grande preocupação com a qualidade do ensino e da pesquisa científica nacional, bem como com a segurança dos produtos para uso das pessoas e dos animais. Elaborou e publicou várias resoluções normativas e orientações técnicas. Podemos destacar o *Guia Brasileiro de Produção, Manutenção ou Utilização de Animais em Atividades de Ensino ou Pesquisa Científica*, objetivando servir de referência para procedimentos e estrutura física na experimentação animal, bem como visa conscientizar, fomentar e introduzir métodos alternativos em atividades de ensino, desenvolvidas nas instituições credenciadas, e a *Diretriz Brasileira para o Cuidado e a Utilização de Animais em Atividades de Ensino ou de Pesquisa Científica – DBCA*, que tem por finalidade apresentar princípios e condutas para garantir o cuidado e o manejo eticamente correto de animais utilizados em atividades de ensino ou pesquisa científicas, trazendo também orientações para pesquisadores, professores, estudantes, técnicos, instituições, Comissões de Ética no Uso de Animais e demais envolvidos. Além das publicações, sua Câmara Permanente de Métodos Alternativos vem atuando fortemente para utilização de métodos alternativos aprovados pela ANVISA (Agência Nacional de Vigilância Sanitária), MAPA (Ministério da Agricultura, Pecuária e Abastecimento) e IBAMA (Instituto Brasileiro do Meio Ambiente e dos Recursos Naturais Renováveis).[24]

O capítulo III da Lei Federal n. 11.794/2008 dispõe sobre criação, constituição e principais atividades das Comissões de Ética no Uso de Animais.[7] Podemos destacar:

> Art. 8 – É condição indispensável para o credenciamento das instituições com atividades de ensino ou pesquisa com animais a constituição prévia de Comissão de Ética no Uso de Animais – CEUAs.
> Art. 9 – As CEUAs são integradas por: I – médicos veterinários e biólogos; II – docentes e pesquisadores na área específica; III – 1 (um) representante de sociedades protetoras de animais legalmente estabelecidas no País, na forma do regulamento.
> Art. 10 – Compete às CEUAs:

- cumprir e fazer cumprir, no âmbito de suas atribuições, o disposto nesta Lei e nas demais normas aplicáveis à utilização de animais para ensino e pesquisa, especialmente nas resoluções do CONCEA;
- examinar previamente os procedimentos de ensino e pesquisa a serem realizados na instituição a esteja vinculada, para determinar sua compatibilidade com a legislação aplicável;
- manter cadastro atualizado dos procedimentos de ensino e pesquisa realizados, enviando cópia ao CONCEA;
- expedir, no âmbito de suas atribuições, certificados que se fizerem necessários perante órgãos de financiamento de pesquisa, periódicos científicos ou outros;
- notificar imediatamente ao CONCEA e às autoridades sanitárias a ocorrência de qualquer acidente com os animais nas instituições credenciadas, fornecendo informações que permitam ações saneadoras.

§1. Constatado qualquer procedimento em descumprimento às disposições desta Lei na execução de atividade de ensino e pesquisa, a respectiva CEUA determinará a paralisação de sua execução, até que a irregularidade seja sanada, sem prejuízo da aplicação de outras sanções cabíveis.

§2. Quando se configurar a hipótese prevista no §1 deste artigo, a omissão da CEUA acarretará sanções à instituição, nos termos dos arts. 17 e 20 desta Lei.

No ano de 2012, o presidente do CONCEA baixa a Resolução Normativa n. 5 com recomendação às agências de amparo e fomento à pesquisa científica para que a assinatura dos contratos de financiamento seja condicionada à aprovação vigente do projeto que envolva a utilização de animais junto à Comissão de Ética no Uso de Animais – CEUA da instituição.[10]

A Resolução Normativa n. 20,[11] publicada em 2014, em seu art. 4º, complementa o art. 9º da Legislação Federal sobre os membros que vão integrar as CEUAs:

- Médico Veterinário, Biólogo, Docente e Pesquisador com reconhecida competência e notório saber, com ou sem pós-graduação, e com destacada atividade profissional em áreas relacionadas ao escopo da Lei n. 11.794 de 2008;
- Representante de sociedades protetoras de animais legalmente constituídas e estabelecidas no País, quando se tratar de instituições de ensino e pesquisa.

§ 3º. Na falta de indicação de representantes de sociedades protetoras de animais legalmente constituídas e estabelecidas no País, as CEUAs deverão convidar consultor *ad hoc*, com notório saber e experiência em uso ético de animais, enquanto não houver indicação formal. [...]

§ 5º. As CEUAs deverão ter quórum de maioria absoluta para se reunir podendo deliberar sobre propostas por consenso ou por voto favorável da maioria relativa de seus membros, dentre titulares e suplentes, na forma de seu registro interno.

Para orientar e padronizar as avaliações das CEUAs em todo território nacional, o CONCEA, no ano de 2015, publica a Resolução Normativa n. 23 que dispõe sobre a utilização de formulários unificados de Solicitação de Autorização para Uso de Animais em Experimentação e para Ensino ou Desenvolvimento de Recursos Didáticos. Esses formulários passam a ser modelo em todo o território nacional para envio de informações mínimas sobre os projetos de ensino ou pesquisa científica que envolvam animais e implica na ausência de metodologia alternativa validada (*in vitro* ou *ex vivo*) para substituição do modelo animal. Nesse formulário estão colocados itens de preenchimento obrigatório como relevância do projeto, objetivos, planejamento estatístico com justificativa do número total de animais que será utilizado, local do alojamento dos animais, qual espécie será utilizada, procedimentos de anestesia, analgesia e eutanásia. Após o preenchimento do formulário, o responsável deverá encaminhá-lo à CEUA, para avaliação em plenária e deliberação.[12]

A crescente responsabilidade das CEUAs junto às instituições de ensino e pesquisa tem determinado o surgimento de alguns pontos críticos importantes:

- Trabalhos multicêntricos com pareceres conflitantes das CEUAs envolvidas.
- Pós-graduação multidisciplinar envolvendo profissionais sem experiência com pesquisa experimental (física, bioengenharia, química, educação física etc.).
- Modelos biológicos variados (cães e gatos – ONGs).
- Intercâmbio com biotério central para controle efetivo do fornecimento de animais para cada projeto aprovado.
- Efetivo apoio institucional.
- Estrutura administrativa compatível e integrada.
- Animais geneticamente modificados – controle de linhagens, registros junto à Comissão Técnica Nacional de Biossegurança (CTNBio).

No ano de 2016, o CONCEA anuncia a publicação da Diretriz Brasileira para o Cuidado e a Utilização de Animais em Atividades de Ensino ou de Pesquisa Científica – DBCA através da Resolução Normativa n. 30, trazendo orientações para pesquisadores, estudantes, técnicos, instituições, CEUAs e demais envolvidos com utilização de animais. A responsabilidade de pesquisadores e professores se inicia quando os animais são alocados em atividades sob sua responsabilidade e se finaliza com a destinação adequada dos animais. Define que atividades de ensino ou de pesquisa científica que incluam animais não podem ser iniciadas antes da aprovação formal da CEUA da instituição em que os animais estarão sob análise. Quando essas atividades forem realizadas fora de instituição passível de credenciamento no CONCEA (fazendas particulares, residências), a autorização será emitida pela CEUA da instituição do pesquisador responsável. Também menciona que estudos pilotos, quando propostos, devem ser considerados como integrantes de um projeto como um todo e ser avaliados pela CEUA de acordo com os critérios normais aplicados à aprovação de estudos plenos. Como regra geral, a DBCA menciona que os mesmos animais não devem ser utilizados em projetos ou protocolos diferentes. Essa possibilidade só poderá ser aceita desde que bem justificada e que garanta que não haverá sofrimento ou desconforto dos animais, contribuindo claramente para redução do número de animais utilizados.[13]

O comprometimento e o bom treinamento dos membros da equipe vão contribuir de maneira importante para bons resultados nas atividades de pesquisa científica. As instituições devem estimular e promover treinamento formal em ciência de animais de laboratório, conscientizando usuários sobre responsabilidades éticas e de garantias da qualidade e integridade dos seus resultados experimentais. A elaboração de cursos é importante e deve incorporar as necessidades de cada instituição, grau de conhecimento da maioria dos profissionais envolvidos e espécies usadas em ensino e pesquisa. Essa capacitação deve sempre começar pela conscientização de todos os envolvidos, incentivando a participação de funcionários nos programas de educação, formação e atualização destinados a manter usuários de animais a par das mais recentes normas e procedimentos. Em vários países esses cursos estão bem definidos, podendo ser acessados de várias formas.[13,37,40]

Toda instituição que utiliza animais vivos em suas atividades de ensino e pesquisa tem a responsabilidade de proporcionar e manter as instalações para cada espécie animal em condições apropriadas, assegurar assistência veterinária, promover formação básica e capacitação continuada, incluindo atualização das legislações vigentes, rigor na garantia do uso correto de técnicas experimentais, biossegurança, eutanásia, anestesia, analgesia e, nos procedimentos invasivos, boas normas de cuidados pré e pós-operatórios, permitindo um equilíbrio físico e mental do animal com seu ambiente. O objetivo deve ser o de proporcionar condições aos animais para que suas necessidades possam ser satisfeitas.[13,15,30]

A utilização de qualquer animal na pesquisa ou ensino de alguma forma vai alterar negativamente seu bem-estar, seja pela exposição a manipulações diversas, alterações genéticas ou somente pela manutenção em ambientes padronizados não totalmente adaptados a cada espécie. A ausência de preocupação com esses fatores de bem-estar pode levar a possíveis interferências na interpretação dos dados obtidos na pesquisa, determinando a necessidade de aumentar a amostragem, ausência de dados, credibilidade reduzida e resultados que não poderão ser aplicados a outras situações.[19,39,45]

Docentes e pesquisadores que utilizam animais vivos em suas atividades acadêmicas devem comunicar aos graduandos, pós-graduandos e técnicos de laboratório o direito à objeção de consciência que possibilita a todos os envolvidos solicitar atividades alternativas à pesquisa com animais quando esta ofender suas convicções de vida. O direito à objeção de consciência está contido na Declaração Universal de Direitos Humanos e também em muitas legislações de vários países, inclusive no Brasil. O que ocorre muitas vezes é que a objeção de consciência fica como exceção, onde muitas pessoas no laboratório são coagidas a participarem das atividades experimentais, sendo ameaçadas de prejuízo acadêmico.[25,44]

No Brasil, a Constituição Federal de 1988 assegura o direito à objeção de consciência, sendo um direito fundamental do ser humano, respeitando a sua dignidade e resguardando-o contra os abusos do Estado. Muitos alunos de graduação são praticamente obrigados a participarem de atividades com animais vivos e uma possível recusa a essas atividades pode gerar prejuízos acadêmicos ou até reprovação em algumas disciplinas.[7,44,45]

O conhecimento que o homem adquiriu na área da biomedicina, visando a saúde humana e dos animais domésticos, em grande parte envolveu o uso dos animais de experimentação.

Mesmo com avanços importantes das áreas médicas, algumas divergências éticas surgiram do conflito entre as justificativas para o uso dos animais em benefício da sociedade e ações para minimizar ao máximo qualquer estímulo doloroso ou manipulação estressante. A partir de então, observou-se um maior número de questionamentos vindos de organizações de proteção aos direitos dos animais em vários países e os pesquisadores foram pressionados a implementar normas específicas de cuidados para cada espécie animal, melhores justificativas de utilização e, ainda, o desenvolvimento de conhecimentos sobre bem-estar das espécies envolvidas, treinamento apropriado e estudos avançados de suas características fisiológicas. O animal de laboratório passou a ser considerado ser senciente, exigindo rigor ético de todos os envolvidos e consciência da importância de seu trabalho. Um protocolo experimental determina a interação de reagentes, sejam físicos, químicos ou biológicos. Assim, podemos considerar animais de laboratório como reagentes biológicos verdadeiros. Importante destacar a necessidade da escolha correta da espécie, pois características físicas e/ou biológicas podem determinar o sucesso ou fracasso dos resultados da pesquisa[1,20,22] de métodos alternativos. Entretanto, mesmo com um grande número de declarações, vindas de vários países, expressando a importância dos 3 Rs, o número de procedimentos experimentais continua aumentando a cada ano.[27,33,47]

A validação de métodos alternativos é complexa, executada e analisada por especialistas. O método proposto deve ser sensível e passível de ser transferido a outros laboratórios, confiável e igual ou superior ao método *in vivo* que se deseja substituir.[16,24,28]

No Brasil, o Decreto n. 6.899 de 2009 estabeleceu que métodos alternativos são "procedimentos validados e internacionalmente aceitos que garantam resultados semelhantes e com reprodutibilidade para atingir, sempre que possível, a mesma meta dos procedimentos substituídos por metodologias que: a) não utilizem animais; b) usem espécies de ordens inferiores; c) empreguem menor número de animais; d) utilizem sistemas orgânicos *ex vivos*; ou e) diminuam ou eliminem o desconforto".[9]

Muitos questionamentos éticos envolvendo o uso de animais surgem das justificativas para o uso em benefício da sociedade e o ato de não causar dor e sofrimento. Experimentos devem ser considerados éticos quando efetivamente resultarem em benefício direto para a saúde humana e animal.[21,44,46]

A postura ética nos laboratórios de pesquisa, que vai determinar as interações com os animais de laboratório, deve ser a da igual consideração. Se dói para o ser humano, vai doer também para os animais, assim como medo é medo, fome é fome. Se o animal tem um sistema nervoso capaz de identificar estímulos dolorosos, esse deve ser o principal parâmetro que deve ser julgado, não importando a aparência ou constituição orgânica. Embora dor, estresse e sofrimento sejam termos que descrevem basicamente estados humanos de percepção e experiência, o pessoal envolvido na utilização animal deve saber reconhecer, avaliar e, preferencialmente, prevenir essas situações em seus animais.[18,21]

A importância da experimentação na prevenção de doenças e desenvolvimento de novas técnicas cirúrgicas é enorme. Entretanto, todo trabalho que utiliza animais vivos deve contribuir direta ou indiretamente para melhor interpretação de aspectos da fisiologia e comportamento dos seres vivos.[26]

Nos últimos anos, grandes avanços tecnológicos têm sido desenvolvidos com capacidade de substituição de modelos animais.[46,50] Entretanto, várias pesquisas ainda necessitam de um animal de laboratório como reagente biológico. Podemos destacar importantes estudos com animais geneticamente manipulados para pesquisas envolvendo HIV/AIDS, Zika vírus, Chikungunya, leishmaniose, permitindo um melhor entendimento de suas patogenicidades e até produção de vacinas.[1,23] É fato que a melhoria da qualidade genética e sanitária dos modelos, bem como da estrutura dos biotérios, vem permitindo uma substancial diminuição do número total de animais utilizados.[20]

No Brasil, destaca-se mais uma vez a importante atuação do Conselho Nacional de Controle de Experimentação Animal (CONCEA), que através da sua Câmara Permanente de Métodos Alternativos e por publicações de Resoluções e Normas Técnicas não tem medido esforços para regulamentar a introdução e validação de métodos alternativos ou substitutivos no país. Essas atividades, embora visem o bem-estar dos animais e a redução efetiva de seu uso, consideram fundamental o desenvolvimento científico, tecnológico e de inovação da ciência brasileira. Além do CONCEA, duas organizações se destacam na criação de mecanismos para validação científica de métodos alternativos: o Centro Brasileiro para Validação de Métodos Alternativos (BRACVAM) e a Rede Nacional de Métodos Alternativos (RENAMA).[24]

As constantes descobertas científicas, principalmente nas áreas da saúde, vieram acompanhadas de uma necessidade crescente quanto ao debate sobre a ética na pesquisa. Os conflitos éticos precisam ser avaliados individualmente levando em conta conceitos sociais absorvidos ao longo do tempo. Embora importantes pela criação de normas, os códigos de ética não tornam as instituições éticas e são usados, na grande maioria dos casos, para o exercício do poder institucional. A possível punição prevista nesses códigos não transformará um pesquisador em um ser ético e ele apenas não voltará a infringir as regras apenas por temor. Uma pessoa necessita assimilar conceitos de respeito a todas as formas de vida, respeito à sua profissão e demais áreas da sociedade.[3,48]

O papel de todo pesquisador seria o de reconhecer os conflitos que podem ser gerados pela postura ética e procedimentos experimentais. Grandes avanços são esperados quando efetivamente a ética nos laboratórios se somar aos caminhos científicos, aprimorando a tomada de decisões. A utilização de animais em experimentação não está apenas ligada ao fato de sermos favoráveis ou não. Existem muitas situações na pesquisa ou na clínica em que o abandono do uso de animais ainda não é possível. Sendo assim, cabe moralmente ao próprio homem, como ser racional, garantir sempre um tratamento digno a todos os animais que contribuem para os avanços da pesquisa.[22]

Essa postura ética no laboratório não nasce com o indivíduo, mas vai se estruturando conforme o padrão de desenvolvimento social. O crescente desconforto na sociedade com muitos aspectos ligados aos laboratórios de pesquisa e os vários debates e encontros que vêm ocorrendo estão despertando a consciência de muitos sobre ações para melhorar o respeito aos animais não só na pesquisa, como no cotidiano do nosso convívio.

REFERÊNCIAS BIBLIOGRÁFICAS

1. Andersen ML, Winter LMF. Animals models in biological and biomedical research – experimental and ethical concerns. Anais da Academia Brasileira de Ciências. 2019;91:1-14.
2. Baeder FM, Padovani MCRL, Moreno DCA, Delfino CS. Percepção histórica da Bioética na pesquisa com animais: possibilidades. Revista BIOETHIKOS – Centro Universitário São Camilo. 2012;6(3):313-20.
3. Bernard J. Da biologia à ética. Campinas: Editora Psy II; 1994. 256p.
4. Brasil. Presidência da República. Decreto-Lei n. 3.688, de 3 de outubro de 1941. Lei das contravenções penais. Diário Oficial da União. 3 out 1941.
5. Brasil. Presidência da República. Decreto n. 24.645, de 10 de julho de 1934. Estabelece medidas de proteção aos animais; revogado pelo Decreto n. 11, de 18 de janeiro de 1991. Diário Oficial da União. 13 jul 1948.
6. Brasil. Lei n. 9.605, de 12 de fevereiro de 1988. Lei de Crimes Ambientais, que dispõe sobre as sanções penais e administrativas derivadas de condutas e atividades lesivas ao meio ambiente e dá outras providências. Diário Oficial da União, Brasília, DF, n.31, 13-2-98, out. 2008. Seção 1, p.1, 1988.
7. Brasil. Constituição de 1988. Constituição da República Federativa do Brasil. Promulgada em 05 de outubro de 1988. Brasília: Senado; 1988.
8. Brasil. Presidência da República. Lei n. 11.794, de 8 de outubro de 2008. Regulamenta o inciso VII do §1 do art. 255 da Constituição Federal, estabelecendo procedimentos para o uso científico de animais; revoga a Lei n. 6.638, de 8 de maio de 1979; e dá outras providências. Diário Oficial da União, Brasília, DF, n.196, 9 out. 2008. Seção 1, p.1-2, 2008.
9. Brasil. Decreto n. 6899, de 15 de julho de 2009. Dispõe sobre a composição do Conselho Nacional de Controle de Experimentação Animal (CONCEA), estabelece as normas para o seu funcionamento e de sua Secretaria Executiva, cria o Cadastro das Instituições de Uso Científico de Animais (CIUCA). Diário Oficial da União, Brasília, DF, n.134, 16 jul.2009. Seção 1, p. 2-5, 2009.
10. Brasil. CONCEA. Resolução Normativa n. 5, de 18 de junho de 2012. Baixa recomendação às agências de amparo e fomento à pesquisa científica, na forma prevista no art. 23 da Lei n. 11.794,

de 8 de outubro de 2008. Diário Oficial da União, Brasília, DF, n.116, 18 jun. 2012. Seção 1, p. 62, 2012.

11. Brasil. CONCEA. Resolução Normativa n. 20, de 30 de dezembro de 2014, Acrescenta art. 1º.–A e altera o art. 4º da Resolução Normativa n. 1, de 9 de julho de 2010, que dispõe sobre a instalação e o funcionamento das Comissões de Ética no Uso de Animais (CEUAs).

12. Brasil. CONCEA. Resolução Normativa n. 23, de 23 de outubro de 2015. Dispõe sobre a utilização dos Formulários Unificados de Solicitação de Autorização para Uso de Animais em Experimentação (Anexo I) e de Solicitação de Autorização para Uso de Animais em Ensino ou Desenvolvimento de Recursos Didáticos (Anexo II), para solicitação de autorização para uso de animais em ensino ou pesquisa científica pelas Comissões de Ética no Uso de Animais – CEUAs, bem como sobre o Roteiro para Elaboração do Relatório Anual (Anexo III), e dá outras providências.

13. Brasil. CONCEA. Resolução Normativa n. 30, de 03 de fevereiro de 2016. Baixa a Diretriz Brasileira para o Cuidado e a Utilização de Animais para Fins Científicos e Didáticos (DBCA). Diário Oficial da União, Brasília, DF, n.23, 03 fev.2016. Seção 1, p. 3, 2016.

14. Brown F, Cusslier K, Hendrikson CFM. Replacement, reduction and refinement of animal experiments in the development and control of biological products: developments in biological standardization. Basel: Karger; 1996.

15. Canadian Council on Animal Care. Guide to the care and use of experimental animals. v.1. Ottawa: Canadian Council on Animal Care; 1984. 120p.

16. Cerqueira N. Métodos alternativos ainda são poucos e não substituem totalmente o uso de animais. Ciênc Cult. 2008;60(2):47-9.

17. Chagas FB, D'Agostini FM. Considerações sobre a experimentação animal: conhecendo as implicações éticas do uso de animais em pesquisas. Rev Redbioética. 2012;2(6):35-46.

18. Crissiuma AL, Almeida ECP. Experimentação e bem-estar animal – Artigo de revisão. Saúde & Ambiente em Revista, Duque de Caxias. 2006;1(2):1-10.

19. De Luca RR. Manual para técnicos de bioterismo. 2. ed. São Paulo: Winner Graph; 1996. p. 3-14.

20. Eskes C. The usefulness of integrated strategy approaches in replacing animal experimentation. Ann Ist Super Sanitá. 2019;55(4):400-4.

21. Felipe ST. Antropocentrismo, sencientismo e biocentrismo: Perspectivas éticas abolicionistas, bem-estaristas e conservadoras e o estatuto de animais não-humanos. Revista Páginas de Filosofia. 2009;1(1):15-7.

22. Franco AL, Nogueira MNM, Souza NGK, Frota MF, Fernandes CMS, Serra MC. Pesquisas em animais: uma reflexão bioética. Acta Bioethica. 2014;20(2):247-53.

23. Garcia JV. Humanized mice for HIV and AIDS research. Current Opinion in Virology. 2016;19:56-64.

24. Granjeiro JM, Winter L, Pereira HMC, Majerowicz J. Mesa redonda: Métodos alternativos na pesquisa. II Simpósio CONCEA 2015;10-4. Disponível em: http://www.concea.mcti.gov.br.

25. Greif S. A experimentação animal e as leis. Disponível em: http://www.anda.jor.br/11/12/2008/a--experimentação-animal-e-as-leis.

26. Guimarães MA, Mázaro R. Princípios éticos e práticos do uso de animais de experimentação. São Paulo: Universidade Federal de São Paulo; 2004. p. 2-3.

27. Guimarães MV, Freire JEC, Menezes LMB. Utilização de animais em pesquisas: breve revisão da legislação no Brasil. Rev Bioét (impr.). 2016;24(2):217-24.

28. Hampshire VA, Gilbert SH. Refinement, Reduction, and Replacement (3R) strategies in preclinical testing of medical devices. Toxicol Pathol. 2019;47(3):329-38.

29. Izmirli S, Aldavood SJ, Yasar A, Phillips CJ. Introducing ethical evaluation of the use of animals in experiments in the Near East. Altern Lab Anim. 2010;38(4):331-6.

30. Lewejohann L, Schwabe K, Hager C, Jirkof P. Impulse for animal welfare outside the experiment. Laboratory Animals 2020;54(1):1-9.

31. Marques RG, Miranda ML, Caetano CER, Biondo-Simões MLP. Rumo à regulamentação da utilização de animais no ensino e na pesquisa científica no Brasil. Acta Cir Bras. 2005;20(3):262-7.
32. Menezes HS. Ética e pesquisa em animais. Rev AMRIGS. 2002;6(3,4):105-8.
33. Morales MM. Métodos alternativos à utilização de animais em pesquisa científica: mito ou realidade? Ciência Cult. 2008;60(2):33-6.
34. National Centre for the Replacement, Refinement and Reduction of Animals in Research. NC3Rs Funding Schemes: Applicant and Grant Holder Handbook 2019. London: NC3Rs; 2019.
35. Pacheco GFE, Saad FMOB, Trevizan L. Aspectos éticos no uso de animais de produção em experimentação científica. Acta Vet Bras. 2012;6(4):260-6.
36. Parodi AL. Ethical issue in animal experimentation. Bull Acad Natl Med. 2009;193(8):1737-45.
37. Pierdoná N, Neves NCM, Bezerra AJC, Vianna LG. Aspectos éticos da pesquisa em animais. Revista de Medicina e Saúde de Brasília. 2016;5(1):170-5.
38. Piersma AH, Burgdorf T, Louekari K, Desprez B. Worshop on acceleration of the validation and regulatory acceptance of alternative methods and implementation of testing strategies. Toxicol In Vitro. 2018;50:62-74.
39. Pimenta LG, Silva AL. Ética e experimentação animal. Acta Cirúrgica Bras [online]. 2001;16(4):255-60.
40. Quental C, Bucaresky I, Majerowicz J. Política Institucional para Animais de Laboratório – Pial. Jornal da Ciência – SBPC. 2014;762:12.
41. Reich WT. Encyclopedia of Bioethics. 2. ed. New York: Macmillan; 1995. p.143-4.
42. Reznikov AG. Bioethical aspects of experiments on the animals. KLIN Khir Russian. 2010;6:8-13.
43. Russell WMS, Burch RL. The principles of human experimental technique. London: Methuen and Company; 1959.
44. Sales MR. Vivissecção: legislação acerca do tema e direito à objeção de consciência. Vianna Sapiens – Revista das Faculdades Integradas Vianna Júnior. 2014;5(1):164-73.
45. Schatzmayr HG, Müller CA. As interfaces da bioética nas pesquisas com seres humanos e animais com a biossegurança. Ciência Vet Tróp. 2008;11(1):130-4.
46. Shultz LD, Brehm MA, Martinez JVG, Greiner DL. Humanized mice for imune system investigation: progress, promise and challenges. Nature Rewiews Immunology. 2012;12:786-98.
47. Sistare FD, Mattes WB, Lecluyse EL. The promise of new technologies to reduce, refine, or replace animal use while reducing risks of drug induced liver injury in pharmaceutical development. ILAR J. 2016;57(2):186-211.
48. Stigar R. A Bioética: Uma nova ciência. Disponível em: http://webartigos.com/a-bioetica-uma-nova-ciencia/31750. Publicado em 28/01/2010.
49. UNESCO. Declaração Universal dos Direitos dos Animais. Bruxelas; Janeiro de 1978.
50. Wolfensohn S. A review of the contributions of cross-discipline collaborative European IMI/EFPIA research projects to the development of Replacement, Reduction and refinement strategies. Altern Lab Anim. 2018;46(2):91-102.

CAPÍTULO 9

Desafios éticos e experimentação animal

Marcos Rassi Fernandes, Marcos Rassi Fernandes Filho,
João Marcos Rassi Fernandes

RESUMO

A experimentação animal sempre esteve presente na investigação científica, mas até hoje tem sido motivo de debate entre pesquisadores, acadêmicos e a sociedade em geral. O uso desses animais passou a ser regulamentado no Brasil a partir da criação da Lei Arouca, sendo o Conselho Nacional de Controle de Experimentação Animal responsável por fiscalizar e criar normas que protegem o seu bem-estar. A sua utilização ainda se faz presente na prática do ensino e em pesquisas experimentais. Desta forma, os pesquisadores devem sempre zelar pelo seu bem-estar, evitando estresse e sofrimento. Um estudo não deve ser realizado se o dano ao animal for maior que o conhecimento adquirido. Houve uma evolução de pensamento ao longo dos anos no que tange à percepção do sofrimento a que os modelos animais eram expostos, e buscaram-se formas da sua não utilização nos testes científicos, considerando as vantagens que os modelos alternativos poderiam proporcionar à ciência.

INTRODUÇÃO

Existem relatos históricos de experimentos científicos envolvendo animais, contudo sua utilização se tornou mais frequente a partir do século XIX. O bem-estar animal significava apenas a redução do estresse, não levando em consideração seu sofrimento durante muitos anos.[1] Em 1824, foi criada na Inglaterra a primeira sociedade protetora dos animais, denominada *Society for the Preservation of Cruelty to Animals*, com o intuito de promover o conforto animal, ajudando a prevenir casos de crueldade.[2]

Em 1959, Russell e Burch descreveram o princípio dos "3 Rs" (*Replace, Reduce, Refine*) para pesquisas que utilizavam animais. Esse princípio recomendava a substituição de vertebrados vivos conscientes por formas de vida filogeneticamente mais primitivas, como os microrganismos e endoparasitas metazoários mais degenerados, ou por simulações computadorizadas. A redução aconselhava que as pesquisas e os procedimentos fossem realizados com o menor número possível de animais, enquanto o refinamento sugeria que as técnicas utilizadas deveriam diminuir a dor e o sofrimento deles durante todas as etapas do estudo.[2,3]

A Lei n. 11.794/08, conhecida como Lei Arouca, em vigor no Brasil, regulamenta a utilização de animais em experimentação científica. No seu Capítulo IV, encontram-se as condições de criação e uso desses animais para ensino e pesquisa científica, como, por exemplo, uso de sedação, analgesia ou anestesia para qualquer experimento que possa causar dor ou angústia; e realizar eutanásia sempre que o experimento for encerrado ou em qualquer uma de suas fases, quando houver sofrimento intenso do animal.[4]

O Conselho Nacional de Controle de Experimentação Animal (CONCEA) tem como uma de suas atribuições formular e fiscalizar o cumprimento das normas relativas à utilização humanitária dos animais na pesquisa científica, além de estabelecer a criação das Comissões de Ética no Uso de Animais como condição indispensável para o credenciamento de instituições de ensino e pesquisa que os utilizam nos experimentos.[4]

O uso de animais para fins didáticos tem como objetivo a ilustração ou execução de procedimentos já conhecidos, ao contrário da pesquisa, em que tal utilização visa contribuir para o desenvolvimento de novas drogas ou tratamentos, além da compreensão de determinados fenômenos biológicos.[5]

Vários avanços na área da saúde foram possíveis graças aos experimentos científicos realizados com animais, contudo ainda é frequente o movimento de organizações não governamentais voltadas para a proteção e preservação dos mesmos. Alguns cientistas asseguram que o valor preditivo desse tipo de pesquisa é frequentemente baixo, podendo levar a resultados tendenciosos ou imprecisos, o que resultaria em sofrimento desnecessário dos animais, com a obtenção de dados sem relevância clínica.[6]

Pode-se afirmar, então, que a experimentação animal é considerada atividade disseminada no meio científico, mas vem provocando reações públicas, e tal prática tem sido debatida no meio acadêmico.[5,6]

NORMAS DO COLÉGIO BRASILEIRO DE EXPERIMENTAÇÃO ANIMAL

Existem leis e princípios que regem a experimentação animal e as pesquisas necessariamente devem ser conduzidas por pessoas qualificadas do ponto de vista científico para reduzir ao máximo a dor e o sofrimento aplicados aos animais. As legislações como *Animal Welfare Act* (Estados Unidos da América), *Animals Act* (Reino Unido) e *Council of Europe Directive* (União Europeia) repercutem o consenso sobre essa temática.[7]

O biotério é o local da pesquisa em que os animais vivos de qualquer espécie são conservados, com recursos apropriados, assegurando, assim, boa qualidade. Os estudos devem ser planejados no sentido de se obter o maior número de informações com o mínimo possível de animais. Eles devem pertencer a linhagens bem definidas, com a mesma quantidade de machos e fêmeas.[8]

O Colégio Brasileiro de Experimentação Animal (COBEA), entidade filiada ao *International Council for Laboratory Animal Science*, com o intuito de aprimorar as condutas éticas da experimentação animal no país, elaborou artigos que contêm os princípios da sensibilidade, do bom senso e da boa ciência.[8] Enfatiza-se que o animal é dotado de sensibilidade, de memória e sofrimento, que somente experimentos relevantes são permitidos, que o pesquisador é moralmente responsável pelas intervenções que executa, e que tamanhos amostrais mínimos ou alternativas *in vitro* ou *in silico* devem ser considerados. Sedação, analgesia e anestesia são imperativas diante de procedimentos dolorosos, assim como a eutanásia em caso de sofrimento persistente. Cuidados de acomodação, alimentação, transporte e manipulação devem ficar a cargo de técnicos qualificados, não se negligenciando o manejo humanitário dos animais.

ESPÉCIE ANIMAL A SER UTILIZADA

Deve-se realizar um planejamento minucioso do projeto de pesquisa antes de iniciar qualquer experimento, a fim de se evitar a utilização desnecessária de animais vivos.[3] Há razões plausíveis para sua utilização em diversos estudos, como em modelos de doenças humanas e testes de toxicidade, além do ensino e treinamento de habilidades cirúrgicas dos profissionais da área da saúde.[9]

O pesquisador deve conhecer bem as particularidades da espécie a ser utilizada, como fisiologia, fases de desenvolvimento, características reprodutivas, comportamentos específicos e necessidades nutricionais. Na prática dos experimentos, a escolha do modelo animal geralmente ocorre mais pela facilidade de criação e manuseio da espécie do que propriamente pelo desenho experimental ou relevância biológica.[10]

Os roedores, principalmente ratos e camundongos, estão entre os animais mais utilizados em pesquisas científicas.[3] Nos Estados Unidos, uma avaliação aponta o uso de 26 milhões de camundongos e ratos por ano, o que equivale a 96 a 98% da experimentação animal.[11] No entanto, há estimativas de 11 milhões até 100 milhões de roedores/ano testados.

O rato é o mais apropriado para trabalhos que envolvem choque, sepse, obesidade, peritonite, câncer, úlceras gástricas, operações intestinais, sistema mononuclear fagocitário, baço, cicatrização e transplantes de órgãos (Figuras 1 e 2). O camundongo se presta mais aos estudos de megacólon e queimaduras, além de choque, sepse, obesidade e câncer, citados anteriormente.[3]

O suíno é utilizado em pesquisas de fígado, estômago e transplantes (Figura 3), enquanto o coelho em estudos de imunologia, choque, inflamação, colites, operações vasculares e transplantes. A utilização do cão está em desuso, devido principalmente à atividade de ONGs que lutam pela proteção dessa espécie animal, contudo seu emprego era comum no ensino de técnica operatória e estudo do choque, má absorção, colites, pancreatites, operações hepáticas e esplênicas, além dos transplantes de órgãos sólidos (Figura 4).[3]

Desta forma, a escolha do animal a ser utilizado em laboratório depende da pesquisa científica. Há muitos animais cuja linhagem genética é naturalmente propensa a desenvolver doenças como *diabetes mellitus* ou hipertensão,[11] contando-se adicionalmente com milhares de cepas de camundongos *knockout* ou geneticamente modificados para simular enfermidades ou condições clínicas (www.genome.gov).

O conhecimento do padrão microbiológico dos animais de laboratório é de fundamental importância, pois, além de afetar as pessoas, pode também influenciar os resultados

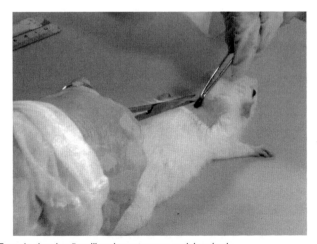

FIGURA 1 Teste de cicatrização utilizando o rato como modelo animal.

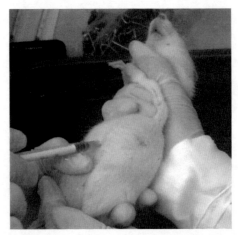

FIGURA 2   Anestesia intraperitoneal em rato, antes da realização do procedimento.

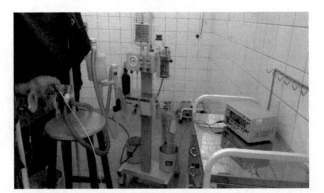

FIGURA 3   Técnica operatória utilizando o suíno como modelo animal.

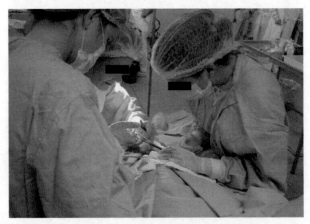

FIGURA 4   Técnica operatória utilizando o cão como modelo animal.

dos experimentos. Os animais *specific pathogen free* (SPF) são livres de microrganismos e parasitas específicos, e para se obter esse tipo de *status* sanitário, é fundamental que eles sejam criados e mantidos em ambientes protegidos por rigorosas barreiras sanitárias, com frequente monitoração, uma vez que muitas infecções em roedores são subclínicas.[12]

ALOJAMENTO E ENRIQUECIMENTO AMBIENTAL

Vários aspectos relacionados à habitação e criação das espécies são negligenciados. O alojamento em grupo é importante, contudo pode dar origem a agressões, ocasionando dor, lesão ou óbito, e os animais que se encontram estressados ou feridos podem comprometer a validade científica do estudo.[13]

O pesquisador deve se preocupar com as circunstâncias em que os animais são mantidos durante o estudo, como também se familiarizar com o metabolismo de espécies mantidas em biotérios, que pode se alterar por confinamento, estresse, dor, falta de luz solar, entre outros.[10,14]

Os procedimentos de enriquecimento e aperfeiçoamento do ambiente em que eles se encontram ajudam a reduzir o estresse e afetam de forma positiva seu desempenho.[6]

Desta forma, o conhecimento do comportamento específico e da fisiologia da espécie é de extrema importância, pois assim os experimentos são conduzidos com redução de dor, sofrimento e estresse dentro do alojamento, promovendo o bem-estar animal e, consequentemente, aumentando a confiança nos dados da pesquisa.[15]

Os fatores que causam agonia e aflição nos animais devem ser eliminados ou controlados. A necessidade de maior número de animais, a credibilidade reduzida, o aumento da variabilidade dos resultados e o uso desnecessário de vidas são as consequências do comprometimento do bem-estar.[16]

É imprescindível manter as variáveis temperatura, umidade e fluxo de ar adequadas para cada espécie utilizada, uma vez que variações bruscas podem causar estresse, queda de resistência e maior suscetibilidade a infecções.[6,15]

O espaço destinado aos animais deve permitir a livre movimentação, o sono e o contato com outros animais da mesma espécie.[4] Os ratos e camundongos são animais bastante sociáveis, e por isso devem ser alojados em grupos, para que desenvolvam seu comportamento normal. O enriquecimento deve satisfazer suas curiosidades, fornecer atividades divertidas e permitir o desenvolvimento de suas necessidades fisiológicas e comportamentais, como construir ninhos, explorar, roer e se esconder. A utilização de iglus, tubos de papelão/PVC, algodão, papel-toalha, papel em tiras e máscaras descartáveis favorece tal objetivo.[15]

Quando um novo animal é introduzido no ambiente do experimento, ele deve passar por um período de aclimatação (quarentena), pois mudança abrupta em suas condições de vida pode produzir uma resposta tensional que, mesmo sendo temporária, pode levar ao estresse acentuado.[16] Higienização, desinfecção, sanitização e esterilização não podem ser omitidas. Agentes infecciosos como vírus *Sendai*, *Mycoplasma pulmonis* e cestódeos estão cada vez mais raros, mas o vírus da hepatite do camundongo ainda continua sendo uma ameaça.[12]

INICIATIVAS PARA ELIMINAÇÃO DE ANIMAIS DOS ESTUDOS CLÍNICOS

Afirma-se que as diversas descobertas da área médica somente foram possíveis graças à experimentação animal na ciência, sendo esta, portanto, insubstituível e estritamente necessária. A lista de benefícios incluiria estudos de anestesia e estímulo cerebral profundo, bem como pesquisa óssea.[17,18]

A contrapartida é a linha de pensamento que recrimina a crueldade dispensada no trato animal, seguindo o código ético de que todo tipo de sofrimento deve ser evitado. Tal ideologia pode ser resumida pelos 3Rs, todavia não se opõe à experimentação animal.[2,3] Pelo contrário, aceita a ideia de que os benefícios decorrentes das pesquisas que os utilizam superam os danos atribuídos a eles. É, portanto, compreensível e justificável o uso deles, reduzindo ao máximo a aflição.[19]

Outra posição se refere aos direitos dos animais, em virtude do possível erro em conjecturar que espécies diferentes reagiriam da mesma maneira na realização de pesquisas.[20] Pode-se afirmar que existem heterogeneidades com diferenças entre sujeitos, quanto às formas de locomoção, respostas aos estímulos, reações às doenças, bem como à estrutura celular, fatores muitas vezes ignorados na experimentação animal, o que explicaria a falta de reprodutibilidade nos estudos de pesquisa.[21] Nessa linha, estima-se que milhões de animais foram utilizados nas últimas décadas, o que seria particularmente triste caso se considere que repetidamente encontramos estudos realizados várias vezes, em diferentes países.

Diversos esforços vêm sendo impetrados pelas agências regulatórias e governos, principalmente da Europa e dos Estados Unidos, no sentido de promover a proscrição dos ensaios clínicos em animais, e os resultados alcançados foram expressivos. Os cientistas europeus são obrigados a realizar uma busca da literatura antes de receber uma autorização para o experimento. A finalidade dessa investigação seria demonstrar a ausência de métodos alternativos e a carência de resultados em outras pesquisas.[22]

A Food and Drug Administration (EUA) já exige que, em testes cosméticos, antes de recorrer a animais, se devem considerar outros métodos cientificamente válidos. As altas taxas de falha no desenvolvimento de novas drogas, principalmente quanto à toxicidade humana nos testes farmacêuticos, já direcionam a favor de métodos não animais, potencialmente mais confiáveis.[23,24]

Falhas de toxicidade atribuíveis ao modelo animal podem ser explicadas porque (a) não se descobriu; (b) não se soube até esse momento; (c) não se teve certeza sobre o efeito adverso ou (d) os testes foram falsos-negativos. Muitas substâncias também já tiveram que ser abandonadas ou retiradas do mercado por resultados falsos-positivos.[24,25] Em que pesem as tendências, não se pode substituir completamente os animais, mesmo com incentivos financeiros e éticos.[19,20]

ALTERNATIVAS EXPERIMENTAIS: MODELOS *"IN VITRO"* E *"IN SILICO"*

O uso autorizado de animais em atividades de ensino ocasiona questões muito controversas, não obstante a justificativa ética de promover a evolução do conhecimento médico.[26] As instituições de ensino buscam meios de ensinar a prática cirúrgica sem comprometer a qualidade do ensino.[27]

Alguns autores afirmam que a experimentação animal, além de ser prejudicial em manter a vida e a integridade corporal, evitando dor e frustração, é também não consensual, pois é conduzida com seres vivos que não concordaram voluntariamente em participar da pesquisa. Como aludido, estimativas na casa dos 100 milhões de animais/ano seriam utilizadas em pesquisas científicas ao redor do mundo.[27-29]

A utilização de animais continua inaceitável para algumas pessoas e até mesmo pesquisadores, pela preocupação com o aconchego animal. No entanto, é possível equilibrar os objetivos científicos com o bem-estar.[30,31] No ensino, a experimentação animal já pode ser praticamente substituída, sem causar grandes prejuízos ao aprendizado.[16,32]

Métodos alternativos incluem os testes *in vitro* (tecidos e células); a utilização de vegetais; os estudos clínicos não invasivos em humanos voluntários; o estudo em cadáveres; as técnicas físico-químicas; os modelos *in silico* (simulações computacionais) e *in chemico* (testes laboratoriais em bancada); os softwares educacionais; os filmes; os modelos matemáticos; a nanotecnologia; os manequins (Figuras 5 a 7); e o uso de organismos inferiores não classificados como animais protegidos (larvas de camarão e pulga d'água) (Figura 8).[24,32]

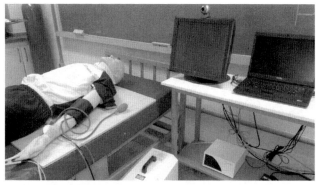

FIGURA 5   Boneco simulador para treinamento de ressuscitação cardiopulmonar e primeiros socorros.

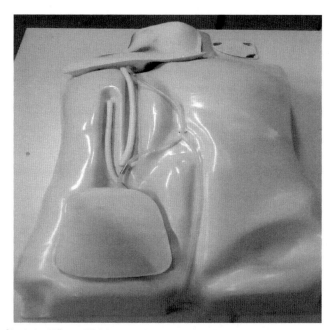

FIGURA 6   Simulador IV Torso utilizado para prática de técnicas de acesso intravenoso.

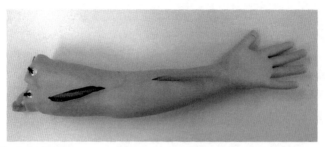

FIGURA 7   Simulador de sutura.

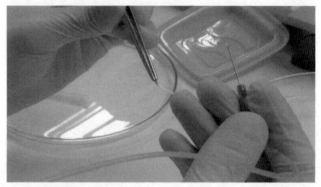

FIGURA 8   Utilização de organismos inferiores como alternativas ao uso de animais vertebrados.

É também importante refletir que o custo de experimentos duplicados na Europa oscila em torno de 20 bilhões de euros/ano. Existem dados indicando que os testes *in vitro*, bem como outros métodos, sejam mais baratos e rápidos quando comparados com modelos animais.[20]

Os resultados obtidos em animais nem sempre correspondem aos realizados em humanos. Ademais, vacinas e drogas antivirais, como aquelas contra a poliomielite e raiva, são em anos recentes desenvolvidas ou melhoradas fundamentalmente em culturas de células.[23]

A simulação em computador tem logrado enormes progressos para determinados campos de outra forma difíceis de se estudar, como a neurociência, genômica e bioquímica de proteínas e moléculas.[22,33]

O uso de intestino delgado e pele de barriga de porco se mostrou útil no ensino de técnicas de sutura, enxertos e confecções de nós cirúrgicos, contudo a ausência de sangramento restringe o treinamento de hemostasia.[27-29] O embrião do *zebrafish* (*Danio rerio*), ou "peixe-zebra", é considerado modelo promissor para prever o desenvolvimento de toxicidade em vertebrados, incluindo seres humanos. O seu rápido desenvolvimento e transparência facilitam a avaliação de efeitos fenotípicos, o que o tornou molde eficaz para estudo de doenças humanas.[34]

Entretanto, trata-se de substituição difícil e lenta, uma vez que tem que passar por estudos colaborativos, realizados em vários locais, em que são analisadas as variações inter e intralaboratoriais.[32] Somente após avaliações de eficácia, segurança, toxicidade, especificidade, sensibilidade e valor preditivo serão validados como métodos alternativos.[10]

A experimentação animal ainda se faz necessária para determinadas práticas de ensino e pesquisa, uma vez que não existe tecnologia suficiente que substituiria a complexidade de um organismo vivo,[2] mas fica evidente a redução nas últimas décadas.[35]

O modelo "*ex vivo*" pode ser utilizado para desenvolvimento de novas terapias, nas quais a doença é identificada em uma fase anterior e tratada com metodologias bem avançadas. Nas técnicas *ex vivo*, células, tecidos ou órgãos são totalmente removidos de organismos vivos animais ou ainda humanos (geralmente peças cirúrgicas de intervenções plásticas, ou cadáveres doados para transplantes), e conservados por tempo variável, inclusive com cultura de tecidos, em condições laboratoriais. Na odontologia, tornou-se fácil investigar o comportamento de células inflamatórias e o metabolismo em diferentes tipos de doença periodontal por meio de tal método.[33,36]

PERSPECTIVAS FUTURAS

Atualmente, tem-se plena consciência de que a sensibilidade animal é similar à humana, no que se refere à dor, memória, angústia e instinto de sobrevivência.[15] Por isso, cabe ao investigador o acompanhamento dos animais operados e o reconhecimento de mínimos sinais de aflição, sendo injustificável nos dias atuais a ausência de analgesia naqueles em cirurgia experimental.[37]

Os cientistas sempre devem ter a responsabilidade de fornecer cuidados de alta qualidade aos animais de laboratório.[38] Nenhum resultado científico pode ser justificado com base no sofrimento de outros seres vivos.[39] Além dos cuidados com o bem-estar animal, os pesquisadores devem respeitar a legislação pertinente, sendo sua responsabilidade adquirir conhecimento sobre a mesma.[14]

Os experimentos devem ser realizados com ética e justificativa, não abusando do direito do homem sobre os animais.[15] É importante a discussão sobre o uso de animais nos experimentos, principalmente nas universidades, pois delas sairão futuros pesquisadores.[39,40]

Todas as instituições que se dedicam à pesquisa animal têm a obrigação moral de desempenharem um papel maior na educação e no diálogo público sobre o que fazem no momento atual, não apenas promovendo as evidências, como também dividindo de que forma o trabalho é conduzido e como os animais são cuidados.[9,11,14] Sempre se deve levar em consideração a relação custo-benefício desse tipo de estudo científico, uma vez que os animais são seres vivos sencientes, e não devem ser utilizados desnecessariamente.

Os ativistas dos direitos animais abominam qualquer tipo de teste com tais criaturas, já que os direitos subjetivos destes seres devem ser sempre considerados.[41] Por conta disso, muitas universidades nacionais e internacionais já não permitem a utilização de tais modelos em seus estudos.

REFERÊNCIAS BIBLIOGRÁFICAS

1. Franco AL, Nogueira MNM, Sousa NGK, Frota MF, Fernandes CMSF, Serra MC. Pesquisa em animais: uma reflexão bioética. Acta Bioeth. 2014;20(2):247-53.
2. Miziara ID. Research ethics in animal models. Braz J Otorhinolaryngol. 2012;78(2):128-31.
3. Petroianu A. Aspectos éticos na pesquisa em animais. Acta Cir Bras. 1996 MES;11(3):157-64.
4. Brasil. Lei n. 11.794 de 8 de outubro de 2008. Procedimentos para o uso científico de animais. Diário Oficial da União; 196; Seção 1.

5. Tréz TA. Caracterização do uso de animais no ensino a partir da percepção de estudantes de ciências biológicas e da saúde. Hist Cienc Saude. 2015;22(3):863-80.
6. Singh VP, Pratap K, Sinha J, Desiraju K, Bahal D, Kukreti R. Critical evaluation of challenges and future use of animals in experimentation for biomedical research. Int J Immunopathol Pharmacol. 2016;29(4):551-61.
7. Toth LA, Olson GA. Strategies for minimizing pain and distress in laboratory animals. Lab Animals. 1991;30:33-9.
8. Schnaider TB, Souza C. Aspectos éticos da experimentação animal. Rev Bras Anestesiol. 2003;53(2):278-85.
9. Kehind EO. They see a rat, we seek a cure for diseases: the current status of animal experimentation in medical practice. Med Princ Pract. 2013;22(1):52-61.
10. Knop LB, Maria DA. Métodos substitutivos e a experimentação animal: um enfoque inovador. RESBCAL. 2016;4(2):101-14.
11. Batalha E. Uso de animais em pesquisa abrange desafios éticos e compromisso com novas tecnologias. Radis. 2017;174.
12. Muller CA, Ramos S, Saisse AO, Almosny NRP. Videocâmeras em biotérios de experimentação: importante ferramenta no controle da contaminação ambiental na microbiota de camundongos. Arq Bras Med Vet Zootec. 2015;67(3):689-97.
13. Weber EM, Dallaire JA, Gaskill BN, Pritcheet-Corning KR, Garner JP. Aggression in group-housed laboratory mice: why can't we solve the problem? LabAnimal. 2017;46(4):157-61.
14. Guidelines for the Use of Animals. Guidelines for the treatment of animals in behavioural research and teaching. Anim Behav. 2017;123:1-9.
15. Neves SMP, Prates FM, Rodrigues LD, Santos RA, Fontes RS, Santana RO. Manual de cuidados e procedimentos com animais de laboratório do Biotério de Produção e Experimentação da FCF-IQ/USP. São Paulo: FCF-IQ/USP; 2013.
16. Iki Y, Ito T, Kudo K, Noda M, Kanehira M, Sueta T, et al. Animal ethics and welfare education in wet-lab training can foster residents' ethical values toward life. Exp Anim. 2017. Disponível em: doi: 10.1538/expanim.17-0026.
17. Macedo AS, Feitosa CC, Kawamoto FYK, Marinho PVT, DalBó IS, Monteiro BF, et al. Animal modeling in bone research – Should we follow the white rabbit? Animal Model Exp Med. 2019;2:162-8.
18. Desmoulin-Canselier S, Moutaud B. Animal models and animal experimentation in the development of deep brain stimulation: from a specific controversy to a multidimensional debate. Front Neuroanat. 2019;13:51.
19. Cheluvappa R, Scowen P, Eri R. Ethics of animal research in human disease remediation, its institutional teaching; and alternatives to animal experimentation. Pharmacol Res Perspect. 2017;5(4):e00332.
20. Van Norman GA. Limitations of animal studies for predicting toxicity in clinical trials. Is it time to rethink our current approach? JACC Basic TranslSci. 2019;4(7):845-54.
21. Bert B, Heinl C, Chmielewska J, Schwarz F, Grune B, Hensel A, et al. Refining animal research: The animal study registry. PLoS Biol. 2019;17(10):e3000463.
22. Liebsch M, Grune B, Seiler A, Butzke D, Oelgeschläger M, Pirow R, et al. Alternatives to animal testing: Current status and future perspectives. Arch Toxicol. 2011;85:841-58.
23. Watts G. Alternatives to animal experimentation. BMJ. 2007;334(7586):182-4.
24. Meigs L, Smirnova L, Rovida C, Leist M, Hartung T. Animal testing and its alternatives – the most important omics is economics. ALTEX. 2018;35(3):275-305.
25. Van Meer PJ, Kooijman M, Gispen-de Wied CC, Moors EH, Schellekens H. The ability of animal studies to detect serious post marketing adverse events is limited. Reg Tox Pharm. 2012;64:345-9.
26. Baldelli I, Massaro A, Penco S, Bassi AM, Patuzzo S, Ciliberto R. Conscientious objection to animal experimentation in italian universities. Animals. 2017;7(24):1-8.

27. Andrade GM, Lopes HDP, Felício SJO, Carmo VM, Matos EP. Experience report on teaching surgical technique without animal use. Acta Cir Bras. 2015;30(5):371-5.
28. Joffe AR, Bara M, Anton N, Nobis N. The ethics of animal research: a survey of the public and scientists in North America. BMC Medical Ethics. 2016;17:17.
29. Mayir B, Doğan U, Bilecik T, Yardımcı EC, Çakır T, Aslaner A, et al. Why scientists perform animal experiments, scientific or personal aim? Ulus Cerrahi Derg. 2016;32:256-60.
30. Kehinde EO. They see a rat, we seek a cure for diseases: the current status of animal experimentation in medical practice. Med Princ Pract. 2013;22(suppl 1):52-61.
31. Bennett AJ, Ringach DL. Animal research in neuroscience: A duty to engage. Neuron. 2016;92(3):653-7.
32. Balls M, Combes R. Animal experimentation and alternatives: revealed preferences. Altern Lab Anim. 2017;45(1):1-3.
33. Pasupuleti MK, Molahally SS, Salwaji S. Ethical guidelines, animal profile, various animal models used in periodontal research with alternatives and future perspectives. J Indian Soc Periodontol. 2016;20(4):360-8.
34. Zoupa M, Machera K. Zebrafish as an alternative vertebrate model for investigating developmental toxicity – the triadimefon example. Int J Mol Sci. 2017;18:817.
35. Ramalli Jr EL, Ho W, Alves M, Rocha EM. Progress in animal experimentation ethics. A case study from a brazilian medical school and from the international medical literature. Acta Cir Bras. 2012;27(9):659-63.
36. Abubakar AA, Noordin MM, Azmi TI, Kaka U, Loqman MY. The use of rats and mice as animal models in ex vivo bone growth and development studies. Bone Joint Res. 2016;5:610-8.
37. Brito CVB, Soares RHFC, Botelho NM. Analgesia de animais de laboratório: responsabilidade dos comitês de ética e obrigação dos pesquisadores. Rev Bioet. 2016;24(3):528-31.
38. Yang NB, Pan XJ, Cheng JJ, Lin JQ, Zhu JY. Ethical inspection about laboratory animals. Zhongguo Ying Yong Sheng Li Xue Za Zhi. 2015;31(6):504-5.
39. Singh VP, Pratap K, Sinha J, Desiraju K, Bahal D, Kukreti R. Critical evaluation of challenges and future use of animals in experimentation for biomedical research. Int J Immunopathol Pharmacol. 2016;29(4):551-61.
40. Tanner R, McShane H. Replacing, reducing and refining the use of animals in tuberculosis vaccine research. ALTEX. 2017;34(1):157-66.
41. Fernandes MR, Pedroso AR. Animal experimentation: A look into ethics, welfare and alternative methods. Rev Assoc Med Bras. 2017;63(11):923-8.

CAPÍTULO 10

Os registros internacionais de enfermidades: uma ferramenta ética para o avanço dos conhecimentos?

Edgardo J. Jares, Maximiliano Gómez, Luis Felipe Ensina

RESUMO

Os registros internacionais são uma tendência da atualidade, não apenas para enfermidades raras como para outras condições clínicas, incluindo aqueles dedicados às intervenções farmacológicas, cirúrgicas e eventos adversos. Tais registros contribuíram inclusive para a formação de redes e associações de pacientes. Eles recolhem dados observacionais sem qualquer intervenção, possibilitando a avaliação da história natural das moléstias, a aferição da eficácia/efetividade de intervenções ou tratamentos, e a monitoração prospectiva ou retrospectiva de determinadas exposições, identificando fatores de risco e contribuindo para políticas de saúde pública. Os registros devem cumprir com as práticas éticas dos projetos de pesquisa especificando a metodologia, a análise dos dados e as medidas de proteção aos participantes.

INTRODUÇÃO

A evolução da Medicina de uma fase de apenas experiências e comunicações até a moderna medicina baseada em evidências impulsionou o avanço dos conhecimentos.[1] Os dados de qualidade converteram-se em um bem valorizado no âmbito profissional e acadêmico, assim como as metanálises, as revisões sistemáticas e os estudos aleatorizados controlados duplo-cegos com controle placebo. Estes representam a referência para as normativas adotadas nas patologias prevalentes, servindo de sustentação para os níveis de evidência das mesmas. Estas mesmas normativas progrediram de mera compilação de dados para fonte de recomendações práticas, fundamentadas em metodologia apropriada.[2]

Muitas informações sobre a vida real que os estudos a que se aludiu eram incapazes de proporcionar passaram a emanar dos registros, sem condicionamentos ou preconceitos. Em um ensaio clínico os pacientes somente são arrolados se obedecem aos critérios de inclusão e exclusão. Apenas os registros disponibilizam uma visão de sua qualidade de vida, ao lado de outros dados concretos e mensuráveis. Tais registros contribuíram inclusive para a formação de redes e associações de pacientes.[3]

Os registros recolhem dados observacionais sem qualquer intervenção, possibilitando a avaliação da história natural das moléstias, a aferição da eficácia/efetividade das intervenções ou tratamentos e a monitoração prospectiva ou retrospectiva de determinadas exposições identificando fatores de risco, contribuindo inclusive para políticas de saúde pública.[4] Esses registros devem cumprir com as boas práticas dos estudos não intervencionistas especificando a metodologia, a análise dos dados e as medidas de proteção aos participantes.[5]

CRIAÇÃO DE UM REGISTRO CIENTÍFICO

Registro seria "um sistema organizado que utiliza métodos observacionais para recolher dados de modo uniforme (clínicos ou outros), a fim de aferir resultados específicos para uma população definida por uma moléstia particular, uma condição ou uma exposição, e que se destina a um objetivo científico, clínico ou de políticas predeterminadas".[6] Os aspectos a serem ponderados na criação de um registro[7] seriam uma pergunta sólida, um desenho de estudo específico com as variáveis a avaliar, ferramentas de mensuração validadas incluindo metodologia estatística, populações de estudo e referência caracterizadas, ao lado de tamanho amostral, condições e tempos. É fundamental padronizar tanto variáveis quanto dados recolhidos, possibilitando comparações com bases de dados de outros tempos ou populações.

Torna-se implícita a preocupação com dados de alta qualidade. Não se pode negligenciar a proteção a estes dados, que na Argentina é contemplada pela Lei n. 25.326.[8] No caso de registros planejados por interesse do(s) investigador(es), o alvo central deve ser o paciente, com possibilidade de interagir em redes sociais, gerar novos dados e hipóteses a investigar, tendo como destinação colimada o bem do paciente afetado pela patologia analisada.

PERSPECTIVA HISTÓRICA

O Registro Nacional de Lepra (hanseníase) da Noruega de 1856 foi o primeiro registro de que se tem conhecimento. Desempenhou papel fundamental no controle da doença naquele país, e demonstrou a importância e utilidade de um registro central de pacientes na solução de problemas de saúde pública.[9] A partir da década de 1970 surgiram os primeiros registros na área de alergia e imunologia clínica, e desde então, o número de publicações cresce a cada ano.[10,11]

DADOS BASEADOS EM POPULAÇÕES

Eles são essenciais para descrever o impacto da doença e também para planejar e avaliar estratégias de prevenção e tratamento. As fontes utilizadas para a tomada de decisões em saúde pública incluem os estudos epidemiológicos, pesquisas/levantamento de dados em saúde, sistemas administrativos, sistemas públicos de vigilância e registros de pacientes.[12,13]

REGISTRO DE URTICÁRIA CRÔNICA

Trata-se de quadro que excede seis semanas de duração, atingindo a pele em forma de placas pruriginosas, edema ou ambos, suscitando altíssimo impacto na qualidade de vida.[14] Suas formas de apresentação, evolução e resposta terapêutica comportam elenco heterogêneo, razão pela qual um conhecimento mais robusto dessas variáveis se configura como grande necessidade. Foi este o alicerce do Registro Latinoamericano de Urticaria Crônica que analisa múltiplas características demográficas, de apresentação clínica, desencadeantes, comorbidades, metodologia diagnóstica e controle da enfermidade com o tratamento recebido. Tem permitido conhecer a realidade dos pacientes, com possibilidade de interação em uma rede social.[15]

Observações iniciais

É oportuno assinalar que a partir de 300 casos registrados emergiu o fato de que a maioria era feminina, com reduzida prevalência de infestações parasitárias em que pese sua procedência de zonas endêmicas, e uma intrigante comorbidade infecciosa com *Mycoplasma*. A autoimunidade esperada se corroborou em elevado porcentual, ainda que a tireoidite autoimune não se revelasse tão frequente. A deterioração da qualidade de vida marchou em paralelo com a falta de resposta ao tratamento na metade dos casos.

Tal perfil possibilita alertar a classe médica da região a respeito das condições e avaliações requeridas, assim como das ações a implementar, com vistas ao benefício dos pacientes. Corrobora-se, portanto, o cumprimento do objetivo principal do registro.

REGISTROS DE ASMA BRÔNQUICA

Esta é outra condição heterogênea cujos fenótipos abarcam características clínicas, tratamentos e prognósticos distintos. A prevalência que se demonstrava ascendente em diversos países parece estabilizada recentemente. Prevalências diferentes foram anunciadas em grupos geneticamente similares, o que sugere um papel relevante para influências ambientais.[16] Registros têm sido utilizados para comparar aspectos da enfermidade em países e populações diversos. O alvo principal é a asma grave, que consome parcela substancialmente maior de recursos dos sistemas de saúde. Na Itália, o registro detectou predomínio do sexo feminino (60,6%), origem alérgica (83,1%), início tardio (> 40 anos) em 30% da população, uso de omalizumabe por 64,1% e de corticoides orais por 16,0%.[17]

O registro terapêutico internacional eXpeRience em asma alérgica não controlada aponta que omalizumabe se associa com redução de corticoides orais, de utilização de recursos médicos e de dias de ausência do trabalho ou escola.[18,19] Esses resultados são coincidentes com os de ensaios clínicos controlados, e reforçam o papel de registros na documentação da vida real.

Heterogeneidade nos registros de asma brônquica

Uma análise de 11 registros europeus de asma grave[20] reitera a diversidade desta população e sobretudo do seu manejo, com tabagismo entre 0 (Suécia) e 9,5% (Bélgica). Antes da prescrição de anti-IL-5, na Eslovênia se prescreviam 700 ug/dia de corticoide inalado, *versus* 1.335 na Polônia. Também previamente à utilização de anti-IgE os patamares de corticoide eram díspares, de 773 e 1.344 mg/dia na Eslovênia e Espanha, respectivamente. Os corticoides orais oscilavam ainda mais, de 9,1% da população *versus* 63,0%, na Dinamarca e Suécia, respectivamente.

Registros longitudinais e de grandes populações

Na Noruega o registro nacional iniciado em 1967 permitiu despistar uma associação entre parto prematuro e asma grave.[21] Na Suécia,[22] um registro em crianças de 0-6 anos não detectou influência da densidade de tráfego veicular e asma brônquica, incluindo-se diagnóstico da enfermidade, medicação e bronquiolite ou bronquite. Vale destacar que o nível de NO_2 no ar era inferior aos limites da Organização Mundial de Saúde, o que poderia explicar o resultado. Uma avaliação combinada de 18 registros europeus e norte-americanos abarcando 60.744 mães e filhos não foi capaz de confirmar efeito protetor para consumo de pescado na gestação (ácidos graxos ômega 3) e asma, rinite ou outras enfermidades alérgicas nas suas crianças.[23]

REGISTROS DE RINITE ALÉRGICA

Diferentemente da asma brônquica, que deixou de crescer, a ascensão da rinite alérgica não se interrompeu, notadamente nos países em desenvolvimento.[24,25] No registro internacional ISMAR[26] verificou-se que os médicos conheciam as diretrizes de diagnóstico e tratamento. Em que pese tal fato, a qualidade de vida era escassamente avaliada, e provas cutâneas com alérgenos, essenciais para o diagnóstico, foram conduzidas em menos de 40% dos casos. Como decorrência, a imunoterapia com alérgenos era parcamente realizada, o tratamento se direcionando para afastamento de alérgenos e irritantes, corticoides, descongestionantes nasais e anti-histamínicos.

Registros de medicamentos

O registro dinamarquês de estatísticas de produtos médicos[27] possibilitou evidenciar que a imunoterapia subcutânea reduziu o consumo de corticoides injetáveis na rinite alérgica.

REGISTROS DE ANAFILAXIA

A literatura não informa suficientemente sobre a prevalência de anafilaxia, com estudos meramente descritivos sem comprovação alergológica. No registro liderado por Margitta Worm emergiu o fato de que a composição da dieta infantil e as picadas de inseto eram indutoras do fenômeno.[28] Em uma série de 11.596 episódios, 42 diziam respeito à anafilaxia refratária, que não responde a duas ou mais doses de pelo menos 300 ug de adrenalina. Em 50% dos casos medicamentos estavam envolvidos, notadamente por via venosa (na anafilaxia grave apenas 19,7% eram responsáveis). O pré-operatório foi o período em que mais ocorreu o transtorno, e em 83% se utilizou adrenalina intravenosa.[29] Medidas de prevenção como os autoinjetores de adrenalina foram introduzidas em 37% dos casos quando atendidos por generalistas, e 84% em serviços especializados.[30]

Grabehenrich et al. despistaram que na Europa, somente um em cada quatro casos recebe a medicação padrão de adrenalina intramuscular, ainda que a taxa de administração em 10 anos tenha se elevado de menos de 20% para pouco mais de 30%.[31]

Na América Latina os medicamentos foram o indutor mais frequente de anafilaxia (31,2%), seguidos por alimentos (23,3%) e picadas de himenópteros (vespas, abelhas e formigas) (14,8%). Somente 37,3% dos casos receberam adrenalina.[32] Anafilaxia sucedeu em 191 crianças, precipitada por alimentos (36,1%), medicamentos (27,7%) e picadas de insetos (26,2%). Formigas escuras nos primeiros anos de vida, e abelhas após a escolarização, eram os insetos implicados. Note-se que na Europa os alimentos foram indutores em 66%, os insetos em 19%, e as drogas somente em 5%. Os insetos também diferiram, predominando abelhas e vespas amarelas a partir dos 5-6 anos.[32-34]

América Latina e Espanha

Em nosso estudo descrevemos 308 casos de anafilaxia. Na primeira hora ocorreram 88% das reações, havendo atuado como desencadeantes alimentos (37%), medicamentos (34%) e picadas de insetos (17%). Nas crianças os indutores se distribuíram diferentemente dos adultos, com 55% de alimentos, 21% de insetos e 14% de drogas. Formigas escuras foram muito importantes dentre os indivíduos < 6 anos (93%), mas também de 7-17 anos (73%), ao passo que as abelhas foram predominantes para adultos (46%). Tanto crianças como adultos foram mais comumente tratados com anti-inflamatórios não esteroides. Buscou-se de forma preponderante os serviços de emergência (69%), seguidos de hospitais (19%) e unidades de terapia intensiva (3%). A adrenalina foi a opção em 43% dos casos, sendo em 35% por via intramuscular, e somente um caso se tratou com autoinjetor.[35]

RELEVÂNCIA DOS REGISTROS SOBRE ALERGIA A MEDICAMENTOS

As reações de hupersensibilidade se classificam como imediatas (menos de 1 h-6 h) e tardias (tempo > 6 h). Há mecanismos imunes e não imunes, e diversos órgãos podem ser acometidos, com predominância da pele. O diagnóstico não é fácil e protocolos são recomendados (SOPs, *Standard Operating Procedures*), incluindo questionários como o da ENDA (*European Network for Drug Allergy*).[36]

Esses registros são particularmente vantajosos para síndromes incomuns, algumas delas graves como Stevens Johnson (SJS), necrólise epidérmica tóxica (TEN), reações caracterizadas por eosinofilia e sintomas sistêmicos (DRESS), conforme rastreadas na Europa (regiSCAR) e América Latina (RACGRAD). Na Europa demonstrou-se que portadores do gene HLA-B*57:01 padecem de maior suscetibilidade a SJS precipitada pela carbamazepina. Na América Latina foi evidenciado que DRESS era a mais comum dentre essas afecções, e estava associada ao emprego de anticonvulsivantes aromáticos.[37,38]

ALERGIA A PENICILINA

A volumosa base de dados europeia de alergia e hipersensibilidade a drogas (ENDA-DAHD) esclareceu que dentre alérgicos a penicilina 6,3% o eram também ao cefuroxime. Desta forma, trata-se de uma alternativa contudo não isenta de risco, cabendo proceder antes a um teste de provocação.[39] Já na América Latina uma iniciativa usando metodologia similar (questionário ENDA e estudo alergológico) desvendou que diferentemente do continente europeu, onde alergia a antibióticos betalactâmicos predominava, eram os anti-inflamatórios não esteroides os agentes mais implicados (52,3%).[40] Eles foram incriminados também por anafilaxia, seguidos de betalactâmicos e outros antibióticos.[41] A adrenalina é escassamente utilizada na América Latina, em não mais que 27% das anafilaxias.

ANGIOEDEMA HEREDITÁRIO (AEH)

Trata-se de entidade rara e potencialmente fatal, especialmente quando faltam diagnóstico precoce e tratamento adequado. Assim, é fundamental entender a epidemiologia e manifestações clínicas da doença, assim como avaliar a segurança e eficácia dos tratamentos na prática clínica. Registros vêm sendo utilizados para adquirir dados sobre o AEH em diferentes países, totalizando mais de 700 casos (42-46). Na Espanha (444 pacientes), estima-se uma prevalência mínima de 1,09:100.000 habitantes, sendo que a maioria destes fazia o tratamento profilático a longo prazo com andrógenos atenuados (80,9%).[44] Os primeiros dados do registro brasileiro em 2013 mostraram que quase 30% de 210 pacientes não recebiam profilaxia. Além disso, 53% eram tratados apenas com o esteroide sintético danazol. Consequentemente, 23% dos pacientes referiam ter apresentado pelo menos um episódio de edema de laringe.[45] Na Grécia, por sua vez, em cada duas famílias acometidas ocorre uma morte em decorrência dos episódios de AEH.[46] Também no Brasil fica claro que é necessário aperfeiçoar o tratamento.[45,46]

O inibidor de C1 esterase (C1-INH) é recomendado para o tratamento dos episódios de angioedema, e também para profilaxia a curto e longo prazo. Um registro internacional sobre o uso do C1-INH nos Estados Unidos e Europa entre 2010-2014 teve como objetivos coletar dados sobre a eficácia e segurança desta medicação.[47] Entre os 343 pacientes incluídos neste registro, a infusão do C1-INH foi realizada tanto para o tratamento dos episódios de angioedema (11.848 infusões) como para a profilaxia (3.142 infusões). O uso do C1-INH foi realizado em 95% das vezes fora de ambiente hospitalar. Dos 252 pacientes que apresentaram eventos adversos (28,7%), foi estabelecida uma associação com a medicação em apenas nove.[48] Ao se analisar uma população de idosos dentro deste mesmo grupo, observaram-se dados de segurança e eficácia muito semelhantes aos dos pacientes mais jovens.[49] Apenas 0,04% dos que realizaram profilaxia a curto prazo apresentaram sintomas nas primeiras 48 horas, passando para 0,23% no quarto dia e 0,32% após 6 dias.[50]

TERMO DE CONSENTIMENTO PARA REGISTROS

Os registros locais ou internacionais são exemplos de utilização secundária de informações clínicas. As fontes primárias são tipicamente as observações de consultório e os prontuários hospitalares, ainda que ocasionalmente os pacientes envolvidos possam ser diretamente contactados. Eventualmente se comportam inclusive como manuseio terciário, quando bancos de dados locais já existentes se fundem com outros para formar um registro mais vasto e abrangente. É necessário termo de consentimento de cada um dos casos arrolados?

Uma primeira questão é o grau de anonimato conferido. Para certos registros e entidades clínicas a completa confidencialidade não envolve maiores desafios, ao passo que para quadros notadamente raros, pode haver interesse em preservar as informações pessoais e rastrear periodicamente os indivíduos, com o propósito de constantemente atualizar e enriquecer o acervo. Outro item que assoma é o nível de sigilo e proteção do banco de dados, ou seja, em que circunstâncias e para quem ele estará disponível: somente para os pesquisadores involucrados, para qualquer profissional ou acadêmico, para o público em geral?

Os próprios diagnósticos em tela são de significado primordial, pois certas situações clínicas potencialmente graves ou eventualmente hereditárias poderão estigmatizar o portador, interferindo na vida social, familiar e profissional.

Diante destes múltiplos cenários, as atitudes dos comitês de ética em distintos países oscilam da dispensa do consentimento, por se tratarem de dados presumivelmente já consentidos previamente, ou então suficientemente protegidos e anonimizados de sorte a eliminar qualquer possibilidade de identificação e risco, até um consentimento idêntico ao de qualquer outra atividade científica.

Uma normativa da Organização de Alimentos e Agricultura (FAO/WHO), especificamente para registros não de enfermidades, mas de conhecimentos e práticas de populações nativas, inclusive de alimentação e saúde, deixa clara a necessidade de consentimento. Em caso negativo, uma justificativa de por que foi impossível obtê-lo, ou então demonstrando que se trata de material no domínio público, será necessária. Outro ponto a considerar seria um reconhecimento oficial de que as populações das quais se recolheu os dados não estão excluídas de sua titularidade.[51]

Um registro dinamarquês sobre circuncisões também defende o consentimento individual, ainda que se tratem de informações secundárias. Sugere-se que idealmente por ocasião da obtenção das informações primárias, ou mesmo da hospitalização, que todo sujeito já declare se autoriza a utilização dos seus dados para qualquer finalidade, somente para pesquisa, para modalidades específicas de investigação, ou se proíbe qualquer emprego. Ao mesmo tempo, deveria apontar se seu eventual consentimento se refere ao prontuário hospitalar, a dados em registros, a biomateriais, ou para qualquer situação.[52]

CONCLUSÕES

Os registros são estudos mais simples, e também mais baratos, mas que permitem identificar particularidades de uma determinada condição. Podemos usar como exemplo o número significativo de pacientes com angioedema hereditário no Brasil com edema de laringe e que, portanto, precisariam receber uma profilaxia mais efetiva.[45] Ou então a possibilidade de suspender os anti-histamínicos em pacientes com urticária crônica espontânea controlados com omalizumabe, aspecto este não abordado nas versões mais recentes das diretrizes internacionais.[14,53]

REFERÊNCIAS BIBLIOGRÁFICAS

1. Thoma A, Eaves FF. A brief history of Evidence-Based Medicine (EBM) and the contributions of Dr David Sackett. Aesthetic Surgery Journal. 2015;35(8):NP261-NP263.
2. Andrews J, Guyatt G, Oxman AD, et al. GRADE guidelines: Going from evidence to recommendations: the significance and presentation of recommendations. J Clin Epidemiol. 2013 Jul;66(7):719-25.
3. Workman TA. Engaging patients in information sharing and data collection: the role of patient-powered registries and research networks. AHRQ Community Forum White Paper. AHRQ Publication No. 13-EHC124-EF. Rockville, MD: Agency for Healthcare Research and Quality; September 2013.
4. Jares EJ, Badellino HA, Ensina LF. Registries as useful tools in characterization of allergic manifestations. Curr Opin Allergy Clin Immunol. 2016 Jun;16(3):250-6.
5. Dreyer NA, Blackburn S, Hliva V, et al. Balancing the interests of patient data protection and medication safety monitoring in a public-private partnership. JMIR Med Inform. 2015 Apr 15;3(2):e18.
6. Dreyer NA, Garner S. Registries for robust evidence. JAMA. 2009;302(7):790-1.
7. Gliklich R, Dreyer N, Leavy MEDS. Registries for evaluating patient outcomes: A user's guide. 3. ed. Rockville, MD: Agency for Healthcare Research and Quality; April 2014. AHRQ Publication No. 13(14)-EHC111.
8. Sociedad Argentina de Pediatría. Ley de protección de los datos personales. Disponível em: https://www.sap.org.ar/uploads/DatosPersonales.pdf. Acesso 02 Mar 2020.
9. Irgens LM, Bjerkedal T. Epidemiology of leprosy in Norway: The history of the National Leprosy Registry of Norway from 1856 until today. Int J Epidemiol. 1973;2:81-9.
10. Karetzky MS. Asthma in the South Bronx: clinical and epidemiologic characteristics. J Allergy Clin Immunol. 1977;60:383-90.
11. Koivikko A. Childrens' asthma register. Description of a data-system and patient material. Acta Allergol. 1977;32:350-67.
12. Lix LM, Yogendran MS, Shaw SY, et al. Population-based data sources for chronic disease surveillance. Chronic Dis Can. 2008;29:31-8.

13. Cricelli C, Mazzaglia G, Samani F, et al. Prevalence estimates for chronic diseases in Italy: exploring the differences between self-report and primary care databases. J Public Health Med. 2003;25:254-7.
14. Zuberbier T, Aberer W, Asero R. The EAACI/GA2LEN/EDF/WAO guideline for the definition, classification, diagnosis and management of urticaria. The 2017 revision and update. Allergy. 2018 Jul;73(7):1393-414.
15. Gómez RM, Jares E, Borges MS, et al. SLAAI CUR group. Latin American chronic urticaria registry (CUR) contribution to the understanding and knowledge of the disease in the region. World Allergy Organ J. 2019 Jun 13;12(6):100042.
16. von Mutius E, Schmid S. The PASTURE project: EU support for the improvement of knowledge about risk factors and preventive factors for atopy in Europe. Allergy. 2006;61:407-13.
17. Maio S, Baldacci S, Bresciani M, Simoni M, et al. AGAVE group. RItA: The Italian severe/uncontrolled asthma registry. Allergy. 2018 Mar;73(3):683-95.
18. Braunstahl GJ, Canvin J, Peachey G, et al. Healthcare resource utilization in patients receiving omalizumab for allergic asthma in a real-world setting. Biol Ther. 2014 Dec;4(1-2):57-67.
19. Braunstahl GJ, Chlumský J, Peachey G, et al. Reduction in oral corticosteroid use in patients receiving omalizumab for allergic asthma in the real-world setting. Allergy Asthma Clin Immunol. 2013 Dec 4;9(1):47.
20. van Bragt JJMH, Adcock IM, Bel EHD, et al. SHARP Clinical Research Collaboration; Members of the SHARP Clinical Research Collaboration. Characteristics and treatment regimens across ERS SHARP severe asthma registries. Eur Respir J. 2020 Jan 9;55(1).
21. Trønnes H, Wilcox AJ, Lie RT, et al. The association of preterm birth with severe asthma and atopic dermatitis; a National Cohort study. Pediatr Allergy Immunol. 2013;24:782-7.
22. Lindgren A, Stroh E, Björk J, Jakobsson K. Asthma incidence in children growing up close to traffic: a registry-based birth cohort. Environmental Health. 2013,12:91.
23. Stratakis N, Roumeliotaki T, Oken E, et al. Fish and seafood consumption during pregnancy and the risk of asthma and allergic rhinitis in childhood: a pooled analysis of 18 European and US birth cohorts. Int J Epidemiol. 2017 Oct;46(5):1465-77.
24. Pawankar R, Canonica GW, Holgate ST, et al. WAO White Book on Allergy: Update 2013. Disponível em: http://www.worldallergy.org/UserFiles/file/White-Book2-2013-v8.pdf.
25. Henriksen L, Simonsen J, Haerskjold A, et al. Incidence rates of atopic dermatitis, asthma, and allergic rhinoconjunctivitis in Danish and Swedish children. J Allergy Clin Immunol. 2015;136:360-6.
26. Baena-Cagnani CE, Canonica GW, Zaky Helal M, et al. ISMAR Study Group. The international survey on the management of allergic rhinitis by physicians and patients (ISMAR). World Allergy Organ J. 2015;8:10.
27. Aasbjerg K, Torp-Pedersen C, Backer V. Specific immunotherapy can greatly reduce the need for systemic steroids in allergic rhinitis. Allergy. 2012;67:1423-9.
28. Worm M, Edenharter G, Ruëff F, et al. Symptom profile and risk factors of anaphylaxis in Central Europe. Allergy. 2012;67:691-8.
29. Francuzik W, Dölle-Bierke S, Knop M, et al. Refractory anaphylaxis: Data from the European Anaphylaxis Registry. Front Immunol. 2019;10:2482.
30. Kraft M, Knop MP, Renaudin J-M, et al.; on behalf of The Network for Online Registration of Anaphylaxis (NORA). Secondary prevention measures in anaphylaxis patients: Data from the anaphylaxis registry. Allergy. 2019;00:1-10.
31. Grabenhenrich LB, Dölle S, Ruëff F, et al. Epinephrine in severe allergic reactions: The European Anaphylaxis Register. J Allergy Clin Immunol Pract. 2018 Nov-Dec;6(6):1898-1906.e1.

32. Sole D, Ivancevich JC, Borges MS, et al. Anaphylaxis in Latin America: a report of the online Latin American survey on anaphylaxis (OLASA). Clinics. 2011;66:943-7.
33. Sole D, Ivancevich JC, Borges MS, et al. Anaphylaxis in Latin American children and adolescents: the Online Latin American Survey on Anaphylaxis (OLASA). Allergologia et Immunopathologia. 2012;40:331-5.
34. Grabenhenrich LB, Dölle S, Moneret-Vautrin A, et al. Anaphylaxis in children and adolescents: The European Anaphylaxis Registry. J Allergy Clin Immunol. 2016;137:1128-37.
35. Jares E, Gómez M, Cardona V, et al. Clinical features, inducers and treatment of anaphylaxis in Latin America and Spain. J Allergy Clin Immunol. 2020;142,2:AB77.
36. Demoly P, Adkinson NF, Brockow K, et al. International consensus on drug allergy. Allergy. 2014;69:420-37.
37. Mockenhaupt M, Wang CW, Hung SI, et al. RegiSCAR group. HLA-B*57:01 confers genetic susceptibility to carbamazepine-induced SJS/TEN in Europeans. Allergy. 2019 Nov;74(11):2227-30.
38. Rojas Mejía DV, Zwiener RD, Cardona Villa R, et al. Severe cutaneous adverse reactions (SCARs) to drugs in Latin America: RACGRAD study. J Investig Allergol Clin Immunol. 2020 Feb;25:0.
39. Caimmi S, Galera C, Bousquet-Rouanet L, et al. Safety of cefuroxime as an alternative in patients with a proven hypersensitivity to penicillins: a DAHD cohort survey. Int Arch Allergy Immunol. 2010;153:53-60.
40. Jares EJ, Sanchez-Borges M, Cardona-Villa R, et al., Latin America Drug Allergy Interest Group. Multinational experience with hypersensitivity drug reactions in Latin America. Ann Allergy Asthma Immunol. 2014;113:282-9.
41. Jares EJ, Baena-Cagnani CE, Sanchez-Borges M, et al. Drug-induced anaphylaxis in Latin American countries. J Allergy Clin Immunol Pract. 2015;3:780-8.
42. Laurent J, Lagrue G. Hereditary angioneurotic edema. Recent progress in diagnosis and treatment. Importance of a national registry. Allerg Immunol (Paris). 1991;23:5-9.
43. Mallbris L, Nordenfelt P, Bjorkander J, et al. The establishment and utility of Sweha-Reg: a Swedish population-based registry to understand hereditary angioedema. BMC Dermatol. 2007;7:6.
44. Roche O, Blanch A, Sastre N, et al. Hereditary angioedema due to C1 inhibitor deficiency: patient registry and approach to prevalence in Spain. Ann Allergy Asthma Immunol. 2005;94:498-503.
45. Grumach AS, Valle SO, Toledo E, et al. Hereditary angioedema: first report of the Brazilian registry and challenges. J Eur Acad Dermatol Venereol. 2013;27:e338-e344.
46. Psarros F, Koutsosthathis N, Farmaki E, et al. Hereditary angioedema in Greece: the first results of the Greek hereditary angioedema registry. Int Arch Allergy Immunol. 2014;164:326-32.
47. Busse P, Bygum A, Edelman J, et al. Safety of C1-esterase inhibitor in acute and prophylactic therapy of hereditary angioedema: findings from the ongoing international Berinert patient registry. J Allergy Clin Immunol Pract. 2015;3:213-9.
48. Riedl MA, Bygum A, Lumry W, et al. Berinert Registry investigators. Safety and usage of C1-inhibitor in hereditary angioedema: Berinert Registry Data. J Allergy Clin Immunol Pract. 2016;4:963-71.
49. Bygum A, Martinez-Saguer I, Bas M, et al. Berinert Registry Investigators. Use of a C1 inhibitor concentrate in adults ≥ 65 years of age with hereditary angioedema: findings from the International Berinert (C1-INH) Registry. Drugs Aging. 2016;33:819-27.
50. Magerl M, Frank M, Lumry W, et al. Berinert Registry Investigators. Short-term prophylactic use of C1-inhibitor concentrate in hereditary angioedema: Findings from an international patient registry. Ann Allergy Asthma Immunol. 2017;118:110-2.
51. Ploug T, Holm S. Informed consent and registry-based research – the case of the Danish circumcision registry. BMC Medical Ethics. 2017;18:53.

52. Food and Agriculture Organization (FAO/WHO). Alexander M, Chamundeeswari A, Kambu A, Ruiz M, et al. The role of registers and databases in the protection of traditional knowledge: a comparative analysis [2004]. Disponível em: agris.fao.org/agris-search/search.do?recordID=GB2013203208.
53. Ensina LF, Arruda LK, Campos RA, et al. H1-antihistamines may be no longer necessary for patients with refractory chronic spontaneous urticaria after introduction of omalizumab treatment [published online ahead of print, 2019 Nov 25]. J Investig Allergol Clin Immunol. 2019;0.

CAPÍTULO 11

Cuidados éticos nas investigações com biobancos

Garbiñe Saruwatari Zavala

RESUMO

No presente capítulo somente serão consideradas amostras humanas, posto que espécimes animais suscitam distintas reflexões ético-jurídicas. As implicações bioéticas sobre obtenção, descarte, armazenamento, conservação e destruição de amostras biológicas e informações pessoais são múltiplas e variadas, dependendo do contexto clínico, de investigação, forense e comercial. Os biobancos de pesquisas avultam neste cenário, fruto dos possíveis avanços médicos e em outras ciências ensejados pelo binômio amostra-dados. Uma regulamentação apropriada dos biobancos poderá seguir-se de repercussões positivas nos âmbitos tecnológico, social, informático, econômico e legal, que fomentem relações de maior participação e transparência entre as instituições científicas e a sociedade.

TIPOS DE MATERIAIS BIOLÓGICOS: MANEJO E ARMAZENAMENTO

Para entender o panorama da regulamentação jurídica com respeito às amostras biológicas humanas, três dimensões devem ser consideradas:

1. O substrato biológico material, que pode ser um tecido, célula ou excreta obtido do corpo humano.
2. A informação biológica e/ou genética que se venha a obter. Tal abrange processos das próprias células, como origem, forma de reprodução, homeostase ou apoptose; informações genéticas concernentes ao indivíduo como um todo; seus riscos e predisposição a enfermidades; variáveis e associações relacionadas a achados específicos; informações etnográficas e genealógicas concernentes à população ou origem ancestral.
3. A informação pessoal e sensível que possibilita a identificação de uma pessoa ou grupo de pessoas. Tais dados poderão revelar o indivíduo dentro de seu papel social, incluindo sua identidade na estrutura familiar, cultural, legal e institucional de seu país.

A primeira dimensão encontra-se normatizada pelos países de maneira mais ou menos pormenorizada:

A. Manejo de órgãos e tecidos para transplantes e transfusão sanguínea no âmbito clínico.[1]
B. Utilização de amostras para análise química, microbiológica, citológica, histológica ou genética para fins diagnósticos e espécimes de anatomia patológica para rastreamento de entidades nosológicas.
C. Manuseio de cadáveres para fins sanitários, de ensino, de investigação científica ou forense.

D. Destinação de substâncias expelidas ou excretadas pelo organismo no decurso de processos fisiológicos.

E. Tratamento de resíduos biológicos infectocontagiosos, à luz das normas de biossegurança locais.[2]

Com respeito aos itens IV e V, cabe assinalar que, na última década, o manejo de tecidos e substâncias expelidas pelo organismo ("produtos" na legislação mexicana) converteu-se em um processo mais sofisticado (artigo 314, item XI da Lei Geral de Saúde).[3] Anos atrás, a placenta, os anexos da pele e outras substâncias eliminadas eram consideradas dejetos, e não havia necessidade de termo de consentimento assinado para descarte ou destruição. Hoje é requerido, à luz da relevância do sangue do cordão umbilical para obtenção de células-tronco, utilizadas clinicamente ou para investigação.

Os regulamentos sanitários que não abarcam concretamente agentes infecciosos e resíduos perigosos não incluem na categoria de "humano" os microrganismos (leveduras, fungos, vírus, bactérias). No entanto, à luz dos estudos do microbioma intestinal e da epigenética, os genes procedentes desses organismos, acoplados às informações clínicas pertinentes ao hospedeiro, deveriam receber tratamento equivalente ao de outras amostras biológicas humanas. Realço este ponto haja vista a utilização recente de fezes seja para diagnóstico e rastreamento de disbioses intestinais, seja mesmo para transplantes fecais a partir de doadores saudáveis.[4]

IMPORTÂNCIA DE BIORREPOSITÓRIOS E BIOBANCOS

As aplicações crescentes dos biomateriais justificam o interesse no seu armazenamento em reservatórios, bancos ou biobancos.[5] Os reservatórios indicariam coleções inertes que permanecem imóveis na mesma instituição, para fins específicos.[6] Distintamente dos bancos, estabelecimentos públicos ou privados que conservam células, tecidos, órgãos, produtos ou líquidos fisiológicos humanos, destinados a necessidades diagnósticas, terapêuticas, cirúrgicas, de reabilitação, de ensino ou investigação.

Bancos tradicionais abrangem bancos de sangue hospitalares, coleções de patologia direcionadas para diagnóstico, ensino ou pesquisa, e bancos de dentes, pele, ou córneas para transplantes.[7] Fazem parte da mesma categoria bancos de restos humanos, de material genético (DNA) e arquivos biométricos para identificação forense.

No âmbito dos bancos e das bases de dados, que acompanham ou podem ser independentes dos bancos de material biológico, não se pode deixar de mencionar as coleções de texto, gráficos, imagens e vídeos subordinadas ao diagnóstico e investigação da saúde. Note-se que os bancos podem ou não revestir-se de motivação comercial, como é o caso de bancos de sangue convencionais e mesmo de sangue de cordão.[8]

A acepção moderna de biobanco focaliza estabelecimentos públicos ou privados de biomateriais orientados sobretudo para o diagnóstico e a pesquisa científica. Ficam implícitas as intenções de utilização a longo prazo, assim como o intercâmbio de amostras e informações com outras instituições científicas.[9] Neste diapasão sobressai a importância de uma organização técnica, com critérios de qualidade, ordem e destinação padronizados, possibilitando a inserção dessas coleções em projetos nacionais e internacionais.[10]

Quer se tratem de bancos tradicionais ou biobancos, cabem protocolos apropriados para obtenção, guarda, preparação, conservação e utilização dos biomateriais e dos cadáveres, de acordo com os objetivos investigacionais, terapêuticos ou didáticos.

Note-se que em bancos tradicionais como os de sangue, a preocupação com os dados clínicos do doador é limitada, restringindo-se essencialmente à exclusão de enfermidades bacterianas, virais e de outros contaminantes. Tal se contrapõe aos biobancos acadêmicos, onde o máximo de informações clínicas de cada caso é disponibilizado, a fim de ensejar o desenho de protocolos com critérios de inclusão e exclusão detalhados. Como exemplo, poderá abranger informações epidemiológicas e de exposição ambiental, de alimentação, estilo de vida e ocupação, expandindo o escopo inclusive para pesquisas sociais e antropológicas.

TITULARIDADE JURÍDICA DO MATERIAL BIOLÓGICO

A titularidade de uma amostra comporta distintas leituras, à luz da destinação (clínica, investigacional, comercial) e das pessoas que terão acesso a ela (no decurso da coleta, armazenamento ou destruição), resultando variadas formas de consentimento para cada um desses procedimentos.

Na eventualidade de tecidos e células para transplantes e transfusões, conta-se com regulamentos claros. O doador delibera se disponibiliza seus órgãos, seja em vida ou *post-mortem,* sendo que o receptor, após aceitar tal tratamento, torna-se o novo titular. No caso de o falecido não haver expresso seu desejo, cabe aos familiares responder pela decisão. Vale ressaltar que as legislações não são uniformes nem estáticas. Em alguns países admite-se a doação presumida, que só cairá por terra mediante carta ou documento prévio em contrário. A maioria dos países adota também a gratuidade das doações para transplante, a fim de inibir a compra e venda de órgãos e tecidos. Nestas circunstâncias inexiste a titularidade pecuniária do doador ou seu representante.

Confidencialidade

As autoridades resguardam informações concernentes tanto ao doador quanto ao receptor. Em muitas partes, listas únicas nacionais de candidatos a transplantes asseguram, dentro de critérios técnicos de histocompatibilidade e outros, a alocação aleatória e o completo respeito ao sigilo e privacidade das partes.

Em bancos de sangue ou de leite materno não é usual arquivarem-se informações do doador, ao passo que isso ocorre em bancos privados de cordão umbilical e de reprodução assistida, garantindo a titularidade para o usuário que contrata o tecido, as células-tronco ou germinais ou os embriões congelados.

A titularidade nos projetos de pesquisa

No âmbito da investigação científica a perspectiva difere, e a extensão da titularidade não se encontra precisamente delineada. Debate-se se as amostras pertencem ao investigador, ao sujeito da pesquisa ou à instituição à qual o pesquisador está subordinado. Uma das propostas dos biobancos seria justamente encontrar uma saída para tal dilema.

São intrínsecas à natureza do biobanco a cessão e a mobilidade dos biomateriais estocados. Consequentemente, ficam caracterizados os compromissos do mesmo com a permanente disponibilização das amostras e a forma aberta e transparente com que isso é executado. Efetivamente, tanto materiais como as informações clínicas a eles pertinentes transitam rotineiramente entre investigadores, laboratórios e mesmo instituições estrangeiras, sob a égide de acordos *ad hoc* ou leis e convenções multilaterais.

Por princípio, todo biobanco se encontra sob a jurisdição de um comitê de ética em pesquisa, ao qual cabe auditar os projetos de investigação aferindo sua pertinência e ob-

CAPÍTULO 11 CUIDADOS ÉTICOS NAS INVESTIGAÇÕES COM BIOBANCOS **99**

jetividade, assim como as justificativas para utilização do material armazenado, a fim de que este seja manuseado de forma correta e imparcial.

Os direitos do participante de biobanco

Um caso emblemático diz respeito ao Dr. William Catalona, professor e cientista da Divisão de Clínica Urológica da Universidade de Washington (EUA), onde constituiu o Biorrepositório Genitourinário com o fito de investigar as bases genéticas do câncer de próstata. Mais de 3.000 biópsias de tumores foram recolhidas dos participantes que aderiram ao protocolo.[11] Vale assinalar que o biorrepositório sempre esteve alojado na universidade, a qual subscrevia a maior parte dos recursos de manutenção e operação, ainda que milhares de dólares adicionais houvessem sido arrecadados pelo Prof. Catalona de fontes públicas e privadas.

O recrutamento se conduzia mediante cartas de consentimento informado, onde os participantes indicavam se doavam um fragmento de sua peça cirúrgica ou uma amostra de sangue. O teor das cartas nem sempre coincidia com os objetivos específicos dos diversos projetos em andamento, contudo todas exibiam o logotipo da universidade, a finalidade geral da investigação e o nome do pesquisador principal.

Mediante acordos de transferência, a própria universidade repassou amostras armazenadas para outros centros e instituições, seja em projetos cooperativos ou mesmo como cessão independente. Nesses acordos, a universidade figurava como proprietária dos biomateriais.

Em 2003 o Dr. Catalona transferiu-se para a Universidade Northwestern em Chicago. Visando prosseguir com sua linha de investigação, contatou todos os participantes, requerendo uma doação diretamente à sua pessoa, a fim de remover o biorrepositório e reinstalá-lo no novo endereço. Com mais de 6.000 cartas assinadas em mãos, encaminhou sua solicitação à Universidade de Washington. Esta recusou-se a acatar o pedido e conduziu o caso às barras dos tribunais.

O ponto crítico do caso foi a titularidade remanescente dos doadores de biomateriais. Será que após o consentimento original à primeira instituição, eles conservavam o poder de subsequentemente remanejar a doação para a pessoa do investigador, tal como pleiteado pelo Dr. Catalona? A justiça do Missouri, onde se situa a Universidade de Washington, foi favorável a esta última, denegando as demandas do Dr. Catalona. O fundamento racional da sentença foi que se tratava de transferência voluntária *inter vivos*, sem incentivos ou compensações. Sua intenção havia sido beneficiar a Universidade de Washington, conforme expressamente declarado pelos donatários.

Os direitos da instituição mantenedora

Controvérsia análoga já foi suscitada no tocante à propriedade de prontuários médicos, em que a titularidade das informações pertence ao paciente, contudo o suporte físico (eletrônico ou em papel), assim como as obrigações e custos de guarda e conservação, recaem sobre a instituição hospitalar.[12]

Conflito um tanto distinto surgiu em 1990, quando pesquisadores da Arizona State University (ASU) coletaram amostras de sangue de 200 indígenas Havasupai, para averiguar a prevalência de diabetes. O mesmo biomaterial foi subsequentemente utilizado para finalidades diversas, e inclusive compartilhado com outros investigadores.[13]

Quando três publicações não relacionadas emergiram, os Havasupai acionaram legalmente a ASU. Um dos protocolos debruçava-se sobre as bases genéticas da esquizofrenia, e outro sobre as práticas endogâmicas da tribo: ambos poderiam gerar estigmatização do grupo étnico. O terceiro, de caráter genético-evolucionista, afiançava que os Havasupai procediam da Ásia, havendo migrado pelo estreito de Bering. Isso colidia com suas tradições ancestrais, que garantiam a origem local, na região do Grand Canyon.

O processo foi bastante prolongado, até que em 2010 a ASU concordou em indenizar 41 indígenas Havasupai no valor global de 700.000 dólares, além de solicitar desculpas formais e se comprometer a cooperar mais com a etnia nos âmbitos da saúde, educação e desenvolvimento.[14]

CONSENTIMENTO INFORMADO

Nos contextos a que se aludiu, o projeto ou linha de investigação era único ou bem delimitado. Assim sendo, o termo de consentimento deve ser muito explícito no tocante a objetivos, critérios de inclusão e exclusão, riscos, benefícios e possíveis retribuições aos participantes. As amostras concedidas, uma vez finalizados os estudos, devem ser destruídas, a menos que um segundo termo de consentimento possa ser obtido dos participantes, possibilitando a utilização para outras finalidades.

A experiência revela que tais consentimentos rígidos não são práticos, à luz dos recursos econômicos investidos na coleta e armazenamento dos biomateriais, assim como na mão de obra especializada consumida de técnicos e dos próprios investigadores. A tendência atual é empoderar mais o doador do biomaterial ou o titular das informações clínicas, traçando limites para o investigador ou a instituição responsável pela guarda das amostras.

Consentimento por níveis

Uma das opções é o consentimento flexível ou por níveis (*"tiered consent"*), onde o participante pode deliberar a respeito de um leque de alternativas:

1. Autorização geral – suas amostras e informações poderão ser utilizadas para distintos temas, seja dentro da instituição que recebe o consentimento, ou mediante colaboração com outras instituições.
2. Autorização futura restrita ao tema: o emprego no futuro é permitido, desde que relacionado ao tema do projeto original.
3. Autorização futura restrita à instituição: o emprego futuro é autorizado para qualquer tema ou área, uma vez que conduzido pela mesma instituição ou suas parceiras, e revisado pelo seu comitê de ética.
4. Autorização futura condicional: para cada emprego futuro distinto do inicial, o participante necessitará ser contatado e novo consentimento solicitado.
5. Autorização para biobanco: na medida em que o material é cedido a um biobanco, tudo poderá ser utilizado por tempo indefinido, como ainda cedido a outras instituições, ou destinado para fins variados. A condição seria uma revisão de cada projeto por parte do comitê de ética do biobanco.

Consentimento dinâmico

Nesta modalidade, uma plataforma na internet gera uma interface entre os participantes, de um lado, e os gestores e custodiadores dos biobancos e da comunidade científica de outro. Sua principal característica é que há um contato contínuo entre participantes ou doadores de amostras e os investigadores, permitindo a obtenção de informações sobre projetos em andamento em tempo real. Ao mesmo tempo, a plataforma enseja novos consentimentos para propostas futuras, assim como a revogação de outros porventura formalizados previamente.[15]

As vantagens deste sistema são o maior exercício de autonomia por parte do participante, que se mantém continuamente informado e empoderado, e conta com interação direta junto aos grupos de investigação. Note-se que aumenta a responsabilidade dos gestores de biobanco e dos comitês de ética, incumbidos de revisar todos os projetos que se valem de biomateriais estocados. Por outro lado, o participante recebe maior retorno pessoal, sob a forma de achados da investigação e eventuais incidentes ou imprevistos.

Proteção de dados tipo *blockchain*

A preocupação com a segurança e o manuseio de informações também perpassa os biobancos. Alguns portais da internet já disponibilizam um sistema de proteção tipo *blockchain*, onde o próprio sujeito da pesquisa conta com a chave para autorizar a utilização de seu biomaterial ou arquivo de informações, por parte da equipe ou instituição solicitante.[16] Nesta modalidade os registros permanecem descentralizados e seguros por meio de "bloqueios". Cada bloqueio é marcado no tempo e está vinculado a um bloqueio anterior. Os próprios usuários controlam o sistema *blockchain*, que não pertence a ninguém nem está sujeito a uma instância reguladora centralizada.[17]

RISCO DE CONFLITOS ÉTICOS

As zonas cinzentas do consentimento informado

Nos ensaios com drogas ou dispositivos cirúrgicos usualmente há instruções claras sobre indicações, dosagens, tempos de administração, controles e seguimentos. Sua duração total muitas vezes não se estende além de meses ou poucos anos, e os resultados emergem, se não imediatamente, pelo menos em tempos curtos. Neste contexto o termo de consentimento é mais simples e objetivo, uma vez que riscos, benefícios e responsabilidades do patrocinador, da instituição, do investigador principal, do clínico geral que porventura atende o caso e do pessoal paramédico ou técnico encontram-se claramente especificados.[18]

O caso Catalona ilustra a confusão de papéis entre o profissional que trata e aquele que investiga. Como regra, os pacientes confiam no seu médico. Quando este os convida para aderir a algum protocolo, eles concordam, seja em sinal de agradecimento e desejo de prolongar o relacionamento, inclusive obtendo possíveis vantagens terapêuticas, seja contrariamente por receio de perder a amizade caso se recusem a participar.

Quando o estudo se volta para materiais e informações estocados em registros e biobancos, os riscos e os direitos dos participantes tornam-se mais nebulosos. O conceito de projetos futuros, por tempo indeterminado, é de difícil assimilação para um leigo, assim como as implicações de compartilhar tal material com terceiros (biobancos, universidades, centros médicos externos). Delimitações de titularidade podem gerar confusões na mente das pessoas. Seguramente os pacientes do dr. Catalona, a que se aludiu previamente, doaram seu sangue e biópsias porque estavam conscientes de sua enfermidade e motivados para um gesto de altruísmo direcionado à ciência. No entanto, captaram menos fielmente as sutilezas de titularidade envolvendo pessoas e instituições de pesquisa.

A compreensão do documento

Se um termo de consentimento convencional e linear já escapa ao entendimento de alguns, o desafio se potencializa quando um biobanco entra em cena e múltiplas opções para o futuro se apresentam. O quadro é agravado por terminologia intrinsecamente complexa, voltada a ramos como a genômica e seus desdobramentos. Barreiras educacionais, econômicas e culturais dificultam a compreensão sobre o alcance dos projetos e as delimitações da doação de biomateriais.

Como mencionado no caso da comunidade Havasupai, a cosmovisão dos participantes nem sempre coincide com a dos cientistas, nem com a das instituições que podem albergar distintos interesses científicos, econômicos e até políticos. Por mais empoderamento que se proporcione aos participantes, este acabará debilitado ou anulado na hipótese de opções complexas e excedendo sua capacidade de entendimento.

Uso diversificado dos biobancos

Já foi apontado que laboratórios públicos ou privados de análises clínicas ou forenses, como também bancos de sangue hospitalares, algumas vezes armazenam suas amostras para finalidades que extrapolam as destinações primárias. Na ausência de padrões regulatórios e de informação dos usuários, a utilização comercial de tais biomateriais poderá desembocar em potenciais conflitos.

Em diversos países, empresas comerciais incentivam o consumidor a colher em seu domicílio amostra de saliva, urina ou outro material, acondicionando em recipientes padronizados e enviando por correio. O desfecho poderá ser perfil de "saúde", rendimento esportivo, risco de enfermidades, análise genética clínica ou avaliação genealógica, permitindo conhecer sua ancestralidade e redes de parentesco. As mais famosas na esfera da genômica são 23andMe, Ancestry, MyHeritage, Helix, Family Tree e Genera, com portais em inglês, no entanto em algumas circunstâncias incluindo português e outros idiomas.

A empresa 23andMe, que previamente enfrentou atritos com a Food and Drug Administration (EUA), em 2018 vendeu à GlaxoSmithKline, por 300 milhões de dólares, o acesso a cinco milhões de perfis genéticos de sua base de clientes, para estudos de farmacogenética com novas drogas.[19] Esse fato suscitou um debate sobre a proteção da confidencialidade das informações dos usuários. Ainda que eles hajam consentido com o compartilhamento de suas informações, de forma anônima e protegida, muitos consumidores não entenderam por que seus dados genéticos acabaram nas mãos de outro destinatário e com finalidades discrepantes das originais.

As boas práticas de laboratório e os guias éticos ditam que tanto material biológico quanto dados pessoais destinem-se exclusivamente aos fins estabelecidos no projeto, ou aos autorizados para o biobanco.[20] Um banco comercial deveria delimitar as utilizações apenas para os serviços contratados, e um de natureza forense, para identificação ou busca de pessoas unicamente.

Bancos de dados forenses

Um exemplo pioneiro é constituído pelo Banco Nacional de Dados Genéticos da Argentina, instaurado (Lei 23511) em 1987,[21] e na atualidade (Lei 26548 de 2009) na esfera do Ministério de Ciência, Tecnologia e Inovação Produtiva. Seus propósitos abrangem obtenção, armazenamento e análise genética em casos de delitos lesa-humanidade. Sua origem remonta às iniciativas da associação civil "Avós da Praça de Maio", para localizar crianças sequestradas e desaparecidas durante a ditadura cívico-militar, com o fito de restituí-las a suas legítimas famílias.

Também em outros países se estruturaram bancos de perfis ou impressões (*fingerprints*) genéticos, tanto para identificação de desaparecidos como para elucidação de crimes.

Finalidades não previstas

Em fevereiro de 2017, uma convergência inédita de propósitos comerciais *versus* forenses sucedeu na Califórnia (EUA). A genealogista Barbara Rae-Venter garimpou a identificação genética de um criminoso muito procurado, o que conduziu à sua captura, mediante uma empresa comercial de DNA, o GEDmatch. Esse serviço acessa e compara arquivos de outras empresas comerciais, que prestam serviços genéticos diretamente ao consumidor. A genealogista se valeu dessas informações, uma vez que os termos de uso do GEDmatch não proíbem expressamente colaboração com a polícia.[23]

Primos do suspeito haviam buscado os serviços da companhia Ancestry.com, especializada em rastrear familiares e antepassados. Mediante uma amostra lá disponibilizada, ela reconstituiu a árvore genealógica, chegando a um ex-policial denominado Joseph DeAngelo. Tratava-se de nada menos que do *Golden State Killer*, um famoso *serial killer* e estuprador da década de 1970. Após esse episódio, a empresa Ancestry.com notificou sua clientela que não mais colaboraria com forças da ordem, salvo se houvesse mandado judicial.[24]

Não obstante a nova política da empresa, outra genealogista genética, Cheryl Hester, logrou sucesso em identificar, em 2019, na mesma plataforma GEDmatch, o DNA de outro suspeito de estupro e assassinato, James Richard Curry. Graças à comparação genética com o kit de amostras médico-legais recolhido pela polícia em 1982, por ocasião do homicídio, tanto o criminoso quanto a vítima, que até então permanecia anônima, acabaram revelados.

Em países onde grandes bancos genéticos foram constituídos, como nos Estados Unidos, há crescente pressão de parte da opinião pública, nominalmente vítimas ou familiares de crimes como estupro, assassinato ou sequestro, de que todas as ferramentas, sem exceção, sejam utilizadas pelas autoridades, visando rastrear os autores dos delitos. Isso, porém, traz no seu bojo controvérsias concernentes à violação de direitos humanos.

Consentimentos e normas médico-legais

Biobancos, bancos de dados e repositórios análogos, especialmente os que incluem atividades comerciais ou serviços a consumidores, devem preocupar-se em delimitar suas áreas de trabalho e funções. Um consentimento realmente informado, constantemente atualizado e explicado em detalhes para participantes de pesquisa e demais usuários, revela-se indispensável.

CONCLUSÃO

A Associação Médica Mundial emitiu há algum tempo a declaração sobre as considerações éticas das bases de dados de saúde e biobancos (Declaração de Taipei),[25] que orienta a coleta, armazenamento e emprego de tais itens inclusive para outras finalidades que não as científicas e assistenciais, realçando a priorização dos interesses da sociedade e da saúde pública.

Vale destacar os elementos integrantes do termo de consentimento recomendado, em se tratando de biobanco ou plataforma de informações de saúde para usos múltiplos e indefinidos:

- Objetivos do banco ou base de dados, riscos e custos da coleta e utilização destes itens, natureza do material que será fornecido pelo participante, como os resultados, incluindo-se achados acidentais, permanecerão ao seu alcance, regras gerais de acesso ao biobanco ou arquivo de dados, medidas adotadas para proteção da privacidade, direitos e proteções asseguradas ao participante, e normas gerais de administração e governança do biobanco.

- Advertência de que na hipótese de impossibilidade de identificação do seu biomaterial ou informação, o interessado não terá acesso aos usos e destinações respectivos, nem poderá retirar o termo de consentimento.
- Esclarecimentos sobre possíveis utilizações comerciais e subsequente distribuição de benefícios, propriedade intelectual, assim como transferência de informações ou materiais a terceiros (outras instituições), no país e no exterior.

REFERÊNCIAS BIBLIOGRÁFICAS

1. Reglamento de la Ley General de Salud en materia de Trasplantes, publicado en el Diario Oficial de la Federación, el 26 de marzo de 2014. [Internet] Disponível em: http://www.diputados.gob.mx/LeyesBiblio/regley/Reg_LGS_MT.pdf.

2. Reglamento de la Ley General de Salud en materia de Control Sanitario de la Disposición de Órganos, Tejidos y Cadáveres de Seres Humanos, publicado en el Diario Oficial de la Federación, el 20 de febrero de 1985. [Internet] Disponível em: http://www.diputados.gob.mx/LeyesBiblio/regley/Reg_LGS_MCSOTCSH.pdf.

3. Ley General de Salud, publicada en el Diario Oficial de la Federación el 7 de febrero de 1984. [Internet] Disponível em: http://www.diputados.gob.mx/LeyesBiblio/pdf/142_240120.pdf.

4. Blaser M. Fecal microbiota transplantation for dysbiosis-predictable risks. N Engl J Med. 2019;381:2064-6.

5. Motta L, Saruwatari G. Mexican regulation of biobanks. JLME. 2016;44(1):58-67.

6. European Expert Group on Dealing with Ethical and Regulatory Challenges of International Biobank Research. Report: Biobanks for a challenge for governance. [Internet] Disponível em: http://www.coe.int/t/dg3/healthbioethic/Activities/10_Biobanks/biobanks_for_Europe.pdf.

7. Vasconcelos D, Garbarino M, De Oliveira R, Imparato J, Pérez N. Banco de dientes: una alternativa para la rehabilitación de dientes temporales anterosuperiores, Rev Cubana Estomatol. 1997;34(2):146-56.

8. Laporta G, Steinberg S, Dewey R. Células madre de sangre de cordón umbilical. ¿Quién tiene la palabra?, Derecho y Ciencias Sociales. 2014;11:40-57.

9. Doménech N, Cal N. Biobancos y su importancia en el ámbito clínico y científico en relación con la investigación biomédica en España. Reumatol Clin. 2014;10(5):304-8.

10. Instituto Roche, Guía Práctica para la Utilización de Muestras Biológicas en Investigación Biomédica. [Internet] Disponível em: http://contenidos.institutoroche.es/pdf/guia/pdf_completo.pdf.

11. Sentencia Catalona. Partes: Universidad de Washington, como demandante, vs. William J. Catalona, M.D., como demandado [Internet] Disponível em: https://www.courtlistener.com/opinion/2492481/washington-university-v-catalona/

12. Arellano-Mejía J, Sánchez-Morales C. ¿El expediente clínico debe ser clasificado como confidencial y reservado?, Neumol Cir Torax. 2017;76(2):111-22.

13. Mello M, Wolf L. The Havasupai Indian Tribe Case: Lessons for research involving stored biologic samples. N Engl J Med. 2010;363;203-7.

14. Video Blood Journey [Internet]. EE.UU. New York Times. 2010. Disponível em: https://www.nytimes.com/video/us/1247467672743/blood-journey.html.

15. Solum K, Kåre B, Solberg B. Broad consent versus dynamic consent in biobank research: Is passive participation an ethical problem? Eur J Hum Genet. 2013;21:897-902.

CAPÍTULO 11 CUIDADOS ÉTICOS NAS INVESTIGAÇÕES COM BIOBANCOS 105

16. Choudhury O, Sarker H, Rudolph N, Foreman M, Fay N, Dhuliawala M, Sylla I, Fairoza N, Das A. Enforcing human subject regulations using blockchain and smart contracts. BHTY [Internet]. Disponível em: https://blockchainhealthcaretoday.com/index.php/journal/article/view/10.

17. Benchoufi M, Ravaud P. Blockchain technology for improving clinical research quality. Trials. 2017 Jul 19;18(1):335.

18. Norma Oficial Mexicana NOM-012-SSA3-2012, Que establece los criterios para la ejecución de proyectos de investigación para la salud en seres humanos, publicada en el Diario Oficial de la Federación, el 4 de enero de 2013. [Internet] Disponível em: http://dof.gob.mx/nota_detalle. php?codigo=5284148&fecha=04/01/2013.

19. Zhang S. Big Pharma would like your dna. The Atlantic, 2018, 27 julio [Internet] Disponível em: https://www.theatlantic.com/science/archive/2018/07/big-pharma-dna/566240/.

20. Comisión Nacional de Bioética. Guía para la Integración y Funcionamiento de los Comités de Ética en Investigación. 2018, 6ª ed. [Internet] Disponível em: https://www.gob.mx/cms/uploads/ attachment/file/460756/7_Guia_CEI_2018_6a.pdf.

21. Ley 23.511 del Banco Nacional de Datos Genéticos, publicada en el Boletín Oficial el 10 de julio de 1987 y Decreto 700/89 que reglamenta la Ley 23.511, promulgado en el Boletín Oficial, el 24 de mayo de 1989. [Internet] Disponível em: http://www.mincyt.gob.ar/adjuntos/archi-vos/000/021/0000021615.pdf y en https://www.sagf.org.ar/articulos/legislacion-nacional/legis-lacion-nacional/.

22. Ley 26.548 del Banco Nacional de Datos Genéticos, publicada en el Boletín Oficial el 27 de no-viembre de 2009 y Decreto 38/2013 por el que se aprueba la Reglamentación de la Ley Nº 26.548. [Internet] Disponível em: http://www.bndg.gob.ar/documentos/26548.pdf e em http://www.bndg. gob.ar/documentos/decreto_38.pdf.

23. Maher B. Nature's 10. Ten people who mattered this year. 365 days: the year in science. Nature. 2018;564:325-35.

24. May T. Sociogenetic risks-ancestry DNA testing, third party identity, and protection of privacy. N Engl J Med. 2018;379:410-2.

25. Declaración sobre las Consideraciones Éticas de las Bases de Datos de Salud y los Biobancos [Declaration on Research on Health Databases, Big Data and Biobanks], adoptada por la 53a Asamblea General de la AMM en Washington, D.C. en octubre de 2002 y revisada por la 67ª Asamblea General de la AMM en Taipei, Taiwan, en octubre de 2016. [Internet] Disponível em: https://www.wma.net/es/policies-post/declaracion-de-la-amm-sobre-las-consideraciones-eticas--de-las-bases-de-datos-de-salud-y-los-biobancos/.

SEÇÃO IV

PESQUISA CLÍNICA COM POPULAÇÕES ESPECIAIS

CAPÍTULO 12

Considerações éticas na pesquisa neonatal, pediátrica e em adolescentes

Naomi Laventhal, John Lantos

RESUMO

Considerações éticas para pesquisa envolvendo lactentes, crianças e adolescentes demandam a integração de princípios fundamentais de ética clínica pediátrica, ao lado dos gerais concernentes a toda pesquisa. Destacam-se os princípios da autoridade paterna, da emergente autonomia e identidade da criança, e sobretudo do balanceamento entre os benefícios e a proteção contra os riscos. Este capítulo se debruçará sobre esses conceitos, dentro do contexto dos dilemas éticos contemporâneos não resolvidos: pesquisas intervencionistas fetais, uso de biorrepositórios, estratégias inovadoras para recrutamento e consentimento informado, protocolos pragmáticos e de comparação de efetividade, pesquisa genômica em crianças, pesquisa comportamental em adolescentes envolvendo acesso e assentimento expandidos, bem como plataformas inovadoras.

INTRODUÇÃO

O fornecimento de cuidados médicos seguros e efetivos para crianças depende da disponibilidade de evidências científicas. Torna-se essencial entender as vertentes bioquímica, molecular e fisiológica das enfermidades, sua história natural e desfechos, assim como a eficácia, efetividade e segurança dos tratamentos, com o objetivo de beneficiar a saúde de indivíduos e populações, sem exposição a danos inesperados.

A boa Medicina, assim como a boa ética, inicia-se com bons fatos. A vulnerabilidade fisiológica, emocional e legal das crianças tem se revelado um obstáculo duradouro para sua inclusão em ensaios clínicos.[1,2] Ainda assim, no último meio século amplo consenso tem sido construído em torno dos princípios para nortear tal pesquisa, refletindo em grande parte as peculiaridades éticas da população pediátrica. Os benefícios potenciais devem ser cotejados com os riscos de adversidades, as justificativas do projeto devem ser demonstradas, o embasamento científico necessita ser sólido, os pais precisam exercer sua autoridade no que concerne à participação dos seus filhos, e sempre que possível a voz das crianças deve ser ouvida.

Tais princípios devem ecoar também as regras gerais de ética em investigação, cabendo realçar as analogias observadas em relação a populações vulneráveis. Uma abordagem equilibrada significa que os protocolos foram criticamente analisados, os riscos foram minimizados, não se negligenciaram conflitos de interesse, e os riscos e desconfortos foram distribuídos da forma mais equitativa possível em uma população diversificada. Nessas circunstâncias a pesquisa, mesmo de risco, é eticamente permissível, adicionando-se salvaguardas para que participantes vulneráveis não sofram coerção ou constrangimentos.

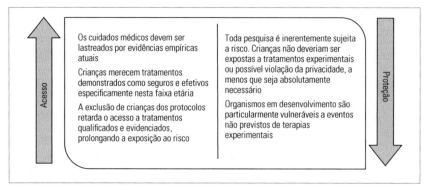

FIGURA 1   Acesso *versus* proteção.

Até certo ponto não ocorreram alterações radicais na ética da pesquisa pediátrica nos últimos 50 anos, posto que seus princípios emergiram do famoso Julgamento dos Médicos (dos campos de concentração da Alemanha nazista) e do resultante Código de Nuremberg, que continuam a guiar a ética contemporânea.[3] Nos Estados Unidos, um conjunto complicado, todavia razoavelmente estável de regulamentos, desencadeado na esteira de antigas práticas controversas, se não inteiramente vergonhosas,[4,5] tem governado o recrutamento de participantes pediátricos em todo projeto financiado pelo governo*.

À luz de maior conveniência e segurança legal, muitas instituições aplicam tais normas a todas as pesquisas independentemente de financiamento oficial, sendo as mesmas adotadas como balizas comportamentais pelos cientistas da Medicina.

Avanços recentes na ciência e tecnologia, ao lado de revoluções sociais e de um melhor entendimento da psicologia infantil, têm não obstante forçado os limites convencionais de tal ética. Os alicerces permanecem os mesmos, entretanto sua aplicação prática tradicional não foi capaz de antecipar situações como sequenciamento genômico rápido e de baixo custo, disseminação universal de telefones celulares, capacidades analíticas exponenciais de computadores e bancos de dados, e rastreamentos em massa de enfermidades raras, dentre outros avanços que abalaram os parâmetros da pesquisa usual.

Nesta nova realidade, o sujeito da pesquisa vulnerável necessita de mais proteção que no passado, ainda que seja igualmente premente a introdução rápida e equitativa de novas terapias benéficas e mesmo salva-vidas para tal população.

OS PRINCÍPIOS BÁSICOS UNIVERSAIS DA ÉTICA EM PESQUISA PEDIÁTRICA

Nos Estados Unidos, a inclusão de lactentes, crianças e adolescentes em protocolos cinge-se a regras bem estabelecidas, que calibram a permissibilidade de uma proposta aos riscos e benefícios potenciais para os participantes. Investigações de maior risco devem atender a exigências proporcionalmente mais rigorosas, visando caracterizar o potencial

---

* Electronic Code of Federal Regulations. Disponível em: ecfr.gov/cgi-bin/retrieveECFR?gp=&SID=83cd09e1c0f5c6937cd9d7513160fc3f&pitd=20180719&n=pt45.1.46&r=PART&ty=HTML#sp45.1.46.d; acessado em 20/2/20.

de benefícios, ao mesmo tempo em que o processo de consentimento se torna mais aprofundado.

Com raras exceções, as crianças não estão autorizadas a participar de pesquisas com finalidades altruísticas. De um modo geral admite-se que elas ainda não estão dotadas da capacidade intelectual de se sacrificar em prol do bem comum. A capacidade de entender de forma abrangente as implicações do autossacrifício, e de ser capaz de tomar tal decisão com plena autonomia, é uma norma fundamental da ética em pesquisa ocidental.

Recrutá-las para projetos desprovidos de potencial benefício para elas mesmas, apenas para outros, é considerado exploratório e eticamente inaceitável. Apenas quando tal benefício potencial se configura é que os pais devem ser consultados, para decidir se aprovam a participação. É interessante que essa autoridade paterna diverge do padrão geral de ética clínica. Quando pais se recusam a autorizar um tratamento médico recomendado para seus filhos, isso é considerado uma infringência dos direitos da criança à saúde. A mesma recusa no contexto de um protocolo de pesquisa está isenta de tais embaraços.

Ressalvadas as maiores barreiras à inclusão de crianças em protocolos, são modestas as diferenças comparativamente a adultos capazes. As controvérsias reconhecidas, tanto de natureza histórica como contemporâneas, dizem respeito a cenários incomuns onde as normais usuais não se aplicam com suficiente clareza.

PESQUISAS DE INTERVENÇÃO FETAL

Nas últimas duas décadas tornaram-se mais amiúdes os procedimentos para auxiliar na sobrevida de fetos durante o parto, como ainda para melhorar sua sobrevida e qualidade de vida após o nascimento.[6] Abrangem-se condições fetais de elevada seriedade, demandando procedimentos que variam no seu espectro de invasividade e complexidade. O denominador comum é a delicadeza das questões éticas suscitadas, posto que também a mãe grávida pertence a uma população definida como vulnerável.

Em um plano menos inquietante elenca-se a simples aspiração de líquido amniótico para fins diagnósticos ou terapêuticos. Seguem-se em grau de dificuldade a inserção de cateteres no feto para drenagem de fluidos, alívio de obstruções ou restauração do desenvolvimento normal, bem como a utilização de raios laser para complicações na evolução de gêmeos monocoriônicos. Procedimentos muito mais complexos e ambiciosos já foram concebidos, contemplando malformações fetais, seja no útero intacto mediante fetoscopia, seja ainda a céu aberto com remoção do feto e cirurgia externa. Cada uma dessas alternativas requer cuidadoso exame dos riscos para mãe e feto(s), assim como dos recursos institucionais disponíveis para a consecução segura da técnica.

Dada a raridade de tais eventos, é particularmente relevante assegurar-se que a equipe responsável dispõe de experiência suficiente para uma execução confiável e bem-sucedida. Não menos prioritário é convencer-se que todos os recursos materiais e humanos estarão ao alcance antes, durante e após o procedimento.[7] Algumas das questões éticas únicas suscitadas nestas circunstâncias enfocam a possibilidade de conflito materno-fetal, conflito feto-feto (no caso de gêmeos), complexidades no termo de consentimento, na cobertura financeira (acesso equitativo de outros interessados) e em conflitos de interesse econômico e de reputação da equipe, em casos mais inéditos e midiáticos.

Geram incertezas no termo de consentimento se o feto é considerado uma entidade distinta da mãe, as eventuais prerrogativas do pai, companheiro(a) ou consorte, e o impacto das angústias obstétricas sobre a capacidade de decisão da mãe.[10]

Cumpre balancear com serenidade as necessidades de inovação e avanço científico com as características das pacientes que possam impor novas alternativas ou mesmo operações personalizadas. Embora se apliquem a outras contingências, tais demandas são particularmente proeminentes na esfera das intervenções fetais.[11,12]

Vale salientar ainda a tendência usual de concentrar tais ensaios clínicos em centros de referência, para fins de homogeneização da atenção médica, de integridade científica e de concentração de indicações raras, de modo a criar volume e adestramento adequado das equipes, tal como apontado no *Management of Myelomeningocele Study*.[13] Tal direcionamento restrito, por sua vez, notadamente em países geograficamente vastos como os Estados Unidos, enseja angústias éticas no tocante à democratização e facilitação do acesso à saúde.

PESQUISAS COM "TESTE DO PEZINHO" E ARMAZENAMENTO DE AMOSTRAS EM BIORREPOSITÓRIOS

O rastreamento de defeitos congênitos no recém-nascido ("teste do pezinho") tornou-se incomparavelmente mais arrojado graças à espectrometria de massa e outros métodos "ômicos", ao lado da facilidade de armazenamento de pequenos volumes de sangue por longos anos. Valorizou-se ainda mais a análise rotineira ao nascimento de um elenco de afecções, antes que estas venham a se exteriorizar clinicamente.[14]

Já é objeto de forte discussão quais enfermidades devem ser incluídas em tal painel. Mais acalorados ainda são os debates sobre a permissibilidade ética de se utilizar espécimes armazenados em biorrepositórios para fins de pesquisa em saúde pública.[15] Em nossa opinião, há um paralelismo com a questão mais geral de amostras de crianças depositadas em biorrepositórios.[15]

Note-se que os métodos de coleta e os respectivos termos de consentimento (assentimento) variam bastante. De todo modo, a interrogação central é sobre a validade de se recorrer a material pediátrico, usualmente sangue, de forma quase sempre anonimizada, com o intuito de validar testes diagnósticos, rastrear a prevalência de marcadores genéticos ou de determinadas enfermidades na população, ou correlacioná-los com certos fenótipos.

Não se reconhecem riscos ou desconfortos físicos para os participantes, uma vez que o material já foi colhido e nenhuma intervenção será praticada. Os perigos seriam para a privacidade, em caso de violação acidental do sigilo pessoal, e para a dignidade e direito de decisão, à luz da premissa de que cabe ao participante deliberar para que, por que, e como suas informações serão utilizadas.[17]

USO PÚBLICO DE BIOMATERIAL PESSOAL

Já é bastante robusta a literatura sobre que tipo de informação deve ser classificada como privada e pessoal e qual a visão do público sobre a utilização de tais amostras para investigação científica.[18,19] Os receios de revelação da identidade são os mais recorrentes, pelo potencial de criar embaraços ou prejuízos para o participante ou seus familiares, atingindo planos de saúde, empregadores e agências governamentais. A falta de consentimento explícito para cada estudo também incomoda alguns participantes.[20,21] O tema possui desdobramentos mais alargados, sobre quem é o real proprietário da amostra, e a quem cabe autorizar suas possíveis utilizações.

CAPÍTULO 12 CONSIDERAÇÕES ÉTICAS NA PESQUISA NEONATAL, PEDIÁTRICA E EM ADOLESCENTES 111

A opinião pública parece influenciada pela natureza do destinatário dos espécimes. Protocolos para o avanço da ciência e da saúde humana recebem mais apoio que aqueles encabeçados por empresas industriais,[22] ou subordinados a bancos de dados polícias e de outros agentes da lei.[23]

TABELA 1 Desafios éticos para pesquisas com biorrepositórios e biobancos

Retorno dos resultados[75, 76]	Barreiras práticas e financeiras	Direito de "não saber" *versus* benefícios potenciais aos participantes	
Termo de consentimento – um para cada protocolo *versus* autorização ampla[21,77]	A autonomia recomendaria termos individualizados	O benefício da sociedade e a prevenção de vieses sugerem termos gerais	
Níveis de privacidade*	Amostragem anônima (sem registro do doador)	Amostras codificadas: técnica simples ou múltipla permitindo reidentificação do doador	Amostras diretamente catalogadas com o nome do participante
Espécimes coletados com consentimento paterno (como teste do pezinho)[78,79]	Direitos de consentimento da criança ao atingir maioridade	Direitos dos pais no tocante à revogação do consentimento	Risco de vieses nos biorrepositórios com modelos de participação muito restritivos

* The European Agency for the Evaluation of Medicinal Products. Position paper on terminology in pharmacogenetics. Disponível em: ema.europa.eu/en/documents/scientific-guideline/position-paper-terminology-pharmacogenetics_en. pdf.

ESTRATÉGIAS INOVADORAS DE RECRUTAMENTO E CONSENTIMENTO INFORMADO

A dificuldade de execução atinge mesmo protocolos importantes e bem delineados.[24] A coleta do termo de consentimento pode ser fonte de dor de cabeça em estudos complexos e com diversas etapas, demandando elevada carga horária, pois lida-se com pais muitas vezes estressados e com múltiplas preocupações. Em um universo ideal tal diálogo deveria ocorrer em um ambiente tranquilo, contando com pais atentos e com suficiente tempo para dirimir todas as dúvidas que venham a ocorrer, sem interrupções nem preocupações com a saúde da criança. Contudo, isso dificilmente é factível.[25-27]

Os pais costumam valorizar ensaios clínicos e a chance de receber tratamentos mais avançados, contudo também padecem de ambivalência no tocante à autonomia, confiança e vulnerabilidade.[28]

A inclusão de participantes é notavelmente desafiadora quando o estudo necessita se iniciar imediatamente após a instalação de doença ou complicação inesperada. Um exemplo são neonatos admitidos para cuidados intensivos, por conta de intercorrência difícil de prever,[29,30] como síndrome da aspiração do mecônio.[31] Protocolos baseados em evidências são preciosos para reduzir a prolongada morbidade e amenizar a mortalidade.[32] Entretanto, trata-se de emergência requerendo prontas intervenções, sem muito tempo para dialogar a respeito do termo de consentimento. Ao mesmo tempo, os pais tipicamente se encontram amedrontados e confusos, sem muita clareza de raciocínio para entender este termo de consentimento.[33] Muitas vezes informam que nem se recordam de haver consentido para a pesquisa.[34,35]

COMPATIBILIZAÇÃO DAS NECESSIDADES DE CONSENTIMENTO E DE AUTONOMIA

Há estratégias voltadas para o potencial conflito entre as exigências do consentimento informado e a necessária autonomia de pais e filhos participantes. Nenhuma delas se insurge contra a padronização de que o consentimento deve ser voluntário e informado. Contudo, elas se inclinam para a doutrina de que investigações cientificamente fundamentadas sobre tópicos relevantes para a orientação clínica são bens maiores do interesse da sociedade. Nessas eventualidades, uma flexibilização da autonomia individual seria justificável, em nome de uma terapia baseada em evidências para todos.

Diante do antigo debate que põe na balança o acesso à investigação de um lado e a proteção contra suas consequências do outro, tal doutrina desvia-se discretamente para o primeiro prato. Para sua implantação revela-se indispensável plena confiança na capacidade dos responsáveis pelo projeto de defender a integridade dos participantes. Note-se que há opiniões dissonantes a respeito.[36] Tais estratégias alternativas realçam sobremaneira a importância de se engajar a comunidade, como nos modelos de inclusão com consentimento formal presumido ou mesmo abolido.[37] Os quadros dizem respeito sobretudo a pesquisas nas unidades de emergência para adultos.[38]

No âmbito de pesquisa em intervenções neonatais na sala de parto, uma conduta consiste em apresentar a proposta com antecedência para mães com risco de dar à luz um feto portador da afecção em tela ("consentimento antecipado").[25,35] Fica subentendido neste consentimento informado prévio que a intervenção programada talvez não se revele necessária ou apropriada.

Uma vantagem desta proposta antecipada é disponibilizar tempo para discutir a pesquisa com a mãe (e o pai ou parceiro, se desejado), sem estresse e em separado de decisões urgentes ou imprevistas que poderão surgir ao longo do parto propriamente dito. O ônus dos investigadores é maior por demandar contatos prévios, e pode ocorrer um viés de recrutamento. No decurso do parto poderá se configurar que este caso não é o mais adequado para a pesquisa, e que outros não previstos nem previamente convocados se enquadrariam melhor. Ademais, mães admitidas de urgência ou sem acompanhamento pré-natal permaneceriam injustamente excluídas.

TABELA 2 Alternativas para o termo de consentimento informado prospectivo tradicional

Situações de exceção (dispensa do consentimento)[48,80]
Consentimento presumido[25]
Consentimento diferido/postergado (randomização sem consentimento)
Sem consentimento, exceto se houver discordância ("opt out")[81-83]
Inclusão preliminar condicional

ENSAIOS DE EFETIVIDADE COMPARATIVA E PESQUISA PRAGMÁTICA

Mesmo após um tratamento investigativo se tornar rotineiro, grandes dúvidas e desafios ainda poderão emergir:

1. Desempenho da intervenção na vida real, distante do ambiente rigorosamente controlado e homogêneo dos projetos experimentais (ver na Figura 2, eficácia *versus* efetividade).
2. Tratamentos adotados amplamente mesmo na ausência de evidências robustas, apenas porque faltam boas alternativas.

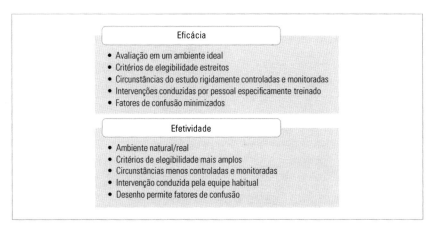

FIGURA 2   Eficácia *versus* efetividade.[84]

Uma das opções para dirimir as dúvidas sobre o real valor de uma terapêutica são os protocolos "*head to head*", em que a nova ideia é comparada com a conduta padrão (ou aquela previamente em uso), geralmente em um esquema de "não inferioridade". São os ensaios de "efetividade comparativa" ou "pragmáticos". Ainda que nominalmente importantes e indispensáveis para separar avanços reais daqueles dotados de escassas vantagens, além de intrinsecamente seguros, pois não há placebo, apenas duas condutas supostamente corretas, sua execução não é das mais tranquilas.

Os participantes ("pais") entendem mais facilmente pesquisas com terapias novas que meras comparações de padronizações já existentes. Na própria literatura científica dificilmente se colhe o mesmo impacto que com um projeto inovador e inédito. Ainda assim vale se bater por eles, dado o potencial de iluminar riscos não identificados ou mesmo a inutilidade de rotinas usuais, ao mesmo tempo em que custos desnecessários são coibidos.

Há quem questione a necessidade de consentimento informado nessas condições, posto que ambos os tratamentos em tela são *a priori* julgados como efetivos e não experimentais.[39] Vale lembrar que no domínio pediátrico as barreiras regulatórias para pesquisas são maiores, dada sua classificação como população vulnerável, o que historicamente se revestiu de um paradoxo, qual seja o de reduzir o acesso dessa população à terapia baseada em evidências.[40] E o público usualmente endossa essas pesquisas pragmáticas.[41]

O CONFLITO DO OXIGÊNIO SUPLEMENTAR

Duas estratégias de suplementação de oxigênio para prematuros, analisadas pragmaticamente em ensaio randomizado multicêntrico publicado em revista de prestígio, deflagraram a maior controvérsia em pesquisa neonatal das últimas décadas.[42] Para surpresa geral, um dos braços da pesquisa sofreu mortalidade levemente superior, em parte contrabalançada pela menor incidência de retinopatia.[43]

As críticas, emanadas de organizações de direitos dos pacientes, certos acadêmicos, bem como entidades governamentais (EUA), alegaram que os riscos do estudo foram impropriamente equacionados, e que os processos relacionados ao termo de consentimento não foram corretamente conduzidos, notadamente em um dos centros[†].[44]

Para seus defensores, os riscos eram exatamente aqueles das terapias usuais, sem acréscimo de perigos desconhecidos. Ademais, a incompreensão com que pesquisas de efetividade comparativa como esta eram recebidas configurava-se em uma ameaça para o futuro dos ensaios clínicos.[45]

As decorrências negativas desta polêmica não são facilmente aferidas, e já se conta como pano de fundo com uma dose de desconfiança do público leigo com relação à comunidade científica.[46] No mínimo, restou o aprendizado de que em estudos multicêntricos, uma uniformidade de posturas no tocante ao termo de consentimento e às discussões não pode ser negligenciada. Protocolos complexos e delicados requerem um engajamento muito criterioso dos participantes, com vistas ao entendimento, transparência e intervenções bem planejadas e informadas.[47,48]

PESQUISAS GENÉTICAS E GENÔMICAS EM CRIANÇAS

A genética, como sabido, limita-se à investigação de genes isolados, contrastando com a genômica, que rastreia todo o elenco de genes de uma espécie[‡].

Graças à crescente disponibilidade técnica e econômica de sequenciamentos, raízes genéticas de inúmeras enfermidades estão sendo desvendadas, desde as raras unigênicas até as comuns, multifatoriais e poligênicas. Caudatária desses avanços, a genômica já se imbrica com a triagem, o diagnóstico, as intervenções dietéticas, comportamentais e outras, e mesmo a vigilância epidemiológica, agregando ferramentas para o aprimoramento destas condutas.[49] Nesta mesma toada, conflitos éticos não deixam de emergir[50] (Tabela 3).

Com a vasta abundância de informações fornecidas pelos sequenciamentos de DNA, uma das primeiras angústias éticas é o armazenamento seguro e a proteção desses dados. Mesmo anonimizado, o DNA é tão pessoal que o risco de identificação teoricamente nunca será abolido. Uma intersecção potencialmente preocupante é o interesse de empreendimentos comerciais pelos bancos de DNA, para estudos farmacológicos, clínicos e outros, abrindo caminho para riscos antes que as entidades regulatórias organizem normas de proteção.[51] A moderna ética se debruça sobre questões como acesso a testes genéticos e genômicos e processamento dos mesmos de forma precisa e imparcial.[52]

Crianças poucas vezes estão capacitadas para deliberar sobre investigações do seu código genético. Usualmente a decisão e o acesso cabem aos pais, que se revestem da autoridade de inclusive sonegar os resultados para seus filhos. Não se trata de questão pacífica, e há debates sobre a titularidade dos achados genéticos, bem como sobre a obrigação dos pais de informar a criança. Outra razão de acalorados debates é a evolução temporal das enfermidades genéticas, e o benefício ou não de crianças serem informadas do risco de uma moléstia que poderá se manifestar apenas em um futuro distante.[53]

[†] Public Citizen. Disponível em: citizen.org/article/support-study/.
[‡] National Human Genome Research Institute. Disponível em: genome.gov/about-genomics/fact-sheets/Genetics-vs-Genomics#1.

CAPÍTULO 12 CONSIDERAÇÕES ÉTICAS NA PESQUISA NEONATAL, PEDIÁTRICA E EM ADOLESCENTES 115

TABELA 3 Dilemas na pesquisa pediátrica genômica

Grau de autonomia da criança[85,86]	A criança está capacitada para assentir? Direitos futuros (não cerceados por decisões prévias dos pais)[87] Reconsentimento após maioridade: o contato é necessário? O risco a longo prazo permanece?
Retorno de resultados secundários e achados incidentais – preferências paternas permanecem estáveis*[,88-91]	Achados primários: são o objetivo central de um teste Achados secundários: os pais desejam saber? (Não há obrigação) Descobertas incidentais: devem ser planejadas *a priori*. Os resultados serão identificados/informados? O laboratório está apto para fornecer achados incidentais previsíveis (associados ao teste) ou imprevistos (decorrentes de futura metodologia)? A comunicação do achado traria benefício que se perderia caso adiado para a maioridade? Os benefícios da informação superam os riscos psicossociais/ existenciais? A contribuição genética é dominante diante de uma situação multifatorial?
Sequenciamento total do genoma/ exoma em recém-nascidos[79,92-94]	Para recém-nascidos saudáveis ou enfermos? Saudáveis: há vantagens frente às avaliações usuais? Testes mais específicos conduzem ao diagnóstico? Há conduta definida para achados imprevistos? Há planos para compartilhamento das informações?
Novo contato após reavaliação[95]	É prático e factível? O que se estabeleceu no termo de consentimento? Há certeza da interpretação e do impacto? A reinterpretação é relevante para o estudo original? O novo achado alterará a conduta médica?
A privacidade e a confidencialidade diante da possibilidade de reidentificação dos dados – o papel da confiança e percepção pública[96,97]	*Privacidade*: diz respeito ao indivíduo e limita a coleta de informações ao mínimo necessário** *Confidencialidade*: aplica-se a dados identificáveis e seu manejo; limita o acesso a pessoas autorizadas *Desidentificado*: potencialmente identificável; geralmente exigido por autoridades regulatórias *Anonimizado*: impossível de identificar, dispensa confidencialidade, e também novo contato se dados foram reinterpretados***
Informações com impacto para pais e irmãos[79,98,99]	Revelação mais precoce poderia beneficiar parentes? Para irmãos, haveria vantagem de identificar o gene ou predisposição na infância? Se o participante recusa a revelação, há bases morais e legais para se sobrepor à sua decisão?

* Presidential Commission for the Study of Bioethical Issues. For clinicians: Incidental and Secondary findings. Disponível em: https://bioethicsarchive.georgetown.edu/pcsbi/sites/default/files/Clinician%20Primer%20Incidental%20 Findings%2010.30.16.pdf.
** Privacy vs. confidentiality: What is the difference? Disponível em: research.uci.edu/compliance/human-research- -protections/docs/privacy-confidentiality-hrp.pdf.
*** Statistics Solutions. Confidentiality vs. anonymity. Disponível em: statisticsolutions.com/confidentiality-vs-anony- mity/.

DIAGNÓSTICO PRECOCE DE MOLÉSTIAS DA IDADE ADULTA

O consenso acadêmico é que crianças não devem ser testadas para enfermidades que não aflorem em um futuro próximo, ainda na faixa etária pediátrica. Além de praticados usualmente sem seu consentimento, tais testes poderão impactar o desenvolvimento da criança, alterando seu cotidiano mediante seguimentos e rastreamentos agressivos, e mesmo deformando sua cosmovisão. Por exemplo, ela poderá descobrir que se encontra no grupo de risco de alguma enfermidade grave e fatal da idade adulta, e provavelmente não terá sobrevida longa.

ACESSO PRECOCE E EXPANDIDO A TRATAMENTOS EXPERIMENTAIS

A sociedade moderna tem se agitado entre duas tendências opostas. De um lado, assoma a preocupação em proteger participantes e a comunidade em geral de tratamentos de risco ou com arrazoado científico insuficiente. Ao mesmo tempo, o público se impacienta na busca da última droga, da cirurgia mais avançada, das novidades mais eletrizantes da medicina, ainda que não integralmente testadas e aprovadas para emprego comercial.[54]

USO COMPASSIVO

Muitos países contam com legislação para prescrição compassiva de drogas ou dispositivos. O FDA (EUA) abre caminho para uso expandido de tratamentos ainda em etapas investigacionais, ou seja, para indivíduos que não estão incluídos em ensaios clínicos.[§] Trata-se de política ainda questionada, inclusive no tocante à responsabilidade ou não do fabricante em caso de eventos adversos.[55]

Uma legislação americana de 2018 ("*Right to try act*", lei do direito de tentar) reserva tal utilização para condições que ameaçam a vida, onde as terapias disponíveis foram esgotadas, o candidato não é elegível para ensaio clínico, a droga ou produto já passou pela fase 1 de avaliação, não é disponível no mercado, encontra-se em período de investigação ou avaliação regulatória, e não há denúncias de segurança formalizadas.

Nestas circunstâncias não há necessidade de requerimento às autoridades[†] e o interessado poderá buscar diretamente o tratamento colimado. Grupos de defesa de pacientes apoiam inequivocamente tal iniciativa, sob o argumento de "*buyer beware*" (o freguês que se cuide). Se o paciente entende os desafios e reconhece que há muitas lacunas e riscos potenciais desconhecidos, mesmo assim se prontificando a apelar para um tratamento heroico, ele deve ser livre para concretizar seu desejo.

No contexto pediátrico a decisão é mais contraditória. Crianças estão legal e eticamente excluídas da autoridade de adotar decisões conscientes e informadas sobre riscos. Paradoxalmente, como crianças não são recrutadas para ensaios clínicos usuais, o uso compassivo nesta faixa etária acaba sendo uma opção mais frequente, se outras alternativas não são disponíveis. Note-se que em determinadas eventualidades, a coleta de casos de uso pediátrico compassivo acaba servindo de embasamento para licenciamento da droga em pediatria. Não é o caminho ideal, pois introduz potenciais vieses de indicação terapêutica e seleção da casuística.

[§] Levy S. Right-to-try vs. expanded access: What's the difference? Disponível em: pancan.org/news/right-to-try-vs-expanded-access-whats-the-difference/.

[†] FDA. Right to try. Disponível em: fda.gov/patients/learn-about-expanded-access-and-other-treatment-options/right-try.

QUESTÕES GERAIS DO USO EXPANDIDO

Os problemas da introdução precoce ou expandida de novos tratamentos não se encerram aqui. Há quem argumente que interesses financeiros e políticos muitas vezes se escondem por trás de tais iniciativas, e que eventos adversos e outras consequências passam desapercebidos.[56] Efetivamente, estes empregos *off label* não passam pelo rigoroso registro de segurança e eficácia dos protocolos de investigação, expondo a população a riscos, assim como retardando ou mesmo impedindo a adoção de tratamentos baseados em evidências.[55] O engajamento ou não das comissões de ética em pesquisa nestas prescrições compassivas ou expandidas tampouco é matéria pacífica.[57]

O TERMO DE ASSENTIMENTO

Crianças maiores com compreensão e discernimento devem compartilhar das decisões de pesquisa, ainda que absoluta ou relativamente incapazes sob o prisma legal. Os assentimentos de menores surgiram na literatura no início da década de 1980.[58-60] Não é fácil traduzir na prática o alcance de tal procedimento,[61,62] e falta unanimidade na forma como é conduzido.[63,64] Uma documentação de tal assentimento é de praxe, entretanto não há formulários recomendados. As dúvidas se avolumam quando o assentimento abrange temas complexos, como biorrepositórios[65] e pesquisa genômica.[66]

PARÂMETROS DE IDADE E MATURIDADE

Poucos adotam limites rígidos de idade e capacidade intelectual para estabelecer pontos de corte nos termos de assentimento. Ainda que trabalhoso, um enfoque de desenvolvimento é aconselhável.[67] Note-se que a existência de uma enfermidade crônica ou debilitante interfere na maturidade da criança, criando desafios adicionais na decisão.

Outro ponto de choque é o direito dos pais de passar por cima da opinião da criança. Em uma diretriz de 2016 (sobre assistência médica geral), a American Academy of Pediatrics (AAP) preconiza que o assentimento não é o caminho apropriado, quando o tratamento ou intervenção se coaduna com os objetivos da terapêutica, estabelecidos pelo médico em conjunto com pais ou responsáveis.[68] Aduz-se que essa norma, dependendo da situação, poderá se aplicar a projetos de pesquisa.

O PROCESSO DO ASSENTIMENTO

O assentimento não se constitui em mero carimbo ou chancela, mas em um processo. Em 1995 e nas revisões subsequentes, a AAP inseriu no assentimento critérios simplificados, todavia análogos aos do termo de consentimento: explanações sobre a enfermidade e as expectativas das intervenções, concordância verbal, transparência na hipótese de as preferências da criança serem atropeladas pelas opiniões paternas, e sobretudo linguagem adequada, com segurança de que houve adequado entendimento.[60,68]

Tal política visa conferir um grau de autonomia à criança, mormente em situações onde ela não auferirá benefícios. Evidentemente, relacionamentos pais-filhos complicados tumultuarão a possibilidade de opinião livre e independente da criança.[67] Note-se aqui o crescimento de ferramentas tecnológicas como desenhos, vídeos e filmes para recrutamento e assentimento de crianças, geralmente bem recebidos tanto por participantes quanto seus familiares.[69] A ênfase reside na interatividade, posto que ausência de objeções não significa automaticamente assentimento ao projeto.[61]

PESQUISAS COM ADOLESCENTES NAS REDES SOCIAIS E APPS

A explosão da internet móvel e das redes sociais, consubstanciada pelo onipresente telefone celular e outros dispositivos, não poderia deixar de atrair as atenções dos pesquisadores da saúde, como também das ciências sociais. Como ferramentas de coleta de dados os modernos aplicativos (*apps*) são insuperáveis, rastreando hábitos, comportamentos e sintomas, notadamente referentes a dieta e nutrição, saúde mental, ciclos reprodutivos femininos e exercício.

Os vastos volumes de informações primárias podem ser armazenados, mas também agregados e integrados em plataformas de forma a gerar valiosos subsídios para investigações médicas e sociais, assim como para fins comerciais.

Nos Estados Unidos, informações pessoais e clínicas coletadas no decurso da assistência à saúde são objeto de leis de sigilo e privacidade, contudo estas não necessariamente se aplicam a dados gerados pelo *app* de um portador de dispositivo eletrônico móvel.[**]

Ademais, plataformas sociais sofrem varredura direta para garimpar informações de interesse científico, focalizando predominantemente adolescentes e adultos jovens.[70] Modernos aplicativos são capazes de detectar e registrar vasto número de eventos, ações e variáveis, podendo interagir com o portador também na esfera educacional ou terapêutica, no tocante a dieta, exercício, tabagismo, alcoolismo, consumo de drogas ilícitas, comportamentos sexuais ou saúde mental.

Informações sensíveis são transmitidas de forma reservada, sem necessidade de visitas ou telefonemas, contornando preocupações relativas a situações embaraçosas ou constrangedoras, graças ao relativo anonimato. As interfaces desses programas podem ser configuradas para os interesses e preferências do usuário, ou da população contemplada. Em algumas circunstâncias, adolescentes podem consentir de forma independente para pesquisas desta natureza, sem participação dos pais, especialmente as concernentes a comportamentos questionáveis ou estigmatizantes, o que por sua vez deflagra todo um debate ético.[71] Na esfera intervencionista, já se contam com esforços visando aferir sua efetividade na modificação de comportamentos deletérios e introdução de hábitos saudáveis.[72]

Pari passu com as inquestionáveis vantagens, as ferramentas eletrônicas e de redes sociais também esbarram em potenciais perigos e conflitos éticos, de sorte que normas acadêmicas para tais abordagens já se esboçam.[††] Há quem defenda uma ausculta da opinião pública, antes de se adotar regras e padronizações[‡‡].[73,74]

ARMADILHAS ÉTICAS DAS PESQUISAS COM ELETRÔNICA E REDES SOCIAIS

Os dados transferidos pelos aplicativos e mecanismos de busca são pessoais e potencialmente sensíveis. Mesmo quando anonimizados, podem eventualmente ensejar identificação imediata ou futura do portador. Dados podem ser perdidos ou sofrer violação em

---

[**] Paul D. Colleges want freshmen to use mental health apps. But are they risking students' privacy? Disponível em: washingtonpost.com/technology/2019/12/27/colleges-want-freshmen-use-mental--health-apps-are-they-risking-students-privacy/.

[††] Townsend L, Wallace C. Social media research: A guide to ethics. Disponível em: gla.ac.uk/media/Media_487729_smxx.pdf.

[‡‡] Beninger K, et al. Research using social media; users' views. Disponível em: natcen.ac.uk/media/282288/p0639-research-using-social-media-report-final-190214.pdf.

qualquer etapa, incluindo aquisição, processamento, encaminhamento para outros locais ou destinos, análise, armazenamento e descarte.[§§]

Uma perceção plena dos impactos da perda da privacidade poderá escapar a indivíduos sem suficiente maturidade. O próprio pesquisador estará exposto caso necessite responder por coleta e uso de informações sensíveis que abranjam comportamentos médicos ou sociais de risco. A descoberta de danos iminentes, como um adolescente que admite não aderência ao tratamento do diabetes, ou participa de descontroladas bebedeiras (*binge drinking*), caso ignorada poderia implicar omissão de socorro. Nessas eventualidades é essencial no protocolo uma decisão *a priori* sobre a conduta que será adotada.

Comportamentos ilegais ou de alto risco talvez necessitem ser compartilhados com os pais e mesmo terceiros, rompendo a confiança do participante no investigador.

Alguns aplicativos para transtornos psicológicos e mentais poderão suscitar expectativas não realísticas por parte do adolescente, relativas ao tratamento imediato das mesmas por parte do investigador, ou ainda quanto ao grau da confidencialidade com que poderá contar.

TABELA 4   Riscos da pesquisa com redes sociais

Preocupações com crianças	O participante possui idade suficiente para acessar a rede?	A idade do participante é verificável?	Se houve autorização dos pais, a criança poderá revogá-la na idade adulta?	O consentimento paterno pode ser autenticado?
Privacidade e confidencialidade	Temas sensíveis e tempo de armazenamento: potencial para identificação	A expectativa de confidencialidade é realista?	O participante pode recusar o acesso de terceiros a seus dados?	Os regulamentos foram bem entendidos? O que farão os investigadores se mudar a regulamentação?

Adaptada de Unicef. Ethical considerations when using social media for evidence generation. Disponível em: unicef-irc.org/publications/pdf/DP%202018%2001.pdf.

CONCLUSÃO

Incertezas ou discórdias na pesquisa em lactentes, crianças e adolescentes exigirão não apenas uma análise ética contemporânea, como sua contextualização nas realidades legais e regulatórias. Em um primeiro momento deve-se garimpar respostas nos textos de ética geral e de pesquisa disponíveis. Questões angustiantes muitas vezes se prestam para soluções de mero bom senso. Se isso não for suficiente, explorações empíricas adicionais se farão imperativas.

REFERÊNCIAS BIBLIOGRÁFICAS

1. Needham AC, Kapadia MZ, Offringa M. Ethics review of pediatric multi-center drug trials. Pediatric Drugs. 2015;17(1):23-30.
2. Roth-Cline M, Gerson J, Bright P, Lee CS, Nelson RM. Ethical considerations in conducting pediatric research. Handbook of experimental pharmacology. 2011;205:219-44.

[§§] Unicef. Ethical considerations when using social media for evidence generation. Disponível em: unicef-irc.org/publications/pdf/DP%202018%2001.pdf.

3. Wilensky GR. Marking the 70th anniversary of the doctors' trial at Nuremberg. American Journal of Public Health. 2018;108(1):12-3.
4. Lantos J. Henry K. Beecher and the oversight of research in children. Perspectives in Biology and Medicine. 2016;59(1):95-106.
5. Beecher HK. Ethics and clinical research. The New England Journal of Medicine. 1966;274(24): 1354-60.
6. Antiel RM, Flake AW. Responsible surgical innovation and research in maternal-fetal surgery. Seminars in Fetal & Neonatal Medicine. 2017;22(6):423-7.
7. Maternal-fetal intervention and fetal care centers. Pediatrics. 2011;128(2):e473-8.
8. Fasouliotis SJ, Schenker JG. Maternal-fetal conflict. European Journal of Obstetrics, Gynecology, and Reproductive Biology. 2000;89(1):101-7.
9. Riggan KA, Collura CA, Pittock ST, Ruano R, Whitford KJ, Allyse M. Ethical considerations of maternal-fetal intervention in a twin pregnancy discordant for anomalies. The Journal of Maternal-fetal & Neonatal Medicine. 2019:1-6.
10. Chervenak FA, McCullough LB, Birnbach DJ. Ethical issues in fetal surgery research. Best Practice & Research Clinical Anaesthesiology. 2004;18(2):221-30.
11. Antiel RM, Flake AW, Collura CA, Johnson MP, Rintoul NE, Lantos JD, et al. Weighing the social and ethical considerations of maternal-fetal surgery. Pediatrics. 2017;140(6).
12. Edwards LA, Justino H, Morris SA, Rychik J, Feudtner C, Lantos JD. Controversy about a high-risk and innovative fetal cardiac intervention. Pediatrics. 2018;142(3).
13. Adzick NS, Thom EA, Spong CY, Brock JW, 3rd, Burrows PK, Johnson MP, et al. A randomized trial of prenatal versus postnatal repair of myelomeningocele. The New England Journal of Medicine. 2011;364(11):993-1004.
14. Fabie NAV, Pappas KB, Feldman GL. The current state of newborn screening in the United States. Pediatric Clinics of North America. 2019;66(2):369-86.
15. Tarini BA, Goldenberg AJ. Ethical issues with newborn screening in the genomics era. Annual Review of Genomics and Human Genetics. 2012;13(1):381-93.
16. Holm IA. Pediatric issues in return of results and incidental findings: weighing autonomy and best interests. Genet Test Mol Biomarkers. 2017;21(3):155-8.
17. Van Assche K, Gutwirth S, Sterckx S. Protecting dignitary interests of biobank research participants: Lessons from Havasupai Tribe v Arizona Board of Regents. Law, Innovation and Technology. 2013;5(1):54-84.
18. Greely HT. The uneasy ethical and legal underpinnings of large-scale genomic biobanks. Annual Review of Genomics and Human Genetics. 2007;8:343-64.
19. Cambon-Thomsen A, Rial-Sebbag E, Knoppers BM. Trends in ethical and legal frameworks for the use of human biobanks. Eur Respir J. 2007;30(2):373-82.
20. Hansson MG. Ethics and biobanks. Br J Cancer. 2009;100(1):8-12.
21. Thompson R, McNamee MJ. Consent, ethics and genetic biobanks: the case of the Athlome project. BMC Genomics. 2017;18(8):830.
22. Anderlik M. Commercial biobanks and genetic research: ethical and legal issues. American Journal of Pharmacogenomics. 2003;3(3):203-15.
23. Guerrini CJ, Robinson JO, Petersen D, McGuire AL. Should police have access to genetic genealogy databases? Capturing the Golden State Killer and other criminals using a controversial new forensic technique. PLoS Biol. 2018;16(10):e2006906-e.
24. Nicklin S, Spencer SA. Recruitment failure in early neonatal research. Arch Dis Child Fetal Neonatal Ed. 2004;89(3):F281-F.
25. Golec L, Gibbins S, Dunn MS, Hebert P. Informed consent in the NICU setting: an ethically optimal model for research solicitation. Journal of Perinatology. 2004;24(12):783-91.

26. Turner MA. Clinical trials of medicines in neonates: the influence of ethical and practical issues on design and conduct. Br J Clin Pharmacol. 2015;79(3):370-8.
27. McKechnie L, Gill AB. Consent for neonatal research. Arch Dis Child Fetal Neonatal Ed. 2006;91(5):F374-F6.
28. Singhal N, Oberle K, Burgess E, Huber-Okrainec J. Parents' perceptions of research with newborns. Journal of Perinatology. 2002;22(1):57-63.
29. Foglia EE, Owen LS, Keszler M, Davis PG, Kirpalani H. Obtaining informed consent for delivery room research: the investigators' perspective. Arch Dis Child Fetal Neonatal Ed. 2017;102(1):F90-F1.
30. den Boer MC, Houtlosser M, Foglia EE, Davis PG, van Kaam AH, Kamlin COF, et al. Deferred consent for the enrolment of neonates in delivery room studies: strengthening the approach. Arch Dis Child Fetal Neonatal Ed. 2019;104(4):F348-F52.
31. Schreiner MS, Feltman D, Wiswell T, Wootton S, Arnold C, Tyson J, et al. When is waiver of consent appropriate in a neonatal clinical trial? Pediatrics. 2014;134(5):1006-12.
32. Foglia EE, Owen LS, Kirpalani H. Delivery room research: when does poor quality evidence become an ethical issue? Pediatrics. 2015;135(5):e1368-e.
33. King NM, Churchill LR. Is informed consent always necessary for randomized, controlled trials? The New England Journal of Medicine. 1999;341(6):449-50.
34. Stenson BJ, Becher JC, McIntosh N. Neonatal research: the parental perspective. Arch Dis Child Fetal Neonatal Ed. 2004;89(4):F321-F3.
35. Ballard HO, Shook LA, Desai NS, Anand KJS. Neonatal research and the validity of informed consent obtained in the perinatal period. Journal of Perinatology. 2004;24(7):409-15.
36. Burgess E, Singhal N, Amin H, McMillan DD, Devrome H. Consent for clinical research in the neonatal intensive care unit: a retrospective survey and a prospective study. Archives of Disease in Childhood – Fetal and Neonatal Edition. 2003;88(4):F280-F6.
37. Baum M. New approach for recruitment into randomised controlled trials. Lancet. 1993;341(8848):812-3.
38. O'Malley GF, Giraldo P, Deitch K, Aguilera EA, Cadar S, Lares C, et al. A novel emergency department-based community notification method for clinical research without consent. Academic Emergency Medicine. 2017;24(6):721-31.
39. Kim SYH. Ethical issues in pragmatic trials of "standard-of-care" interventions in learning health care systems. Learning Health Systems. 2018;2(1):e10045-e.
40. Welch MJ, Lally R, Miller JE, Pittman S, Brodsky L, Caplan AL, et al. The ethics and regulatory landscape of including vulnerable populations in pragmatic clinical trials. Clinical Trials (London, England). 2015;12(5):503-10.
41. Cho MK, Magnus D, Constantine M, Lee SS-J, Kelley M, Alessi S, et al. Attitudes toward risk and informed consent for research on medical practices: a cross-sectional survey. Ann Intern Med. 2015;162(10):690-6.
42. SUPPORT Study Group of the Eunice Kennedy Shriver NICHD Neonatal Research Network, Carlo WA, Finer NN, Walsh MC, Rich W, Gantz MG, et al. Target ranges of oxygen saturation in extremely preterm infants. The New England Journal of Medicine. 2010;362(21):1959-69.
43. Morley CJ. CPAP and low oxygen saturation for very preterm babies? The New England Journal of Medicine. 2010;362(21):2024-6.
44. Pharoah PDP. The US Office for Human Research Protections' judgment of the SUPPORT trial seems entirely reasonable. BMJ. 2013;347:f4637-f.
45. Wilfond BS. Quality improvement ethics: lessons from the SUPPORT study. Am J Bioeth. 2013;13(12):14-9.
46. Lantos JD. Neonatal research ethics after SUPPORT. Seminars in Fetal & Neonatal Medicine. 2018;23(1):68-74.

47. Lantos JD, Feudtner C. SUPPORT and the ethics of study implementation: lessons for comparative effectiveness research from the trial of oxygen therapy for premature babies. Hastings Cent Rep. 2015;45(1):30-40.
48. Lantos JD, Wendler D, Septimus E, Wahba S, Madigan R, Bliss G. Considerations in the evaluation and determination of minimal risk in pragmatic clinical trials. Clinical Trials (London, England). 2015;12(5):485-93.
49. Claussnitzer M, Cho JH, Collins R, Cox NJ, Dermitzakis ET, Hurles ME, et al. A brief history of human disease genetics. Nature. 2020;577(7789):179-89.
50. Ross LF, Moon MR. Ethical issues in genetic testing of children. Arch Pediatr Adolesc Med. 2000;154(9):873-9.
51. Spector-Bagdady K. "The Google of Healthcare": enabling the privatization of genetic bio/data-banking. Ann Epidemiol. 2016;26(7):515-9.
52. Amendola LM, Berg JS, Horowitz CR, Angelo F, Bensen JT, Biesecker BB, et al. The Clinical Sequencing Evidence-Generating Research Consortium: Integrating genomic sequencing in diverse and medically underserved populations. Am J Hum Genet. 2018;103(3):319-27.
53. Laventhal N, Tarini BA, Lantos J. Ethical issues in neonatal and pediatric clinical trials. Pediatric Clinics of North America. 2012;59(5):1205-20.
54. Borysowski J, Górski A. Compassionate use of unauthorized drugs: Legal regulations and ethical challenges. Eur J Intern Med. 2019;65:12-6.
55. Joffe S, Lynch HF. Federal Right-to-Try Legislation – Threatening the FDA's Public Health Mission. The New England Journal of Medicine. 2018;378(8):695-7.
56. Lanzel AF, Lavery JV. Unintended consequences of the right to try act for palliative care in pediatric oncology. JAMA Oncol. 2019;5(5):603-4.
57. Chapman CR, Eckman J, Bateman-House AS. Oversight of right-to-try and expanded access requests for off-trial access to investigational drugs. Ethics & Human Research. 2020;42(1):2-13.
58. Janofsky J, Starfield B. Assessment of risk in research on children. The Journal of Pediatrics. 1981;98(5):842-6.
59. Kapp MB. Children's assent for participation in pediatric research protocols. Assessing national practice. Clin Pediatr (Phila). 1983;22(4):275-8.
60. Bartholome WG. Informed consent, parental permission, and assent in pediatric practice. Pediatrics. 1995;96(5 Pt 1):981-2.
61. Tait AR, Geisser ME. Development of a consensus operational definition of child assent for research. BMC Medical Ethics. 2017;18(1):41.
62. Cheah PY, Parker M. Consent and assent in paediatric research in low-income settings. BMC Medical Ethics. 2014;15:22.
63. Whittle A, Shah S, Wilfond B, Gensler G, Wendler D. Institutional review board practices regarding assent in pediatric research. Pediatrics. 2004;113(6):1747-52.
64. Kimberly MB, Hoehn KS, Feudtner C, Nelson RM, Schreiner M. Variation in standards of research compensation and child assent practices: a comparison of 69 institutional review board-approved informed permission and assent forms for 3 multicenter pediatric clinical trials. Pediatrics. 2006;117(5):1706-11.
65. Giesbertz NAA, Melham K, Kaye J, van Delden JJM, Bredenoord AL. Personalized assent for pediatric biobanks. BMC Medical Ethics. 2016;17(1):59.
66. Brothers KB, Goldenberg AJ. Ethical and legal considerations for pediatric biobank consent: current and future perspectives. Per Med. 2016;13(6):597-607.
67. Rossi WC, Reynolds W, Nelson RM. Child assent and parental permission in pediatric research. Theor Med Bioeth. 2003;24(2):131-48.

CAPÍTULO 12 CONSIDERAÇÕES ÉTICAS NA PESQUISA NEONATAL, PEDIÁTRICA E EM ADOLESCENTES **123**

68. Committee On B. Informed consent in decision-making in pediatric practice. Pediatrics. 2016;138(2):e20161484.
69. O'Lonergan TA, Forster-Harwood JE. Novel approach to parental permission and child assent for research: improving comprehension. Pediatrics. 2011;127(5):917-24.
70. Nebeker C, Dunseath SE, Linares-Orozco R. A retrospective analysis of NIH-funded digital health research using social media platforms. Digit Health. 2020;6:2055207619901085.
71. Shah SK, Allison SM, Kapogiannis BG, Black R, Dawson L, Erbelding E. Advancing independent adolescent consent for participation in HIV prevention research. Journal of Medical Ethics. 2018;44(7):431-3.
72. Majeed-Ariss R, Baildam E, Campbell M, Chieng A, Fallon D, Hall A, et al. Apps and adolescents: A systematic review of adolescents' use of mobile phone and tablet apps that support personal management of their chronic or long-term physical conditions. J Med Internet Res. 2015;17(12):e287-e.
73. Golder S, Ahmed S, Norman G, Booth A. Attitudes toward the ethics of research using social media: a systematic review. J Med Internet Res. 2017;19(6):e195-e.
74. Moreno MA, Goniu N, Moreno PS, Diekema D. Ethics of social media research: common concerns and practical considerations. Cyberpsychol Behav Soc Netw. 2013;16(9):708-13.
75. De Clercq E, Kaye J, Wolf SM, Koenig BA, Elger BS. Returning results in biobank research: global trends and solutions. Genet Test Mol Biomarkers. 2017;21(3):128-31.
76. Elger BS, De Clercq E. Returning results: let's be honest! Genet Test Mol Biomarkers. 2017;21(3):134-9.
77. Manson NC. The ethics of biobanking: Assessing the right to control problem for broad consent. Bioethics. 2019;33(5):540-9.
78. Toccaceli V, Serino L, Stazi MA. Informed consent, and an ethico-legal framework for paediatric observational research and biobanking: the experience of an Italian birth cohort study. Cell Tissue Bank. 2014;15(4):579-90.
79. Ross LF, Clayton EW. Ethical issues in newborn sequencing research: the case study of BabySeq. Pediatrics. 2019;144(6):e20191031.
80. Weinfurt KP, Bollinger JM, Brelsford KM, Crayton TJ, Topazian RJ, Kass NE, et al. Patients' views concerning research on medical practices: implications for consent. AJOB Empir Bioeth. 2016;7(2):76-91.
81. Rogers CG, Tyson JE, Kennedy KA, Broyles RS, Hickman JF. Conventional consent with opting in versus simplified consent with opting out: an exploratory trial for studies that do not increase patient risk. The Journal of Pediatrics. 1998;132(4):606-11.
82. Mutch L, King R. Obtaining parental consent – opting in or opting out? Arch Dis Child. 1985;60(10):979-80.
83. Modi N. Neonatal research. Lancet. 1998;351(9101):530.
84. Singal AG, Higgins PD, Waljee AK. A primer on effectiveness and efficacy trials. Clinical and Translational Gastroenterology. 2014;5:e45.
85. Brothers KB, Holm IA, Childerhose JE, Antommaria AHM, Bernhardt BA, Clayton EW, et al. When participants in genomic research grow up: contact and consent at the age of majority. The Journal of Pediatrics. 2016;168:226-31.e1.
86. McGowan ML, Prows CA, DeJonckheere M, Brinkman WB, Vaughn L, Myers MF. Adolescent and parental attitudes about return of genomic research results: focus group findings regarding decisional preferences. J Empir Res Hum Res Ethics. 2018;13(4):371-82.
87. Davis DS. Genetic dilemmas and the child's right to an open future. Rutgers Law J. 1997;28:549-92.

88. Fernandez CV, O'Connell C, Ferguson M, Orr AC, Robitaille JM, Knoppers BM, et al. Stability of attitudes to the ethical issues raised by the return of incidental genomic research findings in children: a follow-up study. Public Health Genomics. 2015;18(5):299-308.
89. Abdul-Karim R, Berkman BE, Wendler D, Rid A, Khan J, Badgett T, et al. Disclosure of incidental findings from next-generation sequencing in pediatric genomic research. Pediatrics. 2013;131(3):564-71.
90. Fernandez CV, Strahlendorf C, Avard D, Knoppers BM, O'Connell C, Bouffet E, et al. Attitudes of Canadian researchers toward the return to participants of incidental and targeted genomic findings obtained in a pediatric research setting. Genetics in Medicine. 2013;15(7):558-64.
91. Barajas M, Ross LF. Pediatric professionals' attitudes about secondary findings in genomic sequencing of children. The Journal of Pediatrics. 2015;166(5):1276-82.e7.
92. Rotz SJ, Kodish E. Ethical conundrums in pediatric genomics. Hematology American Society of Hematology Education Program. 2018;2018(1):301-6.
93. Ceyhan-Birsoy O, Murry JB, Machini K, Lebo MS, Yu TW, Fayer S, et al. Interpretation of genomic sequencing results in healthy and ill newborns: Results from the BabySeq Project. Am J Hum Genet. 2019;104(1):76-93.
94. Rahimzadeh V, Schickhardt C, Knoppers BM, Sénécal K, Vears DF, Fernandez CV, et al. Key implications of data sharing in pediatric genomics. JAMA Pediatr. 2018;172(5):476-81.
95. Bombard Y, Brothers KB, Fitzgerald-Butt S, Garrison NA, Jamal L, James CA, et al. The responsibility to recontact research participants after reinterpretation of genetic and genomic research results. Am J Hum Genet. 2019;104(4):578-95.
96. Clayton EW, Halverson CM, Sathe NA, Malin BA. A systematic literature review of individuals' perspectives on privacy and genetic information in the United States. PLoS One. 2018;13(10):e0204417-e.
97. Hansson MG, Lochmüller H, Riess O, Schaefer F, Orth M, Rubinstein Y, et al. The risk of re-identification versus the need to identify individuals in rare disease research. Eur J Hum Genet. 2016;24(11):1553-8.
98. Gallo AM, Angst DB, Knafl KA. Disclosure of genetic information within families. Am J Nurs. 2009;109(4):65-9.
99. Lehmann A, Speight BS, Kerzin-Storrar L. Extended family impact of genetic testing: the experiences of X-linked carrier grandmothers. J Genet Couns. 2011;20(4):365-73.

CAPÍTULO 13

Ética na investigação em neonatologia

Solís García G, Solís Sánchez G

RESUMO

Em neonatologia é fundamental dispor de pesquisas bem estruturadas que conduzam à medicina baseada em evidências, dada a vulnerabilidade dos recém-nascidos, metodológica e eticamente mais desafiadora que de adultos e mesmo crianças maiores. O princípio da autonomia aplicado a pais/cuidadores é essencial e se consubstancia no consentimento informado. Vale ressaltar que por ocasião de algumas intervenções em neonatologia, esses cuidadores poderão se ver em um momento difícil para tomar decisões, exigindo tempos e fórmulas apropriados. Outras particularidades a merecer atenção são pesquisas envolvendo nascimentos múltiplos, intervenções agressivas e estudos genéticos, com possíveis repercussões a médio e longo prazo.

INTRODUÇÃO

Fruto dos grandes avanços científicos e tecnológicos em neonatologia, a bioética assume papel cada vez mais relevante tanto na vertente assistencial como na docente e investigativa. A aprendizagem e a reflexão sobre os princípios éticos por parte dos profissionais torna-se uma pedra angular na saúde perinatal.[1] O binômio mãe-feto e o próprio neonato são singulares, requerendo enfoques diferentes dos princípios de beneficência, autonomia e justiça.

A autonomia, tornando a mãe responsável e empoderada para as decisões sobre o recém-nascido, a justiça e a beneficência que demandam saúde por igual para ambos, e mais os direitos do pai, eventualmente gerando discórdia, nem sempre são fáceis de se conciliar (Tabela 1).[1-4]

TABELA 1   Questões éticas em neonatologia

Gerais	■ Melhor assistência possível e equidade de recursos. Justiça
	■ Respeito por diversidade cultural, religiosa e de crenças. Autonomia
	■ Confidencialidade da informação clínica e da investigação
	■ Relacionamento de médicos com a indústria
Assistência	■ Limites da reanimação neonatal
	■ Limites da viabilidade no nascimento
	■ Adequação do esforço terapêutico em pacientes terminais
	■ Iatrogenia terapêutica. Não maleficência
Docência	■ Responsabilidade de especialistas na formação profissional
	■ Aprendizagem de técnicas em neonatos vivos
	■ Atualização contínua de conhecimentos
Investigação	■ Necessidade de estudos e evidências vs. risco em população vulnerável
	■ Consentimento de pais vulneráveis em situações de urgência
	■ Dano mínimo para o neonato. Testes invasivos, repetição de estudos prévios
	■ Papel dos pais na investigação

A NECESSIDADE DA PESQUISA NEONATAL

Desde as primeiras declarações e legislações (Código de Nuremberg e Relatório Belmont), a ética sempre definiu seu eixo central como a defesa das populações vulneráveis.[5,6] É clássico incluir-se as gestantes[7,8] e os neonatos.[9,10] Como decorrência, as investigações nesses âmbitos são escassas, prejudicando o atendimento. Até há poucos anos, a maioria das intervenções em neonatologia não contavam com o respaldo de suficientes evidências científicas.[11,12]

Um porcentual elevado de prescrições medicamentosas se efetua sob a rubrica *off-label*, ou seja, não revisada por agências regulatórias.[13] A proteção acaba se revestindo mais de características de castigo, sendo que essa visão de vulnerabilidade tem sido alvo de amplas críticas, em favor de investigações bem fundamentadas.[14-16]

Um exemplo paradigmático foi o uso indiscriminado de oxigênio em prematuros com angústia respiratória, precipitando uma epidemia de retinopatia e cegueira nos anos 50 e 60. Subsequentemente, e de novo sem evidências muito concretas, passou-se a adotar uma suplementação de oxigênio muito restritiva, que diminuiu as taxas de retinopatia às custas de maiores transtornos neurológicos nos sobreviventes. Cerca de 50 anos transcorreram antes de se propor níveis ótimos de administração, que até hoje são debatidos.[9,17-19]

Outros tratamentos potencialmente lesivos direcionaram-se para a infusão EV de grandes quantidades de bicarbonato em prematuros com acidose, emprego de antibióticos como cloranfenicol e administração de altas pressões na ventilação mecânica de neonatos. Introduzidos na clínica sem evidências, somente puderam ser corrigidos muito tempo depois, quando ensaios clínicos comprovaram que não eram nem seguros nem eficazes.[20] Somente protocolos bem desenhados são capazes de lançar luzes sobre o que é uma associação espúria e quando estamos diante de uma relação causa-efeito verdadeira, capaz de atenuar a morbimortalidade.[17,21]

INVESTIGAÇÕES DESNECESSÁRIAS

Ensaios sobre agentes cuja eficácia já se encontra demonstrada também configuram um abuso ético. Muitas pesquisas se debruçaram sobre a prescrição de corticoides para a mãe, no intuito de prevenir a angústia respiratória neonatal do prematuro. Entre o relato pioneiro de Liggins e Howie em 1972[22] e os anos 90, mais de uma dezena de ensaios optaram por esse enfoque, envolvendo mais de 3.000 gestantes, quando desde os anos 80 a evidência já era irrefutável.[23] Quantas crianças não foram privadas do benefício porque as mães aderiram a esses protocolos e foram randomizadas para o braço controle?

Isso consubstancia a importância de se comunicar e difundir os resultados da investigação, a fim de que as evidências de qualidade sejam aplicadas não apenas no local de orígem, mas em todo o planeta. Fica realçada também a conveniência de estudos cooperativos internacionais, compartilhando linhas de investigação e resultados, para que pacientes não corram riscos desnecessários se já se acumularam evidências suficientes sobre determinado tema. A melhora da qualidade da atenção aos recém-nascidos transita pela transparência, confiança e respeito pela autonomia e bem-estar dos participantes do estudo e suas famílias, em plena consonância com os principios da ética em investigação clínica.[24]

CONSENTIMENTO INFORMADO

É o pilar do principio da autonomia. Suas premissas são a liberdade de decisão e a voluntariedade, a compreensão do documento que deve ser suficiente para embasar a decisão, a competência mental para assinar, e logicamente que se trate de representante legal do menor.[25] Algumas vezes a adesão dos pais se processa por altruísmo, com vistas ao benefício de futuras gerações, outras objetivando vantagens atuais para a criança, ou ausência de risco. É indispensável informar que existem ao menos duas possibilidades no estudo, quais sejam tratamento novo ou convencional (controle), como também que não existe protocolo isento de risco.[25]

Há ocasiões em que o consentimento deve ser obtido com urgência, sem muito tempo para refletir, quando a janela de aplicação do tratamento ou intervenção é estreita. São exemplificadas por ensaios sobre distintas estratégias de ventilação mecânica, fármacos anticonvulsivantes ou procedimentos de reanimação neonatal, que devem ser conduzidos quando a situação surge. Contrastam com protocolos sobre cuidados básicos ou nutricionais em neonatologia, em que tempo suficiente pode ser outorgado aos pais.

Acresce nessas eventualidades precipitadas que o nascimento de um grande prematuro, ou outro caso de elevada gravidade, por si só já abalam as condições emocionais e até físicas dos pais. Eles se sentirão pouco confortáveis para aderir a um protocolo debaixo de tão grande estresse. Surge mesmo a dúvida ética se os representantes legais da criança encontram-se plenamente competentes para tal ato. Há quem afirme que premissas básicas não são atendidas em tais circunstâncias, e consequentemente os termos de consentimento não são válidos.[26]

Parece claro que não é eticamente justificado tampouco privar a população neonatal de intervenções respaldadas por evidências.[14-16] O neonato poderá se favorecer não apenas pela possibilidade de tratamento novo, como pela maior vigilância e controle típicos de ensaios clínicos. Para prevenir que consentimentos tradicionais deixem de cumprir com sua finalidade em algumas eventualidades, formas alternativas de consentimento merecem ser exploradas (Tabela 2).

TABELA 2   Tipos especiais de consentimento informado em neonatologia

Tipo	Definição	Comentário
Pré-natal	Antes do nascimento	Importante em estudos sobre medidas urgentes logo após o nascimento. Recrutamento prévio. Alto porcentual de perdas. Vieses. Custos econômicos.
Diferido	*A posteriori*, após o início do estudo	Discutível eticamente, salvo tratamentos habituais; situações urgentes, com permissão de Comitê de Ética.
Contínuo	Autorização preliminar, explicação posterior assinada	Formato intermediário, com bons resultados para ensaios clínicos e para os pais.
Isenção (*waiver of consent*)	Nenhum consentimento	Riscos muito baixos, observacionais ou de assistência habitual; criticado para estudos prospectivos; também risco vital, incapacidade para realizar estudo necessário de outra forma.

CONSENTIMENTO PRÉ-NATAL

Seria solicitado com antecedência, para a hipótese do recém-nascido vir a necessitar de reanimação ou outras medidas urgentes incluídas no protocolo. Ainda que concedam prazo para maior reflexão, evocam-se outras questões. Uma mãe com risco de dar à luz um prematuro também já enfrenta situação emocional difícil, o que não elimina por inteiro as interferências conjunturais. Ademais, um grande número de consentimentos seriam necessários, para cada um efetivamente apropriado e utilizado. Um viés de seleção também

128 SEÇÃO IV PESQUISA CLÍNICA COM POPULAÇÕES ESPECIAIS

poderia ser alegado. Uma opção recomendada é incluir para os pais o direito de recusa (*opt out*) por ocasião do nascimento.[27]

No ensaio SUPPORT (*Study to Understand Prognoses and Preferences for Outcomes and Risks of Treatments*), somente metade das mães que assinaram o termo de consentimento deram à luz neonatos que preenchiam os critérios de inclusão, e subsequentemente se demonstrou que havia diferenças importantes entre os casos elegíveis e não elegíveis no momento do consentimento (viés de seleção).[9,28-29] Há um gasto econômico a ser contemplado também, pois o processo de coleta dos consentimentos subsequentemente descartados envolveu tempo e pessoal especializado, que poderiam haver sido direcionados para outras tarefas.

CONSENTIMENTO DIFERIDO OU ADIADO

Nesta modalidade, o tratamento de urgência (inerente ao protocolo) é iniciado, e somente *a posteriori* se requer a adesão formal ao mesmo, como é o caso nas reanimações neonatais.[30] As críticas dizem respeito à infringência da regra do consentimento prévio e da autonomia, embora, se os pais se negarem a aderir, a criança será prontamente excluída.

Os lados positivos seriam a conveniência de se atender à urgência e o menor estresse dos pais, que decidiriam mais tarde, com maior tranquilidade.[31,32] Obviamente a comissão de ética deve aprovar este tipo de investigação, à luz das justificativas apresentadas, e como regra a metodologia se cinge a procedimentos que já são usuais em unidades de neonatologia. Vale reiterar que na ausência de tais consentimentos, muitos ensaios de reanimação ou praticados em serviços de emergência jamais seriam executados, privando a população dos benefícios de evidências científicas. A experiência demonstra outrossim que tanto pais como profissionais costumam receber bem tal prática, considerando que, fora dos momentos críticos, a compreensão do estudo e a capacidade de decisão serão mais adequadas.[32,33]

Consoante a legislação europeia, o consentimento diferido é aceitável em circunstâncias em que a intervenção é urgente, as informações a serem obtidas serão muito benéficas, os pais serão procurados e informados o quanto antes, após iniciadas as intervenções, e houve aprovação prévia do comitê de ética [Regulation (EU) No. 536/2014].[27,34]

No ensaio HIPSTER (*High flow nasal cannulae as primary support in the treatment of early respiratory distress trial*) sucederam duas fases de recrutamento, uma com consentimento prévio (prenatal e neonatal precoce) e outra com consentimento prévio, mas também diferido. Na primeira etapa, 50% dos consentimentos foram positivos, contrastando com 82% na segunda. Interessantemente, houve diferenças entre as duas populações incorporadas no estudo, contudo sem interferir no resultado principal.[35]

CONSENTIMENTO CONTÍNUO

Nesta alternativa os pais concedem um consentimento preliminar com antecedência, que será complementado com um termo mais detalhado *a posteriori*. Seria uma modalidade até mais abrangente que os modelos clássicos, e solucionaria os conflitos relacionados a uma aprovação em momento de grande angústia. Foi o que se adotou no protocolo TOBY (*Total Body Hypothermia for Neonatal Encephalopathy Trial*).[36] Analogamente no *Cord Pilot Trial*,[37] que comparou o clampeamento do cordão umbilical após 20 segundos *versus* 2 minutos em prematuros < 32 semanas, um consentimento escrito pré-natal era buscado quando possível. Caso contrario, ocorria uma aprovação verbal prévia, seguida depois de consentimento escrito. Tanto pais como profissionais se mostraram satisfeitos com essa modelagem.[37,38]

CONSENTIMENTO ISENTO

A renúncia ao consentimento (*waiver of consent*) é plausível naqueles de baixo risco, ou que analisam procedimentos já habituais na clínica. À luz do fato de que fere a autonomia do paciente, costuma ser praticada apenas em ensaios retrospectivos e observacionais.[27] Para avaliações prospectivas as regras são mais rígidas, ainda que ocorram variações conforme países ou regiões. Algumas nações autorizam a adesão ao estudo sem consentimento, todavia mais tarde submetendo-se o mesmo (consentimento diferido) (Tabela 3).

TABELA 3 Critérios para realizar estudos sem consentimento informado prévio na União Europeia (UE), Estados Unidos de América (EUA), Austrália e Canadá

	Situação	Risco	Justificativa	Processo
UE	Ameaça repentina, enfermidade urgente	Mínimo	Só possível na emergência, possível benefício direto, bases científicas, sem tempo para consentimento	Assim que possível Informações e consentimento; direito de exclusão (recusa)
Austrália	Situação de gravidade	Justificado pelo benefício	Benefício direto, consentimento não viável, estudo impossível de outra forma	Assim que possível Informações e consentimento; direito de exclusão (recusa)
EUA	Risco vital que requer intervenção urgente	Aceitável à luz da moléstia e terapia habitual	Impossível executar de outra forma; tratamento habitual insatisfatório/ sem evidências; benefício direto; sem possibilidade de obter consentimento	Informar representante que pode haver recusa Consultar comunidade, informar ao público
Canadá	Risco vital que requer intervenção urgente	Não maior que a terapia habitual ou justificado por benefício	Tratamento habitual ineficaz, esperam-se benefícios; esforço documentado para obter consentimento sem sucesso	Informar representante que pode haver recusa Garantias adicionais se necessário

A opinião dos pais é que desejam ser consultados e estão interessados em manifestar seu consentimento, preferencialmente com tempo e informação suficiente, ainda que no período pré-natal, se isso for oportuno. Consideram tal atitude preferível ao consentimento diferido ou à sua renúncia.[27]

ÉTICA E DANO MÍNIMO EM INVESTIGAÇÃO NEONATAL

Muitos protocolos são recriminados porque há riscos, muitas vezes sem que haja fins terapêuticos. No protocolo GLOW (*Glucose in Well Babies*),[39] neonatos sadios foram submetidos a 16 glicemias capilares nos primeiros dias de vida. Houve aprovação de comitê de ética e termo de consentimento dos pais, mas ainda assim sucederam críticas por conta da suposta dor das crianças, acoplada a um benefício incerto.[40] Os resultados na realidade foram relevantes para o manejo da glicemia no recém-nascido, servindo de baliza para evitar separações mãe-filho assim como tratamentos agressivos sem justificativa, no entanto subsistem dúvidas sobre sua relação risco/benefício.

CONSENTIMENTO INFORMADO E RISCO: O ENSAIO SUPPORT

Riscos comuns abrangem testes laboratoriais adicionais que provocam dor, como também tratamentos possivelmente ineficazes. Se há perigo de mortalidade, os fundamentos éticos do protocolo, o grau de informação e a natureza dos consentimentos tornam-se ainda mais vitais. No famoso ensaio SUPPORT,[41,42] prematuros foram comparados mediante níveis de saturação de oxigênio mais baixos (85-89%) *versus* mais elevados (90-95%). Os desfechos eram retinopatia e mortalidade, e para preservar a ocultação da metodologia, os oxímetros de pulso foram alterados.

Conforme publicado no *New England Journal of Medicine* (2010), a saturação menor elevou a mortalidade. Choveram críticas, inclusive do *New York Times,* de que o estudo "carecia da norma mais básica, qual fosse um consentimento informado que indicasse com precisão para os pais os riscos e benefícios". O ponto crucial da polêmica era estabelecer se os participantes haviam sido expostos a risco maior que o habitual na prática clínica, e se isso estava especificado no termo. Para os autores e a revista, não havia evidências se os patamares adotados de saturação de oxigênio acarretavam mortalidade ou retinopatia mais frequentes, portanto o estudo era legítimo. Isso foi endossado por alguns especialistas em bioética,[43] entretanto não por outros, inclusive pelo *Office for Human Research Protections* (EUA),[44] que estimava os riscos como previsíveis e que deveriam estar explícitos no termo de consentimento.[45] Acalorados debates se seguiram, pois os reguladores[44] admitiam investigações com certos riscos, entretanto não que estes riscos fossem aleatorizados em ensaio clínico.[21]

Passada cerca de uma década, há consenso de que o protocolo SUPPORT foi capaz de responder a perguntas importantes para grandes prematuros, e que não somente seu desenho experimental e termo de consentimento eram adequados, como não ocorreu prejuízo aos participantes da pesquisa. Ainda assim, o caso ensinou lições sobre os cuidados a adotar no caso de maiores perigos, nominalmente no tocante à aleatorização desses riscos e à formulação do termo de consentimento.

NASCIMENTOS MÚLTIPLOS

Crianças nascidas de partos múltiplos (gemelaridade) poderiam ser casos ideais para protocolos randomizados (aleatorizados) de dois ou mais braços, dados seus antecedentes similares, no entanto muitos pais se opõem e exigem que todos sejam direcionados para o mesmo braço do estudo. Alegam que desejam oferecer a todos os filhos exatamente as mesmas chances. Note-se que, do ponto de vista estatístico, se efetivamente todos são inseridos sob a mesma intervenção, cabe analisá-los não como casos individuais, mas como aglomerado (*cluster*), para não gerar um viés.[46,47]

ESTUDOS GENÉTICOS

A genética e a genômica expandiram-se notavelmente em décadas recentes e hoje integram numerosas modalidades de protocolos, contudo suscitam cautelas éticas.[48,49] Já emergem dúvidas sobre seu manejo em adultos, tanto mais em neonatos, tangenciando os princípios de autonomia e justiça. O consentimento nesses casos, além de declinar precisamente os testes programados, deve informar se os pais/responsáveis desejam ser informados sobre os achados. Mesmo consignando sua resposta, não ficam excluídas futuras incertezas sobre as implicações de eventuais achados, potencialmente impactando toda a vida da criança.

O National Institute of Child Health and Human Development e o National Human Genome Research Institute (EUA) iniciaram há poucos anos o Babyseq Project (*Genome Sequence-Based Screening for Childhood Risk and Newborn Illness*), para investigar os impactos médico, social e econômico da disponibilização do genoma no atendimento do recém-nascido, seja sadio ou enfermo. Inicialmente 325 famílias foram recrutadas, e o sequenciamento será executado randomicamente na metade das crianças (as demais servirão de controle). Como sabido, as mutações detectadas poderão condicionar enfermidades da infância, e mesmo da idade adulta.[50,51]

Ao mesmo tempo, subsistem dúvidas sobre o significado de achados incidentais e variantes obscuras, frequentes nos sequenciamentos. Para os pais trata-se, portanto, de decisão com potenciais desdobramentos para o futuro físico, psicológico e mesmo profissional da criança. A autonomia da criança é afetada pelo longo horizonte contemplado. Nessas circunstâncias, o protocolo Babyseq optou por não informar achados genômicos vinculados a moléstias da idade adulta, somente aquelas da infância.

O PAPEL DOS PAIS NA INVESTIGAÇÃO NEONATAL

A abertura e o acesso dos pais às Unidades de Terapia Intensiva Neonatal/UTI-N é um fenômeno recente. No passado somente profissionais circulavam nessas unidades e tomavam todas as condutas, que eram subsequentemente informadas. Hoje muitas permitem algum cuidado por parte dos pais, que também participam mais das decisões. Algumas unidades também se valem de pais veteranos, cujos filhos já passaram pela UTI-N, para voluntariamente orientar e esclarecer novos pais (*resource parents* ou *veteran parents*). Eles são eventualmente aproveitados ainda para a docência e investigação.[52]

Há uma tendência para engajar os pais não como meros assinantes do consentimento, mas como integrantes da equipe de pesquisa, opinando sobre o desenho experimental, o seguimento e até a análise dos dados. Dois exemplos são o *Patient Centered Outcomes Research Institute*/PCORI (EUA) e a *Strategy for Patient Oriented Research*/SPOR (Canadá), que não se limitam à pediatria, abrangendo outras especialidades. O provérbio latino *nihil de nobis, sine nobis* (nada de nós, sem nós) tem sido invocado como lema desse empoderamento de pais como autênticos coinvestigadores.[53]

Sua atuação seria precedida de um curso de capacitação, após o qual poderiam colaborar na formulação de projetos, preparação de material infomativo e termos de consentimento, avaliação ética de temas e publicações, recrutamento, coleta e avaliação dos dados, e até mesmo apresentação em certos foros científicos.[52,54]

REFERÊNCIAS BIBLIOGRÁFICAS

1. Riaño Galán I. La Bioética en la formación de los pediatras. An Pediatr (Barc). 2014;80:69-70.
2. Chervenak FA, McCullough LB. Moral philosophy in perinatology: a collaborative model for perinatal ethics. Sem Perinat. 2016;40:213-5.
3. Boss RD, Henderson CM, Wilfond BS. Decisions regarding resuscitation of extremely premature infants. Should social context matter? JAMA Pediatrics. 2015;169:521-2.

4. Wilkinson D. Which newborn infants are too expensive to treat? Camosy and rationing in intensive care. J Med Ethics. 2013;39:502-6.
5. Kipnis K. Seven vulnerabilities in the pediatric research subjects. Theor Med Bioeth. 2003;24:107-20.
6. Meek Lange M, Rogers W, Dodds S. Vulnerability in research ethics: a way forward. Bioethics. 2003;27:333-40.
7. Van der Zande ISE, Van der Graaf R, Oudijk MA, Van Delden JJM. Vulnerability of pregnant women in clinical research. J Med Ethics. 2017;43:657-63.
8. Van der Graaf R, Van der Zande ISE, Van Delden JJM. How the CIOMS guidelines contribute to fair inclusion of pregnant women in research. Bioethics. 2019;33:367-73.
9. Janvier A, Farlow B. The ethics of neonatal research: An ethicist's and a parents' perspective. Semin Fetal Neonatal Med. 2015;20:436-41.
10. Kaye DK. The ethical justification for inclusion of neonates in pragmatic randomized clinical trials for emergency newborn care. BMC Pediatr. 2019;19:218.
11. Robertson AF. Reflections on errors in neonatology: II. The "heroic" years, 1950 to 1970. J Perinatol. 2003;23:154-61.
12. Robertson AF. Reflections on errors in neonatology: III. The "experienced" years, 1970 to 2000. J Perinatol. 2003;23:240-9.
13. Costa HTMdL, Costa TX, Martins RR, Oliveira AG. Use of off-label and unlicensed medicines in neonatal intensive care. PLoS ONE. 2018;13:e0204427.
14. Levine C, Faden R, Grady C, Hammerschmidt D, Eckenwiler L, Sugarman J; Consortium to Examine Clinical Research Ethics. The limitations of 'vulnerability' as a protection for human research participants. Am J Bioeth. 2004 4:44-9.
15. Luna F. Elucidating the concept of vulnerability: Layers not labels. Int J Fem Approaches Bioeth. 2009;2:121-202.
16. Kaye DK. The moral imperative to approve pregnant women's participation in randomized clinical trials for pregnancy and newborn complications. Philosophy, Ethics, and Humanities in Medicine. 2019;14:11.
17. Foglia EE, DeMaduro SB, Dysart K, Kirpalani H. When has enough evidence accumulated to change neonatal practice? Semin Fetal Neonatal Med. 2015;20:424-30.
18. Robertson AF. Reflections on errors in neonatology: I. The "hands-off" years. J Perinatol. 2003;23:48-55.
19. Network SSGotEKSNNR, Calvo WA, Finer NN, Walsh MC, Rich W, Gantz MG, Laptook AR et al. Target ranges of oxygen saturation in extremely preterm infants. N Engl J Med. 2010;362:1959-69.
20. Fleischman AR. Ethical issues in neonatal research involving human subjects. Semin Perinatol. 2016;40:247-53.
21. Modi N. Ethical pitfalls in neonatal comparative effectiveness trials. Neonatology. 2014;105:350-1.
22. Liggins GC, Howie RN. A controlled trial of antepartum glucocorticoid treatment for prevention of the respiratory distress syndrome in premature infants. Peiatrics 1972; 50: 515-525.
23. Sinclair JC. Meta-analysis of randomized controlled trials of antenatal corticosteroid for the prevention of respiratory distress syndrome: discussion. Am J Obstet Gynecol. 1995;24:199-206.
24. Walsh V, Oddie S, McGuire W. Ethical issues in perinatal clinical research. Neonatology. 2019;116: 52-7.
25. Mckechnie L, Gill AB. Consent for neonatal research. Arch Dis Child Fetal Neonatal Ed. 2006;91:F374-F376.
26. Megone Ch, Wilman E, Oliver S, Duley L, Gyte G, Wright J. The ethical issues regarding consent to clinical trials with preterm or sick neonates: a systematic review (framework synthesis) of the analytical (theoretical/philosophical) research. Trials. 2016;17:443.

27. McCarthy KN, Ryan NC, O'Shea DT, Doran K, Greene R, Livingstone V, et al. Parental opinion of consent in neonatal research. Arch Dis Child Fetal Neonatal Ed. 2019;104:F409-F414.
28. Rich WD, Auten KJ, Gantz MG, Hale EC, Hensman AM, Newman NS, Finer NN; National Institute of Child Health and Human Development Neonatal Research Network. Antenatal consent in the SUPPORT trial: challenges, costs, and representative enrollment. Pediatrics. 2010;126:e215-21.
29. Rich W, Finer NN, Gantz MG, Newman NS, Hensman AM, Hale EC, et al.; SUPPORT and Generic Database Subcommittees of the Eunice Kennedy Shriver National Institute of Child Health and Human Development Neonatal Research Network. Enrollment of extremely low birth weight infants in a clinical research study may not be representative. Pediatrics. 2012;129:480-4.
30. Foglia EE, Owen LS, Kirpalani H. Delivery room research: when does poor quality evidence become an ethical issue?. Pediatrics. 2015;135(5):e1368.
31. Woolfall K, Frith L, Gamble C, Gilbert R, Mok Q, Young B, the CONNECT Advisory Group. How parents and practitioners experience research without prior consent (deferred consent) for emergency research involving children with life threatening conditions: a mixed method study. BMJ Open. 2015;5:e008522.
32. Jansen-van der Weide MC, Caldwell PHY, Young B, de Vries MC, Willems DL, Van't Hoff W, et al. Clinical trial decisions in difficult circumstances: parenteral consent under time pressure. Pediatrics. 2015;136:e983.
33. Den Boer MC, Houtlosser M, Foglia EE, Davis PG, van Kaam AH, Kamlin COF, et al. Deferred consent for the enrolment of neonates in delivery room studies: strengthening the approach. Arch Dis Child Fetal Neonatal Ed. 2019;104:F348-F352.
34. Regulation (EU) No 536/2014 of the European Parliament and of the Council of 16 April 2014 on clinical trials on medicinal products for human use, and repealing Directive 2001/20/EC.
35. Songstad NT, Roberts CT, Manley BJ, Owen LS, Davis PG on behalf of the HIPSTER Trial Investigators. Retrospective consent in a neonatal randomized controlled trial. Pediatrics. 2018;141:e20172092.
36. Azzopardi DV, Strohm B, Edwards AD, Dyet L, Halliday HL, Juszczak E, et al., for the TOBY Study Group. Moderate hypothermia to treat perinatal asphyxial encephalopathy. N Engl J Med. 2009;361:1349-58.
37. Duley L, Dorling J, Pushpa-Rajah A, Oddie SJ, Yoxall CW, Schoonakker B, et al. Randomised trial of cord clamping and initial stabilisation at very preterm birth. Arch Dis Child Fetal Neonatal. 2018 Jan;103(1):F6-F14.
38. Chhoa CY, Sawyer A, Ayers S, Pushpa-Rajah A, Duley L. Clinicians' views and experiences of offering two alternative consent pathways for participation in a preterm intrapartum trial: a qualitative study. Trials. 2017;18:196.
39. Cumberpatch A, Weston P, Harding JE, et al. Parents of babies who participated in an invasive clinical study report a positive experience: the glucose in well babies (GLOW) study. Arch Dis Child Fetal Neonatal Ed. 2020;105:F4-7.
40. Wilkinson D. Ethics, minimal harm and non-therapeutic research in newborns. Arch Dis Child Fetal Neonatal Ed. 2020;105: F2-F3.
41. SUPPORT Study Group of the Eunice Kennedy Shriver NICHD Neonatal Research Network, Carlo WA, Finer NN, et al. Target ranges of oxygen saturation in extremely preterm infants. N Engl J Med. 2010;362(21):1959-69.
42. Lantos JD. Neonatal research ethics after SUPPORT. Semin Fetal Neonatal Med. 2018;23(1):68-74.
43. Wilfond B, Magnus D, Antommaria AH, et al. The OHRP and SUPPORT. N Engl Med J. 2013;368:e36.
44. Office for Human Research Protections. Disponível em: http://www.hhs.gov/ohrp/detrm_letrs/YR13/mar13a.pdf.

45. Macklin R, Shepherd L, Dreger A, et al. The OHRP and SUPPORT – another view. N Engl J Med. 2013;369:e3.
46. Hibbs AM, Black D, Palermo L, Cnaan A, Luan X, Truog WE, et al. Accounting for multiple births in neonatal and perinatal trials: systematic review and case study. J Pediatr. 2010;156:202-8.
47. Yelland LN, Sullivan TR, Makrides M. Accounting for multiple births in randomised trials: a systematic review. Arch Dis Child Fetal Neonatal Ed. 2015;100:F116-20.
48. Holm IA, McGuire A, Pereira S, Rehm H, Green RC, Beggs AH, and the BabySeq Project Team. Returning a genomic result for an adult-onset condition to the parents of a newborn: insights from the BabySeq Project. Pediatrics. 2019;143:e20181099H.
49. Ross LF, Clayton EW. Ethical issues in newborn sequencing research: The case study of BabySeq. Pediatrics. 2019;144: e20191031.
50. Holm IA, Agrawal PB, Ceyhan-Birsoy O, Christensen KD, Fayer S, Frankel LA, et al.; BabySeq Project Team. The BabySeq project: implementing genomic sequencing in newborns. BMC Pediatr. 2018;18:225.
51. Ceyhan-Birsoy O, Murry JB, Machini K, Lebo MS, Yu TW, Fayer S, et al., and The BabySeq Project Team. Interpretation of genomic sequencing results in healthy and ill newborns: Results from the BabySeq Project. Am J Hum Genet. 2019;104:76-93.
52. Bourque CJ, Dahan S, Mantha G, Robson K, Reichherzer M, Janvier A. Improving neonatal care with the help of veteran resource parents: An overview of current practices. Semin Fetal Neonat Med. 2018;23 44e51.
53. Chu LF, Utengen A, Kadry B, et al. "Nothing about us without us" – patient partnership in medical conferences. BMJ. 2016;354:i3883.
54. Janvier A, Bourque CJ, Dahan S, Robson K, Barrington KJ, on behalf of the Partenariat Famille (PAF) team. Integrating Parents in Neonatal and Pediatric Research. Neonatology. 2019;115:283-91.

CAPÍTULO 14

Atualização ética em investigações pediátricas

Nancy-Piedad Molina-Montoya

RESUMO

A inclusão de crianças em projetos de pesquisa está justificada pela dificuldade de transferir os resultados dos adultos para esta faixa etária, por conta de suas características e peculiaridades. Para submissão de protocolos sólidos tanto ética quanto cientificamente, impõe-se a utilização racional de tecnologia, a compreensão da criança e sua família, a seleção de temas de relevância clínica e social, a ênfase na proteção dos menores em consonância com os princípios éticos de investigação, a disponibilidade de instrumentos e insumos adequados para o estudo de crianças, mediante metodologias apropriadas e amigáveis, assim como a obtenção de dados e conclusões válidos. É útil ter em mente a perspectiva dos menores e sua família para o desenho, execução e implementação dos resultados. Tais protocolos devem ser escrutinados em detalhe pelos Comitês de Ética, que necessitam contar com no mínimo um membro permanente ou *ad hoc* com experiência nestas pesquisas.

INTRODUÇÃO

O objetivo de toda investigação em seres humanos deve ser a produção de dados que avançarão os conhecimentos científicos, ao mesmo tempo salvaguardando os direitos, segurança, bem-estar e dignidade dos participantes. As crianças tornam-se sujeitos da pesquisa diretamente ou mediante um representante.[1] Historicamente, a proteção aos menores nas pesquisas deixou muitas lições, antes que normativas defendessem seus direitos,[1] e há maior interesse em vinculá-los juntamente com seus pais no desenho, revisão e realização dos estudos.[2]

Sua inclusão em projetos emana das dificuldades de transferência de resultados dos adultos, por conta de suas peculiaridades, condições exclusivas para cada idade e fisiopatologia, curso clínico e gravidade únicas para certas enfermidades.[3] São escassas as informações sobre a eficácia e segurança de muitos medicamentos nesta faixa etária, eventualmente resultando em falta de resposta ou secundarismos nocivos. A busca de melhores tratamentos baseados em evidências é um investimento rumo a um futuro melhor para todos.[4] Tais estudos devem ser analisados com atenção pelos Comitês de Ética,[5] incluindo-se sempre alguém permanente ou convidado com experiência em investigação neste domínio.[6]

COMO SELECIONAR TEMAS DE RELEVÂNCIA CLÍNICA E SOCIAL?

Os tópicos de pesquisa em pediatria abrangem desenvolvimento normal, evolução e etiologia das patologias, promoção dos cuidados de saúde, diagnóstico, avaliação e tratamento das enfermidades infantis,[7] dentre outros. Temas relevantes seriam aqueles de importância não respondidos por publicações disponíveis em animais, adultos ou indivíduos sadios.[3,7-9] No caso de medicamentos convém contar com informações de tolerância, biodisponibilidade, farmacocinética e dosificação, mediante estudos fase 1 em adultos. Isso permitirá estimar o tamanho amostral de crianças e guiar a dose inicial, assim como a escalada de dose para os estudos preliminares.[3]

Como regra, caberia recorrer a crianças apenas em se tratando de moléstias específicas da infância ou adolescência, sem equivalente em adultos.[10] Deve-se refletir se o protocolo contribuirá concretamente para o conhecimento pediátrico, e se influirá sobre as práticas e políticas de saúde para esta faixa etária. Ou seja, deveria haver um benefício individual, coletivo ou social,[10] proporcional ao grau de participação no estudo.[1] Recomenda-se outrossim que membros da comunidade opinem sobre questões relevantes para a agenda de investigação, assim como para as propostas dos próprios investigadores.[11] A pesquisa precisaria ser orientada pela prevalência e impacto comunitário da enfermidade, e não apenas pelos interesses de mercado.[12]

COMO ENFATIZAR A PROTEÇÃO ÉTICA?

É obrigação de investigadores, agências de fomento e entidades governamentais proteger as crianças e defender seus melhores interesses, tal como pontuado na Convenção das Nações Unidas sobre Direitos da Criança de 1989.[13] Tal deve considerar as características das necessidades, pensamentos, emoções e ações próprias da idade,[14] sem se afastar dos princípios de respeito às pessoas, beneficência e justiça da ética em pesquisa. São intrínsecos a esses princípios o consentimento e assentimento informado, o sigilo e confidencialidade dos dados, uma relação risco/benefício favorável, a seleção equitativa dos sujeitos da pesquisa, assim como a distribuição dos seus benefícios, a idoneidade da equipe de investigação, o rigor metodológico e a divulgação dos resultados.

CONSENTIMENTO E ASSENTIMENTO INFORMADO

Trata-se do instrumento central de respeito aos participantes e suas famílias. Os adultos estão legal e eticamente capacitados para tomar decisões em nome das crianças, admitindo-se que atuam no seu melhor interesse. São habilitados para entender, reter, ponderar e utilizar as informações fornecidas, pesando os riscos e benefícios.[15] O termo de consentimento não deve se resumir a uma coleta de assinaturas, mas representar um processo de interação constante entre sujeito e investigador, de modo a consubstanciar uma participação verdadeiramente livre, voluntária e informada.[7]

Integram o consentimento a competência, a informação, e a voluntariedade.[16] Sem capacidade mental não há consentimento válido, assim como na ausência de comunicação suficiente de suas características para permitir decisões. O sujeito da pesquisa, por sua vez, deve deliberar à luz do que acredita ser bom e correto, consoante seus valores e história de vida. Certos países escandinavos e também de outras partes admitem que jovens acima de 14-16 anos subscrevam seu próprio consentimento. Ainda assim, se o menor não possui maturidade ou capacidade mental para deliberar, cabe recorrer aos pais.

A convenção internacional (artigos 12 e 13) deixa transparecer que crianças menores também merecem ser respeitadas em seus direitos, expressando-se por meio verbal, gráfico ou escrito.[13] É esse o papel do termo de assentimento. Uma vez obtida a anuência dos pais, cumpre informar a criança, discutir eventuais perguntas ou dúvidas, e escutar sua aprovação ou recusa.[15] Cada país possui normativas próprias, alguns admitindo que a partir dos sete anos[2,7] já é oportuno colher o assentimento infantil. Caso a resposta seja negativa, mesmo com a manifestação positiva dos pais o investigador deve respeitar o desejo da criança.[1]

O formato do assentimento, bem como seu conteúdo são variáveis, sugerindo-se figuras, gráficos ou informação eletrônica para melhor compreensão, incluindo riscos e benefícios.[15] Nestas circunstâncias, vale testar e ajustar o termo de assentimento com alguns casos-piloto, a fim de se assegurar que seu formato é de fácil entendimento.[17] Para protocolos que acompanharão o desenvolvimento da criança por extensas fases da vida, há quem advogue o reassentimento em etapas tardias, quando a criança/adolescente adquiriu maior discernimento.[1]

CONFIDENCIALIDADE E PRIVACIDADE

Estas são também salvaguardas (artigo 16) da convenção internacional.[13] A confidencialidade visa evitar que terceiros tenham acesso aos dados da criança. A privacidade, por sua vez, refere-se ao tipo e quantidade de informações que serão recolhidas, e com quem serão compartilhadas. Necessita ser protegida mediante anonimato e sigilo. O protocolo deve descrever como se pretende garantir a confidencialidade e privacidade durante o recrutamento, a coleta e armazenamento dos dados, e sua publicação, com foco nas exceções caso se contemplem divulgações de certos detalhes, ou para públicos mais amplos. Recomenda-se que as crianças sejam comunicadas sobre as práticas de confidencialidade a fim de opinar sobre sua conveniência.[10] O tempo de arquivamento dos dados e como serão destruídos também deveriam ser explicitados.

RELAÇÃO RISCO/BENEFÍCIO

Todo protocolo encerra o potencial de acarretar riscos ou elevar a vulnerabilidade dos participantes.[18] Isso abarca "danos, perdas, lesões ou outras consequências adversas resultantes da adesão ao estudo".[19] O dano poderá ocorrer no decurso e mesmo após o encerramento da investigação. Poderá ser físico (dor, desconforto, incapacidade, morte), psicológico (medo, ansiedade, depressão, vergonha) ou socioeconômico (prejuízos financeiros, desaprovação dos seus pares, perigos legais). Quando a confidencialidade, a privacidade e o respeito não são levados em conta, ou o indivíduo é tratado como simples objeto ou cobaia da pesquisa, considera-se dano analogamente.[20]

Protocolos sem risco[21] são um conceito controverso, uma vez que no mínimo o participante investe tempo e algum grau de apreensão e incerteza sobre o desfecho do estudo.[22] Prefere-se a classificação de muito reduzido.

Para alguns, o risco mínimo designaria situações não muito diferentes da vida cotidiana, sendo médio ou grande aquele associado a perigos maiores que os do dia a dia, capazes de gerar ou não efeitos permanentes.[21] Advogam-se outrossim os seguintes critérios: probabilidade, dimensão e permanência do efeito (danos residuais). Quanto mais elevados estes itens, isoladamente ou em conjunto, mais grave o risco.[21]

PROTOCOLOS SEM BENEFÍCIOS

Os benefícios podem ser diretos, como maior atenção profissional à sua enfermidade, incluindo seguimento, serviços e intervenções, acesso a terapêuticas não disponíveis no mercado, e melhor conhecimento de suas condições.[7] Desaconselham-se protocolos com riscos se não há benefícios diretos para as crianças.[10] É fundamental equilibrar o alcance social dos conhecimentos que serão gerados, *versus* a defesa outorgada aos intereses do menor.[18] Caso nenhuma vantagem resulte para os participantes, o projeto deveria ser benéfico para outros casos pediátricos de idade e condições equivalentes.[6]

Durante o desenho experimental cumpre identificar e minimizar os riscos e sofrimentos, inclusive mentais, emocionais e morais.[1]

RISCO MÍNIMO

Muitas autoridades esposam o princípio de que crianças não devem ser expostas a riscos maiores que o mínimo.[23] Ainda assim, caberá a última palavra aos comitês de ética, que ponderarão sobre a validade a a prioridade das propostas, assim como as normatizações de cada país.[7] Uma padronização proposta define cinco eventualidades aceitáveis neste contexto:[22]

1. Risco mínimo.
2. Risco superior, entretanto com relação risco/benefício tão favorável quanto com as abordagens alternativas.
3. Risco discretamente maior que mínimo, sem benefícios diretos, contudo não diferente do que sucedería em procedimentos usuais na medicina, odontologia, educação e outras áreas. O conhecimento adquirido deve ser generalizável e relevante para a condição ou enfermidade na população infantil.
4. Riscos mais elevados que representem uma oportunidade para compreensão, prevenção ou solução de problemas graves da pediatria, em conformidade com os princípios éticos.
5. Riscos altos poderiam ser aprovados quando se refiram a biópsias ou coleta de sangue arterial.

Não se deve negligenciar a redução de riscos mediante utilização de pessoal especializado para os procedimentos e a faixa etária, assim como minimização de volumes das amostras e fragmentos de tecido exigidos.[2]

SELEÇÃO EQUITATIVA DOS SUJEITOS DA PESQUISA

Discriminações com base em gênero, raça, religião ou qualquer outra característica social ou política são inaceitáveis.[13] Apenas os objetivos da pesquisa devem presidir o recrutamento, e não a conveniência da equipe de investigação.[7] Tampouco cabe recrutar sempre os mesmos indivíduos ou grupos para protocolos de pesquisa, a fim de assegurar a justiça para todos.

DISTRIBUIÇÃO EQUITATIVA DOS BENEFÍCIOS

Avanços nos conhecimentos sobre diagnóstico, prevenção e tratamento devem redundar em benefícios para os participantes e outros grupos com afecções similares, o mesmo se aplicando ao acesso dos participantes a medicamentos ou produtos testados com sucesso no experimento.

RETRIBUIÇÃO

Elencam-se o reembolso, a compensação, o reconhecimento e o incentivo.[23] O reembolso diz respeito a despesas incorridas pelos participantes, contrastando com a compensação, que é um pagamento real, pelo tempo, esforço e inconvenientes de aderir ao estudo, incluindo perda de eventuais rendimentos. O reconhecimento enfoca o agradecimento às crianças pela sua contribuição, e o incentivo consiste em estimulá-las a seguir dentro do protocolo.

Como o participante deve estar livre de coações e influências indevidas, a compensação seria um tanto problemática, devendo-se minimizar sua interferência na independência da decisão de país e crianças. Ela recebe apoio por conta do tempo e despesas envolvidos com a adesão aos ensaios clínicos.[2,6]

CONFLITO DE INTERESSES

Mais comumente diz respeito ao investigador, no entanto, em caso de remuneração ou mesmo incentivo não financeiro, poderá atingir os participantes igualmente.[24]

IDONEIDADE DA EQUIPE DE INVESTIGAÇÃO

Somente investigadores competentes em protocolos pediátricos devem ser admitidos,[25] nominalmente por dominar ações técnicas e pessoais, assim como habilidades para lidar com crianças de modo apropriado para idade, cultura, hábitos e mesmo idioma, se for o caso.[1] As Boas Práticas Clínicas devem fazer parte do projeto, além dos aspectos éticos naturalmente.[2] Ao mesmo tempo, pesquisadores iniciantes devem ser estimulados a se engajar em protocolos pediátricos de outros grupos, a fim de aprimorar suas habilidades e competências, inclusive no que tange a análises estatísticas, a fim de colher resultados relevantes.[24]

RELAÇÕES DE PODER

Em que pese a ascendência natural dos adultos, os investigadores devem construir relacionamentos horizontais e respeitosos com as crianças.[26] A confiança mútua é a chave para a coleta de dados e para a manutenção de uma atmosfera flexível e criativa no decurso da investigação.[27]

DADOS SÓLIDOS E CONCLUSÕES VÁLIDAS

Os métodos e instalações empregados, além de seguros,[1] devem ser ajustados às peculiaridades e interesses infantis para facilitar seu engajamento.[3,7] O ambiente deve ser amigável e acolhedor tanto para as crianças como suas famílias.[7] A capacidade cognitiva da criança necessita ser levada em conta nos testes conduzidos, propiciando-se tempo suficiente para que ela se prepare e coopere. Questionários poderão exigir distintas formatações, estratificando-se a casuística quando a faixa etária for mais ampla, e cada versão merecerá um estudo-piloto para aferir sua validade. É preciso informar à criança que não há respostas corretas ou erradas, pois todas são importantes.[28,29]

MANEJO DE GRANDES DADOS

Protocolos de maior porte devem incluir um plano de gestão de dados definindo os processos de busca, coleta, monitoramento, análise e apresentação das informações. A estrutura da base de dados, o sistema utilizado e sua validação, a edição, codificação e consulta dos dados, bem como os profissionais envolvidos e suas tarefas necessitam ser especificados.[30,31] Cumpre assegurar que os dados sejam exatos, confiáveis e precisos, com introdução de técnicas para prevenir erros e vieses.[30] As plataformas eletrônicas para gestão de dados devem ser confiáveis e seguras.[31]

Sempre que se finalizar a fase experimental e se proceder à análise do estudo, os dados devem ser curados e editados a fim de escoimar erros, omissões e duplicidades, possibilitando o fechamento desta etapa. A análise deve estar a cargo de pessoal idôneo, preferentemente um estatístico.[31] Integridade, veracidade e honestidade estão implícitas no arcabouço dos estudos científicos. Os achados devem ser comunicados em sua totalidade sem fabricações, falsidades ou omissões.[24] Sempre que os participantes sejam comunicados sobre os desfechos do estudo, isso deve ser realizado em linguagem adequada.[1,6]

REFERÊNCIAS BIBLIOGRÁFICAS

1. Graham A, Powell M, Taylor N, Anderson D, Fitzgerald R. Investigación ética con niños [Internet]. Vol. 1. 2013. Disponível em: http://childethics.com/wp-content/uploads/2015/04/ERIC-compendium-ES_LR.pdf.

2. Modi N, Vohra J, Preston J, Elliott C, Van't Hoff W, Coad J, et al. Guidance on clinical research involving infants, children and young people: an update for researchers and research ethics committees. Arch Dis Child [Internet]. 2014 [cited 2020 Feb 5]. Disponível em: http://adc.bmj.com/.

3. Field MJ, Behrman RE, Children I of M (US) C on CRI. The necessity and challenges of clinical research involving children. 2004.

4. Joseph PD, Craig JC, Caldwell PHY. Clinical trials in children. Br J Clin Pharmacol. 2015;79(3): 357-69.

5. Rubio S, Martín S, Rubio S. Sección de Metodología. Enfermería Basada en la Evidencia: Investigación Clínica Aplicada a las Ciencias de la Salud. Investigación clínica en niños, ¿riesgo o protección? Reflexión ética clinical research in children, risk or protection? Ethical reflecti. Enferm Cardiol Año XXII [Internet]. 2015;17(65):17-20. Disponível em: https://www.enfermeriaencardiologia.com/wp-content/uploads/65_01.pdf.

6. Centre of Genomics and Policy Network,(CGP) ; Maternal Infant Child and Youth Research (MICYRN). Best practices for health research involving children and adolescents. 2012.

7. Molina-Montoya N. Aspectos éticos en la investigación con niños. Cienc Tecnol Salud Vis Ocul. 2018;16(1):75-87.

8. Yu J, Batch J, Clark A. Ethics of research in children Division of Paediatrics* The Royal Australasian College of Physicians. J Paediatr Child Health. 1999;35(6):514-5.

9. Ketefian S. Ethical considerations in research. Focus on vulnerable groups. Invest Educ Enferm. 2013;31:164.

10. UNICEF. La participación de niños en la Investigación y en el Monitoreo y Evaluación, y la Ética y sus responsabilidades como gestor. 2002;2(April):1-13.

11. Brett J, Staniszewska S, Mockford C, Herron-Marx S, Hughes J, Tysall C, et al. Mapping the impact of patient and public involvement on health and social care research: a systematic review. Heal Expect [Internet]. 2014 Oct 1 [cited 2020 Feb 7];17(5):637-50. Disponível em: http://doi.wiley.com/10.1111/j.1369-7625.2012.00795.x.

CAPÍTULO 14 ATUALIZAÇÃO ÉTICA EM INVESTIGAÇÕES PEDIÁTRICAS   141

12. Evans JA, Shim J-M, Ioannidis JPA. Attention to local health burden and the global disparity of health research. PLoS One [Internet]. 2014 [cited 2020 Feb 10];9(4):90147. Disponível em: www.plosone.org.
13. Asamblea General de las Naciones unidas. Convención sobre los Derechos del Niño. 1989.
14. Sigaud CHS, Rezende MA, Veríssimo MDLOR, Ribeiro MO, Montes DC, Piccolo J, et al. Ethical issues and strategies for the voluntary participation of children in research ethical issues and strategies for the voluntary participation of children in research theoretical study. Rev da Esc Enferm da USP [Internet]. 2009 [cited 2020 Jan 21];43(spe2):1342-6. Disponível em: www.ee.usp.br/reeusp/.
15. Bustamante NA, Bustamante EA, Vargas AO, Rubens J, Silvestre SG, Bustamante MMA. Consentimiento informado en grupos vulnerables: participación de niños y adolescentes en protocolos de investigación Informed. Bol Med Hosp Infant Mex [Internet]. 2010 [cited 2020 Feb 5];248-58. Disponível em: www.medigraphic.org.mx.
16. Malhotra S, Subodh BN. Informed consent & ethical issues in paediatric psychopharmacology. Indian J Med Res. 2009;129(1):19-32.
17. Noret N. Guidelines on Research ethics for projects with children and young people. Fac Heal Life Sci YSJ Univ [Internet]. 2009;1-5. Disponível em: http://www.yorksj.ac.uk/pdf/Guidelines in Research Ethics for Projects involving Children and Young People.pdf.
18. Montoya GM. XI. Poblaciones especiales en investigación biomédica. Investigación en salud – Dimensión ética. 2006;191-214.
19. Aarons DE. Explorando el balance riesgos/beneficios en la investigación biomédica: algunas consideraciones. Rev bioét [Internet]. 2017 [cited 2020 Jan 31];25(2):320-7. Disponível em: http://dx.doi.org/10.1590/1983-80422017252192.
20. Field MJ, Berman RE. The ethical conduct of clinical research involving children [Internet]. 2004 [cited 2020 Feb 3]. Disponível em: www.nap.edu.
21. Estrada C. Evaluación de riesgos en investigaciones en Psicología y disciplinas afines. Sophia Austral. 2017;19.
22. Kipper DJ. Ética en la investigación con niños y adolescentes: en busca de normas y directrices virtuosas. Rev Bioét [Internet]. 2016;24(1):37-48. Disponível em: http://dx.doi.org/10.1590/1983-80422016241104.
23. Spriggs M, Gillam L. Ethical complexities in child co-research. Res Ethics [Internet]. 2019 [cited 2020 Jan 30];15(1):1-16. Disponível em: https://doi.org/10.1177/1747016117750207.
24. Weinbaum C, Landree E, Blumenthal MS, Piquado T, Ignacio Gutierrez C. Ethics in scientific research: an examination of ethical principles and emerging topics [Internet]. 2019 [cited 2020 Feb 12]. Disponível em: www.rand.org/nsrd/ndri/centers/intel.
25. Greenberg RG, Gamel B, Bloom D, Bradley J, Jafri HS, Hinton D, et al. Parents' perceived obstacles to pediatric clinical trial participation: Findings from the clinical trials transformation initiative. Contemp Clin Trials Commun. 2018 Mar 1;9:33-9.
26. Fernandes N. Ética na pesquisa com crianças: ausências e desafios. Rev Bras Educ [Internet]. 2016 [cited 2020 Feb 5];21:759-79. Disponível em: http://dx.doi.org/10.1590/S1413-24782016216639.
27. Huang X, O'Connor M, Ke L-S, Lee S. Ethical and methodological issues in qualitative health research involving children: A systematic review. Nurs Ethics. 2016;23(3):339-56.
28. Satalkar P, Shaw D. How do researchers acquire and develop notions of research integrity? A qualitative study among biomedical researchers in Switzerland. BMC Med Ethics. 2019;20(1):1-13.
29. Modi N. Involving children and young people in research. Paediatrics and Child Health (United Kingdom). Churchill Livingstone; 2019.
30. Global Health Training Centre. Introduction to data management for clinical research studies [Internet]. [cited 2020 Feb 14]. Disponível em: https://globalhealthtrainingcentre.tghn.org/introduction-data-management-clinical-research-studies/.
31. Mohajan H, Mohajan HK. Munich Personal RePEc Archive Two Criteria for Good Measurements in Research: Validity and Reliability. 2017.

CAPÍTULO 15

Ética em pesquisas com embriões humanos

Cláudia Chagas Rocha

RESUMO

O desenvolvimento das técnicas de reprodução humana assistida possibilitou avanços significativos para a realização de pesquisas com células-tronco embrionárias, estudos genéticos e clonagem humana. Apesar do grande progresso científico, a regulamentação dos procedimentos e a normatização ética não acompanham a evolução tecnológica, levando à necessidade de amplas discussões e consenso mundial a fim de evitar ilicitudes e o uso inadequado da aprendizagem adquirida, de forma a não impedir os avanços do conhecimento e da busca por tratamentos efetivos de diversas enfermidades. Este capítulo traz um panorama das principais leis, diretrizes e recomendações nacionais e internacionais, tanto relacionadas à reprodução humana quanto aos estudos envolvendo seres humanos, além de abordar algumas das promessas no uso de células embrionárias e suas consequências.

INTRODUÇÃO

Nas décadas de 1960 e 1970, muitas pesquisas foram realizadas para viabilizar as técnicas de reprodução assistida, culminando com o nascimento de Louise Brown, o primeiro "bebê de proveta", em 1978, suscitando uma série de questões científicas, éticas, morais, sociais, filosóficas, econômicas e jurídicas. A reação mundial foi um misto de admiração pelos promissores avanços tecnológicos para a solução de casos de infertilidade, e de temor pela possibilidade de se abrir a "caixa de Pandora" devido aos riscos potenciais da manipulação irresponsável de gametas e de embriões em estágios tão precoces.

Do ponto de vista científico, a clonagem terapêutica e a utilização de células-tronco embrionárias aumentaram os anseios em busca de cura para muitas doenças. Em contrapartida, havia discussões sobre maneiras de evitar a eugenia nos laboratórios de fertilização *in vitro*. A criação de leis e diretrizes para regulamentar as novas técnicas não acompanhou o progresso científico e tecnológico, sendo que ainda não há normatização na maioria dos países.

Em 25 de novembro de 2018, o cientista chinês He Jiankui surpreendeu o mundo anunciando o nascimento dos primeiros bebês provenientes de técnicas de edição gênica. O mesmo pesquisador retornou às manchetes mundiais em 30 de dezembro de 2019, ao ser sentenciado, após julgamento a portas fechadas, a três anos de detenção, além de ter que pagar vultosa multa ao governo chinês, por violação de práticas médicas e ética profissional.

REGULAMENTAÇÃO EM REPRODUÇÃO HUMANA ASSISTIDA

Reino Unido

No berço da reprodução humana assistida, em 1982, o governo criou um comitê presidido pela filósofa Mary Warnock, porém com apenas um profissional de reprodução assistida (Professor Malcolm MacNaughton). Esse comitê teve a tarefa de "considerar os desenvolvimentos recentes e potenciais em medicina e ciência relacionados à fertilização e embriologia humanas; considerar quais políticas e salvaguardas devem ser aplicadas, incluindo a consideração das implicações sociais, éticas e legais de seus desenvolvimentos; e fazer recomendações".[1] A principal consequência foi conferir ao embrião o direito de algum tipo de "proteção legal", recomendando "nova legislação estabelecendo limites legais para a reprodução assistida, pesquisa de embriões e a criação de uma autoridade de regulamentação". O resultado desse consenso recebeu o nome de Relatório Warnock.[2,3]

As decisões e a publicação levaram dois anos e ambas as casas do parlamento (Câmara dos Lordes e Câmara dos Comuns) debateram o resultado. Um dos membros apresentou um projeto de lei, visando proibir pesquisas com embriões humanos, contrariando as recomendações do Relatório, além de exigir notificação de todos os embriões transferidos e restringir as práticas da fertilização *in vitro*.[4] A primeira legislação sobre uso e pesquisa com gametas e embriões, denominada *Human Fertilisation and Embriology Act 1990* (HFEA), tornou-se um marco legislativo e referência para todas as demais.[5,6]

Brasil

A primeira regulamentação específica para reprodução assistida (RA) foi publicada em 1992 pelo Conselho Federal de Medicina (CFM), que condena a reprodução assistida com fins seletivos em relação ao sexo, exceto em casos de prevenção de doenças ligadas aos cromossomos sexuais, proíbe a fecundação oocitária sem fins reprodutivos, cria a obrigatoriedade da concordância dos pacientes, por escrito, expressa em consentimentos informados, para a aplicação de técnicas de RA e veda o descarte de embriões ou destruição dos excedentes, devendo estes ser armazenados. As resoluções do CFM, entretanto, não possuem força de lei.[7]

Ela somente foi modificada 18 anos após sua publicação, pela Resolução CFM n. 1.957/2010, determinando que "no momento da criopreservação, os cônjuges ou companheiros devem expressar sua vontade, por escrito, quanto ao destino será dado aos pré-embriões criopreservados [...] e quando desejam doá-los".[8]

A Lei de Biossegurança de 2005, que originalmente foi elaborada para regulamentar os produtos transgênicos no Brasil, acabou "enxertando" alguns artigos sobre reprodução assistida, clonagem e células-tronco (CETs), sendo a primeira norma federal sobre o tema. Em seu artigo 5º, declara que é "permitida, para fins de pesquisa e terapia, a utilização de células-tronco embrionárias obtidas de embriões humanos produzidos por fertilização *in vitro* e não utilizados no respectivo procedimento, atendidas as seguintes condições:" (1) sejam embriões inviáveis; ou (2) sejam embriões congelados há três anos ou mais. Não menciona explicitamente a permissão ou vedação do descarte de embriões. Como veremos adiante, esse artigo 5º gerou muita polemica e discussões quanto ao *status* do embrião, por violar os direitos à vida e princípio da dignidade humana, ambos protegidos pela Constituição Federal de 1988, já que para os opositores à Lei n. 11.105 a vida iniciaria após a fertilização.[9,10]

144 SEÇÃO IV PESQUISA CLÍNICA COM POPULAÇÕES ESPECIAIS

Em novembro do mesmo ano um decreto regulamentar definiu como "embriões inviáveis" aqueles com alterações genéticas comprovadas que impedem o desenvolvimento por ausência de clivagem. Desta forma, foi legalizada a pesquisa embrionária no Brasil, ficando a cargo da Agência Nacional de Vigilância Sanitária (Anvisa) estabelecer normas para "procedimentos de coleta, processamento, teste, armazenamento, transporte, controle de qualidade e uso de células-tronco embrionárias humanas".[11] Instituiu-se em 2006 o regulamento técnico para o funcionamento dos bancos de células e tecidos germinativos (BCTG), que além de normatizar o uso e funcionamento dos BCTGs, também determina que "os projetos de pesquisa envolvendo o uso de células, tecidos germinativos e pré-embriões somente podem ser desenvolvidos após aprovação pelo Comitê de Ética em Pesquisa da instituição, e após autorização do(s) doador(e)s, conforme legislação vigente". Essa resolução foi revisada e substituída pela RDC n. 23/2011.[13,14]

Deve-se salientar que, diferentemente da britânica, que trata do uso, manipulação e direito de gametas e embriões, a legislação brasileira é falha e incompleta, deixando inúmeras brechas e fazendo valer o princípio da legalidade, que estabelece que não haja crime ou pena se não estiver previsto em lei.

NORMAS EM OUTROS PAÍSES E REGIÕES

A seguir estão relacionados os países onde existe algum tipo de normalização[14] dentre os seguintes critérios:
1. Não é permitida a pesquisa embrionária em nenhuma hipótese, segundo as leis vigentes:
   - Itália.[14]
2. Apenas linhagens importadas:
   - Alemanha: a legislação alemã permitiu apenas linhagens embrionárias produzidas em outros países, até maio de 2007, sendo que o uso de células-tronco embrionárias alemãs é proibido.[14]
3. Tanto linhagens nacionais quanto importadas:
   - África do Sul: permite todas as pesquisas com embriões, inclusive a clonagem terapêutica. É o único país africano com legislação a respeito.[14]

Austrália, China, Coreia do Sul, Japão, Rússia, Singapura e Suécia: permitem a utilização de células-tronco embrionárias humanas (CTEHs) oriundas de tratamento de fertilização in vitro para fins terapêuticos e pesquisa, desde que sejam embriões inviáveis ou para descarte, e também permitem a produção embrionária exclusivamente para pesquisa.[14]

Brasil, França (não possui legislação específica), Dinamarca, Espanha, Holanda, Finlândia e Noruega: permitem a utilização de células-tronco produzidas a partir de embriões humanos provenientes de tratamento de RA para fins de pesquisa e terapia, desde que sejam embriões inviáveis ou destinados a descarte, que no Brasil devem ser congelados por mais de cinco anos. Em todos os casos, é necessário o consentimento dos doadores. A comercialização do material biológico é crime.[14]

Canadá, Holanda, Grécia, México e Suíça: fazem pesquisas com CTEHs e têm legislação específica que regulamenta o uso desse tipo de células.[14,15]

Estados Unidos: proíbem a aplicação de verbas do governo federal em qualquer pesquisa envolvendo embriões humanos (a exceção é feita para 19 linhagens de células-tronco derivadas antes da aprovação da lei norte-americana). Entretanto, Califórnia, Connecticut, Illinois e Maryland permitem e patrocinam esse tipo de pesquisa (inclusive a clonagem terapêutica).

Índia: proíbe a clonagem terapêutica, mas permite as outras pesquisas.[14]

Israel: permite todas as pesquisas com embriões, inclusive a clonagem terapêutica.[14]

Irã: as pesquisas com linhagens já existentes ou embriões congelados são autorizadas, apesar de ainda não haver legislação específica.[14]

Portugal: assim como na legislação brasileira, a lei portuguesa regulamenta que preferencialmente embriões inviáveis devem ser utilizados nas pesquisas. Semelhante aos chamados "embriões inviáveis" segundo a legislação brasileira, em Portugal, os embriões criopreservados remanescentes, provenientes de RA, cujo destino seja o descarte, seja por presença de anomalias ou que "tenham sido obtidos sem recurso à fecundação por espermatozoide", podem ser utilizados para fins científicos.[14]

Reino Unido: tem uma das legislações mais liberais do mundo e permite a clonagem terapêutica.[14-16]

Turquia: permite pesquisas e uso de embriões de descarte, todavia proíbe a clonagem terapêutica das células-tronco.[14]

Em um estudo publicado em 2010, os Estados Unidos lideravam entre os países que mais publicavam resultados experimentais nesta área, seguidos por Israel, Reino Unido e Coreia.[16-18]

REGULAMENTAÇÃO E ÉTICA EM PESQUISA ENVOLVENDO SERES HUMANOS

O Código de Nuremberg de 1947 estabeleceu que os sujeitos submetidos a experiências devessem fazê-lo de forma voluntária e com liberdade de abandoná-lo caso desejassem, mediante consentimento informado redigido dentro das normas estabelecidas pelo Código e dos princípios de beneficência do estudo proposto, firmando a necessidade prévia de testes laboratoriais e em animais, além da condução das pesquisas por profissionais qualificados para os fins propostos.[19,20]

O Código foi revisado em 1964 com a Declaração de Helsinki, pontuando que "o bem-estar do ser humano deve ter prioridade sobre os interesses da ciência e da sociedade". Seguiram-se cinco revisões e duas atualizações.[21-24] O Relatório Belmont, promulgado em 1978 por uma comissão oficial norte-americana, estabeleceu os princípios éticos do respeito às pessoas (autonomia), beneficência e justiça. A estes, a bioética incorporou posteriormente um quarto princípio, o da não maleficência, princípio muito controverso por já estar implícito no princípio da beneficência.[25-28]

Como resultado das revisões da Declaração de Helsinki, em 1982 o Conselho das Organizações Internacionais de Ciências Médicas (CIOMS), com a colaboração da Organização Mundial de Saúde (OMS), elaborou um guia intitulado "Propostas de Diretrizes Éticas Internacionais para Pesquisas Biomédicas envolvendo Seres Humanos", revisado e atualizado diversas vezes.[29]

Brasil

Em 1988 o Conselho Nacional de Saúde (CNS) aprovou as Normas de Pesquisa em Saúde. Mediante a Resolução CNS n. 196/96 foi criado o Sistema CEP/CONEP.[30-33] Em 2000, a Resolução n. 303 complementa a Resolução n. 196/96, acrescentando normas para pesquisa na área temática especial Reprodução Humana.[34]

Na Resolução n. 466/2012, são contemplados "projetos de pesquisa que envolvam organismos geneticamente modificados (OGM), células-tronco embrionárias e funcionamento de biobancos para fins de pesquisa".[35]

ÉTICA NOS ESTUDOS CLÍNICOS COM EMBRIÕES HUMANOS

Os estudos clínicos com gametas e embriões humanos devem ser conduzidos respeitando-se as legislações, normas, diretrizes, códigos e recomendações tanto nacionais quanto internacionais, seguindo-se os princípios já estabelecidos, citados anteriormente.[36]

Tal como na legislação brasileira, a fertilização sem fins reprodutivos, ou seja, para uso em pesquisa, bem como a clonagem terapêutica, é vedada na maioria dos países, todavia permitido o uso de embriões excedentes provenientes de tratamentos de RA, criopreservados e/ou inviáveis doados à pesquisa ou destinados a descarte.

Embriões são de grande interesse científico por serem fontes de células-tronco pluripotentes, mas sua utilização implica na destruição dos mesmos e por essa razão seu emprego é tão polêmico. O cerne das discussões reside em determinar o momento exato em que inicia a vida, se ao nascimento do indivíduo, quando o embrião se implanta no útero, no momento em que ocorre a fertilização, ou somente após o surgimento da atividade cerebral. Da mesma forma, cabe estabelecer se embriões pré-implantacionais podem ser considerados "vida humana", uma vez que há controvérsias em relação ao conceito de morte, e se esses embriões devem ser considerados pessoas ou material biológico.[37,38]

Em 2005, a Ação Direta de Inconstitucionalidade (ADIn) n. 3.510 defendeu a revogação do artigo 5º da Lei de Biossegurança, o qual permite a coleta de células-tronco de origem embrionária, embasado na tese que "a vida humana acontece na, e a partir da, fecundação"; sendo assim, todo e qualquer ato que interrompa o desenvolvimento celular que leva à formação de um feto constituiria um atentado à vida e à dignidade da pessoa humana.[39] Todavia, em 2008, o STF confirmou sua constitucionalidade.[14,40]

Embriões excedentes produzidos *in vitro* possuem cinco possíveis destinos: criopreservação e utilização em futuros ciclos pela própria paciente, doação a outras pacientes (casais), armazenamento perpétuo, descarte ou utilização em pesquisas. Em um levantamento realizado em 2008, verificou-se que o Ministério da Saúde investiu R$ 24 milhões em pesquisas com células-tronco embrionárias no Brasil, particularmente sobre cardiopatias e terapias celulares. Os primeiros resultados foram divulgados em outubro de 2008, com a primeira linhagem brasileira produzida pela Universidade de São Paulo.[14]

Fertilização *in vitro* no país

O 12º Relatório Nacional de Produção de Embriões (SisEmbrio) de 2018 foi elaborado segundo dados enviados por 154 clínicas de reprodução humana e BCTGs (bancos de células e tecidos), totalizando 85,7% dos 180 centros cadastrados na Anvisa. Dos cerca de 240.500 embriões produzidos, 88.776 foram congelados e 80.767 descartados. Os descartes ocorreram devido à parada de clivagem, inviabilidade, criopreservação por três anos ou mais, ou a pedido dos pacientes.[41]

Entre 2008 e 2018 foram doados para pesquisa 1.381 embriões, porém é possível que nem todos hajam sido encaminhados para essa destinação. A partir de 2018 apenas aqueles de fato encaminhados foram inclusos no SisEmbrio (n = 18).[41] Há uma quantidade enorme de embriões armazenados (uma grande maioria abandonados pelos "pais") que permanecem povoando os tanques de nitrogênio dos BCTGs. Um dos grandes empecilhos ao seu emprego investigacional é a falta de projetos de pesquisa direcionadas para células-tronco embrionárias.

No grande portal norte-americano clinicaltrials.gov, 33 estudos clínicos ativos utilizando CTEHs encontram-se assim distribuídos: oito na China, três na Coreia, na França dois, no Reino Unido cinco, em Israel cinco, no Brasil um e nove nos Estados Unidos. As pesquisas registradas são relacionadas a doenças da retina (retinite pigmentosa e degene-

CAPÍTULO 15 ÉTICA EM PESQUISAS COM EMBRIÕES HUMANOS 147

ração macular), sinéquias uterinas, esclerose lateral amiotrófica (ELA), infertilidade e subfertilidade, insuficiência ovariana, lesão de menisco, mal de Parkinson, fatores de diferenciação celular (células-tronco e germinativas), TBX3. Muitos outros recorrem a células-tronco induzidas ou células mesenquimais, devido à dificuldade de obtenção de embriões para pesquisa.[42]

Cumpre recordar que, em 2001, a revista *Fertility and Sterility* havia assinalado a ocorrência de embriões produzidos sem fins reprodutivos, originados de gametas comprados (US$ 1.000,00 para doadoras de oócitos e US$ 50,00 aos doadores de sêmen). A comercialização de gametas e a criação de embriões para pesquisa, de consequências imprevisíveis, são hoje invariavelmente proibidas.[43] Igualmente censuráveis e perigosas são as falsas promessas provenientes de resultados de pesquisas com células embrionárias "fabricadas", apelando para terapias ainda experimentais.[43,44]

DESAFIOS E PERSPECTIVAS

A ideia da utilização de embriões para pesquisa povoa o imaginário dos leigos. Parte dessa ficção já se tornou realidade, como no caso da fertilização *in vitro*, seleção embrionária por meio de técnicas moleculares, ou gestações em útero de substituição. Células-tronco analogamente criam grande expectativa. Essas células imortais podem se proliferar ilimitadamente e são capazes de originar todos os tipos celulares humanos.

Em relação às terapias regenerativas, a expectativa é que os estudos realizados com embriões humanos tragam reais benefícios, que sejam descobertos mais usos potenciais e formas de administração; no caso de manipulação genética, que se determinem as indicações, formas de tratamento, efeitos adversos e garantia de terapias seguras; que sejam descobertas novas indicações para pesquisas básicas e aplicações clínicas; espera-se, sobretudo, que sejam observados todos os aspectos éticos, morais e legais.[45]

Células-tronco embrionárias humanas

Obtidas na massa celular interna (ICM) de embriões em estágio de blastocisto, as CTEHs foram descritas pela primeira vez em 1998, com propostas para aplicação em defeitos congênitos, infertilidade e perda gestacional, terapias regenerativas, e ainda substituindo modelos animais durante o desenvolvimento de novos fármacos, evitando as diferenças espécie-específicas antes dos ensaios clínicos. Há que se considerar também o potencial no tratamento de doenças infecciosas e câncer, além de reposição de células betapancreáticas produtoras de insulina e neurônios. Contudo, é baixa a eficiência quanto à derivação/diferenciação, aproximadamente 5%, apesar de se comunicarem ocasionalmente taxas superiores a 50%. Até o momento, os maiores progressos têm sido obtidos no tratamento de degeneração macular, em oftalmologia.[42,46-49]

Essas células são extremamente complexas e precisam exercer função fisiológica, sobreviver no organismo onde elas foram transplantadas e ser seguras. É imprescindível determinar quais são os problemas, como induzir sua diferenciação para o tipo celular desejado, e se sofrerão uma rejeição imunológica. Há possibilidade da formação de tumores e outros tipos celulares não desejados. As células já diferenciadas deveriam ser separadas e só então implantadas.[50]

Muitos estudos têm sido desenvolvidos para compreensão da pluripotencialidade. Os marcos mais importantes foram a derivação das células-tronco via transferência de núcleo (NT) de células somáticas para oócitos em 2013 e a descoberta das células-tronco de pluripotência induzida (iPSC), ou células adultas que voltam a um estágio semelhante ao embrionário, tornando-se fonte potencialmente ilimitada de células pluripotentes paciente-compatíveis, sem dilemas éticos.[50,52,53]

Células-tronco de pluripotência induzida e transferência mitocondrial

As iPSCs possuem ampla capacidade de autorrenovação e diferenciação. Desta forma, talvez seja possível "fabricar" células geneticamente idênticas às dos pacientes.[50,54] Em 2005, CTEHs foram criadas a partir de transferência nuclear de células somáticas para oócitos (NT utilizando células de doadoras, seguida por ativação partenogenética), cujo produto foi desenvolvido até o estágio de blastocisto, as NT-CTEHs.[50,54] Por possuírem o mesmo material genético do doador de núcleo, tais células evitam a utilização de terapias imunossupressoras. Cumpre lembrar que, em caso de defeito genético, as NT-CTEHs podem vir a compartilhar do mesmo. Uma solução seria a criação de bancos de células-tronco embrionárias formados por diversos tipos celulares, que poderiam atender a todos os pacientes.[50,54]

As NT-CTEHs podem ser uma alternativa à terapia de células germinativas, em eventualidades de enfermidades mitocondriais (mtDNA), uma vez que o diagnóstico genético pré-implantacional (PGD) para doenças mitocondriais é limitado, já tendo sido utilizado em terapia de infertilidade associado à idade materna avançada.

Gestação após injeção intracitoplasmática de espermatozoide (ICSI), em oócitos pós--transplante de citoplasma, também já foi conduzida. Essa prática foi muito questionada por promover alterações permanentes na linhagem germinativa e a literatura sugere efeitos negativos da técnica próximos a 1:130 crianças nascidas. Há cerca de 70 publicações com revisões sistemáticas sobre o assunto, porém apenas 2 delas demonstram resultados positivos. Apesar dos riscos, a tecnologia seria justificável para tratar pacientes com condições debilitantes ou que ameacem a vida.[50,56-60]

CRISPR/Cas9

A edição embrionária (engenharia genética) de gametas ou células-tronco pluripotentes tem como objetivo a modificação de células germinativas para correção de doenças genéticas e a seleção de células germinativas para testes e pesquisas para compreensão do desenvolvimento biológico. A técnica apresenta vários inconvenientes, como baixa eficiência, possibilidade de geração de embriões mosaicos (com mais de um tipo de material genético), ou reparo impreciso do DNA. Adicionalmente, a edição de células germinativas levanta numerosas questões éticas por envolver embriões humanos, pelo fato de ser realizada sem o consentimento das futuras gerações, de não haver dados de *follow-up* de longo prazo suficientes, e por resultar em modificações permanentes do genoma.[50,60,61]

Alguns cientistas criticam tal prática justificando que o diagnóstico genético pré-implantação (PGD) seria uma ferramenta ideal para detectar os fatores de risco, e que modificações nas células germinativas serviriam apenas para um "melhoramento" das qualidades e características dos futuros embriões. Os favoráveis debatem as razões morais, éticas e financeiras que levam os pais a não optarem pelo PGD, além deste não eliminar definitivamente a possibilidade da enfermidade (p. ex.: doenças metabólicas), sendo que a edição poderia permitir a correção ou remoção dos erros genéticos do DNA. Essa técnica, porém, carece de uma profunda compreensão dos mecanismos e potenciais efeitos colaterais, e de como ocorrerá o reparo do DNA após a introdução do sistema CRISPR/Cas9.[45]

Pesquisas em reprodução assistida

A maioria dos estudos embrionários realizados em RA envolvem PGD. Em um estudo sistemático realizado com 815 embriões biopsiados, observou-se que 73% deles eram mosaicos. Os mosaicismos constituem um dos principais erros diagnósticos em embriões euploides, embora em teoria correspondam a < 1%.[62] A acurácia do PGD é questionada, e a interpretação do mosaicismo é difícil, sendo que a transferência de embriões mosaicos tem resultado em nascimentos. Algumas das explicações para o sucesso das transferências com tais embriões são: erro diagnóstico primário, alocação da aneuploidia no trofectoderma, vantagem de crescimento de células diploides, extrusão ou duplicação dos cromossomos aneuploides, abundância de produtos gênicos de reparo do DNA.[54]

Outros estudos em curso envolvem: células germinativas primordiais, ativação oocitária, interação oócito/espermatozoide, método de fertilização, ambientes de cultivo, maturação oocitária, metabolismo e bioquímica embrionários, concentração de oxigênio para cultivo embrionário, dinâmica de cultivo, criopreservação, anomalias cromossômicas, PGD (técnicas diagnósticas, método de biópsia, tipo de material analisado – se células ou meio de cultivo), estudos sobre o DNA mitocondrial e morfocinética embrionária com uso de *time-lapse*.[54,63]

REFERÊNCIAS BIBLIOGRÁFICAS

1. Warnock M. Report of the Committee of Inquiry into Human Fertilisation and Embryology. Department of Health & Social Security. July 1984:5.
2. Regulation of assisted reproduction – The Warnock Committee. Disponível em: https://www. parliament.uk/. Acesso em: 11 dez. 2019.
3. Report of the Committee of Inquiry into Human Fertilisation and Embryology. London: HMSO; 1984, Cmnd. 9314.
4. Yoxen EJ. The relevance of the Warnock Report on human fertilisation and embryology to biotechnology. In: Greenshields R (eds.). Resources and applications of biotechnology. London: Palgrave Macmillan; 1988.
5. Human Fertilisation and Embryology Act. Lancet. 1990;336(8724):1184. Acesso em: 11 dez. 2019.
6. Cesarino LN. Nas fronteiras do "humano": os debates britânico e brasileiro sobre a pesquisa com embriões. Mana. 2007;13(2):347-80.
7. Normas Éticas para a Utilização das Técnicas de Reprodução Assistida – Resolução CFM n. 1.358/1992. Disponível em: http://www.portalmedico.org.br/resolucoes/CFM/1992/1358_1992. htm. Acesso em: 11 dez. 2019.
8. Conselho Federal de Medicina. Resolução CFM n. 1957/2010. Disponível em: http://portal.cfm. org.br/index.php?option=com_content&view=article&id=23788:resolucao-de-reproducao-assistida-&catid=3. Acesso em: 11 dez. 2019.
9. Lei n. 11.105, de 24 de março de 2005. Disponível em: http://www.planalto.gov.br/ccivil_03/_ Ato2004-2006/2005/Lei/L11105.htm. Acesso em: 12 dez. 2019.
10. Medida Cautelar na Ação Direta de Inconstitucionalidade. ADI 3519 RN – Inteiro teor. Disponível em: https://stf.jusbrasil.com.br/jurisprudencia/14737702/medida-cautelar-na-acao-direta-de-inconstitucionalidade-adi-3519-rn/inteiro-teor-103123229?ref=juris-tabs. Acesso em: 12 dez. 2019.
11. Decreto n. 5.591, de 22 de novembro de 2005. Disponível em: http://www.planalto.gov.br/ccivil_03/_Ato2004-2006/2005/Decreto/D5591.htm. Acesso em: 12 dez. 2019.
12. Brasil. Agência Nacional de Vigilância Sanitária. Resolução da Diretoria Colegiada – RDC n. 33 de 17/02/2006/ANVISA – Agência Nacional de Vigilância Sanitária. Disponível em: http://portal. anvisa.gov.br/documents/10181/2954258/RDC_23_2011_COMP.pdf/ba335341-5993-4843-83d-c-f23681690514. Acesso em 14 de dez. de 2019.
13. Brasil. Agência Nacional de Vigilância Sanitária. Resolução da Diretoria Colegiada – RDC n. 23, de 27 de maio de 2011. Dispõe sobre o regulamento técnico para o funcionamento dos Bancos de Células e Tecidos Germinativos e dá outras providências.

14. Diniz D, Avelino D. Cenário internacional da pesquisa em células-tronco embrionárias. Revista de Saúde Pública. 2009;43(3):541-7.
15. Moraes PL. Países onde é permitido o uso de células-tronco. Brasil Escola. Disponível em: https://brasilescola.uol.com.br/biologia/celula-mae3.htm. Acesso em 18 de dez. de 2019.
16. Klitzman R. The use of eggs and embryos in stem cell research. Seminars in Reproductive Medicine. 2010;28(04):336-44.
17. Welter LCM. A regulamentação internacional do uso de células-tronco embrionárias obtidas pela clonagem terapêutica. Revista Jus Navigandi. 2005; ano 10, n. 604. Disponível em: https://jus.com.br/artigos/6397. Acesso em: 18 dez. 2019.
18. Lino MH, Diaféria A. Células-tronco: posicionamento dos países europeus. Disponível em: http://www.ghente.org/temas/celulas-tronco/discussao_europeus.htm. Acesso em 18 dez. 2019.
19. Código de Nuremberg – 1947. Trials of war criminal before the Nuremberg Military Tribunals. Control Council Law. 1949;10(2):181-2. Disponível em: http://www.gtp.org.br/new/documentos/nuremberg.pdf. Acesso em 13 jan. 2020.
20. Shuster E. Fifty years later: The significance of the Nuremberg Code. New England Journal of Medicine. 1997;337(20):1436-40. Disponível em: https://www.nejm.org/doi/pdf/10.1056/NEJM199711133372006?articleTools=true. Acesso em 13 jan. 2020.
21. Associação Médica Mundial. Declaração de Helsinki I. Disponível em: https://www.ufrgs.br/bioetica/helsin1.htm. Acesso em 13 jan. 2020.
22. Declaração de Helsinki da Associação Médica Mundial (WMA). Disponível em: https://www.wma.net/wp-content/uploads/2016/11/491535001395167888_DoHBrazilianPortugueseVersionRev.pdf. Acesso em 13 jan. 2020.
23. Centro de Bioética do CREMESP. Disponível em: http://www.bioetica.org.br/?siteAcao=DiretrizesDeclaracoesIntegra&id=4. Acesso em 13 jan. 2020.
24. Garrafa V, Prado MM. Alterações na Declaração de Helsinki – a história continua. Revista Bioética. 2007;15(1).
25. Department of Health, Education, and Welfare, The National Commission for the Protection of Human Subjects of Biomedical and Behavioral Research. The Belmont Report, Ethical Principles and Guidelines for the Protection of Human Subjects of Research. 1979. Disponível em: https://www.hhs.gov/ohrp/sites/default/files/the-belmont-report-508c_FINAL.pdf. Acesso em: 06 fev 2020.
26. Beauchamp TL, Childress JF. Principles of biomedical ethics. 4. ed. New York: OUP; 1994.
27. Kottow M. História da ética em pesquisa com seres humanos. Revista Eletrônica de Comunicação, Informação e Inovação em Saúde. 2008;2. Disponível em: https://www.reciis.icict.fiocruz.br/index.php/reciis/article/view/863/1505. Acesso em: 04 feb. 2020.
28. Goldim JR. Princípio da não-maleficência. Disponível em: https://www.ufrgs.br/bioetica/naomalef.htm. Acesso em 06 fev.2020.
29. Conselho das Organizações Internacionais de Ciências Médicas. Propostas de diretrizes éticas internacionais para pesquisas biomédicas envolvendo seres humanos. Disponível em: https://cioms.ch/wp-content/uploads/2018/11/CIOMS-final-Diretrizes-Eticas-Internacionais-Out18.pdf. Acesso em 14 jan. 2020.
30. Brasil. Ministério da Saúde. Conselho Nacional de Saúde. Resolução n. 88. Disponível em: https://conselho.saude.gov.br/resolucoes/reso_88.htm. Acesso em 14 jan. 2020.
31. Brasil. Ministério da Saúde. Conselho Nacional de Saúde. Resolução n. 196, de 10 de outubro de 1996. Aprova as diretrizes e normas regulamentadoras de pesquisas envolvendo seres humanos. Brasília: Diário Oficial da União; 16 out. 1996. Disponível em: http://www.conselho.saude.gov.br/web_comissoes/conep/index.html. Acesso em 30 dez 2019.

CAPÍTULO 15 ÉTICA EM PESQUISAS COM EMBRIÕES HUMANOS 151

32. Marques Filho J. Ética em pesquisa: dez anos da resolução CNS 196/96. Rev Bras Reumatol [Internet]. 2007 Feb;47(1):2-3. Disponível em: http://www.scielo.br/scielo.php?script=sci_arttext&pid=S0482-50042007000100002&lng=en. Acesso em 14 jan. 2020.

33. Novoa PCR. O que muda na Ética em Pesquisa no Brasil: resolução 466/12 do Conselho Nacional de Saúde. Einstein (São Paulo) [Internet]. 2014 Mar [cited 2020 Jan 17];12(1):vii-vix. Disponível em: http://www.scielo.br/scielo.php?script=sci_arttext&pid=S1679-45082014000100001&lng=en. Acesso em 17 jan. 2020.

34. Brasil. Ministério da Saúde. Conselho Nacional de Saúde. Resolução CNS n. 303, de 06 de julho de 2000.

35. Brasil. Ministério da Saúde. Conselho Nacional de Saúde. Resolução n. 466, de 12 de dezembro de 2012. Aprova diretrizes e normas regulamentadoras de pesquisas envolvendo seres humanos. Brasília: Diário Oficial da União; 12 dez. 2012. Disponível em: https://conselho.saude.gov.br/resolucoes/2012/Reso466.pdf. Acesso em 20 fev. 2020.

36. Ferrari RF. Da ética a ética em pesquisa envolvendo seres humanos. Disponível em: http://www.revistas.fw.uri.br/index.php/revistadech/article/view/330. Acesso em 20 fev. 2020.

37. Segre M. A propósito da utilização de células-tronco embrionárias. Estud Av [online]. 2004;18(15):51,257-62. Disponível em: http://www.scielo.br/scielo.php?script=sci_arttext&pid=S0103-40142004000200017&lng=en&nrm=iso. Acesso em 13 fev. 2020.

38. Goldim JR. Pesquisa em embriões. 2008. Disponível em: http://www.ufrgs.br/bioetica/embrpes.htm. Acesso em: 22 fev. 2020.

39. Procurador Geral da República. Ação Direta de Inconstitucionalidade n. 3.510. Brasília: Supremo Tribunal Federal; 2005. Disponível em: http://www.stf.gov.br/portal/peticaoInicial/fazerDownload.asp?classe=ADI&processo=3510. Acesso em: 22 fev. 2020.

40. Fertilização in vitro: a questão dos embriões excedentários e o direito pátrio. Portal Âmbito Jurídico. 2015. Disponível em: https://ambitojuridico.com.br/edicoes/revista-139/fertilizacao--in-vitro-a-questao-dos-embrioes-excedentarios-e-o-direito-patrio/. Acesso em 14 fev 2020.

41. SisEmbrio/Anvisa 2019. 12º Relatório Nacional de Produção de Embriões. Disponível em: http://portal.anvisa.gov.br/documents/4048533/4994015/12%C2%BA+Relat%C3%B3rio+do+Sistema+Nacional+de+Produ%C3%A7%C3%A3o+de+Embri%C3%B5es+-+SisEmbrio.pdf/29f37c-42-803d-4fe9-8f16-cf6cfc70f40e. Acesso em 17 fev. 2020.

42. ClinicalTrials.gov. Disponível em https://clinicaltrials.gov/. Acesso em 18 fev. 2020.

43. Goldim JR. Pesquisas com células-tronco. 2006. Disponível em: http://www.ufrgs.br/bioetica/celtron.htm. Acesso em: 13 jan. 2020.

44. Takeuchi CA, Tannuri U. A polêmica da utilização de células-tronco embrionárias com fins terapêuticos. Rev Assoc Med Bras. 2006;52(2):63. Disponível em: http://www.scielo.br/scielo.php?script=sci_arttext&pid=S0104-42302006000200001&lng=en. Acesso em 18 fev. 2020.

45. Caplan A. Getting serious about the challenge of regulating germline gene therapy. PLOS Biology. 2019;17(4):e3000223.

46. de Wert G, Mummery C. Human embryonic stem cells: research, ethics and policy. Hum Reprod. 2003;18:672-82.

47. Cyranoski D. Japanese woman is first recipient of next-generation stem cells. Nature. Disponível em: https://www.nature.com/news/japanesewoman-is-first-recipient-of-next-generation-stem--cells-1.15915. Acesso em: 18 fev. 2020.

48. Thomson JA, Itskovitz-Eldor J, Shapiro SS, Waknitz MA, Swiergiel JJ, Marshall VS, et al. Embryonic stem cell lines derived from human blastocysts. Science. 1998;282:1145-7, Erratum in: Science 1998;282:1827.

49. NIH Stem Cell Information Home Page. In: Stem Cell Information [Internet]. Bethesda, MD: National Institutes of Health, U.S. Department of Health and Human Services; 2016. Disponível em: //stemcells.nih.gov/info/Regenerative_Medicine/2006Chapter1.htm. Acesso em 18 fev. 2020.
50. Portal da Anvisa. Disponível em: http://portal.anvisa.gov.br/documents/4048533/5234717/ Relat%C3%B3rio+Semin%C3%A1rio+Nacional+-+Regula%C3%A7%C3%A3o+em+Terapias+-Celulares+2012/dc38861b-af1c-4855-88fe-776f9a4ebeda. Acesso em 18 fev. 2020.
51. Hwang WS, Roh SI, Lee BC, et al. Patient-specific embryonic stem cells derived from human SCNT blastocysts. Science. Jun 17 2005;308(5729):1777-83.
52. Murry CE, Keller G. Differentiation of embryonic stem cells to clinically relevant populations: lessons from embryonic development. Cell. 2008;132:661-80.
53. Tachibana M, Amato P, Sparman M, Gutierrez NM, Tippner-Hedges R, Ma H, et al. Human embryonic stem cells derived by somatic cell nuclear transfer. Cell. 2013;153:1228-38.
54. Ethics in Embryo Research Task Force and Ethics Committee of the American Society for Reproductive Medicine. Ethics in embryo research: a position statement by the ASRM Ethics in Embryo Research Task Force and the ASRM Ethics Committee .Fertility and Sterility. 2020;113(2):270-94.
55. Célulastronco.org. Disponível em: http://celulastroncors.org.br/celulas-tronco-2/. Acesso em: 12 fev. 2020.
56. Wolf DP, Mitalipov N, Mitalipov S. Mitochondrial replacement therapy in reproductive medicine. Trends Mol Med. 2015;21:68-76.
57. Mitalipov S, Wolf DP. Clinical and ethical implications of mitochondrial gene transfer. Trends Endocrinol Metab. 2014;25:5-7.
58. Hellebrekers DM, Wolfe R, Hendrickx AT, de Coo IF, de Die CE, Geraedts JP, et al. PGD and heteroplasmic mitochondrial DNA point mutations: a systematic review estimating the chance of healthy offspring. Hum Reprod Update. 2012;18:341-9.
59. Cohen J, Scott R, Alikani M, Schimmel T, Munne S, Levron J, et al. Ooplasmic transfer in mature human oocytes. Mol Hum Reprod. 1998;4:269-80.
60. Dobler R, Dowling DK, Morrow EH, Reinhardt K. A systematic review and meta-analysis reveals pervasive effects of germline mitochondrial replacement on components of health. Hum Reprod Update. 2018 24:519-34.
61. Kang X, He W, Huang Y, Yu Q, Chen Y, Gao X, et al. Introducing precise genetic modifications into human 3PN embryos by CRISPR/Cas-mediated genome editing. J Assist Reprod Genet. 2016;33:581-8.
62. Van Echten-Arends J, Mastenbroek S, Sikkema-Raddatz B, Korevaar JC, Heineman MJ, van der Veen F, et al. Chromosomal mosaicism in human preimplantation embryos: a systematic review. Hum Reprod Update. 2011;17:620-7.
63. HFEA. Disponível em: https://www.hfea.gov.uk/donation/donors/donating-to-research/embryo-research-project-summaries/. Acesso em: 28 fev. 2020.

CAPÍTULO 16

Conflitos éticos no rastreamento do câncer de mama abaixo dos 50 anos no Brasil

Rodrigo Gonçalves, José Maria Soares Jr., Edmund Chada Baracat, José Roberto Filassi

RESUMO

A incidência e a mortalidade pelo câncer de mama nas mulheres brasileiras vêm subindo nas últimas décadas, atingindo um total de 66.280 casos novos em 2020 e 16.724 mortes em 2017. Ao contrário do que ocorre nos países desenvolvidos, a maior parte dos casos diagnosticados no Brasil encontra-se em estádios avançados e mais de 40% deles acontecem em mulheres abaixo dos 50 anos de idade. Como o programa de rastreamento mamográfico brasileiro é recomendado a mulheres na faixa etária dos 50 aos 69 anos, podemos inferir que uma parte considerável dos casos novos dessa doença serão perdidos por essa estratégia. Através da adoção de um sistema de hierarquização de fluxo de pacientes alternativo, com a criação de uma via rápida de diagnóstico e tratamento, promoveríamos uma melhor alocação de recursos públicos em favor dos menos favorecidos, o que é não só eticamente aceitável como também uma forma de promover justiça social.

INTRODUÇÃO

Segundo dados da Organização Mundial da Saúde (OMS), o número de mortes por câncer deve subir 45% entre 2008 e 2030, sendo que 70% das mortes por essa doença ocorrerão em países em desenvolvimento como o Brasil.[1] Para tentar reverter esse cenário, a OMS recomenda a implementação de planos de controle de câncer que devem incluir recomendações custo-efetivas sobre hábitos de vida saudáveis, programas de vacinação e programas de rastreamento.[2] Um programa de rastreamento consiste de um conjunto de ações coordenadas com o objetivo de reduzir a mortalidade por câncer por meio da realização de diagnóstico precoce em uma população assintomática seguido de referenciamento adequado para unidades de diagnóstico e finalmente para o centro terciário para tratamento. Esses programas têm quatro componentes essenciais: a definição e convocação da população-alvo, a garantia da oferta de exames com o devido controle de qualidade, a garantia da oferta de serviços de diagnóstico e tratamento e, por fim, a organização das referências e fluxo dos pacientes pelo sistema de saúde.[3] Apesar de terem o benefício potencial de reduzir a mortalidade, os programas de rastreamento não são isentos de riscos. Os principais deles são os resultados falsos-positivos e falsos-negativos, bem como a ocorrência de sobrediagnóstico. Todos eles levam a repercussões clínicas, psicológicas e também ao aumento de gastos do sistema de saúde como um todo. Para abordar esse tema, a agência de saúde pública canadense realizou um estudo para estimar os malefícios do programa de rastreamento de câncer de mama em 10 anos, de acordo com a faixa etária, e os principais resultados podem ser vistos na Tabela 1.

TABELA 1 Benefícios e malefícios resultantes do rastreamento de 1.000 mulheres no Canadá de acordo com a faixa etária

Faixa etária	40-49 anos Mamografia anual	50-69 anos Mamografia bienal	Mais de 70 anos Mamografia bienal
Mulheres que não terão câncer	981	940	961
Mulheres que terão câncer diagnosticado pelo rastreamento	16	45	31
Mulheres que terão câncer diagnosticado no intervalo dos exames	3	15	8
Mortes evitadas pelo rastreamento	1	5	3
Resultados falsos-positivos	533	529	213
Mortes por câncer de mama independentemente do rastreamento	2	7	7

Adaptada de Public Health Agency of Canada, 2009.

No cenário brasileiro, o câncer de mama é a neoplasia mais frequente em mulheres, sendo responsável por 16.724 mortes em 2017 e com uma estimativa de 66.280 novos casos em 2020.[4] Esse cenário nacional, entretanto, tem algumas particularidades quando comparado a países desenvolvidos da Europa e América do Norte; 41,1% de todos os casos no Brasil acometem mulheres com menos de 50 anos de idade e a maioria dos casos operáveis é diagnosticada em estádios tardios, sendo 53,5% de casos em estádio 2 e 23,2% dos casos em estádio 3.[5] Esse cenário não condiz com o de um país com um programa de rastreamento de câncer de mama implantado adequadamente. O programa de rastreamento adotado pelo governo brasileiro preconiza a realização de exame de mamografia a cada dois anos em mulheres entre 50 e 69 anos.[6] Entretanto, devido à idade mais precoce ao diagnóstico que observamos em nosso país, podemos argumentar que mais de 40% das mulheres diagnosticadas não seriam elegíveis para o programa de rastreamento em primeiro lugar. Além disso, a apresentação tardia ao diagnóstico levanta a hipótese de que o programa de rastreamento atual não é eficaz ou de que as pacientes não tem acesso satisfatório a ele. Somado a isso, a mortalidade por câncer de mama no Brasil vem crescendo nas últimas décadas.[7] A união de todos esses elementos origina um dilema ético a ser explorado, uma vez que o investimento de recursos em um programa ineficaz impacta negativamente toda a sociedade. Dessa forma, alternativas de alocação de recursos mais eficientes deveriam ser propostas e implementadas para solucionar esse dilema.

Neste capítulo iremos discorrer sobre o cenário do rastreamento do câncer de mama no Brasil e as principais evidências sobre barreiras no acesso ao sistema de saúde. Além disso, iremos abordar os principais questionamentos éticos relacionados ao rastreamento do câncer de mama abaixo dos 50 anos pela perspectiva da justiça distributiva de Rawls,[8] pelos conceitos do utilitarianismo[9,10] e pelos princípios da autonomia e da não maleficência. Por fim, iremos propor o apoio a uma nova forma de abordar o câncer de mama nessa faixa etária, potencializando a relação de custo-benefício no emprego dos recursos públicos.

RECOMENDAÇÕES PARA O RASTREAMENTO MAMOGRÁFICO NO MUNDO E NO BRASIL

A U.S. Preventive Services Task Force (USPSTF) é um órgão americano que desenvolve as recomendações sobre a eficácia de serviços de prevenção para pacientes assintomáticos. Essas recomendações são baseadas tanto nos benefícios como nos malefícios que os programas podem causar, sem tratar, entretanto, do custo daquela intervenção. Os dados atuais sobre o rastreamento mamográfico são sólidos quanto aos benefícios dessa estratégia quando empregada em mulheres acima dos 50 anos de idade e a USPSTF recomenda que seja realizada mamografia de rastreamento a cada 2 anos em mulheres de 50 a 74 anos; entretanto, essa mesma agência não considera haver evidências suficientes para recomendar rastreamento mamográfico dos 40 aos 49 anos em pessoas assintomáticas e sem risco aumentado para câncer de mama.[11] Isso se deve ao fato de que o rastreamento mamográfico nessa faixa etária resulta em um menor número de mortes evitadas, quando comparado a faixas etárias mais avançadas, e a um número maior de biópsias desnecessárias e de problemas psicológicos, como a ansiedade, devido ao elevado número de exames falsos-positivos. Enquanto o rastreamento mamográfico de 10.000 mulheres assintomáticas de 50 a 59 anos pode prevenir 8 mortes por câncer de mama, a mesma estratégia se empregada em 10.000 mulheres assintomáticas de 40 a 49 anos irá prevenir apenas 3 mortes pela doença.[12,13] Outro malefício associado ao rastreamento mamográfico de uma população assintomática considerado pela USPSTF ao emitir suas recomendações é a ocorrência de sobrediagnóstico. Apesar de ser extremamente complexo calcular a proporção de casos diagnosticados que nunca evoluiriam nem ameaçariam a saúde das pacientes, as melhores estimativas de estudos clínicos randomizados sugerem a ocorrência de 20% de sobrediagnóstico devido ao rastreamento mamográfico.[14]

Outra entidade que avaliou cuidadosamente a relação de custo-benefício no rastreamento mamográfico em mulheres de 40 a 49 anos de idade foi o Comitê Consultivo de Tecnologias em Saúde da província de Ontário (Canadá) através de uma revisão sistemática da literatura.[15] Esse trabalho contou com a inclusão da avaliação do relatório da USPSTF,[16] do relatório da Canadian Preventive Services Task Force (CPSTF),[17] uma revisão Cochrane,[18] cinco avaliações de tecnologia em saúde e oito estudos clínicos randomizados[19-26] com o objetivo de avaliar a redução de mortalidade por câncer de mama nessa faixa etária atribuível ao rastreamento mamográfico. Essa entidade chegou a uma conclusão semelhante à da USPSTF de que o rastreamento mamográfico em população de 40 a 49 anos não é eficaz na redução de mortalidade e que os riscos associados a essa intervenção, como exposição a radiação, elevada taxa de falsos-negativos com consequentes atrasos no diagnóstico e elevadas taxas de falsos-positivos com consequentes efeitos psicológicos maléficos não devem ser desprezados.

O Colégio Brasileiro de Radiologia (CBR) e a Sociedade Brasileira de Mastologia (SBM), por sua vez, emitiram um parecer diferente em suas recomendações, baseados em artigos diferentes da literatura internacional e metodologicamente inferiores aos avaliados pelas entidades mencionadas anteriormente e com um claro viés de seleção.[26-28] Nesses estudos ficou demonstrada uma redução de mortalidade por câncer de mama entre 18 e 38% nas populações estudadas. O principal ponto desse parecer para justificar a recomendação de rastreamento mamográfico na população entre 40 e 49 anos é salientar que na população brasileira existe uma proporção maior de pacientes com câncer de mama nessa faixa etária quando comparada a países desenvolvidos.[29] Apesar de ser uma recomendação para o Brasil, o parecer do CBR e da SBM não incluiu um estudo brasileiro sequer em suas análises.

IMPLICAÇÕES ÉTICAS DO RASTREAMENTO MAMOGRÁFICO

Refletindo sobre essas três recomendações de diferentes países e com diferentes populações, podemos concluir que apesar do rastreamento mamográfico oferecer um modesto benefício de redução de mortalidade nessa faixa etária, a ocorrência de efeitos colaterais é mais pronunciada.

Percebemos também que a SBM e o CBR adotam uma postura paternalista, refletindo o princípio da benevolência, enquanto a USPSTF e a CPSTF preconizam que a decisão de realizar um exame de rastreamento deveria ser compartilhada com a paciente. Dessa forma, pacientes com maior aversão a risco poderiam optar pela não realização do exame e pacientes que valorizem mais os benefícios potenciais poderiam optar pela realização do mesmo, observando-se, portanto, os princípios da não maleficência e da autonomia. Entretanto, devemos nos perguntar se é realmente possível transmitir as informações relacionadas aos riscos relacionados ao rastreamento de maneira clara e, sobretudo, neutra. Nesse sentido, é de fundamental importância que o princípio da autonomia seja respeitado e que as pacientes não sejam manipuladas a realizarem exames e tratamentos com os quais não concordem, através do uso de informações enviesadas.

Abordando esse tópico, Biddle introduziu o conceito de risco epistêmico, definido como o risco de erro que surge em qualquer momento no processo de produção de conhecimento.[30] Esses erros podem se dar devido a vieses na obtenção dos dados, como também por decisões que devem ser tomadas em cenários de incerteza. Essas decisões tomadas em cenários de incerteza inexoravelmente refletem o conjunto de valores dos pesquisadores envolvidos e têm consequências para a saúde humana, bem como para a definição de políticas públicas. Rudner suporta esse argumento sugerindo que é impossível provar qualquer hipótese com total certeza, por haver sempre uma possibilidade, ainda que ínfima, de erro. Dessa forma, pesquisadores devem julgar quantos dados são suficientes para a aceitação ou não de uma hipótese e esse julgamento depende do conjunto de valores do pesquisador e também da importância das consequências que um erro em aceitar ou rejeitar a hipótese pode causar.[31] Tal conflito é muito bem discutido por Pramesh et al. ao justificar a necessidade de se realizar um estudo clínico randomizado para comprovar uma hipótese levantada por estudos transversais, por acreditar que os dados destes últimos não são suficientes para a tomada de decisões.[32]

Os fundamentos utilizados para suportar um programa de rastreamento mamográfico em mulheres com menos 50 anos de idade não estão isentos da ocorrência de riscos epistêmicos. Um tipo de risco epistêmico associado ao rastreamento mamográfico é o risco indutivo, definido como o risco de incorretamente aceitar ou rejeitar uma hipótese com base nas evidências disponíveis.[33] Mastologistas devem aceitar ou rejeitar a hipótese que a paciente tem uma patologia, frequentemente um carcinoma *in situ* (CDIS), que irá evoluir causando sintomas e morte baseados em evidências que não garantem a veracidade daquela hipótese. Isso ocorre principalmente por não haver evidências suficientes para predizermos quais CDISs irão evoluir para se tornarem neoplasias invasoras. Outro risco epistêmico, o risco na formação de dados, ocorre na avaliação das biópsias por patologistas e no diagnóstico diferencial entre hiperplasias atípicas e CDIS. Enquanto as primeiras são tratadas com cirurgias de pequeno porte, o segundo requer tratamento com cirurgia, radioterapia e, em alguns casos, hormonioterapia por até 5 anos. Sendo assim, um erro cometido pelo patologista pode ter enorme impacto no tratamento das pacientes. Como patologistas têm formações e experiências diferentes, e como a avaliação de biópsias é um processo subjetivo, esse é um risco epistêmico difícil de ser abordado. Uma maneira sendo estudada para a diminuição desse risco é o desenvolvimento e utilização de softwares de

CAPÍTULO 16 CONFLITOS ÉTICOS NO RASTREAMENTO DO CÂNCER DE MAMA ABAIXO DOS 50 ANOS NO BRASIL 157

análises de imagens. Mercan et al. avaliaram 240 biópsias mamárias comparando a performance de 3 patologistas experientes e um método automatizado de análise de imagens. Nesse estudo, o método automatizado superou os patologistas na diferenciação entre DCIS e hiperplasias atípicas, tornando-se uma alternativa promissora para o futuro próximo.[34] Como pudemos ver nesses dois exemplos, as informações transmitidas às pacientes candidatas ao rastreamento não são obtidas livres de julgamentos dos pesquisadores e os valores utilizados por eles para sua obtenção também não são comunicados. Assim, apesar de respeitada a autonomia da paciente com o compartilhamento das decisões, os profissionais de saúde envolvidos devem se esforçar para transmitir não só as informações necessárias como também os juízos utilizados para a definição dos parâmetros utilizados para decisões diagnósticas e terapêuticas. Mais do que isso, enquanto houver ambiguidade nos resultados de estudos sobre o rastreamento mamográfico em mulheres abaixo de 50 anos, a prioridade deveria ser o debate das vantagens e desvantagens dessa estratégia, ao invés da tentativa de desacreditar os opositores dela.[35]

SITUAÇÃO ATUAL DO RASTREAMENTO MAMOGRÁFICO NO BRASIL

No Brasil, não há uma política pública de implementação de um programa organizado de rastreamento mamográfico. Como mencionado anteriormente, existe uma recomendação do Instituto Nacional do Câncer para realização de mamografia a cada dois anos em mulheres de 50 a 69 anos[6] e as principais sociedades médicas, SBM, FEBRASGO e CBR, recomendam o rastreamento mamográfico anual a partir dos 40 anos.[29]

Essa diferença de recomendações se dá em grande parte devido a interações complexas entre os interesses, crenças, perspectivas e valores dos tomadores de decisões no país. No cenário atual, diante dessa disparidade de recomendações, as pacientes apresentam um quadro de estadiamentos ao diagnóstico piores que os observados na Noruega antes da implementação do programa de rastreamento mamográfico local (Tabela 2).

TABELA 2 Prevalência de câncer de mama de acordo com o estadiamento no estado de São Paulo entre 2000 e 2017 e na Noruega antes da implementação do rastreamento mamográfico

Estádio	Brasil (n = 22.527)	Noruega (n = 26.883)
I	21,3%	48,5%
II	35,2%	38,5%
II	25,2%	5,3%
IV	8,9%	6,5%
X	1,6%	–

Adaptada de Tiezzi et al. Current breast cancer screening scenario in Brazil. RBGO. 2019;41(11):633-5.

A fim de avaliar a necessidade de expandir a recomendação do INCA para outras faixas etárias, Brito et al. analisaram todos os casos de câncer de mama e CDIS da mama e todos os óbitos relacionados à doença no município de Aracaju entre 1998 e 2014, subdividindo as pacientes em subgrupos de acordo com a idade ao diagnóstico.[36] As tendências de incidência de câncer de mama permaneceram estáveis no período estudado e em todos os subgrupos estudados. Nesse estudo, tanto a incidência como a mortalidade por câncer de mama no município de Aracaju foram semelhantes às observadas em países com mesmo índice de desenvolvimento humano. Os autores concluem que, como essas taxas mantiveram-se estáveis em todas as faixas etárias, sem redução de mortalidade, inclusive naqueles onde o rastreamento é indicado, não se justifica o investimento de recursos em rastreamento de mulheres abaixo dos 50 anos ou acima dos 69.

Um estudo mais abrangente, realizado por Rodrigues et al., avaliou dados de mamografias realizadas pelo SUS em todo o país entre 2008 e 2016.[37] Cerca de 19 milhões de mamografias foram realizadas nesse período, com um aumento de cobertura de 14,5% anualmente entre 2008 e 2012, seguido de estabilização entre 2012 e 2017. A cobertura mamográfica observada no período estudado variou de 14,4 a 24,2% da população-alvo. Esse número ainda não atinge a recomendação da OMS de rastrear pelo menos 70% da população-alvo de modo a efetivamente reduzir a mortalidade pela doença.[38] Rodrigues et al. também avaliaram o número de mamógrafos no Brasil, sua distribuição geográfica e o número de mamografias realizadas no país em 2016.[39] Nesse estudo ficou demonstrado que o Brasil tem 4.628 mamógrafos em funcionamento, capazes de realizar 14.279.654 exames. Entretanto, naquele ano, apenas 4.073.079 exames foram realizados, 29% da capacidade possível, evidenciando uma clara subutilização da infraestrutura disponível. A cobertura baixa da população-alvo associada à estabilização da taxa de cobertura nos últimos anos e a subutilização dos mamógrafos existentes nos leva a crer que existem barreiras ao acesso ao rastreamento mamográfico em nosso país.

Uma alternativa para aumentar a cobertura mamográfica da população-alvo do programa de rastreamento foi adotada pelo Hospital do Câncer de Barretos, que instituiu o uso de unidades móveis de rastreamento, atingindo 108 municípios da região nordeste do estado de São Paulo, para mulheres de 40 a 69 anos, a partir de 2010. Greenwald et al. avaliaram o desempenho dessa iniciativa no período de dezembro de 2010 a julho de 2015. Nesse período, 122.634 mulheres foram rastreadas, alcançando uma taxa de cobertura de 54,8% da população-alvo, convocação para exames adicionais de 12,25% e 6,1% e taxa de detecção de câncer de 3,63 e 1,94, na rodada inicial e na rodada subsequente de exames. Dos encaminhamentos para centros de tratamento, 92,51% foram atendidos com sucesso.[40] Os resultados obtidos por esse programa são bastante promissores, mostrando o potencial para sua expansão para outras regiões do país.

DIFICULDADES NO ACESSO AO SISTEMA DE SAÚDE BRASILEIRO

O Brasil é um país em desenvolvimento, com uma população de 209,3 milhões de habitantes e com gritantes disparidades sociais e econômicas entre suas cinco regiões.[41] Além disso, também existem desigualdades na distribuição de recursos humanos e de infraestrutura em saúde, com uma variação significativa no número de leitos oncológicos e médicos por todo o território,[7] o que impacta os desfechos nos tratamentos das pacientes. Outra fonte de variação a ser considerada no desfecho das paciente é o fato de existir uma dualidade no acesso das pacientes ao sistema de saúde. Todos os brasileiros têm acesso irrestrito ao sistema público de saúde, denominado Sistema Único de Saúde (SUS), e a parcela mais favorecida da população tem acesso também a uma rede privada de provedores de saúde através da contratação direta ou por intermédio de seguradoras ou convênios médicos. Essa dualidade do sistema é de certa forma perversa, uma vez que perpetua a ideia de que uma pequena parcela da população tem acesso ao que há de mais moderno no diagnóstico e tratamento oncológico, enquanto a maioria da população, cerca de 71%, depende exclusivamente do SUS, com todas as suas limitações. Quando comparamos esses dois cenários, podemos observar uma diferença marcante no estadiamento ao diagnóstico das pacientes com câncer de mama; a maioria das pacientes atendidas na rede privada é diagnosticada com tumores em estádios iniciais, ao passo que as pacientes dependentes do SUS apresentam em sua maioria tumores localmente avançados,[42] um claro indicativo que as dificuldades no acesso ao sistema de saúde são os principais obstáculos à detecção precoce. Corroboram essa hipótese dados obtidos em estudos nacionais que revelam intervalos entre apresentação de sintomas e a biópsia inicial que variam entre 75 e 185 dias[42] e um intervalo médio de 113,4 dias entre a indicação e a realização de radioterapia.[43] Para fins de comparação, as pacientes atendidas no sistema privado conseguem realizar exames diagnósticos e iniciar o tratamento em menos de 30 dias. Para identificar as principais barreiras encontradas pelas pacientes no acesso ao rastreamento mamográfico pelo SUS, Vieira et al. conduziram uma revisão sistemática da literatura identificando 30 publicações sobre o tema.[44] Em uma análise geral, foi identificada uma subutilização dos mamógrafos nas regiões norte e nordeste do país e apenas 35% das mulheres do país realizam mamografias satisfatoriamente, principalmente no setor privado. Os principais fatores relacionados à não realização de mamografia foram etnia não branca, índice de escolaridade baixo, renda familiar baixa e ausência de plano de saúde suplementar.[45]

Trinta e sete por cento dos casos diagnosticados no SUS encontram-se em estádios III e IV, ao passo que no setor privado esse número cai para 16,2%.[46] Outro achado relevante desse estudo é que o tratamento dos casos diagnosticados normalmente é realizado em grandes cidades, sendo que muitas pacientes chegam a viajar mais de 150 km desde suas cidades de origem.[47] Além disso, o fluxo para a obtenção de tratamento não é bem estabelecido, o que contribuiu para um atraso entre o diagnóstico e o início do tratamento superior a 60 dias em 36,9% dos casos. Os principais fatores associados ao atraso no tratamento foram etnia não branca, paciente não possuir um parceiro, baixo índice de escolaridade, estádio inicial e cobertura exclusiva pelo SUS.[48] A cobertura exclusiva do SUS e etnia não branca também mostraram-se associadas a maior mortalidade pelo câncer de mama.[49]

RECOMENDAÇÃO E DISCUSSÃO DO DILEMA ÉTICO

Tendo em vista a ineficácia do atual programa de rastreamento mamográfico brasileiro em reduzir a mortalidade por câncer de mama, recomendamos a realocação de recursos para melhorar o acesso e implementar uma via rápida de diagnóstico e tratamento para pacientes sintomáticas, com base no fluxo hierárquico proposto por Migowski et al. (Figura 1).[50] Esse algoritmo propõe três ações distintas: atividades educacionais nas unidades básicas de saúde (UBS) a fim de aumentar o conhecimento das pacientes sobre o câncer de mama e também sobre os benefícios e malefícios do rastreamento; oferecer a opção de rastreamento a mulheres assintomáticas com idade entre 50 e 69 anos durante consulta com médico ou enfermeira; e promover acesso prioritário a pacientes sintomáticas, sem necessidade de agendamento prévio, no qual aquelas que tiverem lesões suspeitas para câncer deverão ter encaminhamento prioritário para centros de diagnóstico e tratamento. Essa recomendação é embasada pelos dois princípios de justiça enunciados por Rawls.[8] O primeiro princípio rege que todas as pessoas têm direitos e liberdades iguais. Já o segundo princípio rege que a adoção de políticas que causem desigualdades sociais ou econômicas só é válida e justificada se forem tomadas em benefício da população mais carente. A promoção de ações educativas preconizada por Migowski et al.[50] é embasada pelo primeiro princípio de justiça de Rawls, uma vez que uniformiza o acesso a um direito básico constitucional do cidadão brasileiro, a educação. A segunda parte da recomendação é justificada pelo segundo princípio de justiça de Rawls. Através da criação de uma via rá-

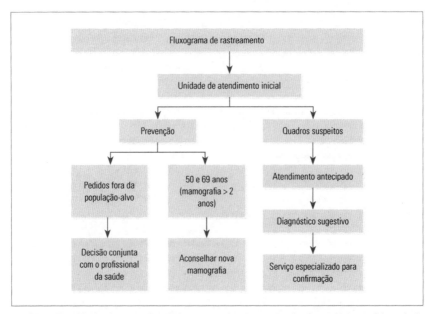

FIGURA 1   Fluxo hierárquico para diagnóstico precoce e rastreamento do câncer de mama. Adaptada de Migowski et al. Guidelines for early detection of breast cancer in Brazil. Cadernos de Saúde Pública. 2018;34(6):e00046317.

pida de acesso ao sistema de saúde para pacientes sintomáticas, retirando a necessidade de agendamentos e encaminhamentos, estamos alocando recursos públicos para remoção de barreiras no acesso ao SUS, reduzindo atrasos no diagnóstico e tratamento e, portanto, reduzindo a desigualdade em favor da população mais carente que não tem acesso ao sistema privado de saúde. Apesar da recomendação favorecer a população mais carente, ela não viola direitos individuais, uma vez que as pacientes assintomáticas ainda terão acesso à mamografia em suas consultas de rotina na UBS. Mais que isso, a recomendação aqui proposta promove acesso igualitário ao diagnóstico e tratamento do câncer de mama, pois remove os limites de idade, passando a atender a população com menos de 50 anos de idade, que responde por 41,1% de todos os casos de câncer de mama e que não era atendida pela recomendação anterior.[5]

Vamos por um momento pensar em um cenário hipotético no qual o SUS funciona perfeitamente e sem nenhuma barreira no acesso ao tratamento. Ainda assim, o programa de rastreamento atualmente recomendado pelo INCA[6] não seria ideal. Como já foi exposto anteriormente, as evidências atuais que recomendam o rastreamento mamográfico não são unânimes e grandes estudos clínicos randomizados não evidenciaram uma robusta diminuição de mortalidade graças ao rastreamento.[13,51] E ainda que esses estudos demonstrassem redução de mortalidade atribuível ao rastreamento, seus resultados dificilmente seriam aplicáveis à realidade brasileira. Esses estudos foram conduzidos em países com elevados índices de desenvolvimento humano e no contexto de rastreamento organizado. O Brasil não só tem um IDH inferior ao desses países como também promove rastreamento oportunístico devido à fraca estrutura organizacional. Sendo assim, os estudos internacionais de rastreamento não possuem a validade externa necessária para serem aplicados em nossa realidade. Um artigo recente publicado por Vale et al. sugere, entretanto, que o programa de rastreamento oportunístico no estado de São Paulo promoveu o aumento do diagnóstico de casos em estádio inicial, porém os autores não apresentaram dados sobre mortalidade, sendo impossível então concluir se esse modelo é de fato eficaz ou não. Somamos ainda a esses dados os malefícios associados ao rastreamento de mulheres entre 40 e 49 anos e podemos observar que a cada 1.000 mulheres nessa faixa etária que são submetidas a mamografia, apenas 1 morte será evitada e serão gerados 533 procedimentos adicionais com resultados falsos-positivos (Tabela 1) que terão impacto não só econômico ao SUS, mas também impactos físicos e psicológicos às pacientes. Baseado em tudo que foi exposto nesse parágrafo, podemos concluir que o modelo atual de rastreamento mamográfico não é adequado também pelo ponto de vista do utilitarianismo proposto por Bentham e Mill.[9,10]

Nesse contexto, com a escassez de recursos para investimentos em um programa de rastreamento organizado e com a ausência de dados sólidos que sequer justificam sua implantação, podemos aceitar um programa subótimo? Se por um lado a inexistência de um programa de rastreamento pode levar ao aumento de casos avançados para os quais as opções de tratamento podem ser inacessíveis e por vezes ineficazes, por outro, países em desenvolvimento como o Brasil nem sempre possuem a infraestrutura necessária para a realização de exames de rastreamento e as biópsias para o diagnóstico das lesões identificadas pela mamografia.[52] Para que um programa de rastreamento seja considerado apropriado, ele deve ser aceitável, acessível, sustentável, promover equidade e ser economicamente eficiente para a população-alvo.[53] Como foi demonstrado neste capítulo, o programa de rastreamento mamográfico brasileiro não é acessível, uma vez que a cobertura mamográfica não alcança sequer 30% da população-alvo.[39] Esse programa tampouco é sustentável, uma vez que existe um grande atraso entre o exame de rastreamento alterado e a confirmação diagnóstica por biópsia e, dada essa falta de capacidade de seguimento dos exames alterados, o risco de maleficência de um exame falso-positivo deve ser considerado clínica e eticamente relevante. Por fim, foi demonstrado que o rastreamento mamográfico, em países em desenvolvimento, não é custo-efetivo quando comparado à alternativa de se tratar pacientes com lesões iniciais palpáveis.[54,55] Ponderando tudo isso, Sedhom et al. argumentam que o exame clínico das mamas com um referenciamento rápido a fim de reduzir atrasos no diagnóstico e tratamento, apesar de não ser um método de rastreamento, deve ser considerado uma escolha mais pragmática e adequada que a mamografia em países em desenvolvimento.[56]

CONCLUSÃO

Quando avaliamos os benefícios e malefícios decorrentes de um programa de rastreamento mamográfico direcionado a mulheres de 40 a 49 anos na população brasileira, em um contexto onde a mortalidade por câncer de mama vem subindo nas últimas décadas, torna-se bastante difícil justificar sob a perspectiva utilitarianista o montante de recursos necessário para promover essa estratégia de modo que funcione adequadamente. Uma estratégia alternativa que promova o acesso fácil e rápido de pacientes sintomáticas, relegando ao rastreamento mamográfico um papel secundário, favorece uma porção maior e mais vulnerável da população, que depende exclusivamente do SUS. Essa realocação de recursos para favorecer os membros menos favorecidos da sociedade não só é eticamente justificável, como também é uma forma de promover a justiça social.

REFERÊNCIAS BIBLIOGRÁFICAS

1. WHO. Key statistics on cancer. Disponível em: https://www.who.int/cancer/resources/keyfacts/en/.
2. WHO. National Cancer Control Programmes. Disponível em: https://www.who.int/cancer/nccp/en/.
3. INCA. Rastreamento organizado do câncer de mama 2011.
4. INCA. Estatísticas de câncer 2020. Disponível em: https://www.inca.gov.br/numeros-de-cancer.
5. Simon SD, Bines J, Werutsky G, Nunes JS, Pacheco FC, Segalla JG, et al. Characteristics and prognosis of stage I-III breast cancer subtypes in Brazil: The AMAZONA retrospective cohort study. Breast. 2019;44:113-9.
6. INCA. Diretrizes para a detecção precoce do câncer de mama no Brasil 2015.
7. da Mota Almeida Peroni F, Lindelow M, Oliveira de Souza D, Sjoblom M. Realizing the right to health in Brazil's Unified Health System through the lens of breast and cervical cancer. Int J Equity Health. 2019;18(1):39.
8. Rawls J. A theory of justice. Rev. Ed. Cambridge, Mass.: Belknap Press of Harvard University Press; 1999. xxii, 538 p.
9. Bentham J. An introduction to the principles of morals and legislation.
10. Mill JS. Utilitarianism.
11. Siu AL, Force USPST. Screening for breast cancer: U.S. Preventive Services Task Force Recommendation Statement. Ann Intern Med. 2016;164(4):279-96.
12. Nelson HD, Tyne K, Naik A, Bougatsos C, Chan BK, Humphrey L, et al. Screening for breast cancer: an update for the U.S. Preventive Services Task Force. Ann Intern Med. 2009;151(10):727-37, W237-42.
13. Nelson HD, Fu R, Cantor A, Pappas M, Daeges M, Humphrey L. Effectiveness of breast cancer screening: Systematic review and meta-analysis to update the 2009 U.S. Preventive Services Task Force Recommendation. Ann Intern Med. 2016;164(4):244-55.
14. Marmot MG, Altman DG, Cameron DA, Dewar JA, Thompson SG, Wilcox M. The benefits and harms of breast cancer screening: an independent review. Br J Cancer. 2013;108(11):2205-40.
15. Medical Advisory S. Screening mammography for women aged 40 to 49 years at average risk for breast cancer: an evidence-based analysis. Ont Health Technol Assess Ser. 2007;7(1):1-32.
16. Humphrey L, Chan BKS, Detlefsen S, Helfand M. Screening for breast cancer. U.S. Preventive Services Task Force Evidence Syntheses, formerly Systematic Evidence Reviews. Rockville (MD); 2002.
17. Ringash J, Canadian Task Force on Preventive Health C. Preventive health care, 2001 update: screening mammography among women aged 40-49 years at average risk of breast cancer. CMAJ. 2001;164(4):469-76.
18. Olsen O, Gotzsche PC. Screening for breast cancer with mammography. The Cochrane database of systematic reviews. 2001(4):CD001877.
19. Shapiro S. Periodic screening for breast cancer: the HIP Randomized Controlled Trial. Health Insurance Plan. J Natl Cancer Inst Monogr. 1997(22):27-30.
20. Andersson I, Janzon L. Reduced breast cancer mortality in women under age 50: updated results from the Malmo Mammographic Screening Program. J Natl Cancer Inst Monogr. 1997(22):63-7.
21. Tabar L, Vitak B, Chen HH, Duffy SW, Yen MF, Chiang CF, et al. The Swedish Two-County Trial twenty years later. Updated mortality results and new insights from long-term follow-up. Radiol Clin North Am. 2000;38(4):625-51.
22. Alexander FE. The Edinburgh Randomized Trial of Breast Cancer Screening. J Natl Cancer Inst Monogr. 1997(22):31-5.
23. Miller AB, To T, Baines CJ, Wall C. The Canadian National Breast Screening Study-1: breast cancer mortality after 11 to 16 years of follow-up. A randomized screening trial of mammography in women age 40 to 49 years. Ann Intern Med. 2002;137(5 Part 1):305-12.

CAPÍTULO 16 CONFLITOS ÉTICOS NO RASTREAMENTO DO CÂNCER DE MAMA ABAIXO DOS 50 ANOS NO BRASIL   163

24. Frisell J, Lidbrink E. The Stockholm Mammographic Screening Trial: Risks and benefits in age group 40-49 years. J Natl Cancer Inst Monogr. 1997(22):49-51.
25. Bjurstam N, Bjorneld L, Duffy SW, Smith TC, Cahlin E, Eriksson O, et al. The Gothenburg breast screening trial: first results on mortality, incidence, and mode of detection for women ages 39-49 years at randomization. Cancer. 1997;80(11):2091-9.
26. Moss SM, Cuckle H, Evans A, Johns L, Waller M, Bobrow L, et al. Effect of mammographic screening from age 40 years on breast cancer mortality at 10 years' follow-up: a randomised controlled trial. Lancet. 2006;368(9552):2053-60.
27. Hellquist BN, Duffy SW, Abdsaleh S, Bjorneld L, Bordas P, Tabar L, et al. Effectiveness of population-based service screening with mammography for women ages 40 to 49 years: evaluation of the Swedish Mammography Screening in Young Women (SCRY) cohort. Cancer. 2011;117(4):714-22.
28. Jonsson H, Bordas P, Wallin H, Nystrom L, Lenner P. Service screening with mammography in Northern Sweden: effects on breast cancer mortality – an update. J Med Screen. 2007;14(2):87-93.
29. Urban L, Chala LF, Bauab SDP, Schaefer MB, Dos Santos RP, Maranhao NMA, et al. Breast cancer screening: updated recommendations of the Brazilian College of Radiology and Diagnostic Imaging, Brazilian Breast Disease Society, and Brazilian Federation of Gynecological and Obstetrical Associations. Radiol Bras. 2017;50(4):244-9.
30. Biddle JB. Epistemic risks in cancer screening: Implications for ethics and policy. Studies in history and philosophy of biological and biomedical sciences. 2019:101200.
31. Rudner R. The scientist qua scientist makes value judgments.
32. Pramesh CS, Shastri S, Mittra I, Badwe RA. Ethics of "standard care" in randomised trials of screening for cervical cancer should not ignore scientific evidence and ground realities. Indian J Med Ethics. 2013;10(4):250-1.
33. Douglas H. Inductive risk and values in science.
34. Mercan E, Mehta S, Bartlett J, Shapiro LG, Weaver DL, Elmore JG. Assessment of Machine learning of breast pathology structures for automated differentiation of breast cancer and high-risk proliferative lesions. JAMA Netw Open. 2019;2(8):e198777.
35. Ennis R, Jotkowitz A. Good ethics begins with sound medicine: prostate cancer screening and chemoprevention. Am J Bioeth. 2011;11(12):26-7.
36. Brito EAC, Lima MS, Siqueira HFF, Marques AD, Moura AR, Hora EC, et al. Assessing trends of breast cancer and carcinoma in situ to monitor screening policies in developing settings. Sci Rep. 2019;9(1):14144.
37. Rodrigues DCN, Freitas-Junior R, Rahal RMS, da Silveira Correa R, Gouveia PA, Peixoto JE, et al. Temporal changes in breast cancer screening coverage provided under the Brazilian National Health Service between 2008 and 2017. BMC Public Health. 2019;19(1):959.
38. WHO. Cancer control: knowledge into action. WHO guide for effective programmes: prevention. Geneva: WHO; 2007.
39. Rodrigues DCN, Freitas-Junior R, Rahal RMS, Correa RDS, Peixoto JE, Ribeiro NV, et al. Difficult access and poor productivity: mammography screening in Brazil. Asian Pac J Cancer Prev. 2019;20(6):1857-64.
40. Greenwald ZR, Fregnani JH, Longatto-Filho A, Watanabe A, Mattos JSC, Vazquez FL, et al. The performance of mobile screening units in a breast cancer screening program in Brazil. Cancer Causes Control. 2018;29(2):233-41.
41. Bank W. Brazil – systematic country diagnostic. 2016.
42. Werutsky G, Nunes P, Barrios C. Locally advanced breast cancer in Brazil: current status and future perspectives. Ecancermedicalscience. 2019;13:895.
43. Tribunal de Contas da União. Relatório de Auditoria Operacional: Política Nacional de Atenção Oncológica. 2011.

44. Vieira R, Formenton A, Bertolini SR. Breast cancer screening in Brazil. Barriers related to the health system. Rev Assoc Med Bras (1992). 2017;63(5):466-74.
45. Lages RB, Oliveira GP, Simeao Filho VM, Nogueira FM, Teles JB, Vieira SC. Inequalities associated with lack of mammography in Teresina-Piaui-Brazil, 2010-2011. Rev Bras Epidemiol. 2012;15(4):737-47.
46. Lee BL, Liedke PE, Barrios CH, Simon SD, Finkelstein DM, Goss PE. Breast cancer in Brazil: present status and future goals. Lancet Oncol. 2012;13(3):e95-e102.
47. Oliveira EX, Melo EC, Pinheiro RS, Noronha CP, Carvalho MS. [Access to cancer care: mapping hospital admissions and high-complexity outpatient care flows. The case of breast cancer]. Cad Saude Publica. 2011;27(2):317-26.
48. Medeiros GC, Bergmann A, Aguiar SS, Thuler LC. [Determinants of the time between breast cancer diagnosis and initiation of treatment in Brazilian women]. Cad Saude Publica. 2015;31(6):1269-82.
49. Guerra MR, Silva GA, Nogueira MC, Leite IC, Oliveira Rde V, Cintra JR, et al. Breast cancer survival and health iniquities. Cad Saude Publica. 2015;31(8):1673-84.
50. Migowski A, Dias MBK, Nadanovsky P, Silva GAE, Sant'Ana DR, Stein AT. Guidelines for early detection of breast cancer in Brazil. III – Challenges for implementation. Cad Saude Publica. 2018;34(6):e00046317.
51. Miller AB, Wall C, Baines CJ, Sun P, To T, Narod SA. Twenty five year follow-up for breast cancer incidence and mortality of the Canadian National Breast Screening Study: randomised screening trial. BMJ. 2014;348:g366.
52. Vizcaino I, Gadea L, Andreo L, Salas D, Ruiz-Perales F, Cuevas D, et al. Short-term follow-up results in 795 nonpalpable probably benign lesions detected at screening mammography. Radiology. 2001;219(2):475-83.
53. Shah SC, Kayamba V, Peek RM, Jr., Heimburger D. Cancer control in low – and middle-income countries: is it time to consider screening? J Glob Oncol. 2019;5:1-8.
54. Gelband H, Sankaranarayanan R, Gauvreau CL, Horton S, Anderson BO, Bray F, et al. Costs, affordability, and feasibility of an essential package of cancer control interventions in low-income and middle-income countries: key messages from Disease Control Priorities, 3rd edition. Lancet. 2016;387(10033):2133-44.
55. Groot MT, Baltussen R, Uyl-de Groot CA, Anderson BO, Hortobagyi GN. Costs and health effects of breast cancer interventions in epidemiologically different regions of Africa, North America, and Asia. Breast J. 2006;12 Suppl 1:S81-90.
56. Sedhom R, Gyawali B. When is a suboptimal approach to cancer screening better than none? AMA Journal of Ethics. 2020;22(2):E93-101.

CAPÍTULO 17

Investigação clínica em situações especiais

Sofía P. Salas

RESUMO

Requerem proteção especial a população pediátrica, as gestantes, os adultos sem capacidade de consentir ou em situação de emergência. Os paradigmas se modificaram nestas eventualidades, desde sua exclusão sistemática até a inclusão a menos que haja importantes razões científicas para não agir desta forma. Consoante as normas do Conselho de Organizações de Ciências Médicas (CIOMS), as pesquisas estão justificadas se respondem a necessidades ou prioridades de saúde desses grupos e não podem ser conduzidas em outros grupos. As recentes epidemias de Ebola, Zika e coronavírus ilustram a necessidade de inovação na metodologia dos ensaios clínicos, assim como os desafios éticos evocados.

INTRODUÇÃO

A maioria dos estudos clínicos é executada em homens com capacidade de consentir. Isso significa que durante muito tempo crianças, mulheres em idade fértil ou gestantes e adultos sem capacidade de consentir foram assistidos por terapias não validadas para eles. A pesquisa nessas populações vulneráveis está sendo reavaliada, à luz não somente da proteção que requerem como das suas necessidades não atendidas.

A VULNERABILIDADE NA INVESTIGAÇÃO DE SAÚDE

Duas dimensões podem ser vislumbradas.[1,2] Antropologicamente, o ser humano, nos seus enfoques biológico e psíquico, é intrinsecamente frágil e suscetível de agressões físicas, psíquicas ou emocionais. Na esfera sociopolítica, por sua vez, percebe-se que integrantes de determinadas etnias ou estratos sociais, assim como de certos contextos culturais e ambientais, igualmente se tornam mais vulneráveis. Existe, portanto, também uma vertente sociocultural no conceito de vulnerabilidade. Esse segundo conceito, segundo o qual indivíduos ou grupos passam a sofrer vulnerabilidades por conta de outros de quem dependem para fins específicos, é o que mais importa no âmbito da ética em investigação clínica.[2]

Não cabem, portanto, rótulos fixos e abrangentes de vulnerabilidade (por exemplo, todos os idosos são vulneráveis), mas "capas" ou "camadas" de vulnerabilidade que poderiam se acumular ou se remover, enfatizando assim um aspecto "dinâmico e contextual do conceito".

Seja pela incapacidade intrínseca de outorgar consentimento informado, seja por viver em uma posição assimétrica para defender seus interesses, o Relatório Belmont de 1979 concede a essas pessoas o direito de proteção especial.[3] O primeiro artigo frisa que "pessoas com autonomia diminuída devem ser objeto de proteção". O mesmo é defendido na revisão de 2013 da Declaração de Helsinki, pois essas pessoas "podem ter mais possibilidades de sofrer abusos ou dano adicional" (art. 19).[4] A seguir, aponta que investigações nesses grupos são permitidas se respondem a necessidades ou prioridades de saúde e não puderem ser realizadas em outros grupos.

As normativas para pesquisas clínicas do Conselho de Organizações de Ciências Médicas (CIOMS)[5] possui itens específicos para populações como crianças, adultos incapazes de consentir, gestantes e em situações de emergência em saúde pública.

PESSOAS SEM POSSIBILIDADE DE CONSENTIR

Isso ocorre com menores e com certos adultos enfermos ou incapacitados, impondo desafios éticos. O Código de Nuremberg adotou uma postura protecionista, interditando o acesso desses casos à pesquisa: "O consentimento voluntário é absolutamente essencial. Isso quer dizer que a pessoa afetada deve estar legalmente habilitada a consentir, e em uma situação em que possa exercer sua escolha com plena liberdade [...] e deverá contar com informação e conhecimento suficientes do experimento, para poder entender aquilo que está decidindo".[6]

O Pacto Internacional de Direitos Civis e Políticos das Nações Unidas (1966) especifica no artigo 7 que "ninguém será submetido a torturas ou penas e tratos cruéis, desumanos ou degradantes. Em particular, ninguém será submetido sem seu livre consentimento a experimentos médicos ou científicos".[7]

Em contrapartida, o impedimento da participação de pessoas sem capacidade de consentir em pesquisas vulnera outros direitos, e põe em risco a vida e a saúde das mesmas pessoas que se visa proteger. Foi com essa preocupação que as normas do CIOMS se debruçaram sobre a questão dos adultos impossibilitados de consentir (item 16), bem como crianças e adolescentes (item 17).[5] No entanto, reconhece-se que por não estarem aptos para defender seus interesses, requerem proteção adicional (item 16).[5]

- "Um representante legalmente autorizado concedeu permissão, levando em conta as preferências e valores do participante."
- "Obteve-se assentimento do sujeito, dentro dos seus limites, após haver recebido informações sobre a investigação em termos ajustados à sua capacidade de entendimento."

Na hipótese de incapacidade temporária, uma vez retomadas as suas funções o protocolo deve contemplar o reconsentimento ou sua revogação pelo sujeito da pesquisa. Nossa recomendação é que o mesmo se aplique a dados ou biomateriais, caso identificáveis. É possível também manifestar o desejo de participar em futuras investigações relacionadas com a sua condição clínica. Contudo, como não é possível prever o protocolo específico que será utilizado, nossa visão é que se acrescente na ocasião o consentimento de um representante.

AUSÊNCIA DE BENEFÍCIO DIRETO

Para o CIOMS, pessoas aptas para consentir deveriam ser estudadas em primeiro lugar. Somente na hipótese de que os dados sejam específicos e não possam ser alcançados de outra forma, é que grupos vulneráveis deveriam ser cogitados. Riscos não superiores aos mínimos são aconselhados. Isso seria compatível com pessoas em estado vegetativo, visando esclarecer mecanismos da enfermidade ou definir variáveis prognósticas.[8] Casos críticos de hantavírus ou ebola seriam outra eventualidade em que há interesse de investigar as alterações imunológicas próprias da moléstia.[9,10] Os casos afetados não auferirão vantagens, entretanto pacientes futuros poderão se beneficiar.

MENORES DE IDADE

Há distinções de farmacocinética e farmacodinâmica entre crianças e adultos, que podem interferir na resposta a fármacos testados exclusivamente em adultos, que são a vasta maioria. As modificações metabólicas e vias de excreção igualmente podem se encontrar imaturas, alterando a resposta terapêutica. As próprias moléstias podem exibir curso clínico distinto conforme a faixa etária. Na hipótese de enfermidades transmissíveis, há modos de contágio exclusivos dos neonatos, como parto e lactação, também carentes de investigação científica.[11]

Segundo a CIOMS,[5] são pré-requisitos para o recrutamento de crianças a autorização dos pais ou representantes legais, ao lado do assentimento do menor. Riscos mínimos são recomendados, e os dados deverão ser de tal natureza que não possam ser obtidos em adultos.

TABELA 1 Áreas em que se justifica conduzir pesquisas em menores

Áreas	Exemplos
Condições exclusivas de crianças ou cujo comportamento é distinto dos adultos	Prematuridade extrema (Probar é um surfactante recente), transmissão vertical de infecções
Condições de toda a população que também afetam a população pediátrica, sem que haja evidências de eficácia e segurança	Hipertensão arterial, diabetes tipo 2
	Formas de administração mais amigáveis (soluções ao invés de drágeas)
Desenvolvimento normal das crianças	Evolução psicomotora e linguagem, tanto na normalidade como em situações alteradas

Elaboração própria baseada nas Normas CIOMS.[5]

REVOGAÇÃO NA MAIORIDADE

Debate-se no contexto de protocolos de longo curso, estendendo-se até a idade adulta, se com a maioridade o jovem estaria autorizado a retirar seu consentimento anteriormente fornecido pelos pais, potencialmente abrangendo dados e biomateriais coletados. Tal questão insere-se em um contexto maior, que é a validade ética (ainda que discutível legalmente) do termo de assentimento, posto que os protocolos, a partir de um certo grau de maturidade da criança, invariavelmente agregam tal item.

DEFENSOR INDEPENDENTE

Cumpre assinalar que a pesquisa, em raras circunstâncias, poderá não contar com autorização dos pais. Uma situação seria a de estudos sexuais ou reprodutivos, ou ainda de violência doméstica, onde o Comitê de Ética poderá indicar um defensor independente para representar a criança, se for apreciado que o envolvimento dos pais inviabilizará estudo necessário, ou porá a criança em risco. Tratam-se de temas pouco comuns, para os quais ainda não se conta com consenso.

MULHERES GESTANTES

Não só durante a gravidez, mas em muitos casos durante toda a idade fértil as mulheres costumam ser excluídas dos protocolos farmacêuticos.[12] As investigações se justificariam não somente para entidades próprias do ciclo gravidico-puerperal, como eclâmpsia e parto prematuro, mas para as que atingem o feto e demandam intervenções como a cirurgia fetal. Mesmo a resposta a terapias convencionais não é bem conhecida nesta população, e poderia não apenas enriquecer o conhecimento como tornar mais segura e eficaz a prescrição de antibióticos, anti-hipertensivos ou hipoglicemiantes. A regra geral[5] é aprovar aqueles protocolos que consubstanciam benefícios individuais para mãe ou feto, com relação risco/benefício favorável. Caso não ocorram benefícios, o risco não poderá exceder o mínimo, revestindo-se o projeto de interesse para as necessidades de saúde do grupo.

O CONSENTIMENTO DA MULHER GRÁVIDA

O consentimento deve ser individual, sem coação. Ao mesmo tempo, não se admite que terceiros a proíbam se for seu desejo aderir.[5] Dúvidas surgiram recentemente com relação à vacina contra o vírus de Zika, que poderia ser nociva ao feto, portanto com risco acima do mínimo. Por outro lado, a virose durante a gestação se mostra associada à microcefalia e outros transtornos neurológicos graves do feto. Uma alternativa seria somente testar a vacina em países onde o aborto é legal e seguro, caso se revele desejado ou conveniente. Na América Latina isso esbarra nas barreiras para o aborto em muitas partes do continente. À luz do fato de que estudos em grávidas costumeiramente são apenas autorizados se há vasto cabedal de evidências pré-clínicas, em mulheres fora de gestação, em protocolos retrospectivos e gestações acidentais ou não previstas, elas terminam fora dos ensaios de vacinas necessárias como as da Zika e Ebola. Tal fato tem sido fortemente criticado na literatura.[9]

MULHERES LACTANTES

Conflito análogo surge em mães que amamentam, posto que muitos fármacos são excretados no leite e passam para a criança. Nos protocolos com drogas potencialmente mutagênicas ou com toxicidade fetal, todas as mulheres em idade fértil são sumariamente excluídas, ou admitidas apenas mediante utilização de contracepção segura. O casal acaba afetado pelo protocolo de pesquisa, seja quando ele adere a um ensaio com droga nociva para suas células germinativas, seja quando o risco é da mulher, aconselhando-se abstenção de gravidez ou contracepção rigorosa.

EMERGÊNCIAS SANITÁRIAS

Nas epidemias como de Ebola na África, Zika na América Latina, e coronavírus em todo o mundo, desafios éticos tendem a surgir no sentido de aprovação rápida de investigações necessárias, sem descuidar da validade científica e da proteção dos sujeitos da pesquisa.[5,13-15] Seguramente há pré-requisitos para aprovação acelerada, como atender às necessidades de saúde e prioridades das populações atingidas, e selecionar os participantes de forma justa e ponderada, com distribuição equitativa dos ônus e benefícios. Este item poderá suscitar dúvidas éticas se não justificado, por exemplo quando o pessoal de saúde é o primeiro a ser incluído nos ensaios, ou opostamente quando se vê alijado de tais protocolos. Recomenda-se que a comunidade seja ouvida no planejamento dos projetos, respeitando-se suas sensibilidades culturais. O termo de consentimento não deve ser excluído mesmo em condições de pressão social e psicológica, a menos que se cumpram as condições para sua dispensa. Naturalmente todas as informações e benefícios gerados devem ser compartilhados com a comunidade.[5]

Dentre os questionamentos éticos mais frequentes em situações de calamidade pública, cabe mencionar a efetiva autonomia do participante em consentir e a validade de tal consentimento, em um contexto de grande tensão e angústia. Já se aludiu à seleção das prioridades no acesso a drogas e vacinas experimentais, que exigem fortes justificativas. Indaga-se também se, em caso de desligamento de participante (*opt out*), seria ético que os dados e materiais coletados do mesmo fossem concomitantemente descartados, se acaso os mesmos se mostram relevantes do ponto de vista do protocolo e da saúde pública.

Ainda no tocante à epidemia de Zika, um tema enfocado foi a conveniência de testar novos fármacos em gestantes, em um período em que não se contava com dados de segurança e eficácia na população em geral.[14] A recomendação de um grupo de especialistas sob a égide da Organização Panamericana de Saúde (OPS) foi disponibilizar para as mulheres todos os métodos possíveis de contracepção, a fim de que elas pudessem deliberar livremente sobre suas opções de gravidez e anticoncepção.[16]

PANDEMIA DE CORONAVÍRUS

Uma das medidas informativas e de saúde pública adotadas por grandes editoras internacionais como a SpringerNature, bem como por sociedades científicas e outras entidades, foi a liberação mundial gratuita e imediata de todos os artigos científicos concernentes à moléstia. Para a Organização Mundial de Saúde a submissão dos dados era mais precoce ainda, precedendo a revisão por pares, aprovação e publicação, desde que o autor e a revista fossem concordes.[17] Outro aspecto diz respeito à capacitação dos Comitês de Ética. Em eventualidades como uma pandemia os prazos de aprovação de protocolos relevantes devem ser tão breves quanto possível, ainda que respeitando aos cânones da ciência e da ética.

DESENHOS EXPERIMENTAIS ALTERNATIVOS

No decurso de certas epidemias como a de Ebola na África, os clássicos ensaios prospectivos randomizados tendem a se demonstrar inadequados, por ausência de terapia validada.[14,18] Dentre as inovações enumeram-se os ensaios aleatorizados por aglomerado (*cluster randomized controlled trial* – CRCT), os desenhos adaptativos e as investigações com infecções controladas em humanos (*controlled human infection model* – CHIM).

ENSAIOS POR AGLOMERADO (CRCT)

Neste modelo a aleatorização é efetuada por grupos, ainda que a avaliação das respostas seja individual.[5] Note-se que as unidades de alocação por grupo, de intervenção e de aferição de resultados podem ser distintas. Por exemplo, quando se analisa o papel da lavagem de mãos pelo pessoal da saúde, na transmissão de uma enfermidade, os sujeitos da pesquisa são os profissionais, contudo os desfechos são mensurados nos pacientes internados. Surgem dúvidas consequentemente sobre quais indivíduos devem outorgar termos de consentimento. Ademais, a validade do consentimento antes da randomização torna-se questionável.

170 SEÇÃO IV PESQUISA CLÍNICA COM POPULAÇÕES ESPECIAIS

Outro exemplo seriam os mutirões antimaláricos, em que vilas inteiras são recrutadas e aleatorizadas. Na vila teste, todos os habitantes recebem a droga ensaiada, em combinação com inseticidas, redes antimosquito e assistência médica especializada. Na vila controle, apenas as medidas profiláticas usuais são praticadas.[18] Objetivando contornar possíveis armadilhas éticas, a Declaração de Ottawa (2012) procedeu a recomendações para CRCT (Tabela 2). Frise-se que as CRCT direcionam-se para problemas específicos, pois usualmente possuem menor poder estatístico e maior possibilidade de vieses. Seu interesse é quando não há condições de isolar o grupo controle daquele que recebe a intervenção.

TABELA 2 Recomendações para a análise ética de ensaios aleatorizados por aglomerados (CRCT)

Aspecto ético	Recomendação
Justificativa	A opção pelo desenho deve ser esclarecida e a estatística deve ser apropriada
Identificação dos participantes	Tanto os indivíduos que sofrem intervenção como aqueles cujos dados se coletam são sujeitos da pesquisa
Consentimento informado (CI)	Caso não haja CI antes da randomização, deve-se coletar rapidamente antes da intervenção Se o CI não for factível e os riscos forem mínimos, o Comitê poderá dispensar o documento Também profissionais da saúde ou provedores devem assinar CI, a menos que dispensados pelo Comitê 3c
Relação risco/benefício	Os riscos e benefícios devem ser compatíveis com a área em estudo O braço controle deve ser justificado e não pode ser despojado da assistência que receberia usualmente Também os procedimentos de coleta de dados devem ser justificados
Proteção dos vulneráveis	Tanto pesquisadores como o Comitê devem analisar a necessidade de inclusão de vulneráveis, conferindo-lhes proteção adicional Tal abrange formas de recrutamento, privacidade e consentimento destes casos

Adaptada pela autora a partir de Weijer et al.[19]

DESENHOS ADAPTATIVOS

Nos ensaios comparativos clássicos com dois braços e randomização 1:1 (igual número de participantes em cada braço), a premissa ética é o equilíbrio do desenho. Em outras palavras, estima-se que as vantagens de um e outro esquema sejam equivalentes.[20] No esquema adaptativo, o desenho vai se modificando à medida que o estudo prossegue, e surgem evidências favorecendo mais um braço que o outro.[14] Nestas circunstâncias os participantes do pior braço migrariam para a opção superior precocemente, e não apenas quando o protocolo se encerrasse e se anunciassem as conclusões finais. Tal flexibilidade revela-se particularmente útil quando múltiplos tratamentos e combinações de esquemas são testados simultaneamente.

No contexto de Ebola tal foi sugerido, à luz de diversos fármacos e combinações potencialmente aplicáveis para atenuar a mortalidade da epidemia.[21] Em uma randomização inicial é igual para todos a probabilidade de cair em qualquer braço, inclusive como meros controles. À medida que os resultados preliminares vão emergindo, os braços ineficazes são esvaziados e seus participantes migram para outros mais promissores. Ainda assim persiste um potencial deslize ético, relativo à justiça na distribuição de ônus e vantagens, beneficência e autonomia. Um dos braços continua recebendo a "pior terapia", ao mesmo tempo em que outros são deslocados para propostas de melhor perspectiva.[22]

INFECÇÕES CONTROLADAS (CHIM)

Neste desenho, voluntários sadios são propositalmente expostos ao agente infeccioso, em escala controlada, com o fito de testar e desenvolver mais rapidamente drogas e vacinas, para subsequente ensaio com grandes populações.[18,23] Obviamente busca-se atenuar o suprimir a patogenicidade da infecção, mediante alterações químicas ou genéticas. Em sua maioria esses protocolos foram conduzidos em países desenvolvidos, onde tais infecções não são endêmicas. Em que pese um risco amenizado, a relação risco/benefício tende a ser desfavorável. Poderia ser mais equilibrado caso os estudos fossem conduzidos nas próprias regiões afetadas, no entanto subsistiria o conflito ético de uma pesquisa sem benefícios diretos, nem individuais nem grupais, por se tratarem de indivíduos hígidos e sadios.

O fato de serem competentes e assinarem termo de consentimento não extingue as incertezas, mormente se há remuneração envolvida. Esta poderá ser interpretada como uma forma de coerção capaz de subverter a natureza voluntária da adesão. Sabidamente não é fácil definir uma compensação justa, mesmo em países de renda elevada. Alguns cidadãos encontram-se em situação econômica mais precária, e para estes o estímulo poderá se comprovar irresistível. Um risco pouco considerado é que terceiros poderão se expor a esses agentes infecciosos, ainda que atenuados, notadamente parceiros sexuais.[24]

Segundo comitê de especialistas[23] da Organização Mundial de Saúde (2016), ensaios do tipo CHIM podem ser cogitados para enfermidades de início agudo, passíveis de detecção objetiva e precoce, e para as quais existem tratamentos eficazes, paliativos ou curativos, que podem ser administrados antes que produzam morbidade significativa.

CONCLUSÕES

Populações vulneráveis e cenários de pesquisa diversificados foram enunciados. Para os Comitês de Ética cabe não apenas se debruçar sobre os aspectos científicos e éticos contemplados no projeto, é imperioso ponderar os riscos e benefícios para o sujeito da pesquisa que irá participar, e inclusive aquele que não participar por supressão do projeto.

AGRADECIMENTOS

A autora agradece ao Wellcome Trust, aos Institutos Nacionais de Saúde dos Estados Unidos, ao Conselho de Investigação Médica do Reino Unido e à Fundação Bill e Melinda Gates, pela apoio à sua assistência aos Foros Globais de Bioética da Investigação (GFBR), durante os anos 2015-2019, que contribuíram para proporcionar uma perspectiva mais global aos temas aqui tratados.

REFERÊNCIAS BIBLIOGRÁFICAS

1. Feito L. [Vulnerability]. Anales del sistema sanitario de Navarra. 2007;30 Suppl 3:7-22.
2. Luna F. Vulnerabilidad: la metáfora de las capas. Jurisprudencia Argentina. 2008;IV(1): 60-7.

3. The National Commission for the Protection of Human Subjects of Biomedical and Behavioral Research.The Belmont Report. Ethical principles and guidelines for the protection of human subjects of research. April 18, 1979. Department of Health, Education, and Welfare. Disponível em: https://http://www.hhs.gov/ohrp/regulations-and-policy/belmont-report/read-the-belmont-report/index.html.
4. World Medical Association. Declaration of Helsinki: ethical principles for medical research involving human subjects. JAMA. 2013 Nov 27;310(20):2191-4.
5. International ethical guidelines for health-related research involving humans. Geneva, Switzerland: Council for International Organizations of Medical Sciences (CIOMS); 2016.
6. Código de Nüremberg. Tribunal Internacional de Nüremberg, 1947. Tradução adaptada de Mainetti, JA. Ética médica. Quirón, La Plata, Argentina; 1989. Disponível em: http://www.bioeticanet.info/documentos/Nuremberg.pdf.
7. Pacto Internacional de Derechos Civiles y Políticos. Adoptado y abierto a la firma, ratificación y adhesión por la Asamblea General en su resolución 2200 A (XXI), de 16 de diciembre de 1966. Oficina del Alto Comisionado de Derechos Humanos de las Naciones Unidas. Disponível em: https://http://www.ohchr.org/SP/ProfessionalInterest/Pages/CCPR.aspx.
8. Fingelkurts AA, Fingelkurts AA, Bagnato S, Boccagni C, Galardi G. Long-term (six years) clinical outcome discrimination of patients in the vegetative state could be achieved based on the operational architectonics EEG analysis: A pilot feasibility study. The Open Neuroimaging Journal. 2016;10:69-79.
9. Schwartz DA. Clinical trials and administration of Zika virus vaccine in pregnant women: lessons (that should have been) learned from excluding immunization with the Ebola vaccine during pregnancy and lactation. Vaccinesd (Basel). 2018;6(4):81.
10. Strandin T, Makela S, Mustonen J, Vaheri A. Neutrophil activation in acute hemorrhagic fever with renal syndrome is mediated by hantavirus-infected microvascular endothelial cells. Frontiers in Immunology. 2018;9:2098.
11. Shah S. Does research with children violate the best interests standard? An empirical and conceptual analysis, 8 Nw. J. L. & Soc. Pol'y. 121 (2013). Disponível em: http://scholarlycommons.law.northwestern.edu/njlsp/vol8/iss2/1.
12. Saenz C, Alger J, Beca JP, Belizan JM, Cafferata ML, Guzman JAC, et al. [An ethics call to include pregnant women in research: Reflections from the Global Forum on Bioethics in Research]. Revista Panamericana de Salud Publica = Pan American Journal of Public Health. 2017;41.
13. Beca JP, Salas SP. [Ethical and health issues posed by the recent Ebola epidemic: What should we learn?]. Revista Medica de Chile. 2016 Mar;144(3):371-6.
14. Salas SP. [Experience in the global forum of bioethics in research. Challenges for the ethical review in Chile]. Revista Medica de Chile. 2018 May;146(5):653-9.
15. Phelan AL, Katz R, Gostin LO. the novel coronavirus originating in Wuhan, China: Challenges for global health governance. JAMA. 2020 Jan 30.
16. Consulta de ética sobre el zika: Orientación ética sobre cuestiones claves planteadas por el brote. Washington, DC: Organización Panamericana de la Salud; 2016.
17. Calling all coronavirus researchers: keep sharing, stay open. Nature. 2020;578:7.
18. van der Graaf R, Cheah PY. Ethics of alternative trial designs and methods in low-resource settings. Trials. 2019 Dec 19;20(Suppl 2):705.
19. Weijer C, Grimshaw JM, Eccles MP, McRae AD, White A, Brehaut JC, et al. The Ottawa Statement on the ethical design and conduct of cluster randomized trials. PLoS medicine. 2012;9(11):e1001346.
20. Hey SP, Kimmelman J. Are outcome-adaptive allocation trials ethical? Clinical Trials. 2015 Apr;12(2):102-6.

21. Berry SM, Petzold EA, Dull P, Thielman NM, Cunningham CK, Corey GR, et al. A response adaptive randomization platform trial for efficient evaluation of Ebola virus treatments: A model for pandemic response. Clinical Trials. 2016 Feb;13(1):22-30.
22. Laage T, Loewy JW, Menon S, Miller ER, Pulkstenis E, Kan-Dobrosky N, et al. Ethical considerations in adaptive design clinical trials. Therapeutic Innovation & Regulatory Science. 2017 Mar;51(2):190-9.
23. World Health Organization. Human challenge trials for vaccine development: regulatory considerations. 2016. Disponível em: https://http://www.who.int/biologicals/expert_committee/Human_challenge_Trials_IK_final.pdf.
24. Palacios R, Shah SK. When could human challenge trials be deployed to combat emerging infectious diseases? Lessons from the case of a Zika virus human challenge trial. Trials. 2019 Dec 19;20(Suppl 2):702.

SEÇÃO V

PESQUISAS EDUCACIONAIS, NUTRICIONAIS, POR IMAGENS E ELETRÔNICAS

CAPÍTULO 18

Desafios culturais e éticos na condução de pesquisa internacional em educação

Richard Rose, Ratika Malkani

RESUMO

Em anos recentes surgiram oportunidades crescentes para pesquisadores educacionais executarem investigações internacionais. Não obstante os processos de realização de pesquisas estejam bem padronizados, há desafios adicionais para atuar nesses contextos internacionais. Um fator crítico para assegurar a confiabilidade e veracidade da investigação é o comprometimento com práticas de trabalho que sejam éticas e ao mesmo tempo conscientes das diferenças culturais. Este capítulo examina algumas dessas barreiras e propõe práticas que fornecem embasamento ético para a pesquisa educacional no âmbito internacional.

INTRODUÇÃO

Na pesquisa educacional, assim como em múltiplas outras áreas de estudo e investigação, há muito tempo se atribui importância transcendental para um trabalho quanto à ética. Atuar eticamente significa assegurar que os direitos de indivíduos, comunidades e toda a sociedade estarão protegidos, o que demanda que os investigadores educacionais definam os direitos e responsabilidades dos envolvidos na pesquisa, determinando os métodos a serem adotados e que melhor se coadunem com os melhores interesses de todas as partes.

Ignatieff enfatiza que não se deve assumir que os padrões de direitos humanos e justiça social praticados nos países economicamente privilegiados sejam adotados em toda parte.[1] Exclusão, pobreza e discriminação são causas de fraturas político-sociais em muitas nações. Nas democracias ocidentais, os direitos individuais podem ser abertamente questionados, e há possibilidades de se combater as ações que militam contra eles. Entretanto, isso não é necessariamente verdadeiro em outras regiões. Pesquisadores que adentram a arena internacional frequentemente se interrogam sobre as situações em que trabalharão, e poderão enfrentar dilemas éticos de difícil solução.

Cumpre, portanto, familiarizar-se com as normas, tradições, sensibilidades religiosas, políticas ou culturais, bem como a história das pesquisas conduzidas nos países em questão.[2] Note-se que quando se examinam os princípios éticos vigentes internacionalmente, é mais fácil se deparar com as semelhanças de conduta que com as diferenças de atitudes ou expectativas.

HISTÓRIA

Na obra de Aristóteles *Ética a Nicômaco* (~ 340 a.C.) são considerados os princípios associados à moral, virtude, justiça e intelecto, assim como de que forma eles deveriam governar nosso comportamento perante os indivíduos e nossa responsabilidade para com a sociedade.[3] Aristóteles merece o título de pai da ética no mundo ocidental, contudo os temas por ele debatidos, assim como suas ideias concernentes a uma "vida boa", não divergem muito das expressas antes (~ 500 a.C.) nos Analectos do filósofo chinês Confúcio, mais tarde refinados por Mencius (372-289 a.C.).[4]

No mesmo diapasão, as políticas de Dhamma elaboradas pelo imperador filósofo hindu Ashoka em torno de 269 a.C. definiam princípios de vida para as pessoas, objetivando tratar o próximo com respeito e criar uma sociedade mais justa.[5]

CULTURA

Em que pese a similaridade dos princípios éticos provenientes de múltiplas fontes, indicando um sistema análogo de crenças conduzindo a comportamentos adequados, o conceito de cultura é mais complexo e deveria ser importante para a conduta dos pesquisadores. Escritores como Benedict e Sapir no início do século XX advertiam contra uma definição em termos estritamente acadêmicos, sugerindo que até mesmo uma simples aldeia, fábrica ou escola poderia sedimentar suas atitudes e condutas, e que isso já poderia ser definido como a cultura dessas instituições.[6,7]

A antropologia cultural, uma expressão cunhada por Frank Boas et al.,[8] reconhece que uma sociedade não é estática, e que normas e costumes evoluem com o tempo. Observações colhidas em um local, como escola ou universidade, e julgadas "típicas", poderão sofrer reviravoltas quando se visitam outros estabelecimentos.

A ÉTICA NAS PESQUISAS EDUCACIONAIS

Para uma pesquisa ética em contextos internacionais, é crucial familiarizar-se com as semelhanças e diferenças entre países e mesmo dentro dos mesmos, ajustando as linhas da investigação de modo a proteger a veracidade das informações coletadas. Mesmo pesquisadores maduros não devem assumir que sua experiência prévia poderá ser aplicada para a interpretação dos fenômenos observados.

Até as terminologias usuais, como currículo ou professor, necessitam ser conferidas. Para exemplificar, um professor no Reino Unido constitui-se usualmente em alguém devidamente graduado, que passou por treinamento adicional pedagógico e prático para ser reconhecido como profissional qualificado. Em outras partes do planeta, alguém com qualificação e treinamento mínimos já poderá ser aceito na profissão. Isso se reflete em quem analisa e julga práticas didáticas e pedagógicas estrangeiras, o qual deverá estar bem versado sobre essas diferenças, e inclusive sobre possíveis interferências socioeconômicas ou políticas capazes de impactar o desenvolvimento e a operação das instituições de ensino.

Em nossa ótica, para uma prática ética na pesquisa educacional internacional, um processo preparatório de quatro estágios é aconselhável (Figura 1). Tais estágios são fortemente imbricados e podem ser entendidos como um *checklist* operacional.

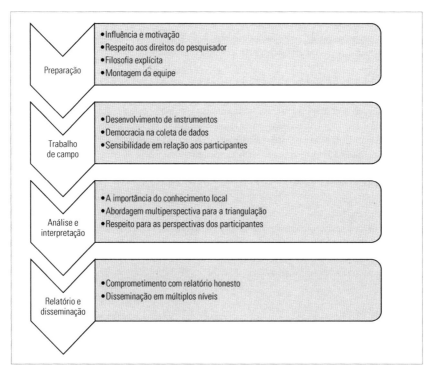

FIGURA 1   O estágio preparatório.

INFLUÊNCIA E MOTIVAÇÃO

Muitas das orientações éticas fornecidas a pesquisadores educacionais cingem-se aos processos de trabalho de campo e análise de dados, com menos ênfase conferida às etapas preliminares. Contam-se com algumas normativas éticas nacionais e internacionais, as quais servem de alicerce para o desenvolvimento de procedimentos para uma conduta ética das equipes.[9-11] No entanto, elas raramente abordam os desafios que emergem logo nos prólogos do estudo, inclusive durante a inscrição em processos competitivos ou chamadas para auxílios e financiamentos.

Profissionais em universidades e institutos independentes de pesquisa sentem pressão crescente para conquistar verbas de pesquisa. Muitos dos critérios de avaliação do desempenho individual e institucional em tais entidades baseiam-se na excelência da pesquisa produzida.[12-14] Há um aspecto inegavelmente positivo em tais critérios, na medida em que se certificam de que os protocolos em andamento são de elevada qualidade. Ainda assim, argumenta-se[15] que a busca desenfreada por financiamentos para projetar o nome das instituições poderá redundar em fundos aceitos de fontes cujas implicações éticas não foram devidamente escrutinadas. Indústrias que contribuem para a deterioração da saúde de indivíduos e comunidades, envolvidas com o comércio de armas e munições, ou ainda danosas para o meio ambiente, em certas circunstâncias apoiam pesquisas do seu interesse com o propósito de influenciar as conclusões.[16,17]

Na esfera educacional, tais pressões são mais raras, no entanto desde os primórdios os pesquisadores necessitam permanecer sintonizados para as motivações daqueles que disponibilizam verbas para investigação. Isso se reveste de importância em estudos de avaliação, quando pesquisadores são convidados para aferir intervenções, teorias ou abordagens introduzidas em escolas ou instituições educacionais.

GRUPOS EDUCACIONAIS DE APOIO ESCOLAR

Um exemplo são os grupos ou profissionais de apoio escolar, criados para prover uma retaguarda especial para crianças padecendo de problemas sociais, emocionais ou comportamentais, já disponíveis em várias partes do mundo.[18,19] Avaliações sobre a validade de tal proposta são disponíveis em revistas conceituadas.[20] Em algumas circunstâncias, tais relatórios foram comissionados pelas próprias escolas ou instituições por trás desses grupos de apoio.

É compreensível que os grupos financiadores desejem entender em profundidade o alcance de suas iniciativas escolares. Ao mesmo tempo, não se pode renunciar à integridade da pesquisa, apresentando evidências de que os resultados não sofreram qualquer influência indevida a favor da entidade patrocinadora. É imperativo agir com transparência, tanto na coleta como na interpretação dos dados, que devem permanecer à disposição de todas as partes interessadas.

RESPEITO AOS DIREITOS DO INVESTIGADO

As analogias entre os princípios éticos consagrados em textos das mais variadas procedências históricas e geográficas vêm bastante ao encontro das necessidades de filósofos e pesquisadores educacionais da atualidade. Torna-se patente que independentemente da cultura certos princípios são inalienáveis, dentre eles o do respeito ao indivíduo, com direito a tratamento equitativo e transparente, bem como acesso à justiça, pelos quais toda investigação deve se pautar. Por óbvios que pareçam, sua aplicação não é tão simples. Matizes socioculturais, políticas e econômicas oscilam amplamente conforme o país e a região, obrigando o pesquisador a se familiarizar com elas, e a levá-las em conta em todas as fases do estudo.

Gregory[21] salienta que na pesquisa educacional frequentemente nos imiscuímos na vida de mestres, alunos, pais e outros. Eles são escrutinados por investigadores que carregam consigo suas próprias ideias, crenças e mesmo preconceitos. Tendo como alvo adquirir a confiança dos investigados, cumpre fazê-los sentirem-se seguros e valorizados, bem como transmitir claramente para eles as motivações dos pesquisadores.

Na pesquisa educacional, tanto os que se encontram no processo de aprendizagem como os que repassam os conhecimentos para eles sofrem de vulnerabilidades. Não se pode negligenciar, portanto, um diálogo aberto sobre tudo que sucederá no transcurso da pesquisa, deixando-os bem informados e confortáveis com ações que potencialmente os impactarão. Quando conduzido sob o manto da ética, o processo tende a ser agradável. O oposto sucede quando falta comunicação, criando um clima de opressão e desencadeando sentimentos de abuso de poder, exploração e marginalização.[22]

FILOSOFIA EXPLÍCITA

Pesquisadores educacionais são invariavelmente indivíduos altamente escolarizados, portadores de uma escala de valores, crenças e experiências de vida. Com frequência desfrutam de padrão de vida confortável, com acesso a muitas oportunidades, que em certos casos encontram-se fora do alcance dos sujeitos da pesquisa. Nenhum investigador é completamente neutro. Mesmo atuando de forma isenta e objetiva, existe necessidade de que os investigadores declarem suas crenças e experiências capazes de influenciar os julgamentos que emitem.

Há muitos exemplos de pesquisa de qualidade executada por indivíduos que esposam uma interpretação filosófica específica do mundo. Conta-se com estudos válidos conduzidos por pesquisadores que se definem como marxistas,[23] feministas[24] ou pós-modernistas.[25] Ao perscrutar tais trabalhos, o leitor será capaz de reconhecer as influências que moldaram a cosmovisão de seus autores. Vale assinalar que os métodos adotados para salvaguardar a validade da interpretação dos achados sejam sempre declinados nos relatórios.

Tentativas de dissimular vertentes políticas ou ideológicas capazes de matizar as conclusões do estudo não são compatíveis com os princípios da boa pesquisa. Isso torna-se ainda mais premente em países governados sob a égide de um regime político específico. Caso os pesquisadores suspeitem que suas convicções pessoais sejam incompatíveis com as da entidade ou agência governamental que subsidia seu serviços, ou que seus resultados sejam utilizados para fins distintos do previsto, como servir de sustentação ou propaganda do regime, aconselha-se renunciar ao contrato e abster-se de tal projeto.

MONTAGEM DA EQUIPE DE PESQUISA

Muitas pesquisas em educação dependem do trabalho de equipe. No âmbito internacional, amiúde envolve um time multinacional. As vantagens são óbvias, tais como facilidade para vencer barreiras de idioma, além de vivências e atuações profissionais que incluem as nações-alvo. Segundo Patton,[26] são vantajosos pesquisadores que trazem distintas perspectivas e posicionamentos filosóficos. Na análise dos resultados, há chances de uma triangulação multiperspectiva das interpretações. Previne-se dessa forma que uma só visão, possivelmente procedente de um contexto cultural distinto, se torne hegemônica. Constitui-se em um preceito de elevada ética que a avaliação dos achados do estudo seja efetuada de forma equilibrada.

TRABALHO DE CAMPO

Desenvolvimento dos instrumentos

A criação de instrumentos de pesquisa e sua avaliação em análises-piloto proporcionam a chance de averiguar a relevância da abordagem adotada no contexto local. A partir do termo de consentimento, tais ferramentas garimpam dados das pessoas mais adequadas para responder às perguntas do protocolo. Consciência das sensibilidades e dos temas controversos de cada região, bem como preocupação em formular as questões respeitosamente no tocante a tais itens, fazem parte do arcabouço ético. Ele abrange peculiaridades e interações socioculturais de cada local, seja na etapa-piloto ou durante a investigação propriamente dita.[27,28]

Já na avaliação-piloto as respostas refletem as experiências culturais específicas, e os membros da equipe devem estar familiarizados com essa situação. Rever a relevância e eficácia do instrumento de pesquisa nesta ocasião é responsabilidade moral da equipe.[29] A equipe deve conhecer e saber aplicar o termo de consentimento informado. A expressão "informado" implica informações sobre os objetivos do estudo, como os dados que serão utilizados, e a opção de retirar livremente o consentimento em qualquer oportunidade. É essencial também fornecer aos participantes um contato com os pesquisadores, seja o titular ou outro responsável, para requisitar informações adicionais ou proceder a comentários sobre a condução do protocolo.

AUSÊNCIA DO TERMO DE CONSENTIMENTO

Em certas regiões e países, o termo de consentimento é quase desconhecido. Em um estudo sobre serviços educacionais para uma comunidade tribal rural no estado de Maharashtra (Índia), muitos participantes ficaram apreensivos com a solicitação de assinar seus nomes no termo, supondo que fosse algum documento oficial que de alguma forma pudesse ser utilizado contra eles.[30] Professores de uma escola em outra parte da Índia também se recusaram, mediante a argumentação que se o diretor da instituição assentiu, eles estavam dispensados de conceder sua permissão.[31]

Algumas vezes os pesquisadores despenderão longo tempo explicando aos pesquisados seus direitos e prerrogativas, a fim de salvaguardar as características éticas da investigação.

DEMOCRACIA NA COLETA DE INFORMAÇÕES

Participar de um estudo significa mais que assinar o termo de consentimento e responder aos questionários. Quando se lida com indivíduos marginalizados pelos sistemas educacionais, ou ainda os deficientes e os provenientes de famílias e comunidades iletradas, poderá surgir o ímpeto de doutriná-los sobre princípios democráticos e emancipatórios. Respaldados por nomes eminentes como Freire,[33,33] Nussbaum[34,35] e Barton,[36] os que esposam tais ideias acreditam que uma agenda de justiça social faz parte de sua missão, e consequentemente devem esforçar-se para melhorar as condições de vida daqueles que estão sendo investigados.

Um enfoque emancipatório requer entendimento das vidas dos sujeitos da pesquisa, que só é alcançável mediante contato e engajamento direto com esses indivíduos e suas comunidades. A prática ética demanda que a pesquisa se inicie comunicando as intenções do projeto, em linguagem bem acessível. Os pesquisadores devem transmitir suas motivações, evitando se comprometer com melhorias nas condições de vida de pessoas ou grupos. A missão seria apenas coletar dados que poderão ser empregados para informar as autoridades e os dirigentes, ao lado de recomendações para mudanças. Deve permanecer claro que fora do contexto da pesquisa, não haverá como implementar benefícios, e que seria antiético transmitir a falsa impressão de que estão dotados de poder e influência.

O contexto sociopolítico e os fatores econômicos não podem ser negligenciados. Ainda que políticos e dirigentes locais desejem introduzir mudanças, a realidade maior da situação política ou econômica do país poderá se constituir em impedimento. Os pesquisadores, portanto, devem estar familiarizados com as contingências, estabelecendo metas realistas, no âmbito de um adequado conhecimento local.[37,38] Uma atitude imperialista deve ser banida, à luz de cuidadosa calibração das forças em jogo tais como pobreza, questões de gênero e classe, bem como impactos culturais.

Os pesquisadores com frequência retornam a seus países de origem uma vez finalizados os estudos. Auferem benefícios por conta da experiência adquirida e de eventuais publicações em revistas de qualidade. Seria útil se suas responsabilidades perante o país e a população que geraram os resultados obtidos não fossem esquecidas.

SENSIBILIDADE NO TOCANTE AOS SUJEITOS DA PESQUISA

Na qualidade de elementos mais importantes de qualquer projeto, estes sujeitos não deveriam simplesmente ser usados e descartados. Os resultados do estudo devem ser compartilhados, e inclusive submetidos à apreciação dos participantes antes de finalizada a investigação.

INTERPRETAÇÃO E ANÁLISE – O CONHECIMENTO LOCAL

Equipes internacionais muitas vezes dependem de traduções para manusear os dados, um processo não ideal. Terminologias locais e coloquialismos agravam o desafio, com risco de falhas na interpretação e na utilização dos achados. Um membro da equipe com conhecimentos do idioma e ambiente deveria escrutinar os dados. Significados duvidosos deveriam suscitar nova coleta de dados *in loco*, a fim de confirmar as interpretações.

AS PERSPECTIVAS MÚLTIPLAS E A TRIANGULAÇÃO

Conforme se aludiu previamente,[26] a inclusão de múltiplas perspectivas na análise dos dados é crucial para uma triangulação apropriada. Dois ou mais membros da equipe examinam, corrigem, codificam e analisam os dados de campo. Em seguida, todo o time analisa criticamente o material, a fim de validar ou não sua confiabilidade. Isso é particularmente necessário quando participantes de distintos países estão presentes. O pesquisador local usualmente domina melhor o contexto, as práticas e as doutrinas locais, ao passo que colaboradores estrangeiros propiciarão um contraponto crítico, revelando aspectos obscuros que porventura exijam esclarecimentos. Uma abordagem que segundo Patton seria inclusive mais ética, pois a partir de múltiplas análises, o conhecimento e a interpretação serão mais completos e equilibrados.

RESPEITO ÀS PERSPECTIVAS DO PARTICIPANTE

O uso de dados qualitativos está se convertendo na norma em pesquisas educacionais,[39,40] contudo depende das vozes daqueles que são pesquisados. As declarações e os comentários dos entrevistados ou grupos de interesse devem ser transcritos. A interpretação nem sempre é simples, à luz de pensamentos não lineares ou lógicos, gramaticalmente incorretos, coloquialismos e repetições. Em nossa ótica, a tendência de "melhorar" os textos deforma sua natureza e não é ética. Rose and Shevlin[41] são dos que advogam a manutenção da autenticidade, algo muito importante para a etapa analisada a seguir.

COMUNICAÇÃO E DISSEMINAÇÃO: O DEVER DA HONESTIDADE

O pesquisador educacional tem como missão retratar de forma precisa e justa os fenômenos investigados durante um período específico. Como já apontado, alguns pesquisadores poderão sentir obrigações e lealdades em relação a quem os comissionou ou patrocinou. Entretanto, a honestidade e a transparência devem prevalecer, a fim de garantir a confiabilidade do relatório.

As pressões poderão atingir mais fortemente investigadores locais, especialmente depois que as principais figuras estrangeiras deixaram o país. É essencial que eles estejam de posse de todos os dados essenciais, a fim de defender os resultados caso necessário. Os participantes que assinaram o termo de consentimento também devem se sentir amparados, na medida em que há sigilo de nomes e identidades. Uma discussão preliminar dos achados finais com os participantes, como mencionado, também poderá depurar eventuais falhas.

Relatórios finais são invariavelmente redigidos em linguagem profissional. A fim de atender aos interesses dos sujeitos da pesquisa, resumos mais acessíveis e inclusive em idioma local são oportunos, para mestres, pais, e em algumas circunstâncias até para as crianças envolvidas.

DIVULGAÇÃO EM MÚLTIPLOS ESTRATOS

Universidades e instituições de pesquisa esperam que a qualidade de suas investigações seja aferida mediante processo de revisão por pares, ou seja, aprovada por revistas qualificadas. No caso de estudos internacionais, alguns pesquisadores educacionais se insurgem contra a hegemonia das publicações anglófonas, enfocando veículos acadêmicos locais. Ainda que como regra menos conhecidos, estes se revestem da vantagem linguística, atingindo um público mais relevante naquela situação.

Em nossa visão, uma divulgação tanto em nível nacional como internacional se impõe, possibilitando que as oportunidades educacionais e seus avanços se tornem disponíveis para todos os interessados, em especial aqueles diretamente incumbidos de executar tal educação.

CONCLUSÃO

É por meio da pesquisa educacional que vislumbramos com exatidão como os estudantes aprendem, quão efetivo é o ensino, como assegurar acesso à educação àqueles marginalizados da sociedade, e de que forma políticas e práticas educacionais podem ser aprimoradas. O cerne de todo sistema educacional são os professores e seus auxiliares, a retaguarda escolar e os pais, todos almejando a melhor experiência educacional e uma educação de qualidade. O caminho para tal objetivo é a atuação em equipe e a constante pesquisa na área.

No âmbito da pesquisa internacional, obstáculos específicos foram aqui apontados. Os princípios éticos são universais, todavia valorizaríamos o respeito aos indivíduos, bem como à sua cultura local e nacional. Na proporção em que oportunidades de colaboração além-fronteiras se expandem, as equipes sensíveis ao multiculturalismo e suas práticas serão cada vez mais necessárias.

REFERÊNCIAS BIBLIOGRÁFICAS

1. Ignatieff M. Human rights as politics and idolatry. Princeton: Princeton University Press; 2001.
2. Rose R. Learning from each other: respecting cultural differences in an international research agenda. Revista Brasileira de Educação Especial (Brazilian Journal of Special Education). 2016;22(2):167-74.
3. Thomson JAK. Aristotle: Ethics. London: Allen and Unwin; 1953.
4. Lau DC. The Analects of Confucius. London: Penguin; 1979.
5. Thapar R. Indian society and the secular. Gurgaon: Three Essays Collective; 2016.
6. Sapir E. Culture, genuine and spurious. American Journal of Sociology. 1924;29(4):401-29.
7. Benedict R. Patterns of culture. Boston: Houghton Mifflin; 1934.
8. King C. The reinvention of humanity. London: Bodley Head; 2019;

CAPITULO 18 DESAFIOS CULTURAIS E ÉTICOS NA CONDUÇÃO DE PESQUISA INTERNACIONAL EM EDUCAÇÃO 183

9. National Health and Medical Research Council, Australian Research Council and Universities Australia. ARC Australian Code for the Responsible Conduct of Research. Canberra: Commonwealth of Australia; 2018.

10. BERA Ethical Guidelines for Educational Research. 4. ed. London: British Educational Research Association; 2018.

11. UNEG. United Nations Evaluation Group Ethical Guidelines for Evaluation. New York: United Nations; 2008.

12. Rip A, van der Meulen BJR. The patchwork of the dutch evaluation system. Research Evaluation. 1995;5(1):45-53.

13. Campbell DFJ, Felderer B. Evaluating academic research in Germany: Patterns and policies. Political Sciences Series No. 48. Wien: Institute for Advanced Studies; 1997.

14. Khazragui H, Hudson J. Measuring the benefits of university research: impact and the REF in the UK. Research Evaluation. 2015;24(1):51-62.

15. Geuna A, Martin BR. University research evaluation and funding: an international comparison. Minerva. 2003;41:277-304.

16. Andréasson S, McCambridge J. Alcohol researchers should not accept funding from the alcohol industry: perspectives from brief interventions research. Journal of Studies on Alcohol and Drugs. 2016;77(4):537-40.

17. Kogevinas M, Takaro T. Sponsorship by big oil, like the tobacco industry, should be banned by the research community. Epidemiology. 2019;30(5):615-6.

18. Cefai C, Cooper P. The introduction of nurture groups in Maltese schools: a method of promoting inclusive education. British Journal of Special Education. 2011;38(2):65-72.

19. Warin J. Creating a whole school ethos of care. Emotional and Behavioural Difficulties. 2017;22(3):188-99.

20. Hughes NK, Schlösser A. The effectiveness of nurture groups: a systematic review. Emotional and Behavioural Difficulties. 2014;19(4):386-409.

21. Gregory I. Ethics in research. New York: Continuum; 2003.

22. Young IM. Five faces of oppression. In: Adams M, Blumenfeld W, Chase D, Catalano J, DeJong K, Hackman H, et al. (Eds.). Readings for diversity and social justice. London: Routledge; 2018.

23. Sharp R. Knowledge, ideology and the politics of schooling: towards a marxist analysis of education. London: Routledge; 2017.

24. Blackmore J. A feminist critical perspective on educational leadership. International Journal of Leadership in Education. 2013;16(2):139-54.

25. Bereiter C, Scardamalia M, Cassells C. Hewitt J. Postmodernism, knowledge building and elementary science. The Elementary School Journal. 1997;97(4):329-40.

26. Patton MQ. Qualitative evaluation and research methods. 2. ed. Thousand Oaks, CA:Sage Publications; 2001.

27. Crossley M. Context matters in educational research and international development: Learning from the small states experience. Prospects. 2010;40:421-9.

28. Kostina E, Kretona L,Teleshova R, Tsepkova A, Verizov T. Universal human values: cross-cultural comparative analysis. Procedia – Social and Behavioural Sciences. 2015;214(5):1019-28.

29. Malmqvist J, Hellberg K, Möllås G, Rose R, Shevlin M. Conducting the pilot study: a neglected part of the research process? Methodological findings supporting the importance of piloting in qualitative research studies. International Journal of Qualitative Methods. 2019;18(1):1-11.

30. Malkani R, Rose R. Learning from the voices of first generation learners in a remote community of Maharashtra, India. International Journal of Whole Schooling. 2018;14(2):104-27.

31. Jament, J. ADHD within a South Indian (Keralan) mainstream school context. Unpublished PhD Thesis, University of Northampton, UK; 2009.

32. Freire P. Pedagogy of hope. London: Continuum; 1992.
33. Freire P. Pedagogy of the oppressed. London: Penguin; 1972.
34. Nussbaum M. Human functioning and social justice: In defence of Aristotlian essentialism. Political Theory. 1992;20(2):202-46.
35. Nussbaum M. Political emotions. Cambridge MA.: Harvard University Press; 2010.
36. Barton L. Emancipatory research and disabled people: some observations and questions. Educational Review. 2005;57(3):317-27.
37. Rose R, Garner P, Farrow B. Developing inclusive education policy in Sierra Leone: A research informed approach. In: Halder S, Argyropoulos V (Eds.). Inclusive practices, equity and access for individuals with disabilities: Insights from educators across world. London: Palgrave MacMillan; 2019.
38. Rose R. Thinking about issues in education globally. In: Verma P, Panshikar A, Gupta Y (Eds.). Be the difference: equality and equity in education. New Delhi: S.R. Publishing House; 2019.
39. Howe K, Eisenhart M. Standards for qualitative (and quantitative) research: A prolegomenon. Educational Researcher. 1990;19(4):2-9.
40. O'Donoghue T, Punch K. Qualitative educational research in action. London: Routledge; 2003.
41. Rose R, Shevlin M. This is what works for me: students reflect on their experiences of special needs provision in Irish mainstream schools. In: West E (Ed.). Including learners with low-incidence disabilities. New York: Emerald; 2015.

CAPÍTULO 19

Conflito de interesses na pesquisa nutricional

Maria Carolina Gonçalves Dias

RESUMO

O Instituto de Medicina dos EUA identifica como conflito de interesses (CI) circunstâncias que aumentam o risco de um processo ou ações, em relação a um interesse profissional primário, que são indevidamente influenciados por um interesse secundário. Os CIs apresentam relevância na área de alimentação, nutrição e saúde devido aos poderosos interesses econômicos e ao impacto que eles podem ter nas decisões sobre a saúde e o bem-estar das populações. É necessário enfatizar que o objetivo principal dessas empresas é gerar lucros e promover a saúde pública, ainda que no discurso seja proposto algo diferente. A declaração do CI é a estratégia mais frequente e direta utilizada para gerenciar os interesses da pesquisa na vida profissional, sendo o primeiro passo essencial para abordá-los. A divulgação do CI vem se tornando prática comum em congressos científicos e publicações, embora geridas de diversas formas por periódicos e ainda ausente em muitos artigos publicados.

O conflito de interesses (CI) sempre fez parte da vida cotidiana dos seres humanos em pesquisa, sendo uma das preocupações permanentes em assuntos jurídicos.[1] O CI se tornou um conceito muito debatido na literatura acadêmica nas últimas décadas, sendo destacado inclusive na área médica.[2] Embora muitas definições tenham sido propostas,[3] o núcleo da primeira definição, publicada por Thompson em 1993[4] e adotada pela Organização Mundial da Saúde (OMS)[5] ainda continua sendo o mais citado. Segundo ele, CI é um conjunto de condições em que o julgamento profissional apresenta um interesse primário que tende a ser indevidamente influenciado por um interesse secundário.

Embora os interesses primários se refiram aos principais objetivos da profissão/atividade (por exemplo, bem-estar do paciente ou conhecimento científico/pesquisa), os secundários podem incluir ganhos financeiros e motivos pessoais (como relações interpessoais e profissionais, prestígio ou desejo de favorecer a família e os amigos).[6] Os tipos de CI podem ser classificados em financeiro, pessoal, acadêmico, institucional, político e religioso.[7]

O CI apresenta grande relevância na área de alimentação, nutrição e saúde, ainda mais do que em outras disciplinas, devido aos poderosos interesses econômicos e ao impacto que eles podem ter nas decisões sobre a saúde e o bem-estar das populações. É necessário enfatizar que o objetivo principal dessas empresas é gerar lucros e promover a saúde pública, mesmo que no discurso seja proposto algo diferente.[8]

A pesquisa em nutrição está entre as mais controversas nos campos da ciência. Embora a dieta alimentar em sua totalidade tenha efeitos importantes sobre a saúde de forma individual, a maioria dos nutrientes e alimentos apresenta pouca ou nenhuma sinergia. A

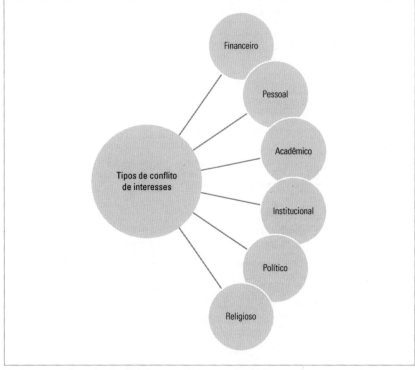

FIGURA 1   Tipos de conflito de interesses.

dependência substancial de recursos observacionais, para os quais a inferência causal é notoriamente difícil, também limita a capacidade de esclarecimento da ciência da nutrição. Quando os dados não são claros, opiniões e conflitos de interesses financeiros e não financeiros podem influenciar artigos de pesquisa, editoriais, diretrizes e leis.[9]

Para a nutrição e disciplinas associadas, o desenvolvimento de diretrizes éticas claras, para a pesquisa e sua prática, é realizado com complexidade, uma vez que poucas disciplinas científicas são definidas por codificações ou leis culturais, religiosas ou políticas como a nutrição. Além disso, poucas disciplinas têm links diretos com o marketing de produto.

Consequentemente, a nutrição é frequentemente vista como controversa devido à necessidade de políticas e diretrizes éticas de abordagens para ajudar na resolução de áreas de conflito (interesses próprios de marketing ou conflitos de interesses relacionados a financiamento).[10]

Portanto, as políticas de divulgação são importantes e necessárias para ajudar a identificar possíveis vieses. Dentro desse contexto, sustentamos que as normas atuais para divulgação em nutrição e ciência são inadequadas e propõem que maior transparência seja necessária, incluindo uma definição mais ampla do que constitui informação digna de divulgação.[11]

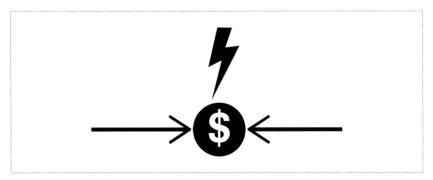

FIGURA 2   Relação entre a pesquisa e os interesses financeiros.

Esse tipo de CI é geralmente ignorado pela comunidade científica, mas é real e pode ser muito forte. A maioria das discussões sobre CI se concentra no financiamento recebido do setor. Dependendo do país em questão, o financiamento da pesquisa provém de insumos públicos e baseados na indústria, juntamente com poucas agências de financiamento internacionais. A indústria de alimentos tem aumentado constantemente seu investimento em pesquisa e acadêmicos são atraídos para esses fundos por inúmeras razões. Eles são mais facilmente solicitados e, frequentemente, oferecem uma maior chance de serem financiados. A conclusão bem-sucedida de tais projetos geralmente leva a colaborações de longo prazo que garantem renda continuada à pesquisa. É importante destacar que a pesquisa patrocinada pela indústria existe desde o começo da ciência moderna, caso contrário, o desenvolvimento de novas drogas, tecnologias médicas para a detecção e tratamento de doenças e similares não teria sido possível.[12]

As indústrias de alimentos fazem parte do nosso cotidiano e da ciência da comunidade. Elas apresentam perguntas de pesquisa que são de natureza mecanicista, bem como especificamente relacionadas a potenciais benefícios à saúde de seus novos produtos. A fim de evitar vieses, essas perguntas são mais bem respondidas por cientistas que são independentes da indústria, e a questão-chave enfrentada por esses pesquisadores está em encontrar uma maneira pragmática de separar o científico dos interesses comerciais.[12]

Em revisão sistemática sobre a ligação entre bebidas adoçadas com açúcar e ganho de peso, os autores concluíram que a presença do patrocínio da indústria foi cinco vezes mais provável em não mostrar uma associação.[15] A implicação é que os autores foram "pagos" para chegar a uma conclusão que favoreceu a indústria. No entanto, parece mais provável, dada a ampla gama de opiniões sobre açúcares na dieta, que a indústria optou por apoiar os cientistas cujas opiniões preexistentes sobre o assunto eram mais favoráveis à indústria.[12]

As interações entre a academia científica e as empresas de alimentos vêm aumentando nos últimos anos em termos de quantidade e complexidade. As empresas de alimentos buscam orientação de acadêmicos, instituições ou especialistas de universidades e centros de pesquisa para entender melhor os efeitos potenciais à saúde de seus produtos ou criar projetos de pesquisa. Elas também costumam questionar aos especialistas ou à população em geral sobre informações de alimentos, dietas e nutrientes específicos a fim de influenciar seus hábitos e escolhas nutricionais.[13]

Segundo Poli et al.,[13] pesquisadores e especialistas, independentemente de seus relacionamentos, e empresas privadas devem estar livres para participar ativamente de todo

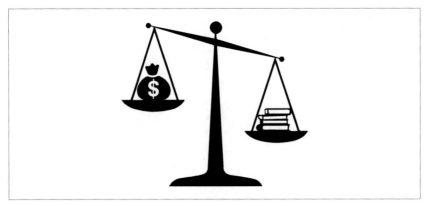

FIGURA 3   Conflito financeiro na pesquisa.

o processo científico de produção, avaliação, processamento de dados e comunicação ao público. Tal participação deve ser posicionada no mesmo nível ético daqueles que, por várias razões, não têm relação com o mundo corporativo. As contribuições científicas dos especialistas em qualquer estudo com a indústria de alimentos devem ser avaliadas com base na robustez e plausibilidade do seu conteúdo. Não obstante, deve ser mais uma vez destacado que é dever de todo cientista prestar contas de qualquer ligação com a indústria de alimentos. Por outro lado, as empresas privadas devem garantir grande transparência de seu relacionamento com os especialistas que colaboram na pesquisa e no desenvolvimento dos seus produtos. Além disso, essas colaborações devem sempre garantir a independência e objetividade do pesquisador e assegurar que os resultados da pesquisa, quaisquer que sejam, serão divulgados à comunidade científica.

Segundo Caivano et al.,[14] uma das influências causadas pela aliança entre indústria de alimentos ultraprocessados e profissionais da saúde se dá por meio da divulgação de artigos científicos patrocinados: estudos internacionais revelaram que essas publicações apresentam desfechos favoráveis quatro a oito mais vezes quando comparados às publicações não patrocinadas pela indústria. Pesquisas científicas patrocinadas pelo setor produtivo com interesse comercial nos resultados podem trazer resultados insuficientes para a abordagem adequada do problema, ou seja, pode haver omissões associadas ao risco ou ao prejuízo.

A pesquisa sobre alimentos e agricultura levantou preocupações sobre a existência de vieses, com distorções de descobertas em direção à indústria e promoção de benefícios a estas. Pode-se citar, por exemplo, a evidência de viés substancial identificada em conclusões de empresas patrocinadas em revisões sistemáticas sobre os efeitos na saúde de bebidas enriquecidas com açúcar[15] e com adoçantes artificiais.[16] O viés devido ao patrocínio pela indústria na pesquisa em vários outros tópicos nutricionais é mais fraco, com uma tendência não significativa em direção a, aproximadamente, 30% maior probabilidade de conclusões favoráveis.[17] Embora não estatisticamente significante, essa magnitude é semelhante à análise de estudos patrocinados pela indústria de medicamentos ou dispositivos médicos, que sugerem uma probabilidade aproximadamente 30% de maior eficácia e conclusões favoráveis, e uma probabilidade aproximadamente 15% menor de concordância entre os resultados reais e as conclusões declaradas dos autores.[18]

A declaração do CI é a estratégia mais frequente e direta utilizada para gerenciar os interesses na vida profissional[19] e faz parte da transparência científica, a qual é essencial para possibilitar ao leitor a avaliação adequada do estudo.[7] É importante destacar que a presença do CI em uma pesquisa não significa que os envolvidos não mereçam credibilidade, uma vez que possibilita, na verdade, que fiquem claros os personagens envolvidos no processo e suas motivações.[20]

Dessa forma, a declaração do CI é o primeiro passo essencial para abordar os reais interesses de um estudo[21] e, por conta disso, vem se tornando prática comum em congressos científicos e publicações,[22] embora gerida de maneiras distintas por periódicos[23] e ainda ausente em muitos artigos publicados.[24]

AGRADECIMENTO

Agradeço à nutricionista residente Jéssica Magalhães Fonseca pela revisão e pelas figuras do texto.

REFERÊNCIAS BIBLIOGRÁFICAS

1. Annane D, Charpentier B. Do I have a conflict of interest? Yes. Intensive Care Med. 2018;44(10):1741-3.
2. Purdy S, Little M, Mayes C, Lipworth W. Debates about conflict of interest in medicine: deconstructing a divided discourse. J Bioeth Inq. 2017;14(1):135-49.
3. Morciano C, Basevi V, Faralli C, Hilton Boon M, Tonon S, Taruscio D. Policies on conflicts of interest in health care guideline development: a cross-sectional analysis. PLoS One. 2016;11(11):e0166485.
4. Thompson DF. Understanding financial conflicts of interest. N Engl J Med. 1993;329(8):573-6.
5. World Health Organization. Handbook for guideline development. 2014. Disponível em: http://www.who.int/kms/handbook_2nd_ed.pdf.
6. Frybourg S, Remuzat C, Kornfeld A, Toumi M. Conflict of interest in health technology assessment decisions: case law in France and impact on reimbursement decisions. J Mark Access Health Policy. 2015;3(1):25682.
7. Chamon W, Melo Jr LAS, Paranhos Jr A. Declaração de conflito de interesse em apresentações e publicações científicas. Arquivos Brasileiros de Oftalmologia. 2010;73(2):107-9.
8. Canella DS, Martins APB, Silva HFR, Passanha A, Lourenço BH. Food and beverage industries' participation in health scientific events: considerations on conflicts of interest. Rev Panam Salud Publica. 2015;38(4):339-43.
9. Magni P, Bier DM, Pecorelli S, Agostoni C, Astrup A, Brighenti F, et al. Perspective: improving nutritional guidelines for sustainable health policies: current status and perspectives. Adv Nutr. 2017;8(4):532-45.
10. Rucker RB, Rucker MR. Nutrition: ethical issues and challenges. Nutr Res. 2016 Nov;36(11):1183-92.
11. Ioannidis JPA, Trepanowski JF. Disclosures in nutrition research: why it is different. JAMA. 2018 Feb 13;319(6):547-8.
12. Soares MJ, Müller MJ, Boeing H, Maffeis C, Misra A, Muscogiuri G, et al. Conflict of interest in nutrition research: an editorial perspective. Eur J Clin Nutr. 2019 Sep;73(9):1213-5.
13. Poli A, Marangoni F, Agostoni CV, Brancati F, Capurso L, Colombo ML, et al. Research interactions between academia and food companies: how to improve transparency and credibility of an inevitable liaison. Eur J Nutr. 2018 Apr;57(3):1269-73.

14. Caivano S, Lopes RF, Sawaya AL, Domene SMA, Martins PA. Conflitos de interesses nas estratégias da indústria alimentícia para aumento do consumo de alimentos ultraprocessados e os efeitos sobre a saúde da população brasileira. Demetra. 2017;12(2):349-60.
15. Bes-Rastrollo M, Schulze MB, Ruiz-Canela M, Martinez-Gonzalez MA. Financial conflicts of interest and reporting bias regarding the association between sugar-sweetened beverages and weight gain: a systematic review of systematic reviews. PLoS Med. 2013 Dec;10(12).
16. Mandrioli D, Kearns CE, Bero LA. Relationship between research outcomes and risk of bias, study sponsorship, and author financial conflicts of interest in reviews of the effects of artificially sweetened beverages on weight outcomes. PLoS One. 2016;11(9):e0162198.
17. Chartres N, Fabbri A, Bero LA. Association of industry sponsorship with outcomes of nutrition studies. JAMA Intern Med. 2016;176(12):1769-77.
18. Mozaffarian D. Conflict of interest and the role of the food industry in nutrition research. JAMA. 2017 May 2;317(17):1755-6.
19. Mayes C, Lipworth W, Kerridge I. Declarations, accusations and judgement: examining conflict of interest discourses as performative speech-acts. Med Health Care Philos. 2016;19(3):455-62.
20. World Association of Medical Editors. Conflict of interest in peer-reviewed medical journals: a policy statement of the World Association of Medical Editors (WAME). J Child Neurol. 2009;24(10):1321-3.
21. Lo B, Ott C. What is the enemy in CME, conflicts of interest or bias? JAMA. 2013;310(10):1019-20.
22. Wernerman J. Do I have a conflict of interest? Not sure. Intensive Care Med. 2018;44(10):1746-7.
23. Bosch X, Pericas JM, Hernández C, Doti P. Financial, nonfinancial and editors' conflicts of interest in high-impact biomedical journals. Eur J Clin Invest. 2013;43(7):660-7.
24. Steinbrook R. Controlling conflict of interest – proposals from the Institute of Medicine. N Engl J Med. 2009;360(21):2160-3.

CAPÍTULO 20

Um roteiro ético para grandes bancos de dados em saúde e pesquisa

Vicki Xafis, G. Owen Schaefer, Markus K. Labude, Iain Brassington, Angela Ballantyne, Hannah Yeefen Lim, Wendy Lipworth, Tamra Lysaght, Cameron Stewart, Shirley Sun, Graeme T. Laurie, E. Shyong Tai

RESUMO

Roteiros para tomadas de decisão ética auxiliam na identificação das questões em uma determinada situação e na aferição metódica dos aspectos éticos e de valores a serem considerados e defendidos. Decisões concernentes ao uso, compartilhamento e reúso de grandes bancos de dados são complexas e recheadas de valores. Neste capítulo delineamos um roteiro ético para grandes bancos de dados em saúde e pesquisa desenvolvido por um grupo de trabalho reunido pela Iniciativa de Ética em Ciência, Saúde e Temas de Relevância para Políticas Públicas de Cingapura (SHAPES). Expõem-se os objetivos e as bases racionais do roteiro, alicerçados nas preocupações éticas relativas a todos os contextos de saúde e investigação. Valores substantivos e concernentes a procedimentos são igualmente apresentados, para confrontação quando se enfocam esses temas, ao lado de um guia passo a passo para identificação, consideração e resolução das questões éticas atinentes à pesquisa com grandes bancos de dados na saúde e na pesquisa em geral. Para acesso direto ao roteiro, o endereço é link.springer.com/journal/41649/11/3.

INTRODUÇÃO

O emprego, compartilhamento e reúso de grandes bancos de dados é a pedra angular do atual panorama da saúde e da pesquisa. Avanços como inteligência artificial (IA) só lograrão progredir contando com tais bases de dados. Muito já se divulgou sobre as dificuldades éticas nesta eventualidade, percebendo-se carência de uma diretriz assinalando os valores relevantes bem como as decisões a serem tomadas. Neste capítulo se propõe um roteiro ético para grandes bancos de dados em saúde e pesquisa (nomeado como Roteiro), com essa finalidade. Ele nasceu de um esforço colaborativo internacional, comissionado pela Iniciativa de Ética em Ciência, Saúde e Temas de Relevância para Políticas Públicas de Cingapura (SHAPES). Nas etapas de elaboração este Grupo de Trabalho SHAPES contou com o auxílio de especialistas de Cingapura e de todo o mundo.

DEFINIÇÕES E ESCOPO

A natureza dos grandes bancos de dados

Bancos de dados são crescentemente utilizados por ramos tão díspares quanto serviços financeiros, de segurança e autoridades da lei. No âmbito da saúde e da pesquisa eles são familiares para os que lidam com saúde pública e epidemiologia, acumulando dados exponenciais provenientes de várias fontes, às vezes em tempo real. O tema, contudo, interessa a inúmeros outros domínios, na medida em que avultam as tecnologias e os repositórios *online*, incluindo inteligência artificial, o que impacta as formas como esses dados são manuseados nos contextos da saúde e da pesquisa.

A expressão *big data* (megadados) comporta distintas definições, todas abrangendo alguns denominadores comuns que refletem sua complexidade (Baro et al. 2015), e que são aqui articuladas:

- "3 Vs" (volume, variedade, velocidade).
- "4 Vs" (volume, variedade, velocidade, variabilidade).
- "6 Vs" (volume, variedade, velocidade, variabilidade, veracidade, valor).
- "7 Vs" (volume, variedade, velocidade, variabilidade, veracidade, valor, visualização).[2]

No presente capítulo focalizaremos as três características centrais, nominalmente volume, variedade e velocidade (Quadro 1), e seus desdobramentos éticos.

QUADRO 1   Traços dominantes de megadados

Volume: vasta coleção de informações, relativa não apenas a grande quantidade de indivíduos, como recolhendo múltiplas informações de cada um deles.

Variedade: é notável a diversidade de dados garimpados (estruturados, não estruturados, imagens, áudio etc.), provenientes de múltiplas fontes (dados científicos, dados gerados pelo usuário, coletados da internet etc.).

Velocidade: tanto a transmissão como a análise podem ser conduzidas em curtíssimo tempo.

As características não se restringem aos empregos atuais, extrapolando-se para potenciais utilizações futuras. Cumpre adotar essa postura diante de questões sobre manejo e governança de dados que já se configuram como megadados, como também sobre os que poderão assumir tal perfil.

Os benefícios esperados dos megadados em saúde e pesquisa poderão ser transformativos. Nas áreas de infraestrutura, operações, organização, gerenciamento e estratégias, poderão se converter em melhores tratamentos, melhor prestação de serviços e economia de dispêndios para organizações de saúde.[3] Um exemplo de benefício operacional seria o aprimoramento da qualidade e precisão das decisões clínicas.[3]

Ao mesmo tempo, emergem dificuldades numerosas, ora intrínsecas aos próprios dados (desafios dos dados), ora à captura, integração, transformação, análise e interpretação (desafios de processos), ou ainda direcionadas à privacidade, segurança, governança e compartilhamento, ao lado de aspectos de operação e propriedade (desafios de gerenciamento).[2] O presente Roteiro volta-se primariamente para o gerenciamento, contudo transparece a influência recíproca das outras vertentes.

Definição de saúde e pesquisa

Concebemos saúde como todos os sistemas ou campos cujo objetivo central seja a manutenção ou restauração das condições físicas, mentais e de bem-estar. Estão abrangidas medicina clínica, epidemiologia e saúde pública. Pesquisa, por sua vez, debruça-se sobre qualquer investigação sistemática destinada a gerar ou contribuir para conhecimentos passíveis de generalização. Será mais enfocado o domínio da saúde, todavia não desconsiderando temas de bem-estar e benefícios para a sociedade. As definições são separadas, no entanto admite-se certa superposição entre os limites da pesquisa e do tratamento,[4] quando se expõe a definição de saúde.

O que é um roteiro decisional?

Esta proposta relaciona-se às deliberações no tocante a grandes bancos de dados, trazendo à tona os valores guiando ou delimitando as decisões, conforme relacionado a seguir:[5]

- Os objetivos e o escopo são articulados.
- O esquema decisional é prático.
- Deixa os valores em análise explícitos. A princípio, todos os valores recebem igual peso, e se prestam para a tomada de decisões.
- É flexível, na medida em que não impõe decisões específicas.
- Encontra-se dirigido para problemas, ao invés de teorias, pois a meta são desafios e incertezas do mundo real.
- Orienta de forma explícita quais os itens a serem considerados, mediante perguntas estruturadas.

Vale enfatizar, no entanto, que:

- Roteiros não respondem a questões particulares; apenas balizam o raciocínio para encontrar uma resposta, a qual poderá necessitar de considerações adicionais.
- Caso ocorram premissas que implicitamente conferem prioridade a certos valores, o roteiro se prestará para reforçar algumas questões, sem necessariamente explorar todos os valores aplicáveis.[5,6] Isso distingue um roteiro ético de um de natureza legal ou regulatória, que por natureza prioriza certos itens e define obrigações resultantes.
- Em roteiros éticos um processo de conciliação poderá estar subjacente, com o propósito de compatibilizar as tensões que emanam de valores conflitantes.

Logicamente nenhum roteiro dispensa a necessidade de bom senso pessoal e geral na tomada de decisões. Isso tangencia profunda reflexão, julgamento cuidadoso, reconhecimento de méritos, tolerância de incertezas e uma busca equilibrada de soluções.[7,8] A discrição pessoal deve ser exercida em todas as etapas.

BASES RACIONAIS, OBJETIVOS E USUÁRIOS

A necessidade de um roteiro de ética para grandes bancos de dados

Desafios éticos significativos vêm à tona no manejo de megadados. Naturalmente, eles avultam também na utilização de bancos de dados convencionais, contudo soluções usuais poderão se revelar impróprias para seu manejo.

Técnicas de mascaramento e desidentificação

A anonimização de informações converteu-se em um processo altamente técnico, devendo-se adotar cautela antes de apregoar sua segurança, posto que a ciência dos dados progride rapidamente e há distintos patamares de anonimização. Em certos âmbitos diferenciam-se claramente dados *identificáveis, desidentificados, anonimizados* e *pseudoanonimizados*. Em qualquer circunstância, é difícil descartar o risco de violação mediante fragilização das barreiras técnicas, abrindo caminho para a reidentificação dos indivíduos, conforme enumerado:

- *Violação da identidade*: os dados são positivamente vinculados à pessoa X.
- *Violação de atributos*: sucede quando uma pessoa é associada a um grupo, por exemplo de um registro de câncer; fica caracterizada, portanto, a divulgação de seu vínculo.
- *Violação inferencial*: as informações sobre uma pessoa tornam-se inferíveis com elevado grau de confiabilidade, a partir de dados revelados.[9]

A única forma de suprimir por completo riscos de quebra de sigilo é abolindo o compartilhamento de informações. Os modelos disponíveis de privacidade analisam os atributos do banco de dados e os possíveis ataques a que ele estará sujeito, fixando condições que amenizarão os riscos até um patamar aceitável.[10] Note-se que a anonimização mediante modelos de privacidade nunca será absoluta, posto que eles foram desenvolvidos para ambientes estáticos, o que não sucede com os atuais bancos de dados.[11]

Há esforços no sentido de identificação dos parâmetros essenciais que necessitam ser incrementados, sem que o excesso de proteção torne o banco inacessível e inútil. Merecem ser assinalados:

- *Conectividade*: os dados anonimizados devem conserver a capacidade de se elencarem com outros dados, de modo a preservar a utilidade do banco.
- *Integrabilidade*: os dados deverão aceitar e se compor adequadamente com outros provenientes de distintas fontes, protegidas ou não por elementos de privacidade, formando uma amálgama maior e mais rica em informações.
- *Baixa demanda computacional*: os algoritmos devem continuar a funcionar com eficiência, ou seja, demandando pouco tempo ou memória dos servidores que os operam.[11]

Não obstante todos esses desafios, iniciativas no domínio dos megadados prosseguem, envelhecendo muitas técnicas ou tornando-as redundantes.[11]

Diminuição da centralidade do termo de consentimento

Tanto na pesquisa geral quanto nas atividades subordinadas à saúde, o termo de consentimento foi entronizado como pilar da ética, na medida em que consubstancia a concordância do indivíduo em assumir os potenciais riscos daquele projeto ou iniciativa. Os grandes bancos de dados estão realçando a impraticabilidade crescente de se preserver esse clássico modelo. Pela natureza e interligação dos bancos, os dados migram através de distintos ecossistemas, por vezes sendo utilizados em ambientes inteiramente diversos daqueles para os quais o consentimento foi concedido.

Em algumas eventualidades os signatários do consentimento poderão ser novamente contactados. Ainda assim será quase impossível notificá-los de todos os possíveis empregos e desdobramentos que seus dados sofrerão, nas mãos de múltiplos usuários e aplicações. Acresce o grande volume de participantes envolvido com megadados, as limitações pecuniárias e logísticas, e o cronograma muitas vezes apertado que as agências de fomento científico impõem. Cumpre, portanto, explorar outras opções eticamente aceitáveis, a fim de proteger os sujeitos da pesquisa.

Objetivos do Roteiro

O Roteiro destina-se a examinar a natureza das questões éticas durante o manejo de megadados, iluminando os valores centrais e o passo a passo para abrir caminho através dos distintos desafios (Quadro 2).

QUADRO 2   Propósitos do Roteiro

Ele se destina a:

1. Fornecer suporte para decisões ao identificar valores concernentes a utilizações como compartilhamento, conexão e acesso a terceiros

2. Disponibilizar exemplos de um aporte equilibrado para a tomada de decisões

3. Demonstrar como as decisões poderão se robustecer e se tornar mais transparentes, abrindo caminho para a justificativa das decisões de uso e compartilhamento

4. Não são objetivos deste Roteiro:
   a. Providenciar um esquema único de questões e conceitos para todas as atividades de megadados, pois diferenças consideráveis poderão ocorrer em cada situação
   b. Proporcionar uma solução exclusiva para temas específicos que poderão surgir no decurso de tais atividades

Usuários

Todos que se utilizam de grandes bancos e respondem por eles são alvo deste Roteiro, como:

1. Pesquisadores biomédicos e clínicos, cientistas de dados.
2. Dirigentes e envolvidos em governança de grandes bancos de dados na saúde e na pesquisa (incluindo comitês de ética e de acesso a dados).
3. Controladores de dados com responsabilidades legais pelo processamento seguro de dados pessoais.

Adicionalmente, este Roteiro poderá se prestar para investigadores acadêmicos e prestadores de serviços de saúde, interessados em se aprofundar nas questões éticas do manejo de bancos de dados, ao lado de pacientes, participantes de projetos de pesquisa e leigos que desejem se debruçar sobre a questão.

ESTRUTURA DO ROTEIRO

São enfocados nove valores éticos *substantivos* e sete concernentes a *procedimentos*, visando conduzir à tomada de decisões. Uma etapa importante é a identificação dos valores fundamentais em tela, e sua aferição à luz do potencial conflito entre eles. O guia passo a passo salienta as considerações e as escolhas. Embutiu-se uma dose de flexibilidade a fim de possibilitar o emprego em distintas atividades com bancos de dados.

Importante novidade se traduz na exploração em detalhe de seis domínios:

1. Abertura no manejo de bancos e repositórios de dados.[12]
2. Megadados e medicina de precisão.[13]
3. Dados do mundo real para gerar evidências para intervenções em saúde.[14]
4. Tomada de decisões assistida por IA.[15]
5. Megadados e parcerias público-privadas na saúde e na pesquisa.[16]
6. Megadados trans-setoriais.[17]

Dada a impossibilidade de se direcionar para cada um dos inúmeros domínios possíveis, alguns valores foram selecionados por merecer maior atenção. Podem ser objeto de leitura em separado, contudo, dada sua complementaridade, a avaliação em conjunto proporcionará uma percepção enriquecida. Em todos os momentos o Roteiro buscou se inserir em contextos éticos mais gerais, nominalmente *respeito às pessoas, expectativas positivas da comunidade*, conhecidas como *licença social*, e *vulnerabilidades e poder*.

TRÊS QUESTÕES ÉTICAS HEGEMÔNICAS

Respeito pelas pessoas e relação com licença social

O respeito pelas pessoas relaciona-se com a atitude moral perante os demais e as ações empreendidas com esse objetivo. Incluem-se aqui tanto ações quanto omissões. Este item não foi inserido como um dos valores do Roteiro, uma vez que se imbrica com outros dos valores apontados. Historicamente, o respeito sempre esteve associado com o reconhecimento da autonomia dos indivíduos,[18] todavia trata-se de conceito controverso, posto que há debates sobre quem se constitui em "pessoa". No presente contexto tal respeito deve acomodar as mais diversas normas culturais, mesmo aquelas que não enfatizam tanto a autonomia e a liberdade individual de tomar decisões quanto seria esperado.

Seu relacionamento com grandes bancos de dados talvez não pareça óbvio, todavia é aqui trazido na medida em que o respeito se consubstancia robustamente através da comunicação. Mais claramente, a falta de comunicação poderá ser percebida como desrespeito. Insere-se neste âmbito a "conversação", possibilitando aos participantes entrar em contato entre si de forma transparente e colaborativa. O alicerce de uma interação significativa com o público, por parte de profissionais e dirigentes, passa pela disponibilização de informações e comunicações claras e acessíveis.

Isso implica regulamentos transparentes para o manejo de megadados, proteção dos dados individuais, mecanismos de governança, administração de riscos e divisão de responsabilidades, assim como clareza dos benefícios que poderão advir para a sociedade.

Uma via igualmente relevante do respeito subordina-se à comunicação reversa, ou seja, a possibilidade do público de se fazer ouvir sobre suas visões, expectativas e preocupações no tocante ao emprego de grandes bancos de dados, incluindo dados de saúde individuais e coletivos. Tal diálogo gera confiança e credibilidade para instituições e organismos. No item *Parcerias públicas-privadas*[16] discutem-se os impactos destrutivos de aproveitamento de megadados sem adequada informação, consulta ou engajamento do público, mesmo que legalmente permissíveis.[19,20]

O público merece atenção não apenas para evitar reações indignadas, mas como prioridade, antes que novos programas sejam lançados, o que se exemplifica no *Scottish Health Informatics Programme* (www.scot-ship.ac.uk/about.html), um programa escocês de prontuários eletrônicos de pacientes que tem desfrutado de grande apoio comunitário. Todas as comunicações devem ser claras e autênticas, de modo a não agredir a confiança das pessoas.

As expectativas do público, ou *licença social,* também colaboram para legitimar as atividades conduzidas. O engajamento público pode ser aferido de forma genérica através de sua participação em juris populares, organizações sociais ou não governamentais, envolvimento com a imprensa, e mesmo redes sociais como Twitter. A aceitabilidade do manuseio de grandes bancos de dados por parte do público é fortemente influenciada pela aproximação e disseminação de informações apropriadas.[21]

Já se aludiu ao papel mais reduzido do termo de consentimento. Cabe esclarecer que o respeito às pessoas não autoriza presumir que usos secundários de dados de saúde poderão ser conduzidos livremente. Na realidade, mesmo quando se dispõe do consentimento, é preciso levar em conta as expectativas (licença social) antes de manusear os dados. A *licença social*[22] oscila conforme o contexto, as parcerias e as normas culturais. Esse é um dos óbices do compartilhamento de dados trans-setorial e das parcerias público-privadas, exigindo atenção elevada e permanente (Quadro 3).

> **QUADRO 3** Itens-chave relativos a respeito às pessoas e licença social
>
> 1. *Respeito às pessoas* é uma atitude moral com que indivíduos, grupos ou instituições se conduzem perante outros
>
> 2. *Licença social* diz respeito às expectativas do publico sobre a legitimidade das ações que impactam amplamente a sociedade, assim como à sua confiança, que por sua vez depende de comunicação aberta e transparente
>
> 3. O grau de respeito para com os demais frequentemente transparece no modo como as comunicações pessoais são efetuadas
>
> 4. O respeito ao público no âmbito dos bancos de dados requer diversas formas de comunicação e compartilhamento de informações sobre as atividades desenvolvidas, recebendo também retornos. Tal deve se constituir em um processo permanente, de modo a conquistar e manter a confiança de todos

Vulnerabilidades e poder

A suscetibilidade a danos e prejuízos perpassa todo o domínio do emprego de megadados.

A natureza da vulnerabilidade

Os danos podem ser físicos, sociais ou econômicos, afetando indivíduos ou grupos. Ainda assim, definições muito amplas de vulnerabilidade obscurecem mais do que informam as necessidades de cada grupo em cada contexto.[23] Segundo Henk ten Have, "o que converte vulnerabilidade num problema é a possibilidade de abuso e exploração".[24] A Declaração de Helsinki sublinha que "alguns grupos e indivíduos são particularmente vulneráveis, com chances mais elevadas de sofrerem prejuízos ou incorrer em danos adicionais".[25]

Nas presentes condições, a vulnerabilidade configura-se em maior suscetibilidade a desvantagens sistêmicas ou menor oportunidade para auferir benefícios, decorrente de contingências físicas, psicológicas ou sociais. Isso depende do contexto, ou seja, das situações que poderão tornar um indivíduo vulnerável: "se a situação se altera, o indivíduo poderá não mais ser considerado vulnerável"[26].

Existe uma vulnerabilidade intrínseca de toda criatura, por exemplo, às enfermidades. No atual contexto, isso se aplicaria ao risco de mau uso dos seus dados pessoais. Haveria um risco situacional, decorrente do ecossistema em que as informações se posicionam. Ao lado de riscos operacionais, passíveis de prevenção através de procedimentos de utilização mais robustos. Isso configuraria a distinção entre vulnerabilidade *ocorrente* e *disposicional*, a primeira mais voltada ao presente, a segunda mais futura. No entanto, a cronologia não é tão central para o conceito quanto a possibilidade de existir ou não dano.

Não se pode negligenciar a hipótese de vulnerabilidade *patogênica*, subjacente a relações interpessoais disfuncionais ou abusivas, ou ainda a contextos político-sociais de opressão e injustiça.[23] Sociedades patriarcais são propensas a vulnerabilidades, assim como o hábito das práticas abusivas. Como exemplo, o termo de consentimento em certas conjunturas poderá representar a única chance de ganhar acesso a alguma forma de tratamento por parte do signatário, o que defraudaria sua natureza. No que tengencia a bancos de dados, normas políticas ou legais fora do alcance do usuário poderão ser empregadas para justificar quando e como seus dados pessoais serão utilizados, configurando uma vulnerabilidade.

Não é raro uma vulnerabilidade precipitar outras. Não se pode omitir aqui os poderes econômicos, políticos e mesmo intelectuais dos agentes gerenciadores dos bancos de dados, interferindo nas vidas das pessoas.[27] Curiosamente, a tentativa de mitigar certas vulnerabilidades poderá abrir flancos para outras. "No afã de proteger mãe e feto (de efeitos tóxicos), uma das consequências é a escassez de medicamentos adequadamente testados e aprovados para emprego na gestação, o que por sua vez eleva a vulnerabilidade de todas as grávidas".[28,29]

Algo análogo sucederia com pesquisas afetando populações miseráveis. Esforços no sentido de protegê-los de riscos e explorações acabariam resultando em retardo no seu acesso a benefícios.

Enfermidades raras constituem um dos arquétipos dos grandes bancos de dados. Somente mediante grandes registros internacionais se coletam informações suficientes para avançar no conhecimento. Ao mesmo tempo, sua raridade implica fortes riscos de desanonimização. Cabe estabelecer se é mais relevante combater tal vulnerabilidade ou prosseguir com as investigações. Trata-se de equação difícil, para eventualidades em que a erradicação das vulnerabilidades não seja factível, como muitas vezes sucede.

Vulnerabilidade, pesquisa em saúde e megadados

A mitigação das vulnerabilidades passa pelo controle das informações dos bancos de dados. Tanto dados gerados em instituições de saúde, como aqueles de bancos gerais, que porventura poderão ser garimpados para fornecer subsídios úteis à saúde. Consequentemente, praticamente todos estão expostos em sua privacidade, de uma forma ou de outra. A falta de regulamentações claras só agrava a questão.

Os interesses comerciais relacionados à venda de produtos e serviços poderão acessar dados coletivos, no intuito de subsequentemente pressionar o público-alvo para angariar clientela. Essa vulnerabilidade é analisada no item voltado à inteligência artificial.[15] Tampouco os governos se furtam a apelar para grandes bancos de dados, buscando interferir na vida dos cidadãos. Na eventualidade de governos benignos os danos serão modestos, contudo nem todos os governos são respeitadores e comedidos. Eventuais quebras de privacidade serão ainda mais danosas, quando se basearem em dados ou inferências imprecisas.

Note-se que o oposto também sucede, sob a forma de benefícios oriundos de pesquisas com bancos de dados. Manter-se à margem deles ou proibir sua utilização poderá retardar o progresso ou o bem-estar. Certas populações são sub-representadas nos grandes bancos de dados, o que significa que poderão ser excluídas de determinados benefícios, o que também é uma vulnerabilidade.

Questões-chave de vulnerabilidade

Três exemplos representativos foram aqui realçados:

1. A fratura social nos megadados ou *big data divide,* que lança luzes sobre o fato de que usos e benefícios no manejo de grandes bancos de dados não estão ao alcance de todos, nem são equitativamente repartidos.
2. *Danos coletivos,* quando o uso ou mau uso de grandes bancos de dados é nocivo para grandes parcelas da comunidade.
3. *Cogovernança* refere-se à necessidade de que todas as partes interessadas tenham sua opinião levada em conta, na forma como os dados são coletados, armazenados e distribuídos.

A fratura social

As pessoas se dividem entre os que selecionam e os selecionados,[30] ou seja, os que têm acesso e controle sobre bancos de dados e os que meramente lá figuram. Tal linha de clivagem é grande e poderá crescer, na proporção em que quanto mais dispositivos eletrônicos entram no mercado, mais crescem os dados coletados nos bancos de dados e o poder dos que os dominam. "As pessoas se sentem sem poderes diante de barreiras quase intransponíveis para entender quem está de posse de quais dados a seu respeito, e para quais propósitos são utilizados."[31] Há razões para crer que os mais vulneráveis socialmente poderão ser as maiores vítimas do mau uso de dados, e as mais indefesas para reagir diante da situação.

Note-se que o acesso desigual ao uso (e potenciais benefícios) dos bancos de dados não é obrigatoriamente injusto, exceto quando derivado de vulnerabilidades, notadamente da exploração das mesmas. Mesmo que prejuízos não se materializem, poderão ocorrer perdas de benefícios. As questões subjacentes a essa fratura tangenciam justiça e solidariedade.

Danos coletivos

Tanto indivíduos quanto grupos poderão padecer de vulnerabilidades. O mesmo poderá se aplicar inclusive a culturas e ambientes. Note-se que danos a comunidades não implicam necessariamente danos individuais. Uma tribo da Amazônia poderá se encontrar ameaçada de extinção como tribo, com acelerada assimilação perante culturas externas, ainda que individualmente seus membros estejam prosperando. As vulnerabilidades nem sempre são universais e homogêneas, de modo que cada caso não é sempre representativo do outro.[26]

O Conselho das Organizações Internacionais de Ciências Médicas (CIOMS), nas Diretrizes Éticas Internacionais para Pesquisa em Saúde envolvendo Humanos, adverte contra o tratamento de classes de indivíduos como vulneráveis, ainda que ressalvando que há circunstâncias nas quais comitês de ética em pesquisa deverão dedicar atenção especial a estudos com certos grupos.[32]

Vulnerabilidades poderão se vislumbrar na eventualidade em que membros de um grupo são pressionados a aderir a uma investigação, ou ainda quando os resultados dela serão utilizados de uma forma negativa para aquela classe. No âmbito da genética/genômica é citado o fato de que a eventual divulgação de que pessoas ou agrupamentos são portadores de gene potencialmente relacionado a grave enfermidade possui o condão de abalar suas vidas, ainda que a moléstia jamais se confirme. Os prejuízos poderão ser tanto econômicos (empregabilidade, seguro-saúde) quanto sociais (estigmatização).

Convém ter sempre presente que megadados, ainda que supostamente anonimizados, são mais passíveis de reidentificação do que se julgava no passado. Em contrapartida, os megadados igualmente poderão se configurar como benéficos e protetores. Regulamentos federais norte-americanos estipulam que pesquisas na gravidez são permissíveis unicamente "se houver perspectivas de benefício direto para mãe e feto; ou, em sua ausência, se o risco para o feto é mínimo e o protocolo poderá gerar informações biomédicas relevantes, impossíveis de se adquirir de outra forma".[33]

Mulheres recebem medicamentos que foram testados essencialmente em homens, ainda que diferenças de gênero na fisiologia sejam reconhecidas, particularmente na ocorrência de gravidez.[34] A coleta de dados reais sobre sequelas de tratamentos prévios poderá se constituir na única maneira de aferir a efetividade e os eventos adversos associados a certas terapias, atenuando a vulnerabilidade feminina.[14] Raciocínio análogo poderá ser invocado para pesquisas envolvendo crianças, e inclusive enfermidades raras ou "órfãs", para as quais porventura existam megadados. Em todas essas circunstâncias esses megadados serão uma das poucas rotas para iluminar a prevalência, etiologia e mesmo terapêutica,[35-37] desde que problemas em sua manipulação também sejam eticamente considerados.[38]

Governos ocasionalmente defendem certas populações ou informações julgadas de sua responsabilidade. No México, todos os dados genéticos por lei pertencem ao governo. A utilização ou exportação de tais dados, notavelmente aqueles passíveis de registro/patente, requer aprovação prévia.[39,40] Uma leitura seria de que grupos vulneráveis seriam desta forma defendidos de exploração por parte de empresas de biotecnologia ricas e poderosas.

A cogovernança dessas informações pelo governo em parceria com os grupos em questão possibilitaria a capitalização própria dos recursos genéticos diante de imperativos comerciais, ao mesmo tempo afastando possíveis prejuízos. Uma leitura divergente também é possível, na medida em que o governo poderia estar privando os grupos em tela de decidir independentemente o destino de seu patrimônio genético. Assim sendo, a autoridade e os direitos das pessoas estariam sendo restringidos, e não valorizados. Todas essas complexidades deverão ser cotejadas por aqueles que respondem pelos megadados, sempre evitando excessos de otimismo e optando pelos enfoques cautelosos.

A cogovernança

Tal conceito abarca "divisão e alocação de funções, fundos, responsabilidades e poderes", com compartilhamento na formulação de protocolos de pesquisa.[41]

Na ótica dos megadados, todas as partes envolvidas deveriam contar com o máximo de voz no tocante à coleta, armazenamento e disseminação dos dados. Seriam minimizados os riscos emanados de violações da privacidade individual, de danos grupais e outros. O questionado direito das empresas de biotecnologia sobre usos e lucros provenientes de tais megadados, à luz do seu investimento de capital, ficaria melhor equacionado.

Frise-se que cogovernança não é uma solução mágica. Ela não anulará estragos ou vulnerabilidades. Vale lembrar que ouvir a opinião de cada envolvido será viável unicamente na hipótese de grupos pouco numerosos. Caso ocorram divergências internas, não há regras claras sobre como poderão ser contornadas. Ouvir representantes oficialmente estatuídos apenas dissimulará os contornos do problema,[42] pois não suprimirá possíveis conflitos de interesse ou desacordos entre membros.

Se ocorrerem imperativos morais conflitantes ou incertezas sobre como assegurar a privacidade quando megadados são disponibilizados para terceiros, a cogovernança nem sempre reconciliará os extremos. Tampouco acarretará respostas automáticas para achados sobre os participantes obtidos à revelia ou incidentalmente. Consiste, portanto, em uma meta a ser buscada, não necessariamente em uma realidade. Em que pesem tais óbices, a transparência e o manejo responsável dos dados serão sempre construtivos, demonstrando respeito por todos os participantes, ainda que uma cogovernança plena seja impraticável (Quadro 4).

QUADRO 4   Aspectos fundamentais de vulnerabilidade e poder em megadados

1. Há distintas modalidades de vulnerabilidade.

2. Ela é frequentemente contextual. Pode afetar o indivíduo em uma situação, porém não em outras.

3. O emprego de megadados na pesquisa atenua certas vulnerabilidades, todavia poderá precipitar ou exacerbar outras.

4. Os que manipulam os dados devem estar conscientes da questão, atuando para prevenir ou mitigar danos e prejuízos

VALORES ÉTICOS BASILARES

O grupo de trabalho identificou 16 valores éticos de especial relevância na esfera dos megadados. Esta não é uma lista definitiva, e outros valores ou compromissos poderão ser realçados dependendo do contexto.

VALORES COMPETITIVOS

Todos os valores do roteiro sustentam-se isoladamente, contudo será quase impossível atendê-los simultaneamente. A título de exemplo, o compartilhamento dos dados com terceiros poderá gerar benefícios para o público, ao mesmo tempo expondo-os a eventual quebra da privacidade. Sempre que tais tensões se materializarem, os responsáveis pela iniciativa necessitarão identificar sua prioridade. Essa é uma decisão própria que nenhum Roteiro poderá antecipar.

Contar o número de valores reforçados ou enfraquecidos por uma decisão e não por outra em pouco contribuirá. A saída transita pela hierarquização de alguns valores em detrimento de outros, ao mesmo tempo inserindo mecanismos para minimizar os aspectos negativos que poderão advir da decisão adotada.

VALORES SUBSTANTIVOS E DE PROCEDIMENTOS

Valores substantivos relacionam-se com a decisão final, diferentemente dos *valores de procedimento,* que guiam o processo de tomada de decisão, não seu desfecho. Ainda que distintos, uns complementam os outros. Como exemplo, na medida em que se cumpre com os ditames da *transparência* nos procedimentos, se atinge melhor o alvo substantivo de *justiça,* na medida em que eventuais desvios não percebidos na pesquisa se tornarão passíveis de escrutínio e despistamento.

Os valores de procedimento adquirem maior destaque quando os valores substantivos gerarem conflitos bem fundamentados de prioridade. Isso tende a ocorrer com megadados. Se por hipótese os investigadores discordarem sobre quais instrumentos de saúde devem ser os adotados, dada a limitação de recursos para uma diversificação muito ampla, isso desencadeará um conflito de *substância.* Se contudo se alcançar um acordo equilibrado sobre as circunstâncias em que os diversos itens de custos serão aprovados, o valor de *procedimento* acabará por solucionar o impasse das prioridades substantivas.

Dada a impossibilidade de dirimir antecipadamente todas as dúvidas que possam suceder neste contexto, optou-se por involucrar na documentação suplementar exemplos de como choques de valores sucedem e de como navegar por este mar de escolhos. As Tabelas 1 e 2 relacionam e definem os valores substantivos e de procedimentos julgados como relevantes para megadados em saúde e pesquisa.

TABELA 1 Valores substantivos relevantes para megadados

Valor	Definição
Minimização de danos	Diz respeito à redução de ocorrências de danos às pessoais, reais ou percebidos (físicos, econômicos, psicológicos, emocionais ou da reputação).
Integridade	Um atributo ou propriedade daqueles que seguem valores e compromissos pessoais, bem como científicos e profissionais reconhecidos.

(continua)

SEÇÃO V PESQUISAS EDUCACIONAIS, NUTRICIONAIS, POR IMAGENS E ELETRÔNICAS

TABELA 1   Valores substantivos relevantes para megadados (*continuação*)

Valor	Definição
Justiça	Refere-se ao tratamento de indivíduos e grupos de forma equilibrada e digna. Abrange o compartilhamento de ônus e benefícios das atividades pertinentes aos dados (recolhimento, armazenamento, uso, conexão e compartilhamento), bem como adesão aos princípios de equidade.
Liberdade/ autonomia	Consistem em conceitos muito próximos. Aqui se define liberdade como a ausência de qualquer coerção física, legal ou social proveniente de influências externas. A autonomia seria a capacidade de autodeterminação de pessoa ou grupo.
Privacidade	No presente Roteiro ela se refere ao controle do acesso às informações sobre pessoas. A privacidade é valiosa pois defende interesses centrais para pessoas e grupos, que abrangem interesses de identidade, de autonomia nas decisões, bem como defesa contra danos como discriminação e estigmatização, resultantes de violação dos dados. O controle poderá ser exercido diretamente pelo titular dos dados ou por pessoas designadas como os responsáveis pelo seu armazenamento, sempre objetivando a preservação desses interesses pessoais e grupais.
Proporcionalidade	Trata-se de consideração durante o processo decisório a respeito da necessidade e propriedade das ferramentas de execução com relação aos fins colimados, à luz dos distintos interesses em jogo.
Benefício público	Este é o benefício geral que uma sociedade recebe de um projeto. Abrange bem-estar, distribuição, coesão da sociedade, direitos humanos e outros tipos de valores. Poderá ser impossível aferir todos os fatores segundo os mesmos critérios; consequentemente, o bem comum resultante deverá ser submetido a algum grau de julgamento e análise crítica.
Solidariedade	Este é um compromisso entre pessoas com balizas morais reconhecidamente análogas, direcionado para o compartilhamento de custos e benefícios para o bem do grupo, comunidade, nação ou humanidade.
Governança	Reflete o relacionamento com material ou dados com vistas aos bons cuidados no seu manejo, ao tempo em que se promove seu valor e utilidade. Envolve orientação de todos com prudência e cuidado, sem os quais há riscos de prejuízo ou dano, e tendo como meta o bem de todos.

TABELA 2   Valores nos procedimentos relevantes ao contexto de megadados

Valor no procedimento	Definição
Atividade responsável	Relaciona-se com a capacidade de escrutinar julgamentos, decisões e ações, respondendo por suas consequências.
Consistência	Sempre que duas situações se revelarem análogas, a conduta também deverá ser semelhante. A consistência é um valor independente, contribuindo para equidade e confiabilidade.
Engajamento	Traduz-se no envolvimento consciente no desenho e manejo das atividades. Não se limita à disseminação de informações, devendo refletir o ponto de vista de todos os interessados nas atividades.
Razoabilidade	Razões e valores reconhecidos como justos e relevantes devem ser adotados.
Reflexividade	Limitações e incertezas inerentes aos conhecimentos, informações, dados ou evidências coletados devem estar presentes nos resultados apresentados. Não se pode omitir possíveis conflitos de interesse pessoais, profissionais ou organizacionais, e os vieses que deles advirão. Políticas e sistemas institucionais devem ser criados ou revisados de modo a refletir e responder a estes potenciais conflitos.

(continua)

TABELA 2 Valores nos procedimentos relevantes ao contexto de megadados (*continuação*)

Valor no procedimento	Definição
Transparência	Decisões, processos e ações devem estar abertos ao escrutínio público. Trata-se de uma forma de respeito às pessoas e contribui para a confiabilidade.
Confiabilidade	A credibilidade e a confiança não se aplicam a indivíduos, instituições, organizações e governos apenas, mas aos próprios dados, evidências e sistemas. Configura-se à luz da transparência, verdade, consistência e merecimento de crédito.

Como determinar os valores-chave

Os 16 valores aqui enunciados foram adotados após crítica reflexão por parte do grupo de trabalhos SHAPES, os quais capturam os conceitos normativos que embasam a ética da pesquisa com megadados. Ainda que gerais, posto que deveriam abarcar vastos domínios pertinentes ao presente Roteiro, buscou-se evitar linguagem vaga, a fim de que se enfocassem as esferas de conhecimento desejadas.

Após triagem dos conceitos preliminares, o grupo de trabalho os codificou como substantivos e de procedimentos. Não foi intenção prover definições completas de conceitos muito debatidos como *justiça* ou *privacidade*, mas de assegurar noções suficientes para as rotinas de trabalho, mesmo de não especialistas.

APLICAÇÃO DOS VALORES: ABORDAGEM CONCILIATÓRIA PARA A TOMADA DE DECISÕES

Em cada um dos seis domínios enfocados, os temas éticos e os valores a eles concernentes foram identificados. Um estudo de caso busca iluminar como esses valores podem alicerçar as ações e decisões que serão adotadas. A premissa é que conflitos e competições entre valores ocorrem a todo momento, e consequentemente é indispensável julgar e rever quais serão posicionados em primeiro lugar e quais inevitavelmente serão violados. Evidentemente, ao se privilegiar uns e agir com leniência em relação a outros, deve-se minimizar cautelosamente todos os danos e inconvenientes.

O processo de decisão aqui caracterizado segue modelos bem testados e utilizados por acadêmicos e profissionais da ética em pesquisa na saúde.* O passo a passo aqui demonstrado pode ser acompanhado na Figura 1:

1. Identifique e articule claramente as dúvidas e os problemas éticos em tela.
2. Selecione, da lista fornecida, os valores em jogo (podendo acrescentar outros, se aplicável). Separe os valores em substantivos e de procedimento, conforme a Figura 1.
3. Enumere as ações que poderiam ser introduzidas, sem negligenciar leis ou normativas pertinentes.
4. Pondere sobre os méritos relativos das distintas opções cabíveis no contexto.
5. Aprove a ação de maior peso ético, refletindo se não ocorreram vieses ou interesses de pessoas ou grupos por trás da decisão. Se necessário, retorne e reavalie a decisão.
6. Comunique com transparência a conduta adotada a todos os envolvidos no projeto.

---

* Ver WRHA Ethics Services,[43] Kerridge et al.[44] e Velasquez et al.[45]

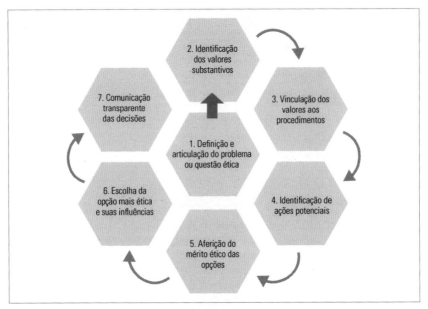

FIGURA 1 Abordagem deliberada e equilibrada no processo de decisão em contextos de grandes bancos de dados.

Conforme se aludiu, as considerações hegemônicas incluem o *respeito pelas pessoas* (atitude moral perante os outros), a *licença social* (decisões que venham ao encontro das expectativas da comunidade) e a obrigatoriedade de mitigar *vulnerabilidades*, ao invés de criá-las ou exacerbá-las. Na realidade, todas confluem para o *respeito pelas pessoas*, que deve ocupar lugar proeminente no processo de decisão.

Dentre os passos catalogados, o quarto (resolução de conflitos de valores) será possivelmente o mais desafiador. A técnica recomendada é o *balanceamento deliberativo*.[46] A vantagem dessa metodologia passo a passo é robustecer as conclusões, prevenindo a omissão de valores e considerações relevantes para as partes interessadas. Ela se revelará bastante prática, contornando disputas puramente teóricas. Os instrumentos que apontarão o trajeto deliberativo serão a reflexão, o equilíbrio no julgamento e a aceitação e tolerância para algum grau de incerteza, inerente a qualquer processo.

Buscou-se fugir de fórmulas pré-moldadas segundo figurinos utilitários, libertários ou de direitos humanos. Todas essas doutrinas são capazes de fornecer respostas para certos desafios, todavia elas poderão se revelar conflituosas. No campo da ética é conveniente se escorar nos denominadores comuns das diferentes teorias.[47] Esta primazia para os valores mais consensuais terá maior probabilidade de ser aceita, no caso dos envolvidos no projeto esposarem ideias antagônicas.

Em síntese, procurou-se criar uma linguagem comum, possibilitando a interação entre os decisores e os demais participantes da pesquisa, guiando-se por valores, justificando os resultados e alcançando desta forma condutas éticas robustas e fundamentadas.[12]

Os diversos domínios pertinentes aos processos de decisão são elencados na Tabela 3, elaborada pelo Grupo de Trabalho SHAPES e passados em revista por especialistas externos convidados.

TABELA 3   Especialistas que providenciaram comentários para o Roteiro

Revisor	Afiliação
Dr. Florencia Luna	Facultad Latinoamericana de Ciencias Sociales (Latin American School of Social Sciences), Argentina
Professor Mark Taylor	Deputy Director of HeLEX@Melbourne, University of Melbourne, Australia
Professor Patrick Tan	Director, Duke-NUS Genome Biology Facility, Duke-NUS Medical School, Singapore
Professor Assistente SIM Xueling	Saw Swee Hock School of Public Health, National University of Singapore, Singapore
Dr. Nayha Sethi	Chancellor's Fellow, Mason Institute, University of Edinburgh, UK
Dr. Sarah Chan	Reader/Chancellor's Fellow, Usher Institute of Population Health Sciences and Informatics, University of Edinburgh, UK
Professor Kenneth Goodman	Director, Institute for Bioethics and Health Policy; School of Medicine, University of Miami, USA

CONCLUSÃO

Dezesseis valores substantivos e de procedimentos foram configurados nos domínios dos megadados. Valores que transitam por todos estes âmbitos foram objeto de realce, nominalmente *respeito pelas pessoas, licença social,* e *vulnerabilidade e poder.* Um processo passo a passo para a tomada de decisões éticas e fórmulas para desarmar obstáculos nesta trajetória são antecipados. Exemplos específicos são disponíveis na literatura suplementar.

Financiamento do roteiro

Este trabalho recebeu apoio do Singapore National Medical Research Council do Ministério da Saúde de Cingapura, mediante a rubrica NMRC Funding Initiative Grant (NMRC/CBME/2016).

Publicação prévia

O presente material foi publicado em inglês em forma de uma série de artigos relacionados pela Asian Bioethics Review 11 (3) org/10.1007/s41649-019-00097-z. Todos os artigos podem ser acessados em: link.springer.com/journal/41649/11/3.

REFERÊNCIAS BIBLIOGRÁFICAS

1. Baro E, Degoul S, Beuscart R, Chazard E. Toward a literature-driven definition of big data in healthcare. BioMed Research International. 2015;1-9.
2. Sivarajah U, Kamal MM, Irani Z, Weerakkody V. Critical analysis of big data challenges and analytical methods. Journal of Business Research. 2017;70:263-86.
3. Wang Y, Kung L, Byrd TA. Big data analytics: understanding its capabilities and potential benefits for healthcare organizations. Technological Forecasting and Social Change. 2018;126:3-13.
4. Kass NE, Faden RR, Goodman SN, Pronovost P, Tunis S, Beauchamp TL. The research-treatment distinction: a problematic approach for determining which activities should have ethical oversight. Hastings Center Report. 2013;43(s1):S4-S15.
5. Dawson A. Theory and practice in public health ethics: a complex relationship. In: Peckham AHS (ed.). Public Health Ethics and Practice. Bristol: The Policy Press; 2010. p. 191-209.

6. Grill K, Dawson A. Ethical frameworks in public health decision-making: defending a value-based and pluralist approach. Health Care Analysis. 2017;25(4):291-307.
7. Staudinger UM. The need to distinguish personal from general wisdom: a short history and empirical evidence. In: Ferrari M, Weststrate NM (ed.). The scientific study of personal wisdom. Dodrecht: Springer; 2013. p. 3-20.
8. Staudinger UM, Glück J. Psychological wisdom research: commonalities and differences in a growing field. Annual Review of Psychology. 2011;6 (1):215-41.
9. Templ M. Statistical disclosure control for microdata. Cham: Springer; 2017.
10. Soria-Comas J, Domingo-Ferrer J. Big data privacy: challenges to privacy principles and models. Data Science Engineering. 2016;1(1):21-8.
11. Domingo-Ferrer J, Soria-Comas J. Anonymization in the time of big data. In: Domingo-Ferrer J, Pejic-Bach M (eds.). Privacy in statistical databases. Cham: Springer; 2016. p. 57-68.
12. Xafis V, Labude M. Openness in big data and data repositories: The application of an ethics framework for big data in health and research. Asian Bioethics Review. 2019;11(3).
13. Schaefer GO, Shyong Tai E, Sun S. Precision medicine and big data: The application of an ethics framework for big data in health and research. Asian Bioethics Review. 2019;11(3).
14. Lipworth W. Real-world data to generate evidence about healthcare interventions: The application of an ethics framework for big data in health and research. Asian Bioethics Review. 2019;11(3).
15. Lysaght T, Lim HY, Xafis V, Ngiam KY. AI-assisted decision making in healthcare: The application of an ethics framework for big data in health and research. Asian Bioethics Review. 2019;11(3).
16. Ballantyne A, Stewart C. Big data and public-private partnerships in healthcare and research: The application of an ethics framework for big data in health and research. Asian Bioethics Review. 2019;11(3).
17. Laurie GT. Cross-sectoral big data: The application of an ethics framework for big data in health and research. Asian Bioethics Review. 2019;11(3).
18. Lysaught MT. Respect: or, how respect for persons became respect for autonomy. Journal of Medicine and Philosophy. 2004;29(6):665-80.
19. Carter P, Laurie GT, Dixon-Woods M. The social licence for research: why care.data ran into trouble. Journal of Medical Ethics. 2015;41(5):404-9.
20. van Staa T-P, Goldacre B, Buchan I, Smeeth L. Big health data: the need to earn public trust. BMJ. 2016;354:i3636.
21. Hill EM, Turner EL, Martin RM, Donovan JL. "Let's get the best quality research we can": public awareness and acceptance of consent to use existing data in health research: a systematic review and qualitative study. BMC Medical Research Methodology. 2013;13(1):72.
22. Xafis V. The acceptability of conducting data linkage research without obtaining consent: lay people's views and justifications. BMC Medical Ethics. 2015;16(1):79.
23. Rogers W, Mackenzie C, Dodds S. Why bioethics needs a concept of vulnerability. IJFAB: International Journal of Feminist Approaches to Bioethics. 2012;5(2):11-38.
24. ten Have H. Vulnerability: challenging bioethics. London: Routledge; 2016.
25. World Medical Association. World Medical Association Declaration of Helsinki: ethical principles for medical research involving human subjects. JAMA. 2013;310(20):2191.
26. Luna F. Elucidating the concept of vulnerability: layers not labels. International Journal of Feminist Approaches to Bioethics. 2009;2(1):121-39.
27. Zion De, Gillam L, Loff B. The Declaration of Helsinki, CIOMS and the ethics of research on vulnerable populations. Nature Medicine. 2000;6(6):615-7.
28. Lange MM, Rogers W, Dodds S. Vulnerability in research ethics: a way forward. Bioethics. 2013;27(6):333-40.

CAPÍTULO 20 UM ROTEIRO ÉTICO PARA GRANDES BANCOS DE DADOS EM SAÚDE E PESQUISA 207

29. Dodds S. Inclusion and exclusion in women's access to health and medicine. International Journal of Feminist Approaches to Bioethics. 2008;1(2):58-79.
30. Andrejevic MB. The big data divide. International Journal of Communication. 2014;8(1):1673-89.
31. Mittelstadt BD, Floridi L. The ethics of big data: current and foreseeable issues in biomedical contexts. Science and Engineering Ethics. 2016;22(2):303-41.
32. Council for International Organizations of Medical Sciences (CIOMS). International ethical guidelines for health-related research involving humans. 4. ed. Geneva; 2016. Disponível em: https://cioms.ch/wp-content/uploads/2017/01/WEB-CIOMS-EthicalGuidelines.pdf.
33. Department of Health and Human Services. Code of Federal Regulations – title 45 public welfare CFR. Vol. 46. U.S. Dept of Health and Human Services; 2017.
34. Sinclair SM, Miller RK, Chambers C, Cooper EM. Medication safety during pregnancy: improving evidence-based practice. Journal of Midwifery & Women's Health. 2016;61(1):52-67.
35. Costa FF. Big data in biomedicine. Drug Discovery Today. 2014;19(4):433-40.
36. Pogue RE, Cavalcanti DP, Shanker S, Andrade RV, Aguiar LR, Carvalho JL, Costa FF. Rare genetic diseases: update on diagnosis, treatment and online resources. Drug Discovery Today. 2018;23(1):187-95.
37. Austin BA, Gadhia AD. New therapeutic uses for existing drugs. In: de la Paz MP, Taruscio D, Groft SC (eds.). Rare diseases epidemiology: update and overview. Cham: Springer; 2017. p. 233-47.
38. Halfmann SS, Mählmann L, Leyens L, Reumann M, Brand A. Personalized medicine: what's in it for rare diseases? In: de la Paz MP, Taruscio D, Groft SC (eds.). Rare diseases epidemiology: update and overview. Cham: Springer; 2017. p. 387-404.
39. Benjamin R. A lab of their own: genomic sovereignty as postcolonial science policy. Policy and Society. 2009;28(4):341-55.
40. Séguin B, Hardy B-J, Singer PA, Daar AS. Genomics, public health and developing countries: the case of the Mexican National Institute of Genomic Medicine (INMEGEN). Nature Reviews Genetics. 2008;9:S5-S9.
41. Jones DJ, Bush PL, Macaulay AC. Beyond consent: respect for community in genetic research. In: eLS. 2001. Disponível em: https://doi.org/10.1002/9780470015902.a0005179.pub2.
42. Weijer C. Community consent for genetic research. In: eLS. 2006. Disponível em: https://doi.org/10.1038/npg. els.0005179.
43. WRHA Ethics Services. Ethical decision-making framework. Winniepeg Regional Health Authority. 2015. Disponível em: http://www.wrha.mb.ca/extranet/eipt/files/EIPT-037-002.pdf.
44. Kerridge IH, Lowe M, Stewart C. Ethics and law for the health professions. 4. ed. Annandale, NSW: Federation Press; 2013.
45. Velasquez M, Moberg D, Meyer MJ, Shanks T, McLean MR, DeCosse D, et al. A framework for ethical decision making. 2015. Disponível em: https://www.scu.edu/ethics/ethics-resources/ethical-decision-making/a-framework-for-ethical-decision – making/.
46. Demarco J, Ford P. Balancing in ethical deliberation: superior to specification and casuistry. The Journal of Medicine and Philosophy. 2006;31(5):483-97.
47. Beauchamp TL, Childress JF. Principles of biomedical ethics. 7. ed. New York: Oxford University Press; 2013.
48. European Union. General Data Protection Regulation (GDPR). Brussels: European Parliament and Council of European Union; 2016.
49. Global Alliance for Genomics and Health. Global Alliance for Genomics and Health: Privacy and Security Policy; 2015.
50. Mackenzie C, Rogers W, Dodds S. Introduction: what is vulnerability and why does it matter for moral theory. In: Mackenzie C, Rogers W, Dodds S (eds.). Vulnerability: new essays in ethics and feminist philosophy. Oxford: Oxford University Press; 2014. p. 1-29.

51. Personal Data Protection Commission Singapore. Advisory Guidelines on the PDPA for Selected Topics (ed.). Personal Data Protection Commission Singapore; 2018.
52. Personal Data Protection Act (PDPA). Singapore: Personal Data Protection Commission; 2012. Disponível em:
53. The Health Insurance Portability and Accountability Act (HIPAA). Washington, DC: U.S. Dept. of Labor, Employee Benefits Security Administration; 2004.

CAPÍTULO 21

O direito à imagem: legislação e normas éticas

Tatiane Martins Jorge, Marcelo Mikawa Velludo,
Naiara Mobiglia Benedicto, Edson Zangiacomi Martinez

RESUMO

O avanço tecnológico tem modificado a forma das pessoas relacionarem-se. No ambiente acadêmico e nos serviços de saúde percebe-se um elevado número de publicações de imagens de pacientes, independentemente da categorial profissional à qual pertencem. Nas pesquisas, nota-se que a internet tem sido utilizada como meio para a obtenção de dados primários, principalmente a partir de questionários *online*. Os recursos audiovisuais, como fotografias e filmagens, também têm sido amplamente utilizados. A literatura tem revelado que alunos de graduações da área da saúde, bem como profissionais, desconhecem os aspectos legais relacionados ao uso de imagens de pacientes, em diferentes contextos. Assim, o objetivo deste capítulo é discorrer sobre o conceito de imagem na legislação brasileira, o termo de consentimento informado para uso de imagens, aspectos relevantes no uso de internet em pesquisas e sobre a ética relacionada ao uso de imagens, a partir da análise dos códigos de ética.

OS AVANÇOS TECNOLÓGICOS E O USO DE IMAGENS

É notório o uso cada vez maior de celulares com câmeras e internet em todo o mundo. Esse fenômeno vem acompanhado de grande interesse por registrar imagens de si e dos outros, com grande risco de serem rapidamente disseminadas na internet.[1-3] Uma vez postada, mesmo que excluída da conta de quem postou, a imagem poderá, ainda, ser visualizada por outros usuários. Isso ocorre porque não é possível evitar que a imagem seja compartilhada por algum membro de sua rede social, e então visualizada e novamente compartilhada por outros.[4]

Muita tecnologia e pouco conhecimento dos aspectos éticos e legais relacionados ao uso de imagens implicam em comportamentos inadequados e sem segurança,[1] tanto em redes sociais como em pesquisas científicas. Em pesquisas qualitativas, com o avanço tecnológico, os recursos audiovisuais como as filmagens e fotografias têm sido cada vez mais usados como ferramentas de coleta de dados.

A decisão por utilizar imagens exige do pesquisador cuidados especiais, não somente para manipular os equipamentos como para resguardar os direitos de todos os envolvidos. Para isso, é fundamental o conhecimento dos aspectos éticos e legais relacionados ao uso de imagens, tanto no que se refere à captura como à sua divulgação.

DIREITO À IMAGEM NA LEGISLAÇÃO BRASILEIRA

Antes de iniciar a análise da legislação brasileira vigente que tutela a proteção à imagem, é interessante buscar uma conceituação do próprio termo para que se possa aprofundar no assunto.

No dicionário *Michaelis de Língua Portuguesa,*[5] imagem apresenta algumas conceituações, como: "representação do aspecto ou formato de pessoa ou objeto através de desenho, gravura, escultura" e "reprodução dinâmica (ou não) de pessoa, coisa, paisagem através de câmeras de máquina fotográfica, de cinema, de televisão, de celular ou de computador". Não obstante as outras conceituações, que envolvem também o uso figurativo do termo imagem, na esfera jurídica essas duas definições são as de maior interesse.

Juridicamente, a imagem faz parte de um conjunto de direitos chamados Direitos de Personalidade, expressos na legislação brasileira em dois dispositivos: Constituição Federal,[6] artigo 5°, que trata dos direitos e garantias fundamentais, e, complementarmente, no Código Civil[7] em seu artigo 20. Os Direitos de Personalidade, segundo conceituação de Bittar,[8] são "direitos inatos (originários), absolutos, extrapatrimoniais, intransmissíveis, imprescritíveis, impenhoráveis, vitalícios, necessários e oponíveis *erga omnes*".

Direitos originários são aqueles que são inatos ao ser humano e garantidos desde a formação do nascituro; são absolutos na medida em que sua relevância e necessidade impõem a todos o dever de respeito (oposição *erga omnes)*; extrapatrimoniais, pois não podem ser mensurados e atribuídos de valor, apesar de ser possível a autorização de uso para obtenção de alguma vantagem econômica; intransmissíveis, na medida em que o direito é inseparável do titular, não podendo ser cedido; imprescritíveis, pois acompanham as pessoas durante toda sua existência, não tendo um "prazo de validade" e podendo ser defendidos dentro e fora de juízo a qualquer momento, sendo possível encontrar na literatura jurídica até autores que defendem a manutenção do direito após a morte do titular; impenhoráveis, pois não podem ser utilizados para pagamentos de obrigações; vitalícios, acompanhando o sujeito durante toda a vida; necessários, pois sem o direito à imagem não se configura a personalidade; e oponíveis *erga omnes*, ou seja, devem ser respeitados por todas as pessoas.

A seguir, serão analisados os dispositivos legais.

CONSTITUIÇÃO DA REPÚBLICA FEDERATIVA DO BRASIL/1988[6]

No artigo 5° encontra-se explícito que "todos são iguais perante a lei, sem distinção de qualquer natureza, garantindo-se aos brasileiros e aos estrangeiros residentes no país a inviolabilidade do direito à vida, à liberdade, à igualdade, à segurança e à propriedade".

O inciso X do mesmo dispositivo dá mais informações: "são invioláveis a intimidade, a vida privada, a honra e a imagem das pessoas, assegurado o direito a indenização pelo dano material ou moral decorrente de sua violação".

Silva[9] discorre em sua obra *Comentário Contextual à Constituição* que o direito à proteção da honra e da imagem não caracteriza um direito à privacidade, intimidade ou ainda à vida privada, mas sim é objeto de direito independente e autônomo, da personalidade. Ainda, na mesma obra, conceitua que: "A honra é o conjunto de qualidades que caracterizam a dignidade da pessoa, o respeito dos concidadãos, o bom nome, a reputação" e que "a inviolabilidade da imagem da pessoa consiste na tutela do aspecto físico, como é perceptível visivelmente [...]. Não se trata, pois, de imagem como conceito, mas de imagem como figura, retrato, representação gráfica, plástica ou fotográfica da pessoa"[9] (p.104).

Pode-se observar, também, que o dispositivo define serem invioláveis tais direitos, assim como a forma de reparação à violação, que deve se dar por meio de indenização.

LEI N. 10.406/2002 DO CÓDIGO CIVIL[7]

No Capítulo II dos Direitos da Personalidade, é importante o conhecimento dos artigos 11 e 20.

Art. 11. Com exceção dos casos previstos em lei, os direitos da personalidade são intransmissíveis e irrenunciáveis, não podendo o seu exercício sofrer limitação voluntária. [...]

Art. 20. Salvo se autorizadas, ou se necessárias à administração da justiça ou à manutenção da ordem pública, a divulgação de escritos, a transmissão da palavra, ou a publicação, a exposição ou a utilização da imagem de uma pessoa poderão ser proibidas, a seu requerimento e sem prejuízo da indenização que couber, se lhe atingirem a honra, a boa fama ou a respeitabilidade, ou se destinarem a fins comerciais.

Diniz,[10] em seu *Código Civil Anotado*, define que "o direito à imagem é o de não ver sua efígie exposta em público ou mercantilizada sem seu consenso e o de não ter sua personalidade alterada material ou intelectualmente, causando dano à sua reputação" (p. 65).

Como pode ser observado, a legislação estabelece a indisponibilidade dos direitos de personalidade, porém tal característica pode ser interpretada como relativa, dado que existem dispositivos que admitem tal disponibilidade, conforme os exemplos apresentados: exposição de retrato falado de um suspeito de crime em veículos de comunicação (finalidade social), fotos em documentos de identidade, imagem pessoal em promoção publicitária (com ou sem remuneração).

Existem ainda outras limitações ao direito à imagem, com dispensa de autorização para veiculação, nos casos de pessoas notórias e aquelas com cargo público. Importante ressaltar que a disponibilidade da imagem dessas pessoas deve estar relacionada à atividade que gerou tal notoriedade, ou seja, às artes, ciências, letras e política. De toda forma, a divulgação da imagem não deve devassar a vida privada e íntima das pessoas.[10]

Em relação ao uso de imagens em redes sociais, é possível citar uma apelação cível real como exemplo de caso já julgado pelas cortes nacionais, e que serve de embasamento para futuras ocorrências de mesmo teor. O texto a seguir é um trecho da Apelação Cível AC 1007334052017826047 SP 1007334-05.2017.8.26.0477, julgada em 2017 no Tribunal de Justiça de São Paulo (TJ-SP):[11]

RESPONSABILIDADE CIVIL – Divulgação não autorizada de fotografia da autora em página do Facebook, com fins comerciais – Uso indevido da imagem configurado – Fato que, por si só, já torna exigível a indenização – Como se não bastasse, houve dano também à honra da autora – De rigor impor às rés a obrigação de abstenção do uso da imagem da autora sem autorização prévia, bem como o dever de ressarcimento – Valor da indenização que não comporta reparos – Sentença mantida – RECURSOS NÃO PROVIDOS.

Trata-se de recurso de apelação interposto contra a sentença de fls. 197/200, de relatório adotado, que julgou a ação procedente para condenar as rés na obrigação de abstenção do uso das imagens da autora sem autorização, bem como ao ressarcimento no valor de R$ 7.000,00.

De acordo com a súmula 403 do Superior Tribunal de Justiça (STJ), o uso indevido da imagem já seria suficiente para tornar exigível a indenização: "Independe de prova do prejuízo à indenização pela publicação não autorizada de imagem de pessoa com fins econômicos ou comerciais".

No recurso citado, as rés argumentaram que o fato da referida autora ter publicado imagem própria com a opção de visualização pública autorizaria a utilização da imagem por terceiros, o que foi afastado prontamente pelo Tribunal.

CONSENTIMENTO INFORMADO PARA USO DE IMAGENS

Conforme explicado anteriormente, os direitos à imagem estão inseridos na categoria dos Direitos de Personalidade e são definidos pelo Código Civil brasileiro como irrenunciáveis e intransmissíveis. Isso não quer dizer, por sua vez, que o uso de imagens seja vedado no ordenamento jurídico nacional, mas sim que os Direitos de Personalidade não podem ser abdicados mesmo por vontade do titular do direito em questão, e nem ter sua titularidade transferida a outrem. Mas, então, como é possível utilizar imagens pessoais para os mais determinados fins, como peças publicitárias, campanhas governamentais, programas de televisão e outros, sem que se renuncie ao próprio direito? O que acontece, na verdade, é que o titular do direito à imagem pode autorizar seu uso, por meio de consentimento.

Ao se consentir o uso de uma imagem, o titular do direito não estará abdicando do direito em si, mas sim exercendo seu direito de ter sua imagem utilizada se assim o desejar. O uso de imagens pessoais, como mencionado, pode até trazer benefício econômico para o titular do direito (assim como ocorre na utilização para peças publicitárias). Assim, a exploração de imagens pessoais, mediante autorização, não configura conduta ilícita que seria afastada em virtude do consentimento, mas uma expressão da autodeterminação pessoal que afasta a ilicitude do uso da imagem.[12]

O consentimento, por sua vez, pode ser de três diferentes formas: expressa, tácita ou presumida.

O consentimento expresso se dá pela manifestação da vontade através de um instrumento próprio, como uma declaração formal escrita; na forma tácita ou presumida, mesmo não havendo um instrumento, pode-se inferir a aceitação quanto à captura e utilização de imagens. Pode-se dizer que é o que ocorre quando uma pessoa posa para uma foto com amigos para posterior publicação em uma rede social, por exemplo. Há um debate doutrinário, no entanto, quanto a essas hipóteses, já que fica difícil delimitar se a atitude de posar para a câmera implica em anuência unicamente quanto à captura da imagem, ou se englobaria, também, a publicação de tal imagem, sendo possível a aplicação do artigo 111 do Código Civil que, em linhas gerais, determina que o silêncio implica anuência.[13]

É possível perceber, então, que quando o consentimento se dá de forma expressa, dificilmente causará problemas a quem publica a imagem. A maior parte dos problemas ocorre em virtude da regra de interpretação restritiva do consentimento. Um aspecto importante a ser considerado no momento de autorizar o uso de imagem é a necessidade de limitar o objetivo e a duração. Por exemplo, se uma pessoa autorizou o uso de sua imagem em uma edição de determinada revista, a mesma imagem não deve ser utilizada em outra edição. Neste caso, outro termo de consentimento deve ser elaborado.

Em caso de pessoa com limitada capacidade (artigos 3° e 4° do Código Civil), como menores, faz-se necessário também o consentimento do representante legal, de acordo com o artigo 104, I do Código Civil, que considera inválidos os contratos e obrigações estabelecidas por parte incapaz. Mesmo assim, em se tratando de pessoa capaz de discernimento, não basta apenas o consentimento de seu representante legal, mas também do próprio titular do direito, não podendo se presumir a vontade deste pela anuência do representante.[13] Temos, como exemplo, o fato de atualmente as escolas particulares costumarem colocar em seus contratos um parágrafo em que os pais autorizam o uso das imagens de seus filhos em revistas, sites e outros veículos de publicidade, bem como propagandas com as imagens dos alunos que foram aprovados nos concursos vestibulares.

A fim de se evitar violação de direitos, o uso de imagens em pesquisas, seja fotos ou filmagens, deve delimitar a duração, o propósito e a extensão da autorização ao uso, assim como garantir que o titular do direito compreenda claramente o que está autorizando, pois mesmo utilizando instrumento adequado para o consentimento expresso, ainda assim é possível a violação do direito à imagem.

A permissão

O Termo de Consentimento Livre e Esclarecido (TCLE) é muito mais que um convite aos participantes; trata-se de um documento que, a partir do objetivo da pesquisa, pretende esclarecer todos os aspectos que envolvem o ser humano, no intuito de respeitar a sua dignidade e alertá-lo sobre possíveis riscos e desconfortos decorrentes de sua participação. A estrutura desse termo deve ser lógica[14] e seguir as recomendações do Conselho Nacional de Saúde, Resolução n. 466, de 12 de dezembro de 2012.[15]

É fundamental que o TCLE seja escrito de modo a ser compreendido pelos participantes, permitindo que sejam capazes de decidir por si mesmos, com total autonomia e respeito às suas escolhas.[14,16]

No TCLE deve estar descrito e acordado entre as partes que, quando a pesquisa utilizar imagens, o voluntário precisa necessariamente saber o propósito do uso e se haverá alguma chance de suas imagens serem divulgadas em eventos ou publicações científicas. Se usadas, deve ser mencionado se haverá ou não alguma forma para preservar o anonimato.

É válido ressaltar que a leitura e a assinatura do TCLE, mesmo que legível e bem escrito, não garante que houve, de fato, entendimento claro do estudo, dos riscos e benefícios envolvidos e nem tampouco consentimento livre, voluntário e com autonomia. Alguns fatores podem interferir na decisão em participar da pesquisa, como: a relação do paciente com o pesquisador (muitas vezes, médico ou outro profissional), o acesso ao serviço de saúde, o estresse, o nível educacional e econômico.[16]

Vídeos e filmes

Ainda em relação aos cuidados éticos da pesquisa que envolve filmagens, alguns aspectos merecem ser apontados: 1) o participante, quando convidado, deve ter conhecimento sobre o que será filmado. Além disso, o participante tem o direito de participar apenas se considerar digna sua participação; 2) as informações devem ser fornecidas sem mentiras ou omissões, sendo proibido o registro de conversas e imagens sem autorização; 3) os participantes têm o direito de ver suas imagens antes da edição do vídeo, tendo o direito de escolher as melhores imagens ou cenas a serem divulgadas;[17] 4) é direito do participante deixar de participar da pesquisa a qualquer momento.

O USO DA INTERNET EM PESQUISAS

Com o crescente uso da internet, muitas pesquisas científicas têm usado a internet como instrumento de coleta de dados primários, a partir do uso de questionários *online*, por exemplo.[18]

Dentre as razões para o uso de questionário *online*, podem ser citados: quantidade grande de questões que exigiria muito tempo para preenchimento;[18] possibilidade de preencher o questionário em ambiente mais conveniente para o participante;[18,19] não limitação geográfica, permitindo, inclusive, a participação de pessoas de outros idiomas; baixo custo se comparado com questionários impressos; maior garantia de inibir a influência do pesquisador na análise dos dados, devido ao anonimato do participante.[19]

Por outro lado, algumas barreiras têm sido descritas, como a exclusão dos analfabetos digitais e a impossibilidade de esclarecer dúvidas no momento que elas ocorrem.[19]

Em casos de questionários *online*, a obtenção do TCLE pode ocorrer via link disponibilizado aos possíveis interessados em participar.[18] O link dá acesso ao TCLE *online*, permitindo a leitura e a decisão em participar ou não como voluntário. Geralmente, ao invés da assinatura, o candidato pode escolher entre duas ou mais opções: a) li e concordo em participar como voluntário desta pesquisa; 2) li e não concordo em participar desta pesquisa; 3) tenho dúvidas e gostaria de esclarecimentos.

Atualmente, ferramentas eletrônicas como o REDCap (*Research electronic data capture*) têm sido amplamente utilizadas para capturas de dados em pesquisas científicas.[20]

CÓDIGOS DE ÉTICA E O SIGILO

É possível perceber nos códigos de ética das profissões da saúde que é dever do profissional garantir o sigilo das informações relacionadas ao cliente.[21] Essa garantia deve ser estendida tanto na realização de pesquisas como nas mídias sociais. Seguem informações referentes ao uso de imagens em alguns códigos de ética de profissões da saúde (Quadro 1).

QUADRO 1 Informações dos códigos de éticas de diferentes profissões da saúde em relação ao uso de imagens de pacientes/clientes

Enfermagem (Código de Ética dos Profissionais de Enfermagem[22])	Capítulo III, das proibições: Parágrafo único. Fazer referência a casos, situações ou fatos, e inserir imagens que possam identificar pessoas ou instituições sem prévia autorização, em qualquer meio de comunicação. Art. 98. Publicar resultados de pesquisas que identifiquem o participante do estudo e/ou instituição envolvida, sem a autorização prévia.
Fonoaudiologia (Código de Ética da Fonoaudiologia[23])	Capítulo VI, do sigilo profissional: Art. 24. Constituem infrações éticas com relação ao sigilo profissional: fazer referência a clientes ou a casos clínicos identificáveis ou exibir imagem do cliente, da família, do grupo e da comunidade em anúncios profissionais, palestras, aulas, eventos científicos ou na divulgação de assuntos terapêuticos em qualquer meio de comunicação, quando não autorizado por escrito por estes ou por seu(s) representante(s) legal(is); [...] Capítulo IX, da formação acadêmica, da pesquisa e da publicação: Art. 33. Constituem deveres do fonoaudiólogo relacionados à formação acadêmica, à pesquisa e à publicação: obter consentimento do cliente ou de seu(s) representante(s) legal(s) por escrito, antes da utilização de dados ou imagens que possam identificá-lo; [...] Capítulo X, dos veículos de divulgação, informação e comunicação. Seção II, das redes sociais: Art. 39. Constituem deveres do fonoaudiólogo em relação às redes sociais: ter consentimento e autorização formal por escrito do cliente, ou de seu(s) representante(s) legal(is), para publicação de fotos ou vídeos;

(continua)

QUADRO 1   Informações dos códigos de éticas de diferentes profissões da saúde em relação ao uso de imagens de pacientes/clientes (*continuação*)

Medicina (Código de Ética Médica[24])	Capítulo IX, do sigilo profissional. É vedado ao médico: Art. 75. Fazer referência a casos clínicos identificáveis, exibir pacientes ou imagens que os tornem reconhecíveis em anúncios profissionais ou na divulgação de assuntos médicos em meios de comunicação em geral, mesmo com autorização do paciente.
Odontologia (Código de Ética Odontológica[25])	Capítulo VI, do sigilo profissional: Art. 14. Constitui infração ética: fazer referência a casos clínicos identificáveis, exibir paciente, sua imagem ou qualquer outro elemento que o identifique, em qualquer meio de comunicação ou sob qualquer pretexto, salvo se o cirurgião-dentista estiver no exercício da docência ou em publicações científicas, nos quais a autorização do paciente ou seu responsável legal lhe permite a exibição da imagem ou prontuários com finalidade didático-acadêmica. [...] Capítulo XVI, do anúncio, da propaganda e da publicidade: Art. 44. Constitui infração ética: divulgar nome, endereço ou qualquer outro elemento que identifique o paciente, a não ser com seu consentimento livre e esclarecido, ou de seu responsável legal, desde que não sejam para fins de autopromoção ou benefício do profissional, ou da entidade prestadora de serviços odontológicos, observadas as demais previsões deste Código; [...] Capítulo XVI, do anúncio, da propaganda e da publicidade. Seção II, da publicação científica: Art. 49. Constitui infração ética: publicar, sem autorização por escrito, elemento que identifique o paciente preservando a sua privacidade;
Odontologia (Resolução do Conselho Federal de Odontologia 196/2019)[26]	A resolução autoriza a divulgação de autorretratos (*selfies*) e de imagens relativas ao diagnóstico e ao resultado final de tratamentos odontológicos, e dá outras providências.

O comportamento ético do profissional pode ser questionado por clientes ou familiares no conselho regional daquela profissão. Caso seja comprovado um comportamento inadequado, as penas podem variar de advertências até cassação do direito profissional. Em empresas privadas, posturas antiéticas podem acarretar demissões, e nas públicas pode ocorrer abertura de processo administrativo com possibilidade de demissão.[27]

Apesar das orientações presentes nos códigos de ética profissionais, é possível notar nas redes sociais que os profissionais têm exposto sua rotina de trabalho, comprometendo a garantia de sigilo que devem aos seus pacientes. É o que foi observado no estudo de Martorell, Nascimento e Garrafa,[21] realizado com médicos e cirurgiões dentistas. Foi possível verificar publicação no Facebook de imagens de pacientes e comentários depreciativos relacionados aos casos. Outra pesquisa realizada com fonoaudiólogos[28] investigou a percepção e a conduta autodeclarada desses profissionais sobre aspectos éticos e legais relacionados ao uso de imagens de pacientes em redes sociais. A quase totalidade mencionou já ter visto fotografias e/ou vídeos de pacientes publicados em redes sociais por fonoaudiólogos.

INTERESSES PESSOAIS OU FINANCEIROS

O dever do profissional em garantir privacidade e confidencialidade de seus pacientes não deve ser relativizado. Acredita-se que o marketing profissional e a tentativa de chamar a atenção para seu trabalho (autopromoção) estejam entre as motivações dos profissionais que expõem seu trabalho nas redes sociais.[21,29,30]

Enquanto o reconhecimento profissional pode gerar bem-estar, satisfação e estimular o crescimento, buscar esse prestígio a partir da exposição de pacientes, ou seja, sem levar em consideração as necessidades e direitos de terceiros, é contrário às exigências das profissões de saúde.[31] Além do potencial dano ao paciente exposto, em casos em que a imagem vise a autopromoção, outros aspectos devem ser considerados, como a concorrência desleal e mercantilização da profissão.[30,32]

No estudo de Caires et al.,[33] foi possível verificar que existe falha no processo de formação dos profissionais de saúde, uma vez que quase metade alegou desconhecer o que diz a Constituição Federal, o Código Civil e o Código Penal a respeito do direito da imagem.

Leal et al.[3] realizaram uma pesquisa com alunos de Medicina e Odontologia de uma instituição de ensino superior de Teresina/Piauí. Foi possível perceber que o registro de imagens de pacientes aumentava com o avançar dos semestres concluídos. A maioria dos alunos não pediu autorização por escrito e nem registrou em prontuários. Dentre as justificativas para o uso das imagens foram citadas: relatos de caso, discussão com colegas, publicação em revistas ou apresentação em congressos, publicações em redes sociais, recordação ou apresentação de seminários. Outro detalhe preocupante foi que a maioria dos alunos que registraram imagens dos pacientes não explicou o motivo e nem onde seriam utilizadas. A maioria também referiu desconhecer os documentos legais que tratam do direito da imagem (Constituição Federal, Código Civil e o Código Penal).

CONSIDERAÇÕES FINAIS

É dever de toda a equipe de saúde, tanto nos serviços como nos ambientes acadêmicos, garantir a confidencialidade dos casos atendidos ou em atendimento.[31] Assim, o conhecimento e a divulgação das informações contidas na Constituição Brasileira e no Código Civil, além das contidas nos códigos de ética das profissões, devem ser incentivados.

Aos conselhos das classes profissionais e às universidades cabe o trabalho de ampliar a discussão sobre o uso de imagem na internet e as implicações que podem advir dessa prática,[21,29] tanto nas esferas ética/administrativa, como cível e penal.[3,29]

REFERÊNCIAS BIBLIOGRÁFICAS

1. Bolzan LHS. Amparo legal ao uso da imagem em vídeos na internet [Trabalho de Conclusão de Curso em Mídias na Educação]. Porto Alegre: Centro Interdisciplinar de Novas Tecnologias na Educação/Universidade Federal do Rio Grande do Sul; 2010.
2. Teffé CAS. Considerações sobre a proteção do direito à imagem na internet. RIL Brasília. 2017;54(213):173-98.
3. Leal MCB, Barreto FSC, Flizikowski EBS, Nascimento WR. O conhecimento dos estudantes sobre direito de imagem do paciente. Revista Bioética. 2018;26(4):597-605.
4. MacDonald J, Sohn S, Ellis P. Privacy, professionalism and Facebook: a dilemma for young doctors. Medical Education. 2010;44:805-13.
5. Michaelis. Moderno dicionário da língua portuguesa. São Paulo: Melhoramentos; 1998.
6. Brasil. Presidência da República. Casa Civil. Subchefia para assuntos jurídicos. Constituição da República Federativa do Brasil. 1988.
7. Brasil. Lei n. 10.406, 10 de janeiro de 2002. Institui o Código Civil. Diário Oficial da União da República Federativa do Brasil, Brasília, DF, 11 jan. 2002. Disponível em: http://www.planalto. gov.br/ccivil_03/Leis/2002/L10406compilada.htm.
8. Bittar CA. Os direitos da personalidade. 2. ed. Rio de Janeiro: Forense Universitária; 1995. p.11.

CAPÍTULO 21 O DIREITO À IMAGEM: LEGISLAÇÃO E NORMAS ÉTICAS 217

9. Silva JA. Comentário contextual à Constituição. 8. ed. São Paulo: Malheiros; 2012. p.104.
10. Diniz MH. Código Civil Anotado. 13. ed. rev. aum. e atual. de acordo com a reforma do CPC e com o Projeto de Lei 276/2007. São Paulo: Saraiva; 2008. p.65.
11. Tribunal de Justiça do Estado de São Paulo. Apelação Cível AC 10073340520178260477 SP 1007334-05.2017.8.26.0477.
12. Kadner I. Die Vereinbarkeit von Fotomontagen mit dem Recht am eigenen Bild.
13. Zanini LEA. Direito à imagem. Curitiba: Juruá; 2018.
14. Rodrigues Filho E, Prado MM, Prudente COM. Compreensão e legibilidade do termo de consentimento livre e esclarecido em pesquisas clínicas. Revista Bioetica. 2014;22(2):325-36.
15. Brasil. Ministério da Saúde. Conselho Nacional de Saúde. Resolução n. 466, de 12 de dezembro de 2012. Diretrizes e normas regulamentadoras de pesquisas envolvendo seres humanos. Diário Oficial da União da República Federativa do Brasil. 2013;150(112).
16. Assumpção C, Pinto NS, Velarde LGC, Nascimento OJM, Olej B. Compreensão do termo de consentimento em pesquisa clínica. Revista Bioetica. 2016;24(1):184-94.
17. Pinheiro EM, Kakehashi TY, Angelo M. O uso de filmagem em pesquisas qualitativas. Revista Latino-Americana de Enfermagem. 2005;13(5):717-22.
18. Apostolico MR, Yoshikawa Egry E. Uso da internet na coleta de dados primários na pesquisa em Enfermagem. Revista Brasileira de Enfermagem. 2013;66(6):949-55.
19. Faleiros F, Käppler C, Pontes FAR, Silva SSC, Goes FSN, Cucik CD. Uso de questionário online e divulgação virtual como estratégia de coleta de dados em estudos científicos. Texto & Contexto Enfermagem. 2016;25(4):e3880014.
20. Harris PA. Research Electronic Data Capture (REDCap) – planning, collecting and managing data for clinical and translational research. BMC Bioinformatics. 2012;13:A15.
21. Martorell LB, Nascimento WF, Garrafa V. Redes sociais, privacidade, confidencialidade e ética: a exposição de imagens de pacientes no Facebook. Comunicação Saúde e Educação. 2016;20(56):13-23.
22. Conselho Federal de Enfermagem. Código de Ética dos Profissionais de Enfermagem. Resolução n. 564, de 6 de novembro de 2017. Disponível em: http ://www .cofen.gov.br/resolucao-cofen--no-5642017_59145.html.
23. Sistema de Conselhos de Fonoaudiologia. Código de Ética da Fonoaudiologia. 2016. Disponível em: https://www.fonoaudiologia.org.br/cffa/index.php/codigo-de-etica.
24. Conselho Federal de Medicina. Código de Ética Médica: Resolução CFM n. 2.217, de 27 de setembro de 2018, modificada pelas Resoluções n. 2.222/2018 e 2.226/2019. Disponível em: https:// portal.cfm.org.br/images/PDF/cem2019.pdf.
25. Conselho Federal de Odontologia. Código de Ética Odontológica. Resolução n. 110/2012. Disponível em: http ://cfo.org.br/website/codigos/.
26. Conselho Federal de Odontologia. Resolução n. 196/2019, de 29 de janeiro de 2019. Disponível em: http ://cfo.org.br/website/resolucao-cfo-196-2019/.
27. Martorell LB. Use of social media: a case of urgency and emergency for health professionals. Revista Brasileira de Odontologia Legal RBOL. 2017;4(1):122-30.
28. Benedicto NM, Martinez EZ, Jorge TM. Uso de imagens de pacientes em redes sociais: como percebem e agem os fonoaudiólogos? CoDAS. 2019;31(2):e20180174.
29. Martorell LB, Pereira GBP, Araújo IO, Dias AD, Silva BSF, Costa LR. Publication of patients' image in social networks according to teachers: like and share? Revista Brasileira de Odontologia Legal RBOL. 2018;5(2):2-11.
30. Simplício AHM. Social media and Dentistry: ethical and legal aspects. Dental Press Journal of Orthodontics. 2019;24(6):80-9.
31. Tietzmann AC. Exposed patients: a reflection on confidentiality, narcissism and bioethics education. Revista da Associação Médica Brasileira. 2019;65(7):932-3.

32. Felter M, Rodrigues LG, Martorell LB, Prado MM. A violação dos aspectos éticos e legais de uma rede social profissional odontológica. Revista Brasileira de Odontologia Legal RBOL. 2017;4(3):34-47.
33. Caires BR, Lopes MCBT, Okuno MFP, Vancini-Campanharo CR, Batista REA. Knowledge of healthcare professionals about rights of patient's images. Einstein. 2015;13(2):255-9.

CAPÍTULO 22

Especificidades da ética e da pesquisa em ciências humanas, sociais e sociais aplicadas

Joel Faintuch, Jacob J. Faintuch, Maria Celeste Cordeiro Leite dos Santos

RESUMO

As ciências humanas, sociais e sociais aplicadas se valem de metodologia científica não só numérica e quantitativa, como fundamentada em estatísticas de ponta. Não obstante, uma elevada parcela dos estudos opta pela abordagem qualitativa, recorrendo a descrições, reflexões e estudos de caso, ou ainda formulação, debate e crítica de doutrinas, princípios, paradigmas e teorias. A experimentação é rara na área, e eventos adversos graves ou fatalidades não são conhecidos, sublinhando distintos objetivos, ferramentas de trabalho e desfechos. Em que pesem tais disparidades, considerações éticas tangenciam tanto o domínio biomédico quanto o social e humano. O capítulo enfoca cada um destes itens sob o viés das condutas práticas recomendadas.

INTRODUÇÃO

As ciências humanas, sociais e sociais aplicadas (CHSSA) se valem de metodologia científica não só numérica e quantitativa, como fundamentada em estatísticas de ponta. Efetivamente uma das mais completas e avançadas famílias de aplicativos de estatística do planeta, utilizada amplamente em medicina e outras ciências da saúde, além de agências de pesquisa de mercado, governos e mesmo inteligência artificial, é o *Statistical Package for the Social Sciences* (SPSS). Originalmente desenhado para as ciências sociais por três estudantes da Universidade de Stanford (Califórnia, EUA) em 1968,[1] quando ainda não existiam computadores pessoais, somente os pesados *mainframes*, esteve durante alguns anos a cargo da Universidade de Chicago, onde era vendido pelo *National Opinion Research Center*, um órgão de levantamento de opinião pública, até ganhar vida própria como empresa comercial.

PROTOCOLOS QUALITATIVOS

Não obstante, uma elevada parcela dos estudos em CHSSA opta pela abordagem qualitativa, recorrendo a descrições, reflexões e estudos de caso, ou ainda formulação, debate e crítica de doutrinas, princípios, paradigmas e teorias, embora não raras vezes alicerçando-se em grandes casuísticas e extensas coletas de dados, como as propiciadas pelas pesquisas de opinião, revisões da imprensa e redes sociais. Análises observacionais mediante recursos de som e imagem também são comuns, através de registros de voz, vídeos e filmes. Em outras palavras, ideias, sentimentos, comportamentos, impulsos, atitudes e valores individuais ou coletivos, que não são facilmente digitalizáveis, não raro assumem a dianteira.

O SER HUMANO COMO SUJEITO DA PESQUISA

Parece acaciano enfatizar que são humanos, ou seja, os indivíduos e a sociedade em que vivem e interagem, os sujeitos da pesquisa em ciências sociais. O que mais seria? Animais e bactérias, rochas e areias, galáxias e estrelas? Estes encontram-se no âmbito de outras áreas do conhecimento. Isso não significa que estudos laboratoriais ou experimentais sejam inteiramente alheios para CHSSA. Comportamentos relacionados à aceitação social, rejeição, solidariedade, agressividade e atitudes coletivas como espírito de rebanho são há muito relatados e comparados com outras espécies. Sem contar reações somáticas ou psicossomáticas diante de fatos da vida como dor, privação, solidão e envelhecimento.

Um exemplo de tal enfoque é o estímulo, pelo Instituto Nacional de Envelhecimento (NIA, EUA), para desenvolvimento de modelos animais de velhice, visando investigar o impacto da idade sobre os processos e conexões sociais dos indivíduos, tanto no círculo restrito (indivíduos de convivência próxima) como no nível comunitário.[2] Modernamente tornaram-se disponíveis métodos de imagem seguros, pouco invasivos e compatíveis com visualização de ativação cerebral em indivíduos conscientes e em condições de colaborar, em especial a ressonância nuclear magnética (RNM) e a RNM funcional (RNMf), mas também a eletroencefalografia funcional. Para certos setores de CHSSA foi um achado, dada a possibilidade de identificar precisamente e sem risco de equívocos a resposta mental de um cidadão ou consumidor diante de produtos, pessoas, eventos ou situações projetados em uma tela.[3] Modelos animais para perscrutar comportamento, cognição e percepção através da RNM analogamente adquirem importância.[4]

Estas são pesquisas potencialmente experimentais e quantitativas, na medida em que uma amostra significativa de indivíduos testados poderia fornecer números robustos para inferências populacionais. A própria RNMf, assim como a eletroencefalografia, reconhecem modalidades quantitativas inerentes à própria metodologia empregada, sendo que a agência regulatória norte-americana FDA contempla sua adoção na validação pré-comercialização de certos dispositivos eletrônicos para emprego clínico.[5] Não obstante tais perspectivas, as limitações de custo e disponibilidade dos equipamentos, assim como a necessidade de investigadores altamente especializados para a coleta e interpretação dos dados impedem a aplicação em larga escala, reservando seu uso em estudos sociais para poucos grupos e amostragens exíguas, em muitas eventualidades sob a forma de relatos de casos.

CONCLUSÕES FACTUAIS BASEADAS EM INVESTIGAÇÕES EMPÍRICAS

Um dos dogmas mais benquistos e valorizados nas ciências é a experimentação, que tipicamente é a simulação, em ambiente controlado, de intervenções relativas ao mundo real. Ela se reveste de sobejas vantagens para a extração de conclusões convincentes e válidas, quando corretamente desenhada e conduzida. O tamanho amostral pode ser previamente calculado para uma robusta significância estatística, todas as variáveis de confusão podem ser antecipadamente discutidas, enumeradas e neutralizadas, e a transcrição das observações é devidamente mascarada e anonimizada para se precaver de vieses de registro e interpretação.

Estudos sociais amiúde garimpam interesses, aspirações, motivações e comportamentos, parâmetros menos suscetíveis de numerificação e experimentação em condições laboratoriais. Não é excepcional, portanto, que faltem na proposta itens como tamanho amostral, braços da pesquisa, randomização, estratificação ou métodos estatísticos. Até mesmo hipótese de trabalho e desfechos primários poderão se encontrar ausentes, mormente em estudos de prospecção inicial de novos temas, populações ou situações.

Experimentos intervencionistas são reconhecidamente menos frequentes nas ciências sociais e humanas.[6] De um lado, a vida em comunidade já oferece abundantes oportunidades para documentação de fenômenos sociais, bastando caracterizá-los de forma sistemática mediante entrevistas, questionários, coletas de arquivos e outras informações pessoais e coletivas, ou ainda análises de imagens. De outro lado, experimentos sociais são de desenho mais desafiante que o estudo de nova droga antidiabética ou anti-hipertensiva. Neste último caso, o desfecho primário é inequívoco: ou o produto reduz satisfatoriamente a glicemia/pressão arterial, ou não reduz. Os desfechos secundários também não suscitam grandes dúvidas: basta averiguar se a droga é segura e bem tolerada, e se não acarreta secundarismos relevantes.

Em uma investigação social, somente a comunicação ao sujeito da pesquisa de que será objeto de uma observação científica já poderá evocar preocupação e ansiedade, modificando sua mentalidade, comportamento e percepções. A introdução do mesmo em um ambiente não familiar, qual seja o local onde o estudo se conduzirá, com possível presença de equipamentos ou indivíduos estranhos, igualmente poderá ensejar reações não naturais. De outra parte, a não comunicação e autorização prévia (experimento oculto ou dissimulado), como será visto adiante, embora atenuem tais limitações, poderão constituir-se em infração ética.

FUNDAMENTOS HISTÓRICOS DA ÉTICA

A ética (do grego *ethike*) pode ser definida como a tematização do *ethos*, como o conjunto de atitudes, costumes, convicções, crenças morais e formas de conduta, tanto das pessoas (individuais) como dos grupos sociais. Por consequência, o espaço do *ethos*, enquanto propriamente humano, não é dado ao homem, mas por ele construído ou incessantemente reconstruído.

A tematização reflexiva da ética reconhece dois objetivos principais:

A. A fundamentação de normas morais (a saber, a demonstração de sua validade), ou bem a crítica da pretensão de validade de determinadas normas.

B. O esclarecimento do sentido e uso dos termos próprios da linguagem moral, assim como a discussão de critérios e dos argumentos usados na sua fundamentação.

A existência do *ethos* é uma evidência primitiva e indemonstrável. Torna-se o princípio primeiro da demonstração na esfera do agir humano, sob a forma lógica do axioma inicial na ordem do conhecimento prático: *Bonum faciendum, malumque vitandum* (o bem deve ser feito, o mal deve ser evitado).

APLICAÇÃO DA ÉTICA NAS PESQUISAS

Há que se distinguir a ética como saber da ética como prática. O saber ético incumbe-se de estudar a ação humana, e a ética como prática consiste na atuação concreta e conjugada da vontade e da razão.

Os clássicos Beauchamp e Childress[7] afirmam que ética é um termo genérico para várias formas de se entender e analisar a vida moral. Algumas abordagens da ética são *normativas* (isto é, apresentam padrões de ações boas ou más), outras são *descritivas* (relatando aquilo em que as pessoas acreditam e como elas agem) e outras, ainda, *analisam* os conceitos e os métodos da ética.

OS RISCOS E O GRAU DE PROTEÇÃO AO SUJEITO DA PESQUISA

A pesquisa nas ciências da saúde, e nominalmente na Medicina, carrega as máculas de extensa sequência de abusos e crueldades do passado. Distintos capítulos deste livro recordam tais fatos, que não serão aqui recapitulados. Em CHSSA não há registro de atrocidades equivalentes, razão por que algumas vertentes se insurgem contra a revisão ética mandatória para protocolos deste jaez, o que na sua ótica seria desnecessário ou poderia ser substituído por outras alternativas. Não obstante, questões como autonomia, dignidade e respeito perpassam todas as áreas do conhecimento.

O PRINCÍPIO DA AUTONOMIA

O respeito à autonomia, tendo surgido, inicialmente, com referência à autogestão ou ao autogoverno das cidades independentes gregas, estendeu-se aos indivíduos, abrangendo os direitos de liberdade, privacidade, escolha individual, liberdade da vontade, ser o motor do próprio comportamento e pertencer a si mesmo.

A palavra *autonomia,* do grego, é empregada para designar uma realidade que se rege por suas próprias leis, tendo a capacidade de dar a lei a si mesma. A inteligência dá aos seres humanos a capacidade de escolher racionalmente fins e meios. A vontade livre é pressuposto necessário para se alcançar a ética. Se o indivíduo não contasse com vontade livre, isso significaria que estaria condicionado a realizar as ações que realiza, ou seja, estaria predeterminado e, portanto, careceria de responsabilidade. Todos os sistemas morais e legais pressupõem a autonomia como sua condição de possibilidade.

A autonomia humana não é absoluta. Sofre o impacto de múltiplos fatores biológicos, sociais, culturais e linguísticos. Existe liberdade porque, diante de uma situação concreta, pode-se optar por dizer não. A ação moral, além de conhecer a bondade ou malícia do ato que se executa, requer o consentimento. Para isso exige-se a liberdade da vontade. Exemplos típicos incluem: afirmar a verdade; respeitar a privacidade; proteger informações confidenciais; obter consentimento para intervenção em outras pessoas; quando solicitado, ajudar os outros a tomar decisões importantes. Logo, a pesquisa envolvendo seres humanos deve sempre respeitá-los em sua dignidade e autonomia, e defendê-los em sua vulnerabilidade.

BASES DO CONSENTIMENTO

Seres humanos são inevitavelmente vulneráveis física e psicologicamente. Friedrich Nietzsche (1844-1900) postulava que a moral é a proteção dos vulneráveis. O compromisso de proteção às pessoas com autonomia prejudicada ou diminuída, os dependentes ou grupos vulneráveis, deve ser visto conjuntamente com o princípio do consentimento. Em outras palavras, uma falta de autonomia pode ser causada tanto por razões naturais/físicas, como por fatores sociais/culturais de marginalização, necessitando ser resgatada e reafirmada pelo pleno consentimento.

ÉTICA APLICADA E PESQUISA

A difusão isenta, aberta e transparente dos resultados da pesquisa pode servir de paradigma para algumas das contradições inerentes à busca e obtenção do conhecimento. Em 2011 a administração do Presidente Obama procurou impedir que duas revistas emblemáticas, *Nature* e *Science,* publicassem artigos que mostravam como o vírus da gripe aviária poderia ser transmitido entre os humanos e gerar uma pandemia. Presumivelmente o tema foi julgado inoportuno pelas implicações não estritamente científicas, mas políticas, sociais e econômicas. Eventualmente os trabalhos tornaram-se acessíveis ao grande público. A decisão final de optar pela publicação foi acolhida como vitória da verdade sobre o obscurantismo. Por outro lado, a intervenção governamental, tanto defendendo a censura inicial dos artigos como subsequentemente forçando sua publicação, reflete a nebulosa que rodeia muitas decisões de alto nível: indiretas, improvisadas, pendulares e sem cobertura jurídica.

A era da internet mudou as regras quanto à difusão da informação. Desafios globais como a pandemia de COVID-19 impõem um novo contrato social entre a comunidade acadêmica, as classes profissionais e a sociedade acerca dos limites da investigação e sua comunicação. Um acordo em que se ponderem os riscos e benefícios e se tomem decisões em processos abertos e públicos. A alternativa a esses ditames da ética é a primazia da excepcionalidade e da discricionalidade que, supostamente para salvar o sistema, viola suas próprias regras.

ÉTICA APLICADA E CIÊNCIAS SOCIAIS

Um professor de História protesta que a revisão ética é uma solução à busca de um problema, e que os comitês de ética em pesquisa não apenas não possuem familiaridade com a área de CHSSA, como ainda aplicam princípios inadequados, formulam críticas levianas, e chegam a prejudicar pessoas inocentes.[8] Contudo, o currículo das ciências do comportamento, particularmente no que tange a certos domínios psicossociais, não está isento de sua quota de deslizes éticos. Os experimentos do psicólogo social Stanley Milgram encontram-se referidos no Capítulo 6. Em breves palavras, por indicação deste pesquisador choques elétricos eram aplicados em escolares pelos próprios professores, a fim de testar uma teoria idealizada por Milgram sobre o impacto da hierarquia e da autoridade sobre a obediência das criaturas.[9]

Laud Humphreys foi um sociólogo que, em 1968, defendeu doutorado na Washington University (St. Louis, MI, EUA), uma das mais antigas e prestigiadas instituições acadêmicas americanas, sobre encontros de homossexuais masculinos em locais públicos. Dois anos depois, a investigação foi publicada como livro.[10] Mediante frequência a certos banheiros, ele documentou os hábitos e comportamentos de homens homossexuais. Tomou o cuidado de anotar a placa do automóvel de alguns deles e os localizou em casa, obtendo entrevistas que enriqueceram seu material.

A divulgação da obra gerou revolta em certos setores norte-americanos. Humphreys sempre defendeu que sua pesquisa não infringiu nenhuma norma ética. Não havia comunicação prévia do estudo nem termo de consentimento, todavia naquela época nenhuma instituição, nem mesmo de medicina, exigia tal documento. Todos os relatos são rigorosamente anônimos e as descrições são objetivas, sem linguagem ofensiva. Entretanto, não se pode negar que, como grupo, os homossexuais poderiam se sentir expostos e estigmatizados pela divulgação de tantos detalhes sobre sua intimidade. Inusitadamente, Humphreys, que era casado e tinha dois filhos, eventualmente se revelou como homossexual também, fundando o que se tornou o *Committee on the Status of Lesbian, Gay, Bisexual, Transgender, and Queer People in Sociology*, da American Sociological Association.[11]

Philip Zimbardo é um psicólogo graduado pela Universidade Yale e professor emérito da Universidade Stanford, onde desenvolveu sua carreira (CA, EUA). Em 2003 foi agraciado pelo prêmio IgNobel, uma antítese do prêmio Nobel criada por alguns professores da Universidade Harvard, em conjunto com a revista humorística *Annals of Improbable Research*, por conta de sua tese de doutorado sobre políticos. Todavia, sua incursão nos domínios da controvérsia ética data de 1971, quando ele conduziu o experimento de psicologia social designado como Prisão de Stanford, executado dentro da universidade.

Em uma cadeia simulada, estudantes universitários voluntários foram aleatoriamente designados para atuar como guardas ou prisioneiros, a fim de aferir as interações sociais entre eles. Zimbardo supervisou diretamente a encenação, insistindo com os "guardas" para que exercessem sua autoridade. O protocolo necessitou ser abortado precocemente porque diversos "guardas" assumiram com exagero seu papel, agindo de forma truculenta contra os colegas. Não houve agressões físicas, contudo chegou-se em alguns casos à tortura psicológica. Além de pouco ético por não proteger corretamente os sujeitos da pesquisa, esse experimento tem sido criticado pelo esdrúxulo e pouco científico desenho experimental.

Seja por conta desses episódios ou da falência moral generalizada do mundo moderno, comitês e normativas sobre ética acadêmica e nomeadamente na pesquisa encontram-se institucionalizados por universidades, países e mesmo entidades supranacionais como a União Europeia, se não para aprovação prévia mandatória de todos os protocolos, pelo menos no que tange à lisura do comportamento em todos os domínios da ciência e tecnologia, sem exclusão das CHSSA.[12-15]

A ÉTICA GERAL NAS PESQUISAS EM CHSSA

Atividades bélicas, doutrinas supremacistas ou sectárias, atividades publicitárias, comerciais, políticas ou educacionais capazes de infringir os direitos humanos são obviamente temas sensíveis. Poucos pesquisadores enveredariam por esses rumos sem sólido respaldo ético. O mesmo se aplica a estudos cujo alvo são trabalhadores do sexo, imigrantes em situação irregular, consumidores de drogas ilícitas, vítimas de crimes ou violência e outros grupos cuja exposição poderia acarretar consequências imprevisíveis.

E as crianças, como se posicionam nesta escala? Trata-se de população estatutariamente protegida em todos os países, como também idosos, indígenas e alguns outros grupos. Pesquisas sobre ensino não podem prescindir de alunos, e as ciências sociais e educacionais possuem um papel central no aprimoramento deste que é o grande motor do progresso das nações. Trata-se, portanto, de população-alvo mais que legítima, ainda que carente de precauções. E protocolos de pesquisa sobre hábitos de consumo, preferências alimentares e outros comportamentos com desdobramentos socioeconômicos dos que se encontram nos anos verdes da vida? Ainda que se tratem de temas nominalmente legítimos, seguros e impessoais, nuvens mais carregadas poderão surgir no horizonte, especialmente em populações vulneráveis como esta.

CONFLITOS DE INTERESSE

Sabe-se que, durante parte do século XX, a indústria do cigarro subscreveu estudos científicos sobre o hábito de fumar. Como decorrência, competições esportivas em todo o mundo passaram a ser ativamente patrocinadas, precipuamente por atrair muitos adolescentes, até que diversos países interditaram tal publicidade. Como os fabricantes haviam detectado que o hábito de fumar na maioria dos indivíduos se inicia e consolida nesta etapa precoce da vida, a associação era muito clara.

Mesmo na atualidade, em que o cigarro passou a ser banido e estigmatizado em muitas esferas, as indústrias hibernam, porém não se extinguem. Ao contrário, como todo empreendimento do mercado auferem lucros, e estão interessadas em faturamentos maiores ainda. Neste sentido não hesitam em se aproximar do meio acadêmico, se pressentem que isso de alguma forma virá ao encontro de suas estratégias. Seus portais eletrônicos na maioria dos países já não aceitam inscrições de menores, todavia perseguem ativamente estudantes universitários com promoções e ofertas tentadoras. Uma pesquisa argentina de poucos anos atrás confirma que o esquema é exitoso. Há correlação entre envolvimento dos alunos com tais portais e tabagismo ativo.[16]

O prof. John Vervaele, da Faculdade de Direito da Universidade de Utrecht (Holanda), é outro que não escapou de controvérsias. Recentemente tencionava iniciar uma investigação acadêmica sobre a realidade do contrabando de cigarros, um tema sério e aprovado pela instituição. Até que se descobriu que a Philip Morris International, uma das maiores indústrias do ramo, financiaria a iniciativa com 360.000 euros, o que o forçou a eventualmente se afastar do projeto.[17] Como o projeto foi abortado, não se sabe de que forma beneficiaria a Philip Morris. Dado o currículo prévio do patrocinador, entretanto, cabem desconfianças de que não se tratasse de apoio desinteressado à milenar ciência do Direito.

A mesma empresa lançou há pouco em Nova York a *Foundation for a Smoke-Free World*, um título que embute missão impecável, no entanto com suspeitas menos nobres. Durante 12 anos a Philip Morris se comprometeu a doar um bilhão de dólares para a fundação, a maior parte para pesquisa científica. Diretores de Faculdades de Saúde Pública das 17 maiores universidades dos Estados Unidos e Canadá anunciaram que não colaborarão com a fundação. Interessantemente, o dirigente da Fundação, o mestre em saúde pública Derek Yach, tem escrito no *Lancet,* ao que tudo indica com respaldo dos editores, para defender a integridade e a lisura da citada entidade.[17,18]

PESQUISAS OCULTAS OU COM OBJETIVOS DISSIMULADOS

Alguns pesquisadores acreditam que, em CHSSA, é lícito conduzir uma investigação sem revelar ao sujeito da pesquisa que está sendo observado, ou utilizar uma justificativa qualquer, a fim de assegurar a autenticidade de reações e comportamentos. Tal seria esclarecido apenas ao final do estudo ou entrevista. Os argumentos éticos contrários seriam de que isso viola a autonomia, a dignidade e o direito ao consentimento consciente e informado. As justificativas a favor postulam que, para certos contextos e finalidades, a revelação prévia prejudicaria a obtenção de informações relevantes, não disponíveis de outra forma.

Essas intervenções são na atualidade encaradas como de absoluta exceção. Caso algum projeto contemple a abordagem, recomenda-se justificar em profundidade perante a Comissão Ética os benefícios resultantes para o conhecimento e a sociedade, a inexistência de outras alternativas, e como a dignidade e a confidencialidade dos participantes serão preservadas.[19] Ao final das entrevistas é indispensável adequada informação sobre o que sucedeu, qual a destinação a ser dada para as informações coletadas, um termo de consentimento ou pelo menos assentimento, oferecendo-se logicamente a alternativa de recusa (*opt out*). Outrossim, algum tipo de atenção deverá ser proporcionado para participantes que se sintam ludibriados, angustiados ou desconfortáveis por conta da experiência pela qual passaram.

PESQUISA INAPARENTE ENVOLVENDO ATIVIDADES ILÍCITAS

A observação e a documentação sociológica dissimulada de atos ilegais envolvem riscos exponencialmente mais elevados. O termo de consentimento certamente não será assinado por razões evidentes, e o investigador poderá se ver em uma encruzilhada difícil, caso descubra acidentalmente indícios de crimes cometidos ou por cometer. De um lado, seu sigilo profissional o impedirá de enviar denúncia para as autoridades, sob pena de processo ético junto à instituição acadêmica e à respectiva associação de classe. De outro, a sonegação de tais indícios poderá ser legalmente interpretada como omissão de socorro ou obstrução de justiça, dependendo das circunstâncias. O contexto se agravará sobremaneira se menores de idade ou outras populações vulneráveis estiverem em foco. É aconselhável não enveredar por esse terreno, pouco propício à ciência, e que deve ser deixado a cargo das autoridades competentes, a menos que se conte com respaldo não só ético, mas de agências governamentais e/ou advogados experientes.

O TERMO DE CONSENTIMENTO EM CHSSA

A assinatura de um termo de consentimento livre e informado é a viga mestra da ética em pesquisa nas ciências da saúde. Também nas ciências sociais? Dado o baixo potencial ofensivo de elevado porcentual dos protocolos neste universo, diversas entidades contemplam um elenco mais brando de opções, ainda que o fluxo rumo à documentação formal ganhe cada vez mais velocidade.

CONSENTIMENTO EXPLÍCITO

Consubstancia-se como padrão-ouro, a ser colimado sempre que factível. Algumas instituições requerem texto escrito tradicional, com cópia e testemunhas. No entanto, até nestas, sobretudo em tempos de pandemia ou no caso de inquéritos inteiramente eletrônicos, já é admitido o consentimento mediante simples clique de aprovação ao final do texto, que é devolvido ao pesquisador para arquivamento. Ainda assim, dependendo da natureza do estudo ou da população-alvo, bem como da destinação que se dará aos dados coletados e do grau de confidencialidade previsto, há quem insista no envio subsequente pelo correio do documento oficial. O mesmo se aplicaria à aprovação verbal no caso de entrevistas por telefone, que poderá apenas ser gravada, no entanto também complementada por escrito se recomendável pelo contexto.

E se o consentimento trouxer riscos para o participante? Isso poderá suceder no caso de imigrantes ilegais, trabalhadores do sexo, usuários de drogas ilícitas e outras populações vulneráveis. Nessas eventualidades aconselha-se solicitar dispensa junto à Comissão de Ética em Pesquisa, que deliberará sobre o projeto.

Quase todas as entidades acadêmicas isentam de qualquer modalidade de consentimento estudos conduzidos em arquivos públicos, eletrônicos ou não, aqueles envolvendo figuras públicas como políticos, artistas ou esportistas conhecidos, ou em outras páginas da internet de livre acesso. Isso não significa que ao garimpar dados de páginas individuais no Facebook ou outra rede social, mesmo que acessíveis, o pesquisador não possa se enredar em armadilhas éticas e mesmo legais. O fato de que as informações são passíveis de coleta não significa automaticamente que a autonomia e a privacidade do titular possam ser impunemente devassadas e transgredidas. Trata-se de questão cada vez mais regulamentada nacional e internacionalmente, através de leis e normativas sobre direito de imagem e proteção de dados pessoais. Dependendo do tema, da população-alvo, do grau de anonimização a ser conferido ao material e do risco de exposição indevida ou estigmatização, será prudente submeter a uma comissão de ética.

CONSENTIMENTO IMPLÍCITO

Será que ao preencher um questionário eletrônico ou fornecer as informações pretendidas por telefone, o sujeito da pesquisa já não estará consentindo? Os artigos 107 e 111 do Código Civil deixam transparecer que o silêncio importa anuência. Afinal, o indivíduo poderia fechar a página da internet ou desligar o telefone se estivesse em desacordo com a pesquisa, não é correto? No âmbito da ética, a questão nem sempre é tão simples.

Algumas instituições admitem tal raciocínio, quando a investigação se reveste de características que lembram mera pesquisa de opinião. Por exemplo, se o indivíduo está satisfeito, se foi bem tratado, ou se encontrou o que buscava em determinada organização comercial, educacional, social ou de prestação de outros serviços. Informações pessoais não devem ser coletadas, exceto aquelas diretamente relevantes ao projeto, e desde que não haja risco de quebra do anonimato. Ainda assim, autoridades em ética lembram que o consentimento implícito (ou mesmo ausente) deveria ser justificado pela real ausência de riscos para os participantes, ao lado da relevância social, acadêmica ou educacional do protocolo. De todo modo seria recomendável, na medida do possível, informar previamente o sujeito da pesquisa da natureza e finalidade dos dados que serão recolhidos.

Cuidados ainda mais rígidos devem ser adotados no caso de estudantes menores. Tanto as autoridades escolares como os pais devem ser comunicados que a pesquisa será conduzida, e no mínimo devem contar com o direito de exclusão caso mudem de ideia e discordem (*opt out*).

ISENÇÃO DE CONSENTIMENTO

Já foi apontado que para certas populações o consentimento tradicional seria um risco, o que poderia embasar sua eliminação. De outra parte, pesquisas em local público como avenidas, centros de compras ou estádios de esportes, e análogas a inquéritos de opinião, se enquadrariam nesta isenção. O mesmo argumento poderia ser invocado para observações de caráter grupal, sem identificação dos indivíduos ali presentes, recolhidas mediante registros de voz, imagem ou outros.

Na década de 1980 um dos autores esteve envolvido com um levantamento antropométrico em população brasileira. Havia dúvidas se os padrões de composição corpórea adotados em outras partes do mundo, abrangendo peso, altura e outros, seriam condizentes com os nacionais. Mediante a valiosa colaboração de colegas do Espírito Santo, em especial do falecido professor Olívio Louro Costa, uma balança hospitalar com estadiômetro (medidor de estatura) foi transportada para a frente da estação rodoviária de Vitória, um dos locais de maior movimento de pessoas, além de paquímetro e fita métrica (para prega cutânea e perímetro braquial).

Cerca de meio milhar de adultos foram convidados e aderiram, fornecendo apenas idade (gênero), e os achados obtidos *in loco*. Um breve comunicado sobre a natureza e finalidade do estudo foi transmitido oralmente, no entanto nenhum termo de consentimento formal foi recolhido.[20] É verdade que na época sequer havia Comissões de Ética em Pesquisa no país. É plausível especular que mesmo hoje um protocolo desta natureza fosse dispensado de consentimento assinado, dada a complexa logística de obtenção em local público. A duração das coletas seria substancialmente alongada, pois um consentimento apressado sem leitura de nada vale, reduzindo, pois a taxa de adesão dentre pessoas com horário para viagem, ou cansadas da mesma e que acabaram de desembarcar. Seriam requeridas mesa, cadeiras, canetas e caixas para armazenar a volumosa documentação (a pesquisa não contava com financiamento). Contrapunha-se de outro lado o baixo risco, o absoluto anonimato e a relevância científica. As informações seriam comunicadas em nível grupal, não individual, ainda que estratificadas, outra brecha para a dispensa de consentimento.[21] Sem contar que os participantes poderiam levar para casa a notícia se estavam dentro dos padrões de normalidade de composição corpórea, pelo menos dos internacionais.

O CONSENTIMENTO NAS PESQUISAS POR PARES

Uma variante sociológica de pesquisa qualitativa introduzida há relativamente pouco tempo designa-se entrevista por pares (*peer-interviewing*). Trata-se de técnica engenhosa, utilizada em meio estudantil universitário, mas também profissional, em que colegas investigam colegas. As vantagens de conduzir a coleta de dados pelos próprios colegas, e não por professores ou investigadores, é a maior identificação e a camaradagem natural entre indivíduos de mesma faixa etária, interesses e atividades. Tal suscitaria respostas muito mais abertas, sinceras, legítimas e completas que diante de um elemento externo.[22,23]

Basicamente, um pequeno lote de "investigadores" é recrutado e treinado, sendo que eles passam a buscar os colegas para submetê-los às entrevistas. Como se passa com o consentimento informado nessas circunstâncias?

Para os entrevistadores, restam poucas dúvidas de que o consentimento é aconselhável e perfeitamente factível, posto que necessitarão se identificar e passar por um breve treinamento. Para os entrevistados, o real alvo do projeto, há quem julgue desnecessário, dado que o titular do protocolo não entrará em contato com os mesmos, e dependendo do desenho experimental, só um pouco o colega entrevistador.[24] Este se limitaria a proceder ao recrutamento, recolhendo as informações e repassando ao responsável pelo projeto, o que poderia ser conduzido eletronicamente. Há, pois, condições propícias para se assegurar nível aceitável de anonimato. Ainda assim, questiona-se se para maior lisura ética, não seria prudente embutir um consentimento, ainda que por via eletrônica unicamente.[24]

O RISCO DA PESQUISA

Um dos elementos inerentes ao arcabouço ético do consentimento é a noção de risco. Se este fosse nulo, seria bem mais fácil justificar a inexistência de consentimento, e mesmo de todo o processo de revisão ética, cuja meta central é a proteção do sujeito da pesquisa. É possível conduzir investigações em CHSSA sem que o participante corra qualquer perigo? Não há registro de danos físicos ou óbitos nesta esfera, o que constitui excelente ponto de partida. Ainda assim, a literatura se debruça sobre eventuais repercussões para privacidade e autonomia, valores e crenças individuais, assim como imagem e respeitabilidade perante colegas, familiares e a sociedade em geral.

Dependendo das características do sujeito e das informações coletadas, uma quebra mesmo não intencional do sigilo poderia desaguar em discriminação, estigmatização ou problemas legais (no caso de atividade ilícitas). Ainda que incomum, poderia se revestir de consequências emocionais, psicológicas, sociais, econômicas e profissionais.

A regra usual é que quanto mais sensíveis as informações coletadas, e quanto mais vulnerável a população em tela, mas precauções éticas necessitam ser implementadas.[12,13,15,21]

CONSIDERAÇÕES FINAIS

O filósofo Auguste Comte (1798-1857) é mais conhecido pela doutrina do Positivismo, que advogava o conhecimento científico como o único verdadeiro.[25] É de sua lavra a expressão *L'amour pour principe et l'ordre pour base; le progrès pour but,* inserida resumidamente na bandeira brasileira como Ordem e Progresso. Menos divulgado é o fato de que também costuma ser agraciado com o título de pai da Sociologia, e que sempre defendeu a experimentação social, ainda que protocolos experimentais efetivamente subscritos e executados por ele não sejam conhecidos.

Isso ilustra o fato de que há quase dois séculos já se cogitavam investigações sociais como alicerce para planejamento, progresso e desenvolvimento da sociedade. Especialistas apontam diferenças estruturais e doutrinárias entre as ciências naturais (*Naturwissenschaft*) e aquelas sociais e humanas (*Geisteswissenschaft*). Suas ferramentas de trabalho são distintas, assim como seus alvos e trajetórias. Em que pesem as divergências, ambas visam o bem do ser humano, individualmente e inserido em coletividade. O denominador comum da ética em pesquisa é precisamente a criatura humana. Na medida em que essa criatura esteja resguardada em seus direitos, sua autonomia e sua dignidade, tal virá ao encontro de todas as ciências, assim como do progresso da sociedade.

REFERÊNCIAS BIBLIOGRÁFICAS

1. Anônimo. History of SPSS. Disponível em: unige.ch/ses/sococ/cl/bib/soft/spss.history.html.
2. National Institute on Aging. Developing informed animal models of social aging. Disponível em: nia.nih.gov/research/dbsr/developing-informed-animal-models-social-aging.
3. Reimann M, Schilke O, Weber B, Neuhaus C, Zaichkowsky J. Functional magnetic resonance imaging in consumer research: a review and application. Psychology & Marketing. 2011;28(6):608-37
4. Mandino F, Cerri DH, Garin CM, Straathof M, van Tilborg GAF, Chakravarty MM, et al. Animal functional magnetic resonance imaging: trends and path toward standardization. Front Neuroinform. 2020.
5. Soltysik D, Civillico E, Rajan S. Functional magnetic resonance imaging and quantitative electroencephalography (fMRI/qEEG). Disponível em: fda.gov/medical-devices/cdrh-research-programs/functional-magnetic-resonance-imaging-and-quantitative-electroencephalography-fmriqeeg.
6. Dixon S, Quirke L. What's the harm? The coverage of ethics and harm avoidance in research methods textbooks. Teaching Sociology. 2018;46(1):12-24.
7. Beauchamp TL, Childress JF. Princípios de ética biomédica. 4. ed. São Paulo: Edições Loyola; 2002.
8. Schrag ZM. The case against ethics review in the social sciences. Research Ethics. 2011;7(4):120-31.
9. Milgram S. Behavioral study of obedience. J Abnormal Social Psychol. 1963;67(4):371-8.
10. Humphreys. Tearoom trade: Impersonal sex in public places. Chicago: Aldine; 1970.
11. ASA. Committee on the status of lesbian, gay, bisexual, transgender, and queer (LGBTQ) people in sociology. Disponível em: asanet.org/about-asa/governance/committees-and-task-forces/committee-status-lesbian-gay-bisexual-transgender-and-queer-lgbtq-people-sociology.
12. Zimbardo PG. on the ethics of intervention in human psychological research: with special reference to the Stanford Prison Experiment. Cognition. 1973;2(2):243-56.
13. Townsend L, Wallace C. Social media research: a guide to ethics. University of Aberdeen. Disponível em: gla.ac.uk/media/media_487729_en.pdf.
14. Anônimo. Guidelines for research ethics in science and technology. Disponível em: etikkom.no/en/ethical-guidelines-for-research/guidelines-for-research-ethics-in-science-and-technology/.

15. National Commission for the Protection of Human Subjects of Biomedical and Behavioral Research. Belmont Report 1974. Disponível em: hhs.gov/ohrp/regulations-and-policy/belmont-report/access-other-reports-by-the-national-commission/index.html.
16. Anônimo. Ethics in social science and humanities. Disponível em: ec.europa.eu/info/sites/info/files/6._h2020_ethics-soc-science-humanities_en.pdf.
17. Salgado MV, Mejia R, Kaplan CP, Perez-Stable EJ. Smoking behavior and use of tobacco industry sponsored websites among medical students and young physicians in Argentina. J Med Internet Res. 2014;16(2):e35.
18. Enserik M. Big tobacco's offser: $1 billion for research. Should scientsts take it? Disponível em: sciencemag.org/news/2018/02/big-tobacco-s-offer-1-billion-research-should-scientists-take-it/.
19. Yach D. Foundation for a smoke-free world: independent and making progress. Lancet. 2019;394:1008.
20. Cheng-TekTai M. Deception and informed consent in social, behavioral, and educational research (SBER). Tzu Chi Med J. 2012;24(4):218-22.
21. Costa OL, Santos DM, Nespoli CA, Centoducatte F, Souza EF, Lima EG, Faintuch J. Normal standards for anthropometric measures – a systematic study of a brazilian population. Rev Hosp Clin Fac Med S Paulo. 1987;42(2):49-54.
22. Anônimo. Active versus passive consent in social sciences. Faculty of Twente School of Behavioural, Management and Social Sciences. Disponível em: utwente.nl/en/bms/research/ethics/explanation-webapplication/types-of-informed-consent/.
23. Warr D, Mann R, Tacticos T. Using peer-interviewing methods to explore place-based disadvantage: Dissolving the distance between suits and civilians. Int J Social Res Methodol. 2011;14:337-52.
24. Jarg B, Stefan T. Participatory research methods: A methodological approach in motion. Forum: Qualit Social Res. 2012;13(1):1-32.
25. Byrne E, Brugha R, Clarke E, Lavelle A, McGarvey A. Peer interviewing in medical education research: experiences and perceptions of student interviewers and interviewees. BMC Res Notes. 2015;8:51.
26. Comte A. Cours de philosophie positive. La Gaya Scienza ; 2012. Disponível em: ac-grenoble.fr/PhiloSophie/old2/file/comte_khodoss.pdf.

SEÇÃO VI

EQUÍVOCOS E DESACERTOS NA EXECUÇÃO E PUBLICAÇÃO

CAPÍTULO 23

Falhas metodológicas comprometem a ética de um ensaio clínico?

Lívia G. Fernandes, Verônica S. Santos, Junior V. Fandim, Iuri Fioratti, Bruno T. Saragiotto, Matheus O. Almeida

---

RESUMO

Ensaios clínicos aleatorizados são considerados o padrão-ouro para estabelecer a eficácia de intervenções em saúde. Contudo, por envolver seres humanos, diversos momentos de seu desenvolvimento estão sujeitos ao descumprimento de preceitos éticos. A Declaração de Helsinki, inicialmente aprovada em 1964, ilustra o cuidado histórico com a ética em pesquisa e comporta as diretrizes éticas a serem seguidas em pesquisa envolvendo seres humanos. Para o planejamento e a condução de um ensaio clínico aleatorizado, preconiza-se o cálculo do tamanho amostral, a escolha adequada de grupos de tratamento, a randomização e o sigilo de alocação, o registro de ensaio clínico, entre outros. Este capítulo abrangerá uma discussão sobre condutas metodológicas em ensaios clínicos e suas implicações na esfera ética.

INTRODUÇÃO

Ensaios clínicos aleatorizados (ECAs) são considerados o padrão-ouro na pesquisa científica, para estabelecer a eficácia de uma intervenção de cuidados de saúde em seres humanos.[1,2] Evidências provenientes de ECAs formam a robusta elite que idealmente orienta a prática clínica. A principal característica de um ECA é a alocação aleatória (ou randomização, como será tratado neste capítulo) dos participantes em dois ou mais grupos.[1,3-6] A alocação aleatória dos participantes permite a distribuição das características (como idade e sexo) e fatores de confusão do tratamento (como gravidade da condição e história natural, por exemplo) de forma similar, minimizando potenciais vieses ao final do estudo.[1,3-6] Quando conduzidos com rigor metodológico, ECAs geram uma fonte de evidência confiável sobre a eficácia de determinada intervenção, com a menor probabilidade de viés e resultados espúrios.[1,2]

ENSAIOS CLÍNICOS ALEATORIZADOS E A ÉTICA

A Declaração de Helsinki, inicialmente aprovada em 1964 a partir de uma convenção na Finlândia, incluindo suas sucessivas atualizações, é apontada até os dias de hoje como guia dos princípios éticos a serem seguidos em pesquisas envolvendo seres humanos.[7] Todos os pesquisadores têm a obrigação de respeitar tais princípios.[7,8]

O desenvolvimento de protocolos detalhados resguardando possíveis prejuízos aos participantes é um desses princípios.[9,10] Estudos que apresentem condução discrepante ao apresentado no protocolo devem reportar claramente as modificações realizadas e suas respectivas justificativas no momento de sua publicação. Por essa razão, todo protocolo de ECA deve ser registrado em uma base de dados de acesso público, permitindo assim que o desenvolvimento do estudo seja monitorado tanto pelo comitê de ética como também pela comunidade, agências, organizações ou gestores da saúde. É essencial que o registro seja realizado antes do recrutamento do primeiro participante para o ECA.[11] A Declaração de Helsinki também exige a apresentação de todos os resultados encontrados de forma independente e livre de conflitos de interesse.

Em consonância com os preceitos éticos sobre a manutenção das informações relacionadas ao desenvolvimento de ECAs no domínio público, um passo importante para aumentar a transparência foi dado pelo *International Committee of Medical Journal Editors* (ICMJE) que, desde 2005, tornou obrigatório para subsequente publicação o registro prévio de ECAs.[8,12] Essa regra também está sendo adotada por outros editores das áreas da saúde.[8,13-17] Existem algumas plataformas nas quais é possível realizar tal registro, sendo mais conhecida a norte-americana *Clinical Trials* (www.clinicaltrials.gov). Também há o portal da *International Clinical Trials Registry Platform* (ICTRP), hospedado pela World Health Organization (WHO) desde sua criação em 2007.[18] O ICTRP não funciona como registro primário, todavia é responsável por reunir informações de bases de registro de ECAs, como da *Australian and New Zealand Clinical Trials Registry,* da *Brazilian Clinical Trials Registry* e da própria *ClinicalTrials.gov.*[18,19]

IMPORTÂNCIA E BENEFÍCIOS DOS REGISTROS

A função do registro dos ECAs é providenciar informações essenciais relacionadas aos protocolos.[20] O *Consolidated Standards of Reporting Trials* (CONSORT),[21] normatização para execução e publicação de ECAs, engloba uma série de recomendações mínimas baseadas em evidências, que servem como diretriz para a forma com que os ECAs devem ser modelados.[22] A transparência no desenvolvimento de um ECA contribui com sua integridade,[8] além de atribuir maior confiança aos resultados obtidos.[13,17] No entanto, há indícios de que muitas pesquisas publicadas não foram previamente registradas.[23,24] Essa é uma obrigação ética e de responsabilidade dos pesquisadores.[8,13-17]

O registro permite a identificação de lacunas e problemas em áreas específicas da saúde, facilita o processo de recrutamento de participantes e pode ser consultado por toda a população. O registro ainda corrobora com a transparência metodológica, impossibilita a manipulação de dados, o relato seletivo e o viés de publicação. Por último, o registro evita a replicação da pesquisa, assim como alocação desnecessária de recursos para uma determinada condição[25-28] e possibilita a colaboração entre departamentos de pesquisa de diferentes localidades.[9,25]

Nos últimos anos, o registro prospectivo de ECAs se tornou o principal alicerce para transparência em pesquisa em saúde.[9,29] Uma revisão sistemática em diversas especialidades da saúde analisou a proporção de ECAs registrados, observando-se disparidade entre registros prospectivos e retrospectivos.[25] Somente a metade dos ECAs são registrados, dos quais quase um terço de forma retrospectiva, ou seja, depois que o estudo se iniciou. O registro retrospectivo de ECAs não satisfaz a prerrogativa ética da Declaração de Helsinki, além de não prevenir o relato seletivo de desfecho ou a modificação dos desfechos primários ao longo do estudo e, em geral, apresenta diversas falhas quando comparado aos benefícios do registro prospectivo.[30] Ainda que, com o passar do tempo, o número de registros prospectivos venha aumentando, é crucial a maior aderência ao procedimento de registro dos ECAs.[30]

TAMANHO AMOSTRAL

A caracterização da amostra de um ensaio clínico consiste na seleção de um grupo de indivíduos que compartilhem determinada característica. Em seu *checklist*, o CONSORT advoga que o tamanho da amostra deve ser calculado previamente ao processo de recrutamento. As informações necessárias para o cálculo amostral são suposições subjetivas e facilmente manipuláveis, e abrem precedentes para impasses éticos.[31,32]

Ele frequentemente baseia-se em hipóteses mais otimistas que o encontrado nos resultados, sobretudo em relação ao efeito esperado do tratamento.[33] Pequenas mudanças no efeito geram enormes mudanças no tamanho da amostra.[32] Dessa forma, autores podem manipular o cálculo amostral pensando na viabilidade da condução de determinado estudo ou adequando-o à amostra disponível.[32]

Em teoria, o tamanho da amostra se relaciona à precisão dos dados que serão obtidos, ou seja, um tamanho de efeito clinicamente importante e com poder estatístico aceitável.[34,35] Não obstante, a subjetividade das suposições necessárias para o cálculo amostral desperta o debate sobre a real importância do tamanho das amostras em ensaios clínicos.[36]

Tamanhos de amostra insuficientes reduzem o poder estatístico e podem resultar em conclusões ambíguas, aumentando a probabilidade de erros do tipo II (conclusões falso-negativas).[35,37] Tais resultados podem apresentar significância estatística, todavia com largos intervalos de confiança, evidenciando sua imprecisão e relevância clínica questionável.[38] A condução de estudos com essa característica de amostra pode ser considerada antiética pelos seguintes motivos:

1. exposição dos participantes/pacientes, muitas vezes voluntários, a procedimentos potencialmente adversos cujos dados pouco provavelmente detectarão intervenções benéficas;
2. utilização de recursos financeiros e de tempo que poderiam ser mais bem aproveitados para a condução de estudos com amostras maiores;
3. alto risco de viés de publicação, uma vez que possuem maior chance de resultarem em conclusões negativas que são incorretamente negligenciadas e terminam não publicadas.[35]

No outro extremo estão os ensaios clínicos com amostras excessivamente grandes. O poder estatístico está diretamente relacionado ao tamanho da amostra, logo estes apresentam maior chance de detectar efeitos estatisticamente significantes ainda que eles sejam pequenos,[39] assim como intervalos de confiança estreitos, ilustrando precisão dos resultados.[38] Também podem ultrapassar o limite ético ao expor uma quantidade desnecessária de indivíduos aos desgastes e riscos inerentes de procedimentos de pesquisas clínicas (intervenções, questionários, medicamentos), além de aumentar o ônus sobre os recursos financeiros destinados à pesquisa.[34,35]

Todos os ajustes necessários relacionados ao tamanho amostral dos ensaios clínicos devem ser justificados e esclarecidos, aumentando assim a transparência do estudo. Da mesma maneira, os pacientes recrutados devem ser orientados sobre a real aplicabilidade dos resultados que serão obtidos.[35,40]

GRUPOS DE TRATAMENTO

Dentro de um ECA, os pacientes poderão ser encaminhados a no mínimo dois grupos a fim de elucidar a eficácia do tratamento e/ou intervenção propostos: grupo experimental e controle. A presença do grupo controle viabiliza entender os benefícios do tratamento e/ou intervenção propostos, e a escolha de qual será esse grupo comparador é um componente essencial do delineamento de um ensaio clínico.[41,42]

De acordo com a Declaração de Helsinki: "Os benefícios, riscos, ônus e efetividade de uma nova intervenção devem ser testados contra aqueles da(s) melhor(es) intervenção(ões) comprovada(s)".[11] A Declaração de Helsinki enfatiza o extremo cuidado para a escolha de placebo no grupo controle.[11] Ela é justificada nas seguintes situações:

1. quando não há intervenção comprovada para determinada condição ou há dúvidas sobre a eficácia do tratamento usual;
2. quando a ausência de tratamento é uma alternativa aceitável e não traz consequências negativas ou irreversíveis à saúde dos participantes;
3. quando a resposta ao tratamento usual é muito variável (como ocorre na depressão, cujos sintomas são flutuantes);
4. em situações pontuais onde os dados de pesquisas já realizadas não podem ser generalizados a outras populações (geralmente pesquisas conduzidas em países desenvolvidos cujos resultados não podem ser generalizados e implementados para países em desenvolvimento).[43,44]

Ainda que controversa, a utilização de placebo no grupo controle é a maneira mais rigorosa de provar a eficácia de determinada intervenção, controlando possíveis confundidores de tratamento (como história natural da doença ou o fenômeno de regressão para a média).[44]

Os ECAs podem adotar ainda desenhos metodológicos de superioridade, equivalência ou não inferioridade.[43,45] Ensaios de equivalência e não inferioridade são comumente utilizados em situações nas quais sugerir placebo ou nenhum tratamento ao grupo controle é antiético.[45] Nesses tipos de estudos, é necessário o estabelecimento de uma margem pré-especificada para determinar que os grupos comparadores não diferem em ambas as direções (margem de equivalência) ou que a intervenção a ser testada não é inferior à intervenção "padrão" (margem de não inferioridade).[43,45] Não existem métodos validados para o cálculo das margens de equivalência e não inferioridade, tornando o protocolo manipulável conforme interesse dos autores e dos resultados obtidos.[45,46]

O PRINCÍPIO DA INCERTEZA

Ele fundamenta todos os tipos de ECAs.[43] A partir desse princípio, os pacientes deveriam ser recrutados para um ECA apenas se existirem dúvidas sobre quais tratamentos envolvidos no estudo apresentam o maior potencial de beneficiar os pacientes.[43] Em situações nas quais é previamente sabido que o tratamento e/ou intervenção oferecidos não são equivalentes, os princípios da incerteza e da ética são violados.[47] É importante assinalar que há níveis de incerteza, desde desconhecidos até a equivalência ou equilíbrio, e que eles podem se originar dos pesquisadores, dos pacientes ou de uma crença da comunidade.[43]

Garantir equilíbrio preserva as obrigações éticas de um ECA para com a sociedade e os participantes.[48,49] Outras fontes de vieses podem se apresentar ao longo da execução do estudo e resultar em erros sistemáticos que, dependendo da gravidade, poderão inclusive invalidar as conclusões da pesquisa.

RANDOMIZAÇÃO E SIGILO DE ALOCAÇÃO

Um processo de randomização adequado garante que os grupos testados sejam semelhantes em suas características, reduzindo possíveis vieses em relação à amostra e balanceando possíveis confundidores de tratamento. A randomização também garante igualdade nas probabilidades de um paciente ser alocado tanto no grupo experimental como no controle. Programas de computador devem ser utilizados para criar listas de randomização, de preferência a dados, cartas e moedas empregados no passado.[50]

A randomização simples é a mais comum, podendo ser problemática em estudos com amostras insuficientes, em que pode ser adotada a randomização em bloco.[51] Quando as condições de base dos indivíduos envolvidos no estudo podem influenciar o desfecho, a opção pela estratégia de randomização estratificada poderá ser adequada.[51] Outras alternativas envolvem randomizações desiguais que procuram se alinhar com princípios éticos e econômicos, sobretudo quando a intervenção proposta apresenta algum risco aos participantes, ou quando os custos dos tratamentos avaliados são diferentes.[52] Nessa modalidade pode-se optar por proporções 2:1 (ou 2:2:1, por exemplo), onde menos participantes serão alocados para o grupo onde espera-se que mais eventos adversos possam ocorrer, para o grupo placebo em que espera-se que a eficácia do tratamento seja reduzida, ou para o tratamento que apresente custo superior.[53]

O MASCARAMENTO E A OCULTAÇÃO DOS BRAÇOS DA PESQUISA

Para evitar o viés de seleção, é necessário que pacientes e pesquisadores não consigam prever em qual grupo de tratamento o paciente será randomizado.[54] Um sigilo de alocação inadequado (quando, por exemplo, a sequência de randomização é divulgada abertamente em um quadro de avisos, ou são utilizados envelopes não lacrados ou transparentes) pode permitir recrutamento seletivo dos participantes.[54] Pelo enfoque ético, um sigilo de alocação inadequado é problemático, já que possibilita que pacientes possam ser direcionados para uma intervenção mais apropriada (do ponto de vista do pesquisador) ou que pacientes com pior prognóstico possam ser rejeitados em um dos braços do ECA.[55]

É essencial não confundir o sigilo de alocação com cegamento, ainda que sejam variáveis que interagem para reduzir os riscos de viés de um ensaio clínico.[51,56] O sigilo de alocação pode ser implementado com êxito em todas as situações e previne os vieses de seleção e confusão.[56] O cegamento previne os vieses de detecção e desempenho, porém nem sempre pode ser implementado em um ensaio clínico.[55,56]

CEGAMENTO OU OCULTAÇÃO

O cegamento do paciente e do profissional que irá avaliar o desfecho (*double blind study*) ocorre quando ambos não sabem a qual grupo (experimental ou controle) o paciente pertence, e pode ainda haver cegamento adicional do profissional responsável pela análise dos dados (*triple blind study*).[51,57] Idealmente o paciente não deveria conseguir diferenciar se está no grupo experimental ou controle, porém essa condição é impossibilitada em alguns desenhos de estudo (por exemplo, em intervenções cirúrgicas).[57]

A literatura reporta que pesquisadores estão mais propensos a confirmar evidências prévias do que refutá-las.[51,57,58] Logo, resultados que não corroboram suas expectativas são mais frequentemente rejeitados ou revisados, infringindo os princípios éticos de pesquisa. Pesquisadores estão sujeitos a vieses conscientes e inconscientes e, caso não haja procedimento adequado de cegamento, poderão manipular os resultados obtidos em seus estudos na tentativa de reforçar uma teoria já descrita, refutar informações obtidas por outros grupos de pesquisa, ou simplesmente evitar publicação de dados contrários aos já disponíveis.[58,59]

Um cegamento inadequado pode gerar mudança de comportamento por parte do corpo clínico ao longo da execução de um ensaio clínico. A influência das convicções e preferências do corpo clínico pode afetar o modo com que eles lidam com os pacientes e, em determinados casos, o tratamento oferecido pode não ser proporcionado da melhor forma, comprometendo o estudo do ponto vista ético.[57]

O RELATO SELETIVO DE DESFECHO

Ocorre quando há discrepâncias sistemáticas entre os desfechos que foram pré-especificados no registro ou projeto de pesquisa e aqueles publicados.[60] Definir adequadamente e a priori os desfechos primários e secundários de um ECA é necessário para que não haja alterações posteriormente. Qualquer discrepância deve ser claramente declarada e explanada.[61]

O registro prospectivo de ECAs não previne o relato de desfecho seletivo, entretanto o torna detectável. O ideal é que sempre haja uma fiscalização (por parte de editores e revisores) entre o projeto inicial registrado e os desfechos relatados na publicação a fim de identificar inconsistências que sugerem mascaramento de resultados negativos ou pouco atraentes.[2,5] A principal preocupação é que os desfechos possam ter sido seletivamente omitidos por conta dos resultados encontrados (viés de relato).[60] Isso pode ocorrer caso os pesquisadores informem apenas o que eles têm interesse, ou pela maior facilidade de publicação quando os resultados são estatisticamente significativos.[62,63]

O ESCÂNDALO DA PAROXETINA

Um estudo não muito antigo apontou que o antidepressivo paroxetina ou Paxil® foi efetivo e bem tolerado no tratamento de crianças com depressão.[64] Após sua publicação, esse antidepressivo se tornou o mais prescrito nos Estados Unidos, com vendas que alcançaram 340 milhões de dólares. A conclusão estava equivocada: além de não ser mais efetivo que placebo, o antidepressivo foi responsável por sérios efeitos adversos, como casos de suicídio e automutilação.[65] Nenhum dos desfechos pré-especificados no protocolo original resultaram em resultados positivos a favor do medicamento e foram omitidos da publicação. Enquanto isso, os desfechos adicionais, que não constavam no protocolo, apresentaram resultados positivos e foram reportados.[65]

O relato de desfechos seletivo, além de constituir uma falha metodológica grave, pode ser considerado um deslize ético que contraria a Declaração de Helsinki,[60] que obriga o registro prospectivo de ensaios clínicos e postula que "nenhuma emenda ao protocolo de pesquisa pode ser feita sem a devida consideração e aprovação do comitê de ética em pesquisa".[11]

AS FERRAMENTAS ESTATÍSTICAS

A análise estatística de um ECA depende do desfecho estipulado. Para desfechos categóricos ou qualitativos (p. ex.: mortalidade) é possível realizar uma tabela 2x2 associando o número de eventos no grupo intervenção e no grupo controle.[66] Em um ECA que tem por objetivo comparar dois grupos (intervenção *versus* controle) com variáveis contínuas (p. ex.: intensidade da dor através de escala de 0-10), deve-se utilizar estatísticas paramétricas, como o teste *t* de *student*.[67] Quando em um ECA quantitativo se avaliam mais de dois grupos é possível utilizar a análise de variância (ANOVA).[68] Além disso, existem os modelos lineares mistos em estudos que realizam mais de uma observação do mesmo indivíduo levando em consideração o tempo.[69]

É relativamente simples manipular e ocultar dados para que os pesquisadores encontrem apenas o que desejam, e não o que os números realmente mostram. Esse comportamento antiético pode surgir em diversos momentos ao longo da realização de um ECA, desde a coleta dos dados (por exemplo, perguntas inerentemente tendenciosas) até a sua interpretação (por exemplo, relato seletivo de desfechos significantes). Além disso, é possível ainda ocultar o número de análises realizadas, ou seja, o resultado pode ter sido encontrado ao acaso em meio à vasta quantidade de análises que foram conduzidas.[70] Este fenômeno é próprio do erro do tipo I, onde comparações múltiplas acabam encontrando resultados positivos ao acaso.

A falha consiste em garimpar esses resultados positivos, que são preferencialmente reportados como desfechos primários (relato seletivo de desfecho) e publicados (viés de publicação). Como discutido anteriormente, ainda é comparativamente comum observar incoerência com os desfechos registrados e os publicados posteriormente.[61] Revistas de alta qualidade, em caso de dúvida, solicitam que revisões das análises sejam realizadas por estatístico independente, ou podem ainda exigir os dados originais para conferência.

PERDA DE DADOS E MÉTODOS DE IMPUTAÇÕES

A perda de dados em um ECA pode ocorrer por falha de acompanhamento do indivíduo (perda de *follow-up*), falta de comparecimento a consultas ou tratamentos, falha na entrega dos questionários ou extravio de dados. A presença de dados perdidos, dependendo da sua extensão, pode influenciar na interpretação e enfraquecer a validade das conclusões.[71]

É necessário observar o tipo de dado perdido, a extensão da perda e a forma como ela será tratada. Há perdas completamente aleatórias, aleatórias e não aleatórias. No primeiro caso, todos os indivíduos da amostra têm a mesma chance de sofrer dados perdidos. No segundo, existe uma possível razão para perda de dados, como, por exemplo, quando adolescentes jovens necessitam preencher seu peso e nem todos irão saber ou lembrar. No terceiro caso certos grupos são mais propensos ou suscetíveis. Por exemplo, é mais simples lembrar da mensuração de peso e altura em indivíduos altos demais ou baixos demais.[71]

Alguns estudos utilizam em sua análise apenas os dados completos. Contudo, há um risco de viés neste método, pois os pacientes que forneceram todos os dados talvez sejam diferentes daqueles que apresentam dados perdidos. As formas de imputações de dados mais comuns são: métodos do indicador ausente, imputação de valor único, imputação do melhor ou pior cenário e as imputações múltiplas.

O método de indicador ausente consiste em categorizar ou estabelecer um valor neutro para o dado perdido a fim de que o indivíduo não seja excluído da amostra.[71] O método de valor único se baseia no preenchimento do valor perdido com a média da amostra ou com base em modelos de regressão. A análise de sensibilidade considerando o melhor e o pior cenário considera, no dado perdido, o pior ou o melhor resultado que poderia ocorrer (em um estudo que observa o desfecho para determinado câncer, considera-se no pior cenário a morte do indivíduo). O terceiro método, imputações múltiplas, leva em consideração todos os dados disponíveis do participante para estimar um possível valor para o dado perdido. Este último método proporciona um menor risco de viés quando comparado com os anteriores.[71]

CAPÍTULO 23 FALHAS METODOLÓGICAS COMPROMETEM A ÉTICA DE UM ENSAIO CLÍNICO?

Existem métodos que podem auxiliar na redução de perda de dados, como por exemplo o treinamento da equipe, a montagem logística de coleta de dados e as tabelas de checagens.[71] É interessante, ainda, que o pesquisador determine *a priori* a forma de imputação dos dados para que não haja influências espúrias na escolha do método.

ANÁLISES INTERINAS OU INTERMEDIÁRIAS

É recomendado que sejam realizadas por comitês independentes. Após a avaliação, os comitês devem informar aos pesquisadores responsáveis se o ECA deve continuar inalterado, se necessita de modificações ou se deve ser interrompido.[72]

As análises interinas podem ser úteis quando um ensaio está causando muitos eventos adversos e, portanto, o estudo precisa ser interrompido para evitar que mais pacientes sejam expostos àquela intervenção.[73] Uma mudança predeterminada nos braços de tratamento também poderá se basear em uma análise interina, a partir de um desejo ético de proporcionar o melhor tratamento.[74] Também pode acontecer a interrupção de um ensaio clínico por futilidade. Essa situação ocorre quando se identifica que o estudo é incapaz de atingir seu objetivo (impossibilidade de rejeição da hipótese nula), por exemplo, de demonstrar que uma intervenção é superior a outra.[75] Assim, o estudo cessa e pacientes não são expostos de forma desnecessária, o que, eticamente, é o cenário ideal.

É imprescindível que as seguintes informações da análise interina sejam definidas *a priori* no registro dos ensaios clínicos: 1) o momento em que serão realizadas, 2) as pessoas que terão acesso aos códigos de randomização e resultados preliminares, e 3) as decisões que serão tomadas a partir dos resultados encontrados.[73,75] Essa transparência e o cuidado com os dados são fundamentais do ponto de vista ético para que decisões não sejam tomadas baseadas em interesses comerciais e/ou interesse próprios dos pesquisadores.

ANÁLISE POR INTENÇÃO DE TRATAR (*INTENT TO TREAT*)

Diz respeito à inclusão na análise final de todos os indivíduos que foram randomizados em um ECA, sendo que eles devem ser analisados no grupo em que foram alocados, independentemente de receber ou não a intervenção, ou de haver perda de dados ou seguimento, preservando dessa forma a randomização original.[76,77] A análise por intenção de tratar permite a condução de um ECA de forma mais pragmática, ou seja, próxima da realidade.

É possível que o indivíduo apresente baixa tolerância à intervenção, aderência insuficiente, realize outra intervenção para a qual ele não foi alocado (p. ex.: o participante do grupo controle realiza o tratamento do grupo intervenção).[76] Em um ECA, é possível também que os participantes não cumpram todo o acompanhamento (*follow-up*) por mudança de endereço, telefone, email, desinteresse ou falecimento.[76]

A análise por intenção de tratar busca reduzir a superestimação dos dados.[77] É esperado teoricamente que os pacientes mais aderentes ao tratamento tenham melhor prognóstico. Nesta modalidade diminui o risco desse viés, ou seja, de tomada de decisões que impactem a vida dos pacientes por resultados diferentes do encontrado na prática clínica, onde os pacientes nem sempre são assíduos ao tratamento.[76,77]

DIFERENÇA CLÍNICA MINIMAMENTE IMPORTANTE (DCMI)

A utilização de dados superestimados pode trazer menos benefícios aos pacientes que serão tratados.[78,79] A diferença estatisticamente significativa é consagrada como $p < 0,05$,[80,81] entretanto esse padrão merece críticas. A DCMI identifica a diferença entre as duas intervenções que seria considerada relevante para aplicação prática.[82,83] A DCMI deve levar em conta os aspectos clínicos envolvidos em determinados estudos, como a condição de saúde, a população, os resultados prévios e a atual situação dos tratamentos dentro da prática clínica (as expectativas e preferências dos pacientes, os custos, a experiência profissional).[82,83]

Após realizar uma análise estatística preliminar para aferir se um tratamento revelou diferença em relação ao outro, a DCMI é um valor predefinido para que realmente mude a aplicabilidade clínica. Uma das alternativas apela para o tamanho do efeito mediante o *Cohen's Effect Size*,[84] onde uma classificação de pequeno, moderado e grande efeito é calculada em proporção ao desvio padrão de determinada intervenção. Outra alternativa é utilizar o método *Bennefit-Harm Trade-Off Method*,[84] que consiste em realizar uma entrevista com os pacientes e explicar os custos, o tempo de tratamento e a frequência, os riscos e benefícios de determinada intervenção, e com isso deduzir qual seria a diferença minimamente satisfatória para eles com esse tipo de tratamento.

Utilizar a DCMI aproxima a visão clínica (repleta de incertezas) da ciência (que tenta responder a todas essas questões de maneira ética e pragmática) e ainda dos pacientes, que devem participar da discussão. É um erro ético tomar decisões sem levar em consideração todos os aspectos individuais, sociais e psicológicos. Usar o tripé básico da prática baseada em evidências respalda o profissional e mantém o entendimento da situação por todas as partes envolvidas no processo.

CONCEITOS DE CAUSALIDADE E CORRELAÇÃO

O termo *causalidade* em ciência indica que um determinado acontecimento, fator ou condição não somente está relacionado, como é consequente a outro. *Correlação* aponta para relacionamento ou associação apenas, não necessariamente consequência.[85] Definir causalidade em saúde é desafiador, já que inúmeras condições são multicausais, apresentando diversos fatores e modificadores relacionados ao seu aparecimento.

DADOS EXPLORATÓRIOS *VERSUS* CONFIRMATÓRIOS

Usar dados exploratórios ou de estudos-piloto para implementar práticas também pode ser prejudicial ao profissional e aos seus pacientes. A pequena amostra inicial de pacientes deve embasar a construção subsequente de um ECA com amostra apropriada, compatível com respostas confirmatórias.

REFERÊNCIAS BIBLIOGRÁFICAS

1. Han C, Kwak K-p, Marks DM, Pae C-U, Wu L-T, Bhatia KS, et al. The impact of the CONSORT statement on reporting of randomized clinical trials in psychiatry. Contemporary Clinical Trials. 2009;30(2):116-22.
2. Peto R, Collins R, Gray R. Large-scale randomized evidence: large, simple trials and overviews of trials. J Clin Epidemiol. 1995;48(1):23-40.
3. Rongen JJ, Hannink G. Comparison of registered and published primary outcomes in randomized controlled trials of orthopaedic surgical interventions. The Journal of Bone and Joint Surgery American Volume. 2016;98(5):403-9.

CAPÍTULO 23 FALHAS METODOLÓGICAS COMPROMETEM A ÉTICA DE UM ENSAIO CLÍNICO? 241

4. Sacks H, Chalmers TC, Smith H Jr. Randomized versus historical controls for clinical trials. The American Journal of Medicine. 1982;72(2):233-40.
5. Vader JP. Randomised controlled trials: A user's guide. BMJ. 1998;317(7167):1258.
6. Wood L, Egger M, Gluud LL, Schulz KF, Jüni P, Altman DG, et al. Empirical evidence of bias in treatment effect estimates in controlled trials with different interventions and outcomes: meta--epidemiological study. British Medical Journal. 2008;336(7644):601-5.
7. Association GAotWM. World Medical Association Declaration of Helsinki: ethical principles for medical research involving human subjects. The Journal of the American College of Dentists. 2014;81(3):14-8.
8. De Angelis C, Drazen JM, Frizelle FA, Haug C, Hoey J, Horton R, et al. Clinical trial registration: a statement from the International Committee of Medical Journal Editors. Lancet. 2004;364(9438):911-2.
9. ICTRP. Trial registration – why is trial registration important? [cited 2020 02/13]. Disponível em: https://www.who.int/ictrp/trial_reg/en/.
10. Moher D, Hopewell S, Schulz KF, Montori V, Gotzsche PC, Devereaux PJ, et al. CONSORT 2010 explanation and elaboration: Updated guidelines for reporting parallel group randomised trials. J Clin Epidemiol. 2010;63(8):e1-37.
11. World Medical Association. World Medical Association Declaration of Helsinki: ethical principles for medical research involving human subjects. JAMA. 2013;310(20):2191-4.
12. De Angelis C, Drazen JM, Frizelle FA, Haug C, Hoey J, Horton R, et al. Clinical trial registration: a statement from the International Committee of Medical Journal Editors. The New England Journal of Medicine. 2004;351(12):1250-1.
13. Altman DG, Moher D, Schulz KF. Harms of outcome switching in reports of randomised trials: CONSORT perspective. BMJ. 2017;356:j396.
14. Zarin DA, Tse T, Williams RJ, Carr S. Trial REporting in ClinicalTrials.gov – The final rule. The New England Journal of Medicine. 2016;375(20):1998-2004.
15. Hudson KL, Lauer MS, Collins FS. Toward a new era of trust and transparency in clinical trials. JAMA. 2016;316(13):1353-4.
16. Viergever RF, Li K. Trends in global clinical trial registration: an analysis of numbers of registered clinical trials in different parts of the world from 2004 to 2013. BMJ Open. 2015;5(9):e008932.
17. Lefebvre AC, Glanville J, Briscoe S, Littlewood A, Marshall C, Metzendorf I, et al. Cochrane Handbook Chapter 4: Searching for and selecting studies. Cochrane Handbook for Systematic Reviews of Interventions. 6. ed. 2019. p. 1-48.
18. Higgins JPT (ed.). Cochrane Handbook for Systematic Reviews of Interventions Version 5.1.0 [updated March 2011]. The Cochrane Collaboration; 2011. Disponível em: http://handbook. cochrane.org.; 2011.
19. ICTRP. The ICTRP Search Portal [cited 2020 02/13]. Disponível em: https://www.who.int/ictrp/search/en/.
20. Reveiz L, Bonfill X, Glujovsky D, Pinzon CE, Asenjo-Lobos C, Cortes M, et al. Trial registration in Latin America and the Caribbean's: study of randomized trials published in 2010. Journal of Clinical Epidemiology. 2012;65(5):482-7.
21. Schulz KF, Altman DG, Moher D, Group C. CONSORT 2010 statement: updated guidelines for reporting parallel group randomised trials. BMJ. 2010;340:c332.
22. Moher D, Schulz KF, Altman DG. The CONSORT statement: revised recommendations for improving the quality of reports of parallel-group randomised trials. Lancet. 2001;357(9263):1191-4.
23. Mathieu S, Boutron I, Moher D, Altman DG, Ravaud P. Comparison of registered and published primary outcomes in randomized controlled trials. JAMA. 2009;302(9):977-84.

24. Hamm MP, Hartling L, Milne A, Tjosvold L, Vandermeer B, Thomson D, et al. A descriptive analysis of a representative sample of pediatric randomized controlled trials published in 2007. BMC Pediatr. 2010;10:96.
25. Trinquart L, Dunn AG, Bourgeois FT. Registration of published randomized trials: a systematic review and meta-analysis. BMC Medicine. 2018;16(1):173.
26. Jefferson T, Jones MA, Doshi P, Del Mar CB, Hama R, Thompson MJ, et al. Neuraminidase inhibitors for preventing and treating influenza in healthy adults and children. The Cochrane Database of Systematic Reviews. 2014(4):Cd008965.
27. Vedula SS, Bero L, Scherer RW, Dickersin K. Outcome reporting in industry-sponsored trials of gabapentin for off-label use. The New England Journal of Medicine. 2009;361(20):1963-71.
28. Vedula SS, Goldman PS, Rona IJ, Greene TM, Dickersin K. Implementation of a publication strategy in the context of reporting biases. A case study based on new documents from Neurontin litigation. Trials. 2012;13:136.
29. Zarin DA, Tse T. Medicine. Moving toward transparency of clinical trials. Science. 2008;319(5868):1340-2.
30. Harriman SL, Patel J. When are clinical trials registered? An analysis of prospective versus retrospective registration. Trials. 2016;17:187.
31. Charles P, Giraudeau B, Dechartres A, Baron G, Ravaud P. Reporting of sample size calculation in randomised controlled trials: review. BMJ. 2009;338:b1732.
32. Schulz KF, Grimes DA. Sample size calculations in randomised trials: mandatory and mystical. Lancet. 2005;365(9467):1348-53.
33. Chow JTY, Turkstra TP, Yim E, Jones PM. Sample size calculations for randomized clinical trials published in anesthesiology journals: a comparison of 2010 versus 2016. Canadian Journal of Anaesthesia = Journal Canadien d'Anesthesie. 2018;65(6):611-8.
34. Rohrig B, du Prel JB, Wachtlin D, Kwiecien R, Blettner M. Sample size calculation in clinical trials: part 13 of a series on evaluation of scientific publications. Deutsches Arzteblatt International. 2010;107(31-32):552-6.
35. Halpern SD, Karlawish JH, Berlin JA. The continuing unethical conduct of underpowered clinical trials. JAMA. 2002;288(3):358-62.
36. Guyatt GH, Mills EJ, Elbourne D. In the era of systematic reviews, does the size of an individual trial still matter. PLoS Medicine. 2008;5(1):e4.
37. Kamper SJ. Generalizability: linking evidence to practice. The Journal of Orthopaedic and Sports Physical Therapy. 2020;50(1):45-6.
38. Hespanhol L, Vallio CS, Costa LM, Saragiotto BT. Understanding and interpreting confidence and credible intervals around effect estimates. Brazilian Journal of Physical Therapy. 2019;23(4):290-301.
39. Meyer D. Essential evidence based medicine. 2. ed. Cambridge; 2010.
40. Edwards SJL, Lilford RJ, Braunholtz D, Jackson J. Why "underpowered" trials are not necessarily unethical. The Lancet. 1997;350(9080):804-7.
41. Curtin F, Schulz P. Assessing the benefit: risk ratio of a drug – randomized and naturalistic evidence. Dialogues in Clinical Neuroscience. 2011;13(2):183-90.
42. Kamper SJ. Control groups: linking evidence to practice. The Journal of Orthopaedic and Sports Physical Therapy. 2018;48(11):905-6.
43. Djulbegovic B, Clarke M. Scientific and ethical issues in equivalence trials. JAMA. 2001;285(9): 1206-8.
44. Millum J, Grady C. The ethics of placebo-controlled trials: methodological justifications. Contemporary Clinical Trials. 2013;36(2):510-4.
45. Scott IA. Non-inferiority trials: determining whether alternative treatments are good enough. The Medical Journal of Australia. 2009;190(6):326-30.

46. Treadwell JR, Uhl S, Tipton K, Shamliyan T, Viswanathan M, Berkman ND, et al. Assessing equivalence and noninferiority. Journal of Clinical Epidemiology. 2012;65(11):1144-9.
47. Braakhekke M, Mol F, Mastenbroek S, Mol BW, van der Veen F. Equipoise and the RCT. Human Reproduction. 2017;32(2):257-60.
48. London AJ. Equipoise in research: integrating ethics and science in human research. JAMA. 2017;317(5):525-6.
49. Kamper SJ. Fundamentals of measurement: linking evidence to practice. The Journal of Orthopaedic and Sports Physical Therapy. 2019;49(2):114-5.
50. Kamper SJ. Randomization: Linking evidence to practice. The Journal of Orthopaedic and Sports Physical Therapy. 2018;48(9):730-1.
51. Bespalov A, Wicke K, Castagne V. Blinding and randomization. Handbook of experimental pharmacology. 2019.
52. Dibao-Dina C, Caille A, Sautenet B, Chazelle E, Giraudeau B. Rationale for unequal randomization in clinical trials is rarely reported: a systematic review. Journal of Clinical Epidemiology. 2014;67(10):1070-5.
53. Torgerson D, Campbell M. Unequal randomisation can improve the economic efficiency of clinical trials. Journal of Health Services Research & Policy. 1997;2(2):81-5.
54. Cochrane Handbook for Systematic Reviews of Interventions version 6.0 (updated July 2019) [Internet]. 2019. Disponível em: www.training.cochrane.org/handbook.
55. Kamper SJ. Bias: linking evidence with practice. The Journal of Orthopaedic and Sports Physical Therapy. 2018;48(8):667-8.
56. Schulz KF. Assessing allocation concealment and blinding in randomised controlled trials: why bother? Evidence Based Medicine. 2000;5(2):36-8.
57. Kamper SJ. Blinding: Linking evidence to practice. The Journal of Orthopaedic and Sports Physical Therapy. 2018;48(10):825-6.
58. Miller LE, Stewart ME. The blind leading the blind: use and misuse of blinding in randomized controlled trials. Contemporary Clinical Trials. 2011;32(2):240-3.
59. Kaplan RM, Irvin VL. Likelihood of null effects of large NHLBI clinical trials has increased over time. PLOS ONE. 2015;10(8):e0132382.
60. Altman DG, Moher D, Schulz KF. Harms of outcome switching in reports of randomised trials: CONSORT perspective. BMJ. 2017;356:j396.
61. Fleming PS, Koletsi D, Dwan K, Pandis N. Outcome discrepancies and selective reporting: impacting the leading journals? PloS one. 2015;10(5):e0127495.
62. Dwan K, Gamble C, Williamson PR, Kirkham JJ, Reporting Bias G. Systematic review of the empirical evidence of study publication bias and outcome reporting bias – an updated review. PloS one. 2013;8(7):e66844.
63. Hopewell S, Loudon K, Clarke MJ, Oxman AD, Dickersin K. Publication bias in clinical trials due to statistical significance or direction of trial results. The Cochrane Database of Systematic Reviews. 2009(1):MR000006.
64. Keller MB, Ryan ND, Strober M, Klein RG, Kutcher SP, Birmaher B, et al. Efficacy of paroxetine in the treatment of adolescent major depression: a randomized, controlled trial. Journal of the American Academy of Child and Adolescent Psychiatry. 2001;40(7):762-72.
65. Le Noury J, Nardo JM, Healy D, Jureidini J, Raven M, Tufanaru C, et al. Restoring Study 329: efficacy and harms of paroxetine and imipramine in treatment of major depression in adolescence. BMJ. 2015;351:h4320.
66. Bellamy SL, Gibberd R, Hancock L, Howley P, Kennedy B, Klar N, et al. Analysis of dichotomous outcome data for community intervention studies. Statistical Methods in Medical Research. 2000;9(2):135-59.

67. Kim TK. T test as a parametric statistic. Korean Journal of Anesthesiology. 2015;68(6):540-6.
68. Thompson HW, Mera R, Prasad C. The Analysis of Variance (ANOVA). Nutritional Neuroscience. 1999;2(1):43-55.
69. Fausto MA, Carneiro M, Antunes CMdF, Pinto JA, Colosimo EA. O modelo de regressão linear misto para dados longitudinais: uma aplicação na análise de dados antropométricos desbalanceados. Cadernos de Saúde Pública. 2008;24:513-24.
70. Center GUM. Using statistics ethically to combat 'a scientific credibility crisis 2017 [02/16/2020].
71. Pedersen AB, Mikkelsen EM, Cronin-Fenton D, Kristensen NR, Pham TM, Pedersen L, et al. Missing data and multiple imputation in clinical epidemiological research. Clinical Epidemiology. 2017;9:157-66.
72. Counsell N, Biri D, Fraczek J, Hackshaw A. Publishing interim results of randomised clinical trials in peer-reviewed journals. Clinical Trials (London, England). 2017;14(1):67-77.
73. Thorlund K, Haggstrom J, Park JJ, Mills EJ. Key design considerations for adaptive clinical trials: a primer for clinicians. BMJ. 2018;360:k698.
74. Park JW, Liu MC, Yee D, Yau C, van 't Veer LJ, Symmans WF, et al. Adaptive randomization of neratinib in early breast cancer. The New England Journal of Medicine. 2016;375(1):11-22.
75. Bhatt DL, Mehta C. Adaptive designs for clinical trials. The New England Journal of Medicine. 2016;375(1):65-74.
76. Elkins M, Moseley A. Intention-to-treat analysis. Journal of Physiotherapy. 2015;61.
77. Abraha I, Cherubini A, Cozzolino F, De Florio R, Luchetta ML, Rimland JM, et al. Deviation from intention to treat analysis in randomised trials and treatment effect estimates: meta-epidemiological study. BMJ (Clinical Research ed). 2015;350:h2445.
78. Kamper SJ. Evidence in practice: a new series for clinicians. Journal of Orthopaedic & Sports Physical Therapy. 2018;48(6):429.
79. da Silva TM, Costa Lda C, Garcia AN, Costa LO. What do physical therapists think about evidence-based practice? A systematic review. Manual Therapy. 2015;20(3):388-401.
80. Infanger D, Schmidt-Trucksäss A. P value functions: An underused method to present research results and to promote quantitative reasoning. Statistics in Medicine. 2019;38(21):4189-97.
81. Kamper SJ. Interpreting outcomes 1-change and difference: linking evidence to practice. The Journal of Orthopaedic and Sports Physical Therapy. 2019;49(5):357-8.
82. Kamper SJ. Interpreting outcomes 2-statistical significance and clinical meaningfulness: linking evidence to practice. The Journal of Orthopaedic and Sports Physical Therapy. 2019;49(7):559-60.
83. McGlothlin AE, Lewis RJ. Minimal clinically important difference: defining what really matters to patients. JAMA. 2014;312(13):1342-3.
84. Kamper SJ. Interpreting outcomes 3-clinical meaningfulness: linking evidence to practice. The Journal of Orthopaedic and Sports Physical Therapy. 2019;49(9):677-8.
85. Russo F, Williamson J. Interpreting causality in the health sciences. International Studies in the Philosophy of Science. 2007;21(2):157-70.

CAPÍTULO 24

Flexibilidade dos ensaios clínicos: desenho rígido ou adaptativo?

Franck Pires Cerqueira

RESUMO

Apesar da despesa em investigação e desenvolvimento na indústria farmacêutica ter tido nas últimas décadas um crescimento sustentado, o número de produtos medicinais colocados em comercialização não tem aumentado na mesma proporção. Em um ensaio adaptativo, o investigador tem a opção de responder a dados interinos de segurança e eficácia de várias formas, incluindo estreitar o foco do estudo ou aumentar o número de participantes, equilibrar a alocação ao tratamento ou ainda com diferentes formas de randomização. É possível inferir que o uso de desenho adaptativo constitui uma vantagem ética e científica quando adequadamente planejado e aplicado, por aumentar a flexibilidade do ensaio, encurtar o tempo global de investigação e reduzir o risco de exposição de doentes a efeitos adversos. Contudo, não é uma metodologia extrapolável para todas as fases de investigação clínica, e sua maior complexidade metodológica e analítica requer um manejo estatístico adequado. Sua aplicação limita-se a ensaios com menor número de centros de estudo, com extensões de tempo mais limitadas e a medicamentos experimentais com efeitos clínicos mais imediatos para análise interina.

CONTRASTE ENTRE ENSAIOS CLÍNICOS ADAPTATIVOS E TRADICIONAIS

Tradicionalmente, os ensaios clínicos foram estruturados em três etapas de execução:[1]
1. O ensaio é planejado.
2. O ensaio é conduzido de acordo com o protocolo.
3. Quando os dados estiverem prontos, eles serão processados de acordo com um plano de análise estatística predefinido.

Essa prática é direta, mas claramente inflexível, pois não inclui opções para mudanças que possam tornar-se desejáveis ou necessárias. Os ensaios adaptativos (EAs) constituem uma alternativa, pois adicionam um atalho (*loop*) de revisão-adaptação à sequência de planejamento-condução-análise linear (Figura 1).

A primeira análise interina possibilitou a eliminação (por ineficácia ou toxicidade) de um dos braços (tratamento A) e a migração dos seus participantes para os dois restantes (controle e tratamento B), possibilitando uma conclusão mais precoce, robusta e eticamente aceitável do ensaio (análise interina B), graças ao oportuno e adaptativo remanejamento da casuística.

São permitidas análises provisórias agendadas enquanto o estudo está em andamento e alterações pré-especificadas podem ser feitas, mantendo a validade e a integridade dele.

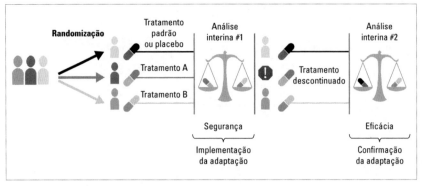

FIGURA 1   Desenho de um estudo adaptativo com duas análises interinas.

Tais adaptações planejadas *a priori* são também comuns em ensaios tradicionais (por exemplo, alterações nos critérios de elegibilidade).
As alterações pré-planejadas incluem:[2]
- Refinar o tamanho da amostra.
- Descontinuar braços de estudo ou doses.
- Alterar a taxa de alocação de doentes para os braços do estudo.
- Identificar os doentes com maior probabilidade de benefício e concentrar os esforços de recrutamento nesses doentes.
- Interromper todo o estudo em um estágio inicial devido a sucesso ou falta de eficácia.

Várias adaptações podem ser introduzidas em uma única oportunidade, por exemplo um desenho sequencial de grupo também pode apresentar uma reavaliação do tamanho da amostra e/ou randomização adaptativa, e muitos estudos de múltiplos braços e estágios (*multi-arm multi-stage* – MAMS) são inerentemente contínuos. Os ensaios adaptativos podem melhorar todas as fases de desenvolvimento clínico e os desenhos contínuos ("*seamless*") permitem uma transição mais rápida entre as fases I e II[8,9] ou as fases II e III.[3]

A característica diferenciadora de todos os EAs é que os resultados das análises de dados interinos são usados para modificar o estudo em progresso sem comprometer a sua integridade e validade científica. Em um EA os dados clínicos são examinados repetidamente, portanto é necessário garantir que sejam recolhidos e armazenados corretamente e de acordo com boas práticas clínicas (BPC) em todas as etapas. Integridade significa garantir que dados e processos de análise não sejam comprometidos, por exemplo, minimizando a perda de informações. A validade implica a garantia de que o estudo responda adequadamente às perguntas originais da pesquisa, por exemplo, usando métodos que forneçam estimativas precisas dos efeitos do tratamento testado, assim como valores de *p* corretos e intervalos de confiança (IC) para as comparações de tratamento.

A flexibilidade de realizar adaptações não é uma virtude em si, mas uma porta de entrada para estudos mais eficientes que também devem ser mais interessantes e éticos na perspectiva de um paciente porque:[4]
- O recrutamento para braços de tratamento com resultados inferiores pode parar mais cedo.

- Menos doentes podem ser randomizados para um tratamento ou dose menos promissora, ou para garantir a mesma probabilidade de resultados alinhados com os objetivos clínicos.
- Um teste com baixa potência estatística, o que significaria um desperdício de recursos, pode ser mais rapidamente evitado ou corrigido.
- Um melhor entendimento da relação dose-resposta ou dose-toxicidade pode ser alcançado, facilitando assim a identificação de uma dose segura e eficaz.
- Os efeitos do tratamento podem ser estimados com maior precisão, o que reduz a incerteza sobre qual é o melhor esquema, de modo que uma conclusão definitiva pode ser alcançada mais cedo.

Os EAs estão disponíveis há mais de 25 anos, mas apesar de seus benefícios claros em muitas situações, eles ainda estão longe de ser estabelecidos na prática (com a exceção notável dos métodos sequenciais em grupo) por vários motivos:[5] falta de conhecimento ou experiência, preocupações de como financiadores e reguladores poderão se posicionar perante os EAs, ou mesmo desafios e limitações práticas para certos tipos de EAs.

Outras razões importantes relacionam-se à falta de clareza sobre:
- Quando são aplicáveis.
- O que eles podem (e não podem) realizar.
- Quais são suas implicações práticas.
- Como os resultados devem ser interpretados e divulgados.

CRITÉRIOS PARA ALTERAÇÃO DE TAMANHO AMOSTRAL E OUTRAS VARIÁVEIS

Um programa de desenvolvimento de medicamentos precisa ser abrangente e adaptável para que os resultados iniciais possam informar a avaliação subsequente. Embora, mesmo quando um medicamento é comercializado, ainda haja limitações na quantidade de conhecimento disponível para os as equipes clínicas, várias questões fundamentais deveriam ter sido pelo menos parcialmente abordadas:[6]
A. Quais são os benefícios prováveis do medicamento?
B. Quais são os seus riscos?
C. Qual a dosagem indicada?
D. Como o novo medicamento se compara aos tratamentos alternativos?
E. Existem doentes específicos com maior probabilidade de se beneficiar do medicamento?

Preocupações mais detalhadas afetam fármacos psicotrópicos, como determinação de dose, eficácia vs. placebo, eficácia vs. comparador de referência, efeitos adversos agudos e a longo prazo, eficácia do tratamento de continuação e manutenção e eficácia relativa ou efeitos adversos em subgrupos específicos (por exemplo, fase inicial, tardia, refratários). Os estudos de medicamentos antipsicóticos geralmente exigem o envolvimento de pacientes mais cedo do que com outras classes de medicamentos, porque é difícil justificar eticamente a administração desses medicamentos a voluntários saudáveis por mais de uma semana ou duas, e padrões de tolerância pode ser bem diferente em doentes vs. voluntários.[7]

Nem sempre é possível prever com precisão os requisitos de dosagem a partir de estudos pré-clínicos; portanto, é importante estabelecer uma gama completa de dosagens toleráveis. Certos programas de desenvolvimento de medicamentos foram adiados e, às vezes, abandonados devido a esforços inadequados para determinar a dose nos estágios iniciais do desenvolvimento.[8]

Além disso, não é incomum que as recomendações posológicas sejam alteradas após a comercialização. Também é importante possuir dados suficientes sobre absorção, eliminação, metabolismo e interações medicamentosas para informar o desenho do estudo. Os ensaios de tratamento nas enfermidades crônicas geralmente enquadram-se em três grandes categorias: aguda, continuação e manutenção (ou prevenção de recaídas). Às vezes são feitas tentativas para estudar duas ou até três fases no mesmo estudo, mas há contradições quanto à necessidade de re-randomizar os doentes.

ELABORAÇÃO DO PROJETO DE PESQUISA

Como qualquer outro estudo, o protocolo de um EA tem de ser elaborado visando o racional e os objetivos primários que se propõe atingir. Para além dos desafios estatísticos que têm de ser equacionados de forma prévia, aspectos operacionais também necessitam de avaliação precedente. Por exemplo, dispensação antecipada do medicamento nos centros, apesar do pré-planejamento ser dificultado pela dificuldade em prever qual dose será mantida ou descontinuada após análise interina.[9] É importante atentar que, dada a complexidade dos métodos e os procedimentos adicionais, isso resultará em um protocolo mais extenso e, por conseguinte, mais complexo. Incluem-se a justificação do desenho adaptativo e as vantagens daí decorrentes, com base na simulação prévia do ensaio. Além disso, uma clara descrição do mecanismo adaptativo deve ser incluída, o papel da comissão de análise estatística (CAE) deve ser explicado e adicional discussão relacionada com o controle do erro tipo I, seus cálculos de estimativa e intervalos de confiança devem ser providenciados. Isso irá também implicar a alocação de mais recursos humanos e técnicos, pois múltiplas tarefas serão incluídas na preparação inicial do ensaio.[10]

Considerações técnicas relativas ao desenho adaptativo (DA)

O uso de DA é muito atrativo, especialmente quando estão disponíveis recursos e/ou período de tempo limitados. Contudo, antes de um DA ser implementado, os aspectos práticos de aplicabilidade, validade e robustez têm de ser aferidos, os quais têm impacto na qualidade dos resultados e integridade do estudo.[1]

Em relação à aplicabilidade, levantam-se as seguintes questões:

- Os possíveis benefícios suplantam os esforços adicionais e os custos requeridos na implementação do DA?
- A implementação do DA atrasa o recrutamento de participantes e prolonga a duração do ensaio?
- Qual a frequência das análises não ocultadas e por quem deve ser quebrada a ocultação (*blinding*) dos resultados?

Para questões de validade, é razoável colocar as seguintes questões:

- Pode a quebra de ocultação causar viés na avaliação do efeito do tratamento?
- Pode a implementação de DA afetar a aleatorização?

Características dos participantes

A escolha dos participantes – amostra do estudo – deve refletir a população total para a qual o medicamento ou dispositivo pode vir a ser indicado. Contudo, não é o caso para fases iniciais (fase I), quando a escolha de participantes é influenciada por questões gerais como farmacologia humana. O quanto os participantes do ensaio representam os futuros usuários pode ser influenciado pelas práticas médicas e nível de tratamento-padrão de um centro de estudo ou região geográfica. A influência desses fatores deve ser reduzida e discutida durante a interpretação dos resultados.[12]

Sobretudo para enfermidades crônicas recidivantes, é importante esclarecer se os doentes estão em estado de recaída ou exacerbação aguda, em oposição à remissão parcial ou a um "platô estável" de sintomatologia. Há desenhos que retiram os doentes do tratamento de manutenção e os deixam sem medicação para um ensaio clínico, resultando em possíveis exacerbações da sintomatologia. A importância dessas diferentes abordagens é que podem resultar em respostas terapêuticas diferentes e graus variados de "estabilidade" na sintomatologia de base. A amostra ideal são aqueles que ainda não receberam prescrições (virgens de tratamento), para que seja possível determinar o grau completo de evolução e o tempo de resposta. No entanto, dado o processo como os indivíduos devem ser selecionados e recrutados para os ensaios, é provável que algum tratamento já tenha sido administrado.[13]

PACIENTES MENTAIS OU COM MANIFESTAÇÕES PSICOSSOMÁTICAS

A subjetividade de muitos componentes da sintomatologia nos transtornos psiquiátricos cria desafios especiais para avaliação e mensuração das respostas. Alguns doentes podem não parecer elegíveis para um estudo, ou estarem dispostos ou capazes de dar consentimento informado até serem parcialmente tratados.[14] Uma variedade de características dos sujeitos deve ser considerada em termos de critérios de inclusão e exclusão. A idade costuma ser a base da exclusão, podendo afetar a farmacocinética de determinados medicamentos. É mais provável que os idosos com comorbidades sejam mais sensíveis a alguns efeitos adversos. Por outro lado, a progressão de algumas enfermidades em jovens é distinta daquela de idades subsequentes. Esses e outros fatores levaram a uma escassez de indivíduos nas faixas etárias extremas. No entanto, houve recentemente um reconhecimento crescente da necessidade de dados mais precoces sobre diversas faixas etárias, e estão sendo implementados mecanismos para incentivar a sua inclusão em ensaios clínicos.

IMPACTOS DE GÊNERO E OUTRAS VARIÁVEIS DEMOGRÁFICAS E CLÍNICAS

As mulheres geralmente são sub-representadas em ensaios clínicos, e esse fato impediu por muito tempo a caracterização de efeitos de gênero. A etnia pode ter implicações no metabolismo e na tolerância aos medicamentos. Além disso, à medida que estratégias farmacogenômicas são desenvolvidas para estender os dados dos ensaios clínicos, uma documentação mais precisa será crítica. O estado civil pode interferir no ajuste psicossocial e no curso da doença e, portanto, pode ter significado prognóstico. O peso e o índice de massa corporal tornaram-se uma preocupação crescente do ponto de vista de saúde pública, devido ao considerável acúmulo de adiposidade observado com variados medicamentos de uso prolongado.[15]

Um problema específico em muitos ensaios é categorizar o histórico dos doentes em termos de capacidade de resposta aos medicamentos. Uma duração atual de episódio prolongada, de mais de 2 ou 3 semanas, pode sugerir que o doente é pouco ou apenas parcialmente responsivo aos tratamentos que já foram administrados ou, alternativamente, que outros fatores complicam a resposta ao tratamento (não adesão, comorbidades etc.).

Muitas vezes, pode ser difícil determinar o tempo de início da doença ou de um episódio em específico.[16]

Viés operacional nas modificações interinas do EA

Os desvios de trajetória incorretos ou em momentos inapropriados são fonte de preocupação típica dos EAs. Geralmente, para minimizá-los é necessário limitar o acesso a resultados interinos de grupos não ocultados no decorrer do ensaio, a investigador-principal, coinvestigadores ou coordenadores, em momentos predeterminados do estudo. É sugerido que os detalhes do algoritmo estatístico de adaptação sejam segregados da planilha de procedimentos rotineiros dos investigadores, e tal informação seja encaminhada para as comissões de estatística, ética e agência regulatória. Isso contribui para a integridade científica do EA e reduz a capacidade de observadores externos enviesarem resultados interinos com base no conhecimento das adaptações ao protocolo.[17]

Para um EA sequencial nem todos os investigadores envolvidos têm de ser notificados de que foi efetuada uma análise interina. Igualmente, por ocasião da seleção adaptativa de um *endpoint* primário ou mudança adaptativa de hipótese, assumindo que todas as variáveis são definidas de acordo com o protocolo estabelecido, a decisão de mudança não necessita ser comunicada a todos os centros de estudo.[18]

POSSÍVEIS RISCOS ÉTICOS E REGULATÓRIOS

Existe uma diretiva (não direcionada para implementação) da FDA para EAs determinando revisão caso a caso. Isso gera o receio de que protocolos usando abordagens inovadoras possam vir a ser rejeitados, causando demoras na aprovação dos medicamentos. Dada a experiência limitada da indústria farmacêutica, mas também das autoridades regulatórias com ensaios adaptativos, podem existir reservas na aceitação da sua validade científica. De fato, ainda não existem métodos estatísticos universalmente aceitos para todos os tipos de adaptações possíveis. Na ausência de inferências estatísticas claras, o processo de aprovação pelas autoridades regulatórias torna-se difícil, senão mesmo impossível.[19,20]

PERSPECTIVAS FUTURAS DOS ENSAIOS ADAPTATIVOS

Um estudo ininterrupto de fase I e IIa irá permitir que a eficácia e a toxicidade sejam estudadas desde o início do ensaio, com o estudo de segurança diretamente de voluntários saudáveis. Essa uniformidade permitirá que o ensaio seja interrompido precocemente se o composto for ineficaz, ou que continue com braços de dose adicionais.[21,22]

O EA incentiva uma maior associação entre as agências regulamentares e os promotores desde o início de um estudo, minimizando as hipóteses de fracasso. Uma colaboração mais construtiva entre agências regulatórias, indústria e academia na forma de consórcio, tornará mais ágil o desenvolvimento de opções de tratamento para patologias com poucas opções terapêuticas, nomeadamente para doenças raras, bem como epidemias de elevada gravidade como Ebola. Para os doentes, o EA minimizará a exposição a tratamentos experimentais potencialmente prejudiciais, ineficazes e, portanto, eticamente questionáveis, melhorando a compreensão do processo da doença e agilizando os esquemas de visita e/ou regimes de dose.[23]

Evidentemente essa metodologia não é para todas as eventualidades (*one size fits all*). É aconselhada uma aferição da exequibilidade e da relação vantagens/benefícios na aplicação dos recursos humanos, orçamentais e logísticos.[24]

REFERÊNCIAS BIBLIOGRÁFICAS

1. Friedman FL, Furberg CD, DeMets DL. Fundamentals of clinical trials. 4. ed. New York: Springer; 2010.
2. Shih WJ. Plan to be flexible: a commentary on adaptive designs. Biometrical J. 2006;48:656-9.
3. Berry Consultants. What is adaptive design? 2016. Disponível em: berryconsultants.com/adaptive-designs. Acesso em 7 Jul 2019.
4. Campbell G. Similarities and differences of Bayesian designs and adaptive designs for medical devices: a regulatory view. Stat Biopharm Res. 2013;5:356-68.
5. Chow SC, Chang M. Adaptive design methods in clinical trials. 2. ed. Boca Raton: Chapman & Hall/CRC; 2012.
6. Morgan CC. Sample size re-estimation in group-sequential response-adaptive clinical trials. Stat Med. 2003;22:3843-57.
7. Parmar MKB, Barthel FMS, Sydes M, Langley R, Kaplan R, Eisenhauer E, et al. Speeding up the evaluation of new agents in cancer. J Natl Cancer Inst. 2008;100:1204-14.
8. Zohar S, Chevret S. Recent developments in adaptive designs for phase I/II dose-finding studies. J Biopharm Stat. 2007;17:1071-83.
9. Sverdlov O, Wong WK. Novel statistical designs for phase I/II and phase II clinical trials with dose-finding objectives. Ther Innov Regul Sci. 2014;48:601-12.
10. Maca J, Bhattacharya S, Dragalin V, Gallo P, Krams M. Adaptive seamless phase II/III designs – background, operational aspects, and examples. Drug Inf J. 2006;40:463-73.
11. Stallard N, Todd S. Seamless phase II/III designs. Stat Methods Med Res. 2011;20:623-34.
12. Chow SC, Chang M, Pong A. Statistical consideration of adaptive methods in clinical development. J Biopharm Stat. 2005;15:575-91.
13. Fleming TR, Sharples K, McCall J, Moore A, Rodgers A, Stewart R. Maintaining confidentiality of interim data to enhance trial integrity and credibility. Clin Trials. 2008;5:157-67.
14. Bauer P, Koenig F, Brannath W, Posch M. Selection and bias – two hostile brothers. Stat Med. 2010;29:1-13.
15. Posch M, Maurer W, Bretz F. Type I error rate control in adaptive designs for confirmatory clinical trials with treatment selection at interim. Pharm Stat. 2011;10:96-104.
16. Graf AC, Bauer P. Maximum inflation of the type 1 error rate when sample size and allocation rate are adapted in a pre-planned interim look. Stat Med. 2011;30:1637-47.
17. Graf AC, Bauer P, Glimm E, Koenig F. Maximum type 1 error rate inflation in multiarmed clinical trials with adaptive interim sample size modifications. Biometrical J. 2014;56:614-30.
18. Magirr D, Jaki T, Posch M, Klinglmueller F. Simultaneous confidence intervals that are compatible with closed testing in adaptive designs. Biometrika. 2013;100:985-96.
19. Zhang W, Sargent DJ, Mandrekar S. An adaptive dose-finding design incorporating both toxicity and efficacy. Statistics in Medicine. 2006;25.14:2365-83.
20. Bornkamp B, el al. Innovative approaches for designing and analyzing adaptive dose-ranging trials. J Biopharm Stat. 2007;17:965-95.
21. Orloff JJ, Stanski D. Innovative approaches to clinical development and trial design. Annali dell'Istituto Superiore di Sanità. 2011;47.1:8-13.
22. Simon N, Simon R. Adaptive enrichment designs for clinical trials. Biostatistics. 2013;14:613-25.

250 SEÇÃO VI EQUÍVOCOS E DESACERTOS NA EXECUÇÃO E PUBLICAÇÃO

23. Bauer P, Konig F. The reassessment of trial perspectives from interim data – a critical view. Stat Med. 2006;14:23-36.
24. Murray GD. Switching between superiority and non-inferiority. British Journal of Clinical Pharmacology. 2001;52.3:219.

CAPÍTULO 25

Falhas éticas na publicação de estudos científicos

Pedro Rogério Camargos Pennisi, Ademir Franco,
Luiz Renato Paranhos

RESUMO

Conceber, elaborar e publicar uma obra científica requer conhecimentos do processo de produção de conteúdo técnico. Inerente a esse processo é a conduta ética que respalda as boas práticas em produção acadêmica. Zelar para com as premissas éticas que alicerçam a comunicação entre pesquisa e sociedade é dever daqueles envolvidos nesta interface. Entre as falhas éticas mais comumente encontradas, destacam-se o plágio, a publicação duplicada, a invenção de dados, a ausência de apreciação por comitês de ética, a autoria indevida, a obscuridade nos conflitos de interesse e a utilização de revistas predatórias e/ou clonadas. Com o objetivo de aumentar o entendimento dos autores sobre as boas práticas em produção científica, este capítulo abordará e discorrerá acerca de cada uma dessas modalidades de falhas éticas.

CONTEXTUALIZAÇÃO

Os canais de comunicação especializados se desenvolveram para garantir maior relação entre desenvolvedores e usuários de conteúdo acadêmico. Figuram como as partes envolvidas neste âmbito os pesquisadores – como parcela fundamental dentre os desenvolvedores –; assim como alunos, professores e demais profissionais na parcela de interessados – os quais usufruem do conteúdo para o aprendizado, para o ensino e para o exercício profissional, respectivamente. Para que o vínculo entre as partes envolvidas na comunicação decorra de maneira otimizada, faz-se necessária a tradução do conteúdo acadêmico em documentos direcionados ao público-alvo, em sua maioria apresentados em formato técnico – como o artigo científico.

Desde sua origem, esse processo não se isentou de falhas, sendo aquelas de ordem ética as que possivelmente mais aviltam a classe científica. São exemplos de falhas mais comumente encontradas o plágio, a publicação duplicada, a invenção de dados, a ausência de apreciação/aprovação do projeto de pesquisa em comitês de ética, a ausência de critérios para conferir autoria, a presença de conflitos de interesse obscuros ou velados, a veiculação de publicações em revistas predatórias e a clonagem de periódicos científicos.

PLÁGIO

Plágio é definido como a ação de apresentar palavras ou ideias de outra pessoa sem garantir o devido crédito.[1] No universo científico, abrange cópia de conceito a ser trabalhado e não somente a ideia propriamente dita. A identificação do plágio se dá por meio do conceito de similaridade, no qual o trecho plagiado não se encontra redigido da mesma maneira que o estudo original, mas sim parafraseado.[2,3]

A Coordenação de Aperfeiçoamento de Pessoal de Nível Superior (CAPES) elaborou o Combate ao Plágio 2018.[4] Analogamente, o Programa Online da Biblioteca Eletrônica Científica (SciELO),[5] o Conselho Nacional de Desenvolvimento Científico e Tecnológico (CNPq)[6] e a Fundação de Apoio à Pesquisa do Estado de São Paulo (FAPESP)[7] elaboraram guias de boas práticas da ética que também abordam plágio. Por essa prática ser um dos acontecimentos antiéticos mais comuns no universo científico,[8] existem disponíveis na internet muitas ferramentas que viabilizam a pesquisa de textos similares previamente disponibilizados em ambiente virtual, inclusive aquelas inerentes ao protocolo de diversas instituições de ensino superior e de periódicos científicos nacionais e internacionais.

No tópico de Metodologia essa prática é relativamente difícil de ser evitada. Diretrizes norteadoras de pesquisa (*checklist*) e replicações metodológicas, por exemplo, possibilitam um melhor entendimento e uma publicação mais homogênea e confiável.[9] A descrição que possibilita sua reprodução e consequente teste de hipóteses por demais pesquisadores é, inclusive, encorajada no meio acadêmico. Deve-se notar, contudo, que a escrita simplificada deve permitir a reprodução do trabalho, evitando-se que se revele idêntica ou altamente similar a outro texto.

Ainda na seara da falha na publicação de estudos científicos por plágio, encontra-se o autoplágio.[10] Muito evidenciada em casos de "*salami science*" (fatiamento e replicações do mesmo estudo), o autoplágio pode ser caracterizado quando estudos científicos são publicados pela mesma equipe de pesquisadores (permitindo inclusive a rotatividade entre autores de diferentes obras) em tema que discorre sobre o mesmo problema, mesma amostra (ou origem amostral) e principalmente com elevada similaridade entre diferentes trabalhos.[8] Essa prática se tornou comum, principalmente quando autores são convidados a falar de um tema no qual já tenham trabalhado no passado.[11,12]

PUBLICAÇÃO DUPLICADA

Esse tipo de problema foi relatado por Wallace,[8] quando percebeu que alguns manuscritos submetidos para seus periódicos já haviam sido publicados em jornais *online* não citados no PubMed®.

Um fato mais comum tem sido a atualização do manuscrito com os mínimos fatos recentes publicados na literatura como um estudo de coorte com um ligeiro acréscimo no número de pacientes analisados. Isso obriga os cientistas a vascular múltiplos artigos em busca de uma informação significante.[13] Um exemplo é a publicação de um estudo com 100 casos, ao qual são posteriormente acrescidos outros 50 casos. Essa postura torna injustificável a análise de todos os artigos envolvidos.[13]

De acordo com o Committee on Publication Ethics (COPE),[11] a suspeita de publicação duplicada (inicialmente levantada por revisor/editor utilizando as ferramentas de busca anteriormente mencionadas), caso irrisória, não bloqueia o processo de revisão. Em caso de sobreposição menor, os autores são contatados para reformularem ou removerem o texto indicando aos leitores que se trata de estudo referenciado a uma obra anterior (incluindo citação desta).

Ao que se depreende do presente capítulo, observa-se que a conduta antiética por plágio em estudos científicos é avaliada e eventualmente punida. Porém, vale ressaltar que o plágio pode ser caracterizado como crime, tendo previsão legal no art. 184 do Código

Penal Brasileiro[14] quando visar lucro direto ou indireto com a obra plagiada: "*Violar direitos do autor e os que lhe são conexos*".

INVENÇÃO DE DADOS

A fabricação de resultados, a invenção e a manipulação de dados são situações encontradas em alguns trabalhos científicos. Os dados são geralmente informados por coautores ou colaboradores e se tratam de desvios de conduta de difícil identificação.[8] As revistas que avaliam o trabalho têm por base a veracidade dos fatos que recebem, pois dificilmente têm acesso aos dados primários em sua completude.[9] Situações como essa também acontecem com periódicos grandes, como demonstrado recentemente com um artigo na revista *The Lancet*.[15]

O caso de modificação de resultados consiste usualmente em alterar valores ou modificar a forma pela qual eles são expostos no texto, de modo a aumentar ou diminuir sua relevância para o trabalho.[9] Há casos também em que alguma informação poderia prejudicar um objetivo pessoal, e desta forma a informação passa a ser omitida.[9] A manipulação de imagens pode ocorrer também, entretanto nesse caso a alteração pode ser sutil, de modo a aprimorar o resultado do trabalho. Um exemplo pode ser um caso de "clareamento dental" no qual o profissional aumentou o brilho da foto para tornar o resultado mais estético e satisfatório, sendo que na realidade o final se apresentou diferente do demonstrado.[16]

À primeira vista, a manipulação de dados aparenta robusta conduta antiética, pois indica que os dados foram diretamente modificados (por exemplo: números, tabelas e figuras) em benefício dos autores. No entanto, até mesmo as alterações aparentemente mais singelas denotam invenção, como a mudança de hipótese, dando a impressão de que os resultados esperados foram previstos pelos autores.[16] No caso da falha por invenção de dados, o anseio do meio acadêmico por informações atualizadas é saciado com falsos resultados que atentam contra a saúde, segurança e educação.

FALTA DE REVISÃO POR COMITÊ DE ÉTICA

Historicamente, a pesquisa foi fundamental para a evolução da ciência na humanidade. Entretanto, os novos conhecimentos não podem ser justificativa para prejudicar a vida de algum cidadão de qualquer forma. Desde 1964, em Helsinki, na Finlândia, um conjunto de princípios éticos para reger a pesquisa com seres humanos foi elaborado pela Associação Médica Mundial.[17] Cada comitê define atualmente qual tipo de pesquisa deve ser submetido à análise de critérios éticos, entretanto todos devem se basear na Declaração de Helsinki. O escrutínio por trás dos trabalhos científicos que leva à necessidade da aprovação pelo comitê de ética resguarda os periódicos científicos no que diz respeito à adesão da pesquisa aos princípios necessários para assegurar a saúde do paciente em primeiro lugar. A passagem e a aprovação do projeto de pesquisa pelo comitê de ética seriam um indício de que a temática proposta foi revisada e que em determinado momento foi considerada apta para prosseguir como pesquisa.

Uma vez que os comitês de ética em pesquisa das instituições de ensino superior prezam pela saúde do participante da pesquisa em primeiro lugar, devem necessariamente solicitar termo de consentimento que demonstre a vontade do paciente em participar de pesquisas e garanta sua autonomia perante as tomadas de decisão inerentes à sua participação, ou, em caso de participante menor de idade, também um termo de assentimen-

256 SEÇÃO VI EQUÍVOCOS E DESACERTOS NA EXECUÇÃO E PUBLICAÇÃO

to. Com base no exposto, produtos científicos que falham em apresentar aprovação ou liberação do comitê de ética, quando necessário, recaem em conduta antiética por omissão e negligência.

Atualmente, a aprovação de um projeto de pesquisa pelo comitê de ética em pesquisa deve ser vista como uma válvula de segurança diante da desenfreada necessidade de produção científica em território nacional. Do contrário, as práticas da antiguidade que previam a ilimitada busca pelo conhecimento, por si só, voltariam a acometer a sociedade, afrontando a saúde individual e coletiva.

Tais condutas demandam tempo, trabalho e a preparação de documentos obrigatórios e suplementares por parte dos pesquisadores. Por essa razão, alguns autores não realizam essa etapa de avaliação, ou informam ter realizado sem realmente ter ocorrido. Muitos editores de periódicos solicitam juntamente com o manuscrito o termo de aceite ético.[18]

AUTORIA INDEVIDA

Ser o primeiro autor de um artigo científico pode ter impacto na carreira e no futuro profissional, principalmente em disputas de vagas em processos seletivos. Dentre as demandas éticas mais comuns está a falta de critérios para a seleção e o ordenamento dos autores. Muitos processos de ingresso em cursos de pós-graduação ou concursos públicos levam em consideração publicações no universo científico. O Comitê Internacional de Editores de Revistas Médicas (ICMJE)[9] define algumas condições para que se estabeleça a autoria de trabalhos científicos:

- Contribuições substanciais na concepção ou desenho do trabalho; ou na aquisição, análise e interpretação dos dados.
- Elaboração do trabalho ou revisão crítica para incrementar o conteúdo intelectual.
- Aprovação final da versão a ser publicada.
- Responsabilidade por todos os aspectos do trabalho, com o compromisso de que eventuais questões relacionadas à precisão ou integridade de qualquer parte do trabalho sejam investigadas e resolvidas adequadamente.

Por meio dessas informações e por meio do termo de responsabilidade enviado para o periódico, fica registrado que os autores têm que ser capazes de responder legalmente pelo manuscrito e, nesse momento, pode-se elencar a contribuição de cada autor na elaboração do trabalho.

Na legislação brasileira, que não é especificamente voltada para o domínio científico, encontra-se a Lei n. 9610/98,[14] que diverge em diversos aspectos:

A coautoria da obra é atribuída àqueles em cujo nome, pseudônimo ou sinal convencional é usada.

§1. Não é considerado coautor o indivíduo que simplesmente ajudou o autor a produzir o material literário, artístico, ou trabalho científico, revisando-o, atualizando-o e supervisionando ou dirigindo sua edição ou apresentação por qualquer meio.

Contributor Roles Taxonomy (CRediT) foi uma iniciativa do Consortia Advancing Standards in Research Administration Information (CASRAI), que garantiu, por um mérito de transparência, 14 atribuições que podem conceder aos pesquisadores o direito de autoria de um artigo científico, designadamente "pesquisa, coleta e análise formal de dados, aquisição de recursos, desempenho da pesquisa, desenvolvimento de metodologia, gerenciamento de projetos, recursos, produção de software, supervisão, validação, preparação de material visual, redação e revisão e conclusão do trabalho escrito".[18] É recomendável que ao listar os colaboradores suas ações sejam descritas, para assim serem avaliados quanto ao direito de autoria.

Mesmo com esses parâmetros, existem situações muito comuns no ambiente acadêmico, como autoria convidada, sem participação na execução do projeto; autoria ou coautoria pressionada, quando todos os membros da equipe de pesquisa são inseridos em todas as publicações; coautoria presenteada, por conta de condição hierárquica ou de prestígio.[9]

A verdadeira parceria científica reduz custos e aperfeiçoa o tempo e o uso de recursos humanos, favorecendo a visão multicêntrica e multidisciplinar por meio da troca de experiências e novas soluções, o que favoreceu um aumento substancial de autores por trabalho na última década.[20,21]

A escolha da ordem dos autores é muito relevante após a elaboração do manuscrito. O primeiro autor (principal) é aquele com a maior participação em todo o trabalho. Do segundo autor, a ordem de participação tende a diminuir. O orientador ou pesquisador sênior geralmente é o último autor a ser listado. Em 2002, Petroianu[22] elaborou um critério quantitativo, por meio de uma tabela de pontuação, para definir a ordem dos autores do trabalho. A criação desse tipo de instrumento pode ajudar a diminuir a disputa pela autoria do trabalho, já que se trata de uma determinação numérica. Note-se que durante muito tempo o primeiro autor era o mais valorizado. Hoje o usual é que o último seja entendido como o grande responsável.

CONFLITOS DE INTERESSE

Para endossar a credibilidade de um trabalho científico, ele deve ser pautado nos princípios da clareza e da transparência dos conflitos de interesse dos seus pesquisadores.[3,9] O conflito de interesses ocorre quando o princípio profissional, que se concentra no bem-estar e na saúde dos pacientes, bem como no compromisso com a verdade e a integridade da pesquisa, fica dependente de uma variável externa, como financiamento e questões pessoais.[9] Exemplos sucedem durante o teste de desempenho de produtos de diferentes marcas comerciais, em especial quando a pesquisa é fomentada por empresa fornecedora. O risco não se restringe ao conflito de interesses, podendo resvalar para a invenção de dados e a manipulação de autoria.

O panorama científico atual incentiva a interface de pesquisa entre academia e indústria, sendo a última a financiadora majoritária de tais projetos. O ICMJE[9] define que quando os autores submetem manuscritos, independentemente do tipo, eles se tornam responsáveis por declarar qualquer relação financeira ou pessoal que possa ser interpretada como viés. Essas informações devem estar explícitas na publicação.

REVISTA PREDATÓRIA

É inegável que os periódicos científicos são os grandes mediadores da comunicação entre pesquisadores e sociedade. De fato, as revistas digitais ou impressas são uma forma excelente de propagar esse conhecimento. Contudo, uma parcela do mercado editorial passou a explorar abusivamente essa situação, valendo-se principalmente do modelo de publicação *open access* (sem taxas ou assinaturas por parte do leitor, no qual o ônus recai sobre os autores do estudo). Petroianu[22] reitera que, na prática, este modelo, por focar na produção contínua e lucrativa, pode permitir falhas éticas e metodológicas. São as assim designadas revistas denominadas "predatórias".

A sedução dos autores é realizada por meio de e-mails nos quais são apresentadas as qualidades do periódico, como indexação (em sua maioria em bases pouco conhecidas), fator de impacto (muitas vezes forjado) e, sobretudo, aceite e divulgação rápida – às vezes em dias. A revisão por pares é superficial e pouco séria, podendo inexistir. Tal modalidade pode chamar a atenção de novos autores[23] que buscam soluções imediatas para sua demanda de produtividade. Alguns periódicos fornecem curto espaço de tempo para a tomada de decisão e resposta. Dessa forma, pressionam atitudes independentes (sem consultar demais colegas) em prol do aliciamento de obras.

Capítulos de livros e palestras internacionais em eventos pouco ortodoxos costumam fazer parte do cardápio. Para evitar ser surpreendido por essa prática, deve-se procurar no ambiente digital o histórico de publicações dessas revistas, buscar a qualificação delas em nível nacional (Qualis CAPES) e internacional (SCOPUS Q-index, Science Citation Index – por exemplo), consultar pesquisadores experientes, avaliar toda a equipe editorial (às vezes há expoentes entre os primeiros nomes, que poderão ter sido inseridos à revelia), incluindo-se eventualmente a lista de revistas confiáveis criada pela Academia Internacional de Editores de Enfermagem (INANE).[23]

REVISTA CLONADA

Outra demanda que tem se proliferado no universo científico é a presença de *hijacking* (sequestro) ou clonagem de revistas. São revistas respeitadas e tradicionais que têm suas logomarcas, nomes e ISSN copiados para outro endereço eletrônico. Nesse endereço falso, pesquisadores inadvertidamente submetem seus trabalhos, que após um breve período de tempo, são aceitos para publicação – logicamente mediante pagamento de taxa. Entretanto, a publicação não tem nenhuma credibilidade legal e científica.[24] Além da problemática inerente à publicação inválida, o autor prejudicado pela revista clonada pode ter seus dados cadastrais registrados no sistema, sendo assim contatado outras vezes para tal prática. Também dados bancários referentes ao pagamento das taxas poderão ser utilizados ilicitamente, incorrendo em prejuízo material. Essa prática consiste em verdadeiro crime de estelionato, previsto no art. 171 do Código Penal Brasileiro:[14] "Obter, para si ou para outrem, vantagem ilícita, em prejuízo alheio, induzindo ou mantendo alguém em erro, mediante artifício, ardil, ou qualquer outro meio fraudulento".

Nos últimos anos, estudos mostraram que houve um aumento substancial no número de publicadores falsos e revistas sequestradas (por exemplo, *Wulfenia Journal, Archives des Sciences, Jökull Journal, Bothalia, Pensée Journal, Sylwan, Ciência e técnica vitivinícola, CADMO*).[24] O bibliotecário Jeffrey Beall tem montado listas de periódicos, editores e congressos questionáveis, além de artigos retratados da literatura.[25] A consulta a essas listas é encorajada a fim de se evitar envolvimento com a publicação e apresentação de estudos científicos em revistas e eventos inidôneos.

Em síntese, a demanda pela produção científica é crescente no Brasil. Em meio à pressão pela produtividade, muitos autores optam por atalhos que podem ser tomados, desde a concepção de uma pesquisa até sua publicação em meios de comunicação científicos. Esses caminhos alternativos adentram diretamente a conduta antiética e permeiam até mesmo a esfera penal. Visando respeitar as boas práticas em pesquisa, o presente capítulo discorreu sobre modalidades de falhas éticas na produção de estudos científicos. Com isso, encoraja-se que os autores, no papel de desenvolvedores de conteúdo técnico, busquem conhecimento do processo de produção científica para que não incorram na decisão pelo antiético e ilegal.

REFERÊNCIAS BIBLIOGRÁFICAS

1. Dictionary MWO. Definition of plagiarism 2015 [cited 24/2/2020]. Disponível em: merriam--webster.com/.
2. Ratton R. Plágio e direito do autor 2018 [citado em 24/2/2020] Disponível em: vrac.puc-rio.br/cgi/cgilua.exe/sys/start.htm?infoid=726&sid=23.
3. Committee CEP. Diretrizes do CSE para promover integridade em publicações de periódicos científicos: atualização de 2012. CSE Editorial Policy Committee. 2012.
4. CAPES. Orientações CAPES: combate ao plágio 2018 [citado em 24/2/2020]. Disponível em: capes.gov.br/images/stories/download/diversos/OrientacoesCapes_CombateAoPlagio.pdf.
5. SciELO. Guia de boas práticas para o fortalescimento da ética na publicação científica 2018. [citado em 24/2/2020]. Disponível em: scielo.org/local/File/Guia%20de%20Boas%20Praticas%20para%20o%20Fortalecimento%20da%20Etica%20na%20Publicacao%20Cientifica.pdf.
6. CNPq. Diretrizes 2018 [citado em 24/2/2020]. Disponível em: memoria.cnpq.br/diretrizes.
7. FAPESP. Código de boas práticas científicas 2014 [citado em 24/2/ 2020]. Disponível em: fapesp.br/boaspraticas/.
8. Wallace MB. Ethics in publication. Gastrointest Endosc. 2015;82(3):439-42.
9. ICMJE. Clinical trials registration. Guidelines for registering clinical trials. 2015 [citado em 24/2/2020]. Disponível em: icmje.org.
10. Spinak E. Ética editorial e o problema do autoplágio 2013 [citado em 24/2/2020]. Disponível em: blog.scielo.org/blog/2013/11/11/etica-editorial-e-o-problema-do-autoplagio/-.W8OUeHtKjIU.
11. COPE. Text recycling guidelines. 2015 [citado em 24/2/2020]. Disponível em: publicationethics.org.
12. Rode SM, Oliveira RRF, Paranhos LR. Misconduct in scientific publications. Dental Press J Orthod. 2018;23(3):7-8.
13. Wallace MB. Ethics in publication, part 2: duplicate publishing, salami slicing, and large retrospective multicenter case series. 2018;8(3);439-42.
14. Lei n. 9610, de 19 de fevereiro de 1998. Altera, atualiza e consolida a legislação sobre direitos autorais e dá outras providências, 1988.
15. BBC News. Por que cientistas tiveram que se retratar por estudo que negava efeito da cloroquina contra o coronavírus?. São Paulo: BBC; June 04th 2020 [citado em 24/2/2020]. Disponível em: bbc.com/portuguese/geral-52930383.
16. Schonhaut L. Integridad y conductas inapropiadas en investigación biomédica. Rev Chil Pediatr. 2019;90(2):217-21.
17. CIOMS. Diretrizes éticas internacionais para pesquisas biomédicas envolvendo seres humanos. Genebra; 1993.
18. CoP. Sharing of information among editors-in-chief regarding possible misconduct. Ethics CoP (ed.). 2017.
19. Casrai C. CRediT CASRAI 2018 [citado em 24/2/2020]. Disponível em: casrai.org/credit/.
20. Garcia C, Martrucelli C, Rossilho M, Denardin O. Authorship for scientific papers: the new challenges. Rev Bras Cir Cardiovasc. 2010;25(5):8.
21. Rode SM, Pennisi PRC, Beaini TL, Curi JP, Cardoso SV, Paranhos LR. Authorship, plagiarism, and copyright transfer in the scientific universe. Clinics. 2019;2019;74:e1312.
22. Petroianu A. Autoria de um trabalho científico. Rev Assoc Med Bras. 2002;48(1):60-5.
23. Oermann MH, Nicoll LH, Chinn PL. Quality of articles published in predatory nursing journals. Nursing Outlook. 2018;66(1):4-10.

24. Lukic T, Blesic L. Predatory and fake scientific journals/publishers – a global outbreak with rising trend: a review. Geographica Pannonica. 2014;18(3);69-81.
25. Anônimo. [citado em 24/2/ 2020]. Disponível em beallslist.net.

CAPÍTULO 26

Problemas éticos e cancelamentos de artigos científicos

Bruna Dell'Acqua Cassão, Fernando A. M. Herbella

RESUMO

O cancelamento de artigos científicos está cada vez mais frequente e consiste em um mecanismo importante para preservar a integridade. A retratação é relativamente recente na literatura biomédica. A má conduta científica geralmente está presente na maioria das retratações, especialmente como duplicação de publicações, fraude e plágio. As soluções para resolver esse problema podem incluir reformas para fortalecer o empreendimento científico, que vão desde o aprimoramento do treinamento do autor até o estabelecimento de diretrizes uniformes. A ética da publicação é inclusiva. Todos, autores, revisores, editores, instituições e leitores têm seu papel a desempenhar para promover uma cultura de confiança e transparência e manter a integridade da literatura publicada.

INTRODUÇÃO

Os termos artigo "retratado", "retraído", "cancelado", "despublicado", "desconsiderado" são tentativas de tradução livre para a língua portuguesa do termo inglês *retracted papers*. O cancelamento consiste na retirada de artigos publicados na literatura científica devido às descobertas de erros e/ou desvios éticos na condução da pesquisa.[1,2,4]

O atual sistema acadêmico pode, às vezes, pressionar pesquisadores obrigando-os a produzir um elevado número de publicações como condição para a sobrevivência no meio científico.[2,3] Como efeito desse processo, o aumento da quantidade de publicações pode ser priorizado em detrimento da qualidade, gerando um descontrole social e deficiências na formação do pesquisador quanto à integridade científica.[2] Assim, a má prática, exemplificada sob a forma de plágio, falsificação e fabricação, entre outras, torna-se cada vez mais frequente.[2,3]

A CRESCENTE QUESTÃO DO CANCELAMENTO DE ARTIGOS CIENTÍFICOS

O número absoluto de retratações em periódicos científicos altamente qualificados vem crescendo desde a década de 1970, sendo a maior parte vinculada a fraudes, publicações em duplicidade e plágio.[4] As retratações estão presentes desde em revistas com baixo fator de impacto até, principalmente, as com alto fator.[4] A frequência dessas retratações tem crescido em uma proporção maior do que o aumento no número de publicações nos últimos anos.[5-7] A real incidência de artigos problemáticos é desconhecida, pois é incerto se o aumento se baseia em maior conscientização e detecção dos editores e revisores, ou no maior envio de manuscritos propensos a retratação.[8] Muitos casos provavelmente nunca serão encontrados.[9]

Embora as retratações estejam aumentando em número absoluto, elas permanecem relativamente raras na ciência.[4] Menos de 0,1% dos artigos publicados no PubMed foram cancelados.[4] O primeiro artigo retratado foi publicado em 1973 e retratado em 1977.[4] O longo tempo decorrido entre publicação e retratação mostra o quão difícil é para editores e revisores identificarem os motivos da retratação.[8]

A revisão de um trabalho científico não termina em sua publicação.[2] A contribuição de leitores, detentores de direitos autorais originais, outros autores do mesmo campo, revisores de outras revistas e colegas de especialidade ajuda a identificar os artigos que atendem aos critérios de retratação.[8] Os artigos retratados provavelmente representam apenas a ponta do *iceberg*.[8]

O cancelamento de artigos científicos é um mecanismo importante para preservar a integridade do processo de publicação científica.[8,10] Auxilia a corrigir e alertar os leitores para publicações que contenham dados falhos ou errôneos que não podem ser confiados como verdadeiros.[10] Retratações são indicadores da transparência do empreendimento científico, porque a retratação de um artigo representa, na maioria das vezes, evidências inequívocas de má conduta científica.[4]

A má conduta é inapropriada e causa grandes danos e constrangimentos à comunidade científica, à instituição e ao departamento de origem do artigo.[8] Além disso, representa uma falha na revisão por pares e no processo de publicação envolvendo o editor, a editora e os revisores, pois teoricamente o artigo foi publicado de boa fé pela revista por representar um trabalho válido.[8] Embora os artigos retratados possam causar constrangimento ao autor e ao editor, a retratação é considerada a melhor maneira de manter a integridade da literatura científica.[2]

CAUSAS PRINCIPAIS

Existem várias definições adotadas por diferentes instituições para fraude na literatura científica, mas todas concordam que fabricação (invenção de dados), falsificação (distorção intencional de dados ou resultados) e plágio (cópia de ideias, dados, palavras de outras fontes) constituem má conduta acadêmica flagrante.[12]

São consideradas faltas éticas graves: manipulação, fabricação ou supressão de dados, duplicação de publicações, publicação de trabalhos sob contrato (com ou sem confidencialidade deste), dados de empresas, material obtido de experimentos não éticos, publicações sem consentimento, omissão de autores, plágio, publicação de dados confidenciais, fraude, desonestidade, apresentação prematura de resultados, mentira, omissão, adulteração, violação e deturpação, comprometendo experimentos, leviana e irresponsavelmente.[13]

Diversos estudos sugerem que a má conduta científica é o motivo mais comum de retratação.[14,15] Atualmente, o plágio e a duplicação podem ser identificados com relativa facilidade, desde que o artigo plagiado tenha sido publicado na rede eletrônica. Em contraste, violações éticas e falsificação ou fabricação de dados, encontradas em cerca de 25% dos casos,[8] são mais difíceis de serem determinadas. Da mesma forma, se um autor tem outro manuscrito contendo os mesmos dados que estão sendo revisados em outra(s) revista(s) simultaneamente (ou seja, submissão duplicada), eles podem passar despercebidos, porque não há como identificar essa prática.[8] Revisores e leitores experientes podem notar resultados incomuns em comparação com outras publicações ou discrepâncias com publicações anteriores do mesmo grupo.[8]

O material reutilizado (publicação duplicada, plágio e autoplágio) compreende mais da metade das retratações.[8] A publicação duplicada era relativamente comum no passado, mas tem sido coibida por *softwares* de alta eficiência para analisar o plágio.

A revisão detalhada de mais de 2.000 estudos publicados e retratados na área de biomedicina e ciências da vida entre 1977 e 2011 indexados pelo PubMed, realizada por Fang, Steen e Casadevall, mostrou que apenas 21,3% faziam referência a erros.[3] A maior parte das retratações, 67,4%, era atribuída a má conduta, incluindo fraude ou suspeita de fraude (43,4%), publicação duplicada (14,2%) e plágio (9,8%).[4] Razões diversas ou causas desconhecidas são responsáveis pelo restante.

O ESTADO ATUAL NO BRASIL E AMÉRICA LATINA

A publicação duplicada e o plágio são a forma mais comum de má conduta.[8] As retratações são mais frequentes em países com o maior número de publicações, embora alguns países de baixa renda que contribuem modestamente para a literatura de pesquisa possam apresentar uma porcentagem de artigos retraídos desproporcionalmente alta.[8] Um trabalho realizado na Universidade Federal de São Paulo (UNIFESP) mostrou que 65% das retratações por plágio ou duplicação em cirurgia foram de países de baixa renda.[8]

Segundo Fang, o plágio e a publicação duplicada geralmente surgem de países que não têm uma tradição de pesquisa de longa data, como aqueles em desenvolvimento, e essas infrações costumam ser associadas a periódicos de menor impacto.[4]

Existe um site de acesso público, o *Retraction Watch* (retractiondatabase.org/RetractionSearch.aspx), fundado em 2010 nos Estados Unidos, criado para monitorar, compreender e estudar melhor o fenômeno das retratações, que apresenta uma base de dados com mais de 18 mil artigos científicos retratados em revistas científicas por erros graves ou fraudes.[16] Segundo a revista *Science*, esse acervo digital, que permite buscas online sobre estudos cancelados desde 1970, é o maior e mais completo levantamento desse tipo.[16]

Na América Latina, segundo o *Retraction Watch* acessado em 24 de fevereiro de 2020, existem 338 artigos retratados desde 1970 até a data do acesso. O Brasil é responsável por 60% (202) dessas retratações, sendo o primeiro relato em 1997. Especificamente no Brasil, foram encontrados 58 motivos diferentes de cancelamento (Tabela 1). Cerca de 45% das retratações encontram-se na área médica. As principais razões para a retratação são concordantes com as estatísticas mundiais, com mais de uma razão por artigo: 47% duplicidade, 47% plágio, 41% erro, 38% má conduta, 33% falsificação de dados, 20% a pedido do autor.

Existem vários artigos tratando do assunto nas diversas especialidades individualmente, tais como cirurgia plástica, cirurgia geral, medicina interna, radiologia, neurocirurgia, ortopedia e ginecologia e obstetrícia. Todos mostram um número semelhantemente elevado de retratações.

O QUE ESTÁ SENDO FEITO E COMO PREVENIR

O Comitê de Ética em Publicações (COPE) fornece conselhos aos editores e revisores sobre todos os aspectos da ética em publicações, abarcando casos de pesquisa e má conduta (publicationethics.org/).[17]

Dentre as propostas discutidas em reuniões da Sociedade Brasileira para o Progresso da Ciência estão a intensificação do debate público, inclusive nas universidades, centros de pesquisa e instituições.[18] A maioria dos periódicos científicos sérios utiliza-se

TABELA 1 Motivos de retratação de 202 artigos brasileiros. A somatória é maior que 100% porque geralmente houve mais de um motivo para a retratação

Motivos da retratação	N (%)
Necessidade de atualização, remoção temporária	15 (7,4%)
Problemas éticos, violação das políticas	16 (7,9%)
Conflito de interesses	3 (1,48%)
Duplicação de dados, imagens, textos, artigos	95 (47,0%)
Erro na imagem, análises, texto, dados	84 (41,6%)
Falsificação/fabricação de dados, imagens, resultados	18 (8,9%)
Falta de aprovação de terceiros, do autor	9 (4,46%)
Investigação pela empresa, instituição, jornal, editor, terceiros	78 (38,6%)
Má conduta (investigação oficial, constatação)	8 (4,0%)
Manipulação de imagens	17 (8,4%)
Objeções de terceiros, do autor, da instituição/empresa	21 (10,4%)
Plágio de imagens, dados, textos, artigos	30 (14,8%)
Preocupações/questões sobre autoria, dados, texto	65 (32,2%)
Razões legais/ameaças legais	10 (4,9%)
Retirado a pedido do autor	4 (2,0%)
Reivindicações de direitos autorais	5 (2,5%)
Resultados, imagens, dados não confiáveis, não reprodutíveis	31 (15,3%)
Outros motivos	13 (6,4%)
Motivos desconhecido	11 (5,4%)

rotineiramente de *softwares* que detectam plágio e autoplágio, de forma que acreditamos que a tendência mundial será a diminuição do plágio e da dupla publicação.[11] Entretanto, erros e fraudes na produção científica são mais dificilmente identificados, pois requerem controle social mais efetivo.[11]

Os autores devem sempre estar atentos às políticas das revistas, ter cuidado e estar cientes de que tabelas, figuras e texto completo não podem ser republicados sem permissão do detentor dos direitos autorais.[18] Além disso, outros estudos em que os dados ou a redação foram copiados devem sempre ser citados.[19]

Fanelli, em sua metanálise, relatou que cerca de 2% dos cientistas admitiram ter cometido algum elemento de fraude em pesquisas, como fabricação, falsificação ou modificação de dados ou resultados pelo menos uma vez em suas carreiras.[12] Assim, todos os artigos devem ser analisados cuidadosamente por leitores, editores e revisores. Além disso, as instituições ou os comitês devem impor sanções aos membros de sua faculdade considerados culpados de má conduta.[8]

Sanções severas devem ser impostas a todos os autores que são descobertos por trapacear.[8] Defendemos que os periódicos devem considerar publicamente seus nomes e explicar as retratações e suas justificativas em uma edição subsequente da revista.[8] As punições devem ser proporcionais ao nível de má conduta, mas, no mínimo, a resposta dos editores da revista deve consistir em notificação ao chefe do departamento do delinquente e à liderança da instituição, publicação no jornal das razões para retratação e censura de publicação posterior nessa revista. Isso poderia ajudar a impedir a reincidência.[8] A prevenção é realmente deixada para os indivíduos, com base em sua honestidade e ética.[8]

A reincidência é comum e ocorre pelas mesmas razões e até no mesmo periódico.[8] É importante existir um banco de dados sobre artigos retraídos compartilhado por todas as revistas, para que autores individuais com má conduta anterior possam ser facilmente identificados e seu trabalho apontado.

Uma melhor compreensão das publicações retratadas pode embasar os esforços para reduzir a má conduta e o erro na ciência.[20] Em todo o setor editorial, os editores estão adotando procedimentos e políticas que podem ajudar a reduzir determinadas classes de retratação no futuro.[20] Eles ressaltam a importância da vigilância de revisores, editores e leitores, e investigações de instituições, agências governamentais e jornalistas na identificação e documentação de má conduta na pesquisa[4] e sugerem a necessidade de maior atenção à ética no treinamento de cientistas.[4]

Outras propostas são um conjunto de reformas para fortalecer o empreendimento científico, que vão desde o aprimoramento do treinamento até a identificação de mecanismos para fornecer financiamento mais consistentes para a ciência.[21,22] As soluções para resolver o problema específico de retratações podem incluir o aumento do uso de listas de verificação por autores e revisores, treinamento aprimorado em lógica, probabilidade e estatística, foco aprimorado em ética, formação de um banco de dados centralizado de má conduta científica, estabelecimento de diretrizes uniformes para retratações e avisos de retratação e o desenvolvimento de novos sistemas de recompensa para a ciência.[21] Agências nacionais dedicadas, como o US Office for Research Integrity, podem desempenhar um importante papel no apoio e na supervisão de investigações institucionais de suposta má conduta.[4]

Segundo Moylan, a ética da publicação é inclusiva.[20] Todos, autores, revisores, editores, instituições e leitores têm seu papel a desempenhar para promover uma cultura de confiança e transparência e manter a integridade da literatura publicada.[20]

REFERÊNCIAS BIBLIOGRÁFICAS

1. Davis PM. The persistence of error: a study of retracted articles on the Internet and in personal libraries. J Med Libr Assoc. 2012 Jul;100(3):184-9.
2. Sheth BP, Thaker VS. Scientific retraction: a synonym for pseudoscience? Acta Bioeth. [online] 2014;20(1):93-7.
3. Lins L. Retratação científica e pseudociência [online]. SciELO em Perspectiva. 2014.
4. Fang FC, Steen RG, Casadevall A. Misconduct accounts for the majority of retracted scientific publications. Proceedings of the National Academy of Sciences. 2012;109(42):17028-33.
5. Cokol M, Ozbay F, Rodriguez-Esteban R. Retraction rates are on the rise. EMBO Rep. 2008;9:2.
6. Steen RG. Retractions in the scientific literature: is the incidence of research fraud increasing? J Med Ethics. 2011;37:249-53.
7. Van Noorden R. Science publishing: the trouble with retractions. Nature. 2011;478:26-8.
8. Cassão BD, Herbella FAM, Schlottmann F, Patti MG. Retracted articles in surgery journals. What are surgeons doing wrong? Surgery. 2018;163(6):1201-6.
9. Sovacool BK. Exploring scientific misconduct: isolated individuals, impure institutions, or an inevitable idiom of modern science? J Bioeth Inq. 2008;5:271-82.
10. Steen RG. Retractions in the medical literature: who is responsible for scientific integrity? AMWA J. 2011;26:2-7.

11. Steen RG. Retractions in the scientific literature: do authors deliberately commit research fraud? J Med Ethics. 2011;37:113-7.
12. Fanelli D. How many scientists fabricate and falsify research? A systematic review and meta-analysis of survey data. PLoS ONE. 2009;4:5738.
13. Torresi SIC, Pardini VL, Ferreira VF. Ética nas publicações científicas. Quím Nova São Paulo. 2008;31(2):197.
14. Steen RG. Retractions in the scientific literature: is the incidence of research fraud increasing? J Med Ethics. 2011;37:249-53.
15. Wager E, Williams P. Why and how do journals retract articles? An analysis of Medline retractions 1988 e 2008. J Med Ethics. 2011;37:567-70.
16. Castro F. Base de dados reúne 18 mil artigos científicos 'despublicados' desde 1970. 30/10/2018. Blog Direto da Ciência. Disponível em: diretodaciencia.com/2018/10/30/base-de-dados-reune--18-mil-artigos-cientificos-despublicados-desde-1970/. Acesso em fevereiro de 2020.
17. Committee on Publication Ethics (COPE). Disponível em: https://publicationethics.org/category/keywords/plagiarism.
18. Mesa-redonda Brasil-Alemanha discute fraude em pesquisas científicas. Disponível em: ufmg.br/sbpcnaufmg/em_rede/mesa-redonda-brasil-alemanha-discutira-fraude-em-pesquisas-cientificas/. Acesso em 24 de fevereiro de 2020.
19. Committee on Publication Ethics (COPE). Committee on Publication Ethics (COPE): guidelines on good publication practice. BJU Int. 2000;85:2-7.
20. Moylan EC, Kowalczuk MK. Why articles are retracted: a retrospective cross-sectional study of retraction notices at BioMed Central. BMJ Open. 2016;6:e012047.
21. Casadevall A, Fang FC. Reforming science: Methodological and cultural reforms. Infect Immun. 2012;80:891-6.
22. Fang FC, Casadevall A. Reforming science: Structural reforms. Infect Immun. 2012;80:897-901.

SEÇÃO VII

ÉTICA DAS POSTURAS PESSOAIS, VERBAS E FINANÇAS

CAPÍTULO 27

Financiamento da terapêutica pós-ensaio clínico

Marina Morgado Garcia, Carolina Zampirolli Dias,
Juliana Alvares-Teodoro, Francisco de Assis Acúrcio,
Augusto Afonso Guerra Junior

RESUMO

O fornecimento de medicamentos após a finalização da etapa de testes é um assunto controverso. Diversas diretrizes e legislações, em todo o mundo e inclusive no Brasil, abordam o assunto, havendo consenso quanto à garantia do fornecimento do cuidado aos participantes após o estudo. Porém, quanto ao fornecimento da tecnologia testada, ainda existem divergências. Além disso, apesar destas diretrizes e legislações serem incisivas quanto à necessidade de se continuar a disponibilizar a intervenção, elas ainda são inconsistentes na sua operacionalização, caracterizando este como um problema ainda pendente de resolução efetiva. Nesse sentido, o ponto-chave na discussão ética acerca da continuidade de disponibilização de tecnologias e tratamentos pós-testes deve ser, sempre, o paciente.

INTRODUÇÃO

Desde a Segunda Guerra Mundial até os dias de hoje, a pesquisa clínica revela-se uma atividade crescente.[1,2] Com a globalização, a motivação pela realização de estudos multicêntricos, em uma amostra maior de países, tem sido recorrente, expandindo a pesquisa clínica no mundo.[3] O Brasil provê grandes vantagens em termos de diversidade populacional e étnica.[3,4] Apesar da pesquisa clínica se configurar como uma estratégia de desenvolvimento, trazendo benefícios para os países parceiros – profissionalização do setor, intercâmbio de informações, aprimoramento de métodos de pesquisa, além do acesso acelerado a novas opções terapêuticas –, vários desafios têm sido observados,[2,3] desde a necessidade de imposição de requisitos que podem levar à desistência pesquisadores e patrocinadores, até a incerteza dos reais benefícios do que está sendo testado para os participantes recrutados e das perspectivas de tratamentos futuros.[1] Nesse âmbito, o acesso continuado às intervenções testadas aos participantes é uma das questões mais controversas no mundo. Entretanto, ao se considerar a ética em pesquisa, direitos humanos e legislações, essa parece ser uma questão pertinente, cujo debate é necessário.[5]

É indiscutível que os participantes do estudo devem ter algum benefício, inclusive após a realização do estudo. Mas quem deve pagar pelo tratamento continuado? É facultativa ou obrigatória a garantia de acesso pós-teste ao medicamento experimental, se ele se provar benéfico? Caso o patrocinador decida não comercializar a tecnologia testada, é seu dever fornecer outro tratamento alternativo?

PESQUISA CLÍNICA: CONCEITO E SUAS FASES

A pesquisa e o desenvolvimento de novos medicamentos compreendem um longo processo, desde a identificação de uma molécula com potencial para cura/tratamento de determinada doença, até a sua comercialização. Antes de terem seu uso aprovado, os novos medicamentos passam por uma série de etapas, denominadas ensaios clínicos. Para verificar sua eficácia e segurança, eles precisam ser testados em seres humanos.[1,3,6]

Por definição, pesquisa clínica é qualquer investigação realizada em seres humanos para descobrir ou verificar os efeitos farmacodinâmicos, farmacológicos, clínicos e outros, e identificar reações adversas com o objetivo de averiguar sua eficácia e segurança.[6] A pesquisa clínica é usualmente classificada em 4 fases: I, II, III e IV. É importante destacar que, para se estudar clinicamente uma nova tecnologia de saúde, por exemplo um medicamento, ela já deverá ter sido aprovada em testes pré-clínicos, ou seja, os aspectos de eficácia e segurança são avaliados em células e tecidos (*in vitro*) e em animais de experimentação (*in vivo*) antes da sua administração em seres humanos.[6,7] Quando o novo medicamento está pronto para ser testado em seres humanos, as fases sequenciais de investigação clínica são desencadeadas.

DIRETRIZES NO MUNDO

O Tribunal de Nuremberg, responsável pelo julgamento de crimes da Segunda Guerra Mundial, elaborou um documento que é considerado um marco mundial na Bioética: o Código de Nuremberg.[8,9] Esse documento trata de um conjunto de princípios éticos que regem as pesquisas com seres humanos. Ele instituiu, pela primeira vez, a necessidade de consentimento voluntário do indivíduo submetido à pesquisa, protegendo-o durante todo o período do experimento.[8] Em 1948, também motivada pelo pós-guerra, a Organização das Nações Unidas (ONU) instituiu a Declaração Universal dos Direitos Humanos, preconizando a liberdade e a igualdade em dignidade e em direitos, assegurando, dentre outros, o direito à vida e à segurança pessoal.[10]

Em 1964, a Associação Médica Mundial promulgou a Declaração de Helsinki.[11] Essa declaração trata de princípios éticos que regem a pesquisa com seres humanos, constituindo a base para a maioria dos documentos subsequentes acerca da ética em pesquisa. A declaração foi atualizada sete vezes ao longo do tempo (Tabela 1).[12]

TABELA 1   Assembleias médicas mundiais e atualizações na Declaração de Helsinki

Ano e versão	Assembleia
1964: Versão original	18ª Assembleia Médica Mundial em Helsinki, Finlândia
1975: Primeira revisão	29ª Assembleia Médica Mundial em Tóquio, Japão
1983: Segunda revisão	35ª Assembleia Médica Mundial em Veneza, Itália
1989: Terceira revisão	41ª Assembleia Médica Mundial em Hong Kong, China
1996: Quarta revisão	48ª Assembleia Médica Mundial em Somerset West, África do Sul
2000: Quinta revisão	52ª Assembleia Médica Mundial em Edimburgo, Escócia
2002: Nota de clarificação	53ª Assembleia Médica Mundial em Washington, Estados Unidos
2004: Nota de clarificação	55ª Assembleia Médica Mundial em Tóquio, Japão
2008: Sexta revisão	59ª Assembleia Médica Mundial em Seul, Coreia do Sul
2013: Sétima revisão	64ª Assembleia Médica Mundial em Fortaleza, Brasil

Adaptada de: The World Medical Association, 2013.[12]

A primeira atualização, que versou sobre a garantia da continuidade de acesso a intervenções testadas que tenham se provado benéficas aos participantes, foi a de 1996, na África do Sul.[12] Na última versão da Declaração (após a sétima revisão), no 34º parágrafo consta:

Antes de um ensaio clínico, patrocinadores e governos de países anfitriões devem fazer provisões para acesso pós-ensaio para todos os participantes que ainda necessitam de uma intervenção identificada como benéfica no ensaio. Esta informação também deve ser divulgada aos participantes durante o processo de consentimento informado.[12]

Em 1979, foi publicado o Relatório Belmont pela *National Commission for the Protection of Human Subjects of Biomedical and Behavioral Research* dos Estados Unidos, com princípios e diretrizes éticas básicas que devem auxiliar na resolução dos problemas éticos que cercam a condução da pesquisa com seres humanos. O relatório estabelece três princípios para nortear a pesquisa clínica com seres humanos: respeito às pessoas, beneficência e justiça.[13] Em relação à justiça, destaca-se que, sempre que a pesquisa apoiada por fundos públicos levar ao desenvolvimento de dispositivos e procedimentos terapêuticos, há a exigência de que não seja oferecida apenas àqueles que podem pagar e nem que envolva, de forma indevida, grupos que provavelmente não estarão entre os beneficiários dos resultados da pesquisa.[13]

Em 1982, em colaboração com a OMS, o Conselho para Organizações Internacionais de Ciências Médicas (CIOMS) preparou um guia de diretrizes para estabelecer princípios éticos, com atenção especial às pesquisas realizadas em locais com recursos limitados. Foi então publicada a "Proposta de Diretrizes Éticas Internacionais para Pesquisas Biomédicas envolvendo Seres Humanos", que se encontra em sua quarta versão, publicada em 2016. Sobre os cuidados de saúde dos participantes após a conclusão da pesquisa, a diretriz "Cuidados com as necessidades de saúde dos participantes" aponta para a possibilidade de acordos prévios entre o pesquisador e o patrocinador, garantindo o acesso a cuidados de saúde após a pesquisa, tanto para os participantes do braço controle, quanto para os do braço da intervenção. Eles também podem ter que oferecer o acesso continuado às intervenções que demonstrarem benefícios durante os ensaios ou disponibilizar intervenções eficazes que foram fornecidas, como parte do padrão de cuidado ou prevenção de saúde, para todos os participantes durante a pesquisa.[14]

Outras diretrizes operacionais sobre boas práticas na pesquisa clínica abrangem a *ICH Guidelines for Good Clinical Practice* e a *Operational Guidelines for Ethics Committees That Review Biomedical Research*.[15,16] O segundo documento estabelece, como elemento fundamental de um protocolo de pesquisa, a necessidade de critérios bem definidos acerca dos planos para disponibilizar o produto ou cuidados de saúde aos participantes após o término do estudo.[16]

Em 2005, foi publicada a Declaração Universal sobre Bioética e Direitos Humanos, que reconhece, em seu artigo 2º, a importância da liberdade de investigação científica e dos benefícios decorrentes dos progressos da ciência e da tecnologia, salientando, ao mesmo tempo, a necessidade de que essa investigação e os consequentes progressos estejam atendendo aos princípios éticos da pesquisa clínica. Além disso, os interesses e o bem-estar dos participantes devem prevalecer sobre o interesse exclusivo da ciência ou da sociedade, sendo os benefícios da investigação e suas aplicações partilhados com a sociedade.[17] Esses benefícios estão relacionados à assistência especial e sustentável aos participantes do estudo, acesso a cuidados de saúde de qualidade, fornecimento de novos produtos, meios terapêuticos ou diagnósticos resultantes da investigação, apoio aos serviços de saúde, ou ainda acesso ao conhecimento científico e tecnológico, instalações e serviços destinados a reforçar as capacidades de investigação (Figura 1).[17]

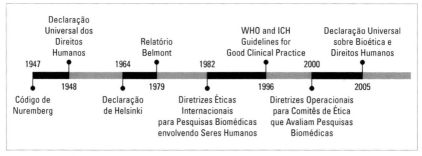

FIGURA 1   Diretrizes e documentos oficiais acerca da pesquisa clínica no mundo.

ESTADO DA ARTE NO BRASIL, NORMAS E LEGISLAÇÕES

Seguindo a tendência mundial, o Brasil também aprovou, desde 1988,[18] legislações enfocando o fornecimento dos insumos testados após o término da pesquisa clínica (Figura 2).

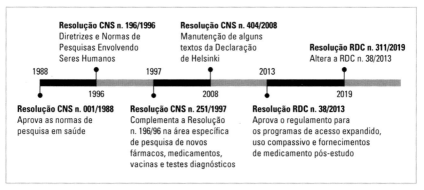

FIGURA 2   Linha do tempo das legislações brasileiras com alguma referência ao fornecimento de tecnologias em saúde pós-pesquisa clínica.

Em 1996, a Resolução n. 196/1996 do CNS aprovou as novas diretrizes e normas regulamentadoras de pesquisas envolvendo seres humanos.[19] Nela, já constava a garantia aos sujeitos da pesquisa dos benefícios dela resultantes:

III – Aspectos éticos da pesquisa envolvendo seres humanos, parágrafo III.[3]
p) assegurar aos sujeitos da pesquisa os benefícios resultantes do projeto, seja em termos de retorno social, acesso aos procedimentos, produtos ou agentes de pesquisa.[19]

A Resolução do CNS n. 251/1997 a complementou na área específica de novos fármacos, medicamentos, vacinas e testes diagnósticos. Também definiu as etapas/fases dos estudos, reafirmando a responsabilidade indelegável e intransferível do pesquisador nos termos da Resolução n. 196/1996.[20] Em agosto de 2008, o CNS publicou a Resolução n. 404/2008, propondo a manutenção do acesso aos cuidados de saúde utilizados nas pesquisas, em caso de benefícios, conforme versão do ano 2000 da Declaração de Helsinki. Isso devido à proposta de alteração de alguns itens do documento, veiculada antes da reunião, que seria realizada em outubro de 2008, em Seul, na Coreia do Sul. Assim, a demanda motivadora da resolução estava relacionada à manutenção do seguinte texto "[...] No final do estudo, todos os pacientes participantes devem ter assegurados acesso aos melhores métodos comprovados profiláticos, diagnósticos e terapêuticos identificados pelo estudo".[21]

Em 2013, a Resolução RDC n. 38/2013 aprovou o regulamento para o fornecimento de medicamento pós-estudo. O artigo 6° dispõe sobre a garantia do fornecimento do medicamento pós-estudo, por parte do patrocinador do estudo, nos casos de doenças crônicas, enquanto houver benefício ao paciente, a critério médico. No caso de tratamentos com duração definida, deverá ser fornecido o produto necessário para o tratamento completo do paciente. O mesmo se aplica aos casos em que ocorra a finalização precoce do estudo.[22]

Em 2019, a RDC n. 38/2013 foi alterada pela Resolução RDC n. 38/2019. O artigo 6° foi modificado, removendo a garantia do fornecimento de medicamentos após estudos clínicos, que passam a ser disponibilizados aos sujeitos de pesquisa de acordo com as resoluções do CNS, citadas anteriormente.[23]

REFLEXÕES AO REDOR DO MUNDO

Considerando os princípios bioéticos universais, a continuidade do fornecimento de intervenções testadas torna-se obrigatória.[24] Países desenvolvidos, com sistemas de saúde universais e com acesso oportuno a tecnologias e medicamentos, podem não ter tantos problemas quanto países em que a população não tem acesso garantido a tratamentos de forma gratuita ou mesmo a preços acessíveis.[24-26] O planejamento e a parceria entre as partes envolvidas são importantes para resolver as dificuldades na prática.[24]

ABORDAGENS FLEXÍVEIS

McMillan & Conlon defendem a relativização dos cuidados pós-testes aos participantes das pesquisas clínicas de acordo com as características e particularidades de cada nação. Debatem também a necessidade de existirem razões plausíveis para o não acesso pós-teste aos medicamentos, mas reconhecem que podem haver casos em que a não continuidade é justificável.[27]

Também para Zong o fornecimento pós-teste não é necessário em todas as situações. Indica uma relação de critérios capazes de identificar as situações em que se deve dar continuidade ao tratamento após o término da pesquisa. Exemplos incluem aqueles participantes que ainda precisam e podem se beneficiar das intervenções, além daqueles sem acesso a tecnologias alternativas.[24]

Kelman e colaboradores postulam parâmetros que determinam quando o fornecimento não deve ser interrompido, juntamente com o exemplo de um programa real de desenvolvimento clínico. O estudo descreve ainda como as várias partes interessadas, incluindo academia, indústria, governo e o voluntário da pesquisa atuariam de forma conjunta no intuito de avaliar critérios para o acesso contínuo. Por fim, os autores pontuam que, para haver uma condução responsável de programas de acesso contínuo, é necessário que haja uma estreita relação entre os pesquisadores, autoridades de saúde e parceiros de pesquisa.[28]

Lin Cho e colaboradores fazem uma reflexão sobre o que acontece com o paciente após o término do estudo clínico, enfatizando a importância e a necessidade de haver esclarecimentos aos participantes da pesquisa, antes que ela se inicie, de como se dará o fornecimento do medicamento, inclusive após o término da pesquisa. Os autores abordam também a estratégia da "transição responsável", buscando atender à demanda por cuidados de saúde dos indivíduos da pesquisa, especialmente aqueles cujo acesso aos serviços de saúde é pequeno ou inexistente.[29]

REVISÃO SISTEMÁTICA INCONCLUSIVA

Van Roessel e colaboradores publicaram, em 2019, uma revisão sistemática voltada para acesso após testes, no contexto de ensaios com vacinas maternas. Não encontraram nenhuma publicação que descrevesse como se daria o acesso após o término dos ensaios. Afirmam que os ensaios seguem as diretrizes éticas e dispõem de regras para o fornecimento após os testes, mas, na realidade, os estudos não incorporam todos os aspectos importantes e necessários.[25]

No Brasil

Países desenvolvidos, com sistemas de saúde universais e com acesso oportuno a tecnologias e medicamento, podem não apresentar a maioria dos problemas vivenciados pelos países menos desenvolvidos, como o Brasil.[25] Um inquérito enfocando os principais atores envolvidos na pesquisa clínica (pesquisadores, patrocinadores, membros de comitês de ética em pesquisa e participantes) concluiu que as tecnologias testadas devem ser fornecidas pós-estudo para os participantes, financiadas pelos patrocinadores, até que o sistema de saúde decida pela sua incorporação ou não.[26] Esse estudo, de Dainesi e colaboradores (2012), mostrou que a maior parte (60%) dos participantes e 35% dos membros dos comitês de ética responderam que todos os pacientes devem ter garantido acesso ao tratamento. Dos investigadores/pesquisadores clínicos, 43% responderam que a tecnologia deve ser fornecida aos participantes do estudo, outros 40% concordam com o fornecimento apenas para os sujeitos que se beneficiaram da tecnologia durante o estudo.

Metade dos patrocinadores responderam que o tratamento deve ser assegurado apenas aos participantes que se beneficiaram do tratamento. Além disso, houve consenso entre todos os grupos que o tratamento pós-teste deve ser fornecido gratuitamente pelos patrocinadores. A maioria dos investigadores (51%) e patrocinadores (73%) declarou que o tratamento deve ser fornecido pelos patrocinadores até que se torne disponível no sistema de saúde; enquanto os membros dos comitês declararam que o tratamento deveria ser fornecido desde que houvesse benefícios aos pacientes (49%). Já os participantes da pesquisa responderam que o benefício deveria ser assegurado para toda a vida (51%) do indivíduo.[26]

Iunes e colaboradores abordaram representantes de organizações sanitárias, judiciais, legislativas, pacientes e membros da academia de oito países da América Latina e ainda Coreia do Sul. Como recomendação final, o grupo sugeriu que a Organização Mundial da Saúde publique uma resolução recomendando que todos os países associados determinem que as indústrias farmacêuticas e de dispositivos médicos, ou aquelas que os patrocinam, continuem a fornecer tratamento para todos os participantes de ensaios clínicos que tenham indicação médica de continuidade.[31]

ASPECTOS POSITIVOS E NEGATIVOS

O fornecimento de intervenções pós-pesquisas e suas diretrizes e legislações, apesar de serem incisivos quanto à necessidade de se continuar a disponibilizar a assistência, ainda são inconsistentes na sua operacionalização. Alguns autores apontam para possibilidades e desafios da manutenção do fornecimento, que são descritos a seguir:

- Possibilidades:
  - Avanço nas discussões e elaboração de documentos mais abrangentes relacionados aos tratamentos após pesquisas clínicas.
  - Divulgação de relatos/evidências enfocando a prática de acordos bem-sucedidos entre diferentes atores, garantindo o tratamento dos pacientes após os testes/estudos clínicos.
  - Divulgação de planos de acesso já desenvolvidos que garantem o tratamento dos pacientes.
  - Acesso mais rápido a tecnologias ainda não registradas/reembolsadas no/pelo país.
- Desafios:
  - Legislação e diretrizes inconsistentes ou incompletas.
  - Protocolos de pesquisa e termos de consentimento livre e esclarecido, em muitos casos, ainda apresentam informações insuficientes ou escritos com pouca clareza e transparência.
  - Indefinição da duração do fornecimento após o término do estudo.
  - Indecisão se o fornecimento deve contemplar todos os participantes ou apenas um grupo selecionado.

REFERÊNCIAS BIBLIOGRÁFICAS

1. Borges M. Ensaios clínicos em medicamentos. Rev Port Cir. 2013;24(3):57-64.
2. Guilherme D, Diniz D. O que é ética em pesquisa? São Paulo: Editora e Livraria Brasiliense; 2008.
3. Dainesi SM, Goldbaum M. Pesquisa clínica como estratégia de desenvolvimento em saúde. Rev Assoc Med Bras. 2012;58(1):2-6.
4. Interfarma ADIFDP. A importância da pesquisa clínica para o Brasil. 2019;1-52. Disponível em: interfarma.org.br/public/files/biblioteca/a-importancia-da-pesquisa-clinica-para-o-brasil-interfarma.pdf.
5. Singh H, Rao SV, Kakkar AK, Singh J, Manohar HD. Posttrial access to medical interventions: intricacies, challenges and solutions. Int J Appl Basic Med Res. 2019;9(1):3-8
6. European Medicines Agency. General considerations for clinical trials. Good Clin Pract J. 1997;4(4):25-32.
7. Friedman LM, Furberg CD, DeMets DL, Reboussin DM, Granger CB. Fundamentals of clinical trials [Internet]. Cham: Springer International Publishing; 2015. Disponível em: link.springer.com/10.1007/978-3-319-18539-2.
8. Lopes JA. Bioethics – A brief history: from the Nuremberg code (1947) to the Belmont report (1979). Rev Médica Minas Gerais. 2014;24(2):262-73.
9. The Nuremberg Code. Law Med Health Care. 1991;19(3-4):266.
10. Organização das Nações Unidas. Declaração Universal dos Direitos Humanos. Comun Educ. 1995;0(3):13.

11. Associação Médica Mundial. Declaração de Helsinque. 1964. Disponível em: unhcr.org/publications/manuals/4d9352319/unhcr-protection-training-manual-european-border-entry-officials-2-legal. html?query=excom 1989.
12. Declaration of Helsinki. Disponível em: wma.net/what-we-do/medical-ethics/declaration-of--helsinki/.
13. U.S. Office of the Secretary. The Belmont Report Office. 1979.
14. Conselho das Organizações Internacionais de Ciências Médicas. Diretrizes éticas internacionais para pesquisas relacionadas a saúde envolvendo seres humanos. Disponível em: cioms.ch/wp--content/uploads/2018/11/CIOMS-final-Diretrizes-Eticas-Internacionais-Out18.pdf.
15. ICH E6 (R2) Good Clinical Practice. Disponível em: ema.europa.eu/en/ich-e6-r2-good-clinical-practice.
16. World Health Organization. Operational guidelines for ethics committees that review biomedical research. Manual for Research Ethics Committees. 2000. Disponível em: who.int/tdr/publications/documents/ethics.pdf.
17. UNESCO. Declaração universal sobre bioética e direitos humanos. Tradução : Ana Tapajós e Mauro Machado do Prado. 2005. Disponível em: bvsms.saude.gov.br/bvs/publicacoes/declaracao_univ_bioetica_dir_hum.pdf.
18. Conselho Nacional de Saúde. Resolução n. 001, de 1988. Brasil; 1988.
19. Conselho Nacional de Saúde. Resolução n. 196 de 10 de outubro de 1996.
20. Conselho Nacional de Saúde. Resolução n. 251 de 07 de agosto de 1997. p. 1-11.
21. Conselho Nacional de Saúde. Resolução n. 404 de 1º de agosto de 2008.
22. Agência Nacional de Vigilância Sanitária – ANVISA. Resolução RDC n. 38 de 12 de agosto de 2013. p. 1-11.
23. Agência Nacional de Vigilância Sanitária – ANVISA. Resolução da Diretoria Colegiada – RDC n. 311, de 10 de outubro de 2019. p. 2-3.
24. Zong Z. Should post-trial provision of beneficial experimental interventions be mandatory in developing countries? J Med Ethics. 2008;34(3):188-92.
25. Van Roessel IMAA, Mazur NI, Shah SK, Bont L, Van Der Graaf R. Post-trial access in maternal vaccine trials. Am J Perinatol. 2019;36(212):S41-7.
26. Dainesi SM, Goldbaum M. Post-trial access to study medication: A brazilian e-survey with major stakeholders in clinical research. J Med Ethics. 2012;38(12):757-62.
27. Mcmillan JR, Conlon C. The ethics of research related to health care in developing countries. 2002;204-6.
28. Kelman A, Kang A, Crawford B. Continued access to investigational medicinal products for clinical trial participants – An industry approach. Cambridge Q Healthc Ethics. 2019;28(1):124-33.
29. Cho HL, Danis M, Grady C. Post-trial responsibilities beyond post-trial access. Lancet [Internet]. 2018 Apr;391(10129):1478-9. Disponível em: linkinghub.elsevier.com/retrieve/pii/S014067361830761X.
30. Dainesi SM, Goldbaum M. Fornecimento de medicamento investigacional após o fim da pesquisa clínica – Revisão da literatura e das diretrizes nacionais e internacionais. Rev Assoc Med Bras. 2011;57(6):710-6.
31. Iunes R, Uribe MV, Torres JB, Garcia MM, Alvares-Teodoro J, De Assis Acurcio F, et al. Who should pay for the continuity of post-trial health care treatments? Int J Equity Health. 2019;18(1):1-6.

CAPÍTULO 28

Problemas éticos nos ensaios clínicos financiados pela indústria farmacêutica na América Latina

Nuria Homedes, Fernando Hellmann, Duilio Fuentes Delgado,
Eduardo Hernández-Ibarra L, Antonio Ugalde

RESUMO

As preocupações sobre ética em pesquisas envolvendo seres humanos aumentam na medida em que a globalização dos ensaios clínicos farmacêuticos avança e se terceiriza o recrutamento de participantes nos países de baixa e média renda. Este capítulo examina três princípios de ética em pesquisa biomédica, a saber: valor social científico, validade científica e consentimento informado, e verifica se são cumpridos na América Latina. Com base na literatura, em entrevistas com membros de comitês de ética em pesquisa e de agências reguladoras, bem como na experiência profissional, os autores concluem que os requisitos examinados não são atendidos na América Latina. O texto discorre sobre a distância entre a teoria e a prática e aponta para propostas necessárias para que seja possível seu cumprimento.

INTRODUÇÃO

Até a última década do século XX, o número de ensaios clínicos realizados na América Latina era pequeno. À medida que os países foram desenvolvendo os sistemas regulatórios e éticos de pesquisa com seres humanos, a indústria farmacêutica global aumentou o recrutamento não apenas na América Latina, mas em outros países de baixa e média renda. Segundo a literatura, a partir de 2005 o maior crescimento médio anual das pesquisas clínicas ocorreu nas regiões de renda baixa (21%) e média (33%).O número de pesquisadores não estadunidenses vem crescendo.[2] Já em 2010, o Inspetor Geral dos Estados Unidos (auditor de agências governamentais) indicou que 80% das solicitações de comercialização de medicamentos incluíam dados de pacientes recrutados fora dos Estados Unidos e 78% dos pacientes registrados nas pesquisas eram estrangeiros.[3] Em fevereiro de 2020, dos 52.438 estudos que aparecem no registro de ensaios clínicos dos EUA, e que estão recrutando pacientes, apenas 42% o fazem nos Estados Unidos.[4] A indústria dos ensaios clínicos é global e pode-se dizer que os problemas éticos encontrados nos ensaios clínicos na América Latina não são exclusivos da região. Sua origem e, portanto, muitas de suas soluções estão fora do controle dos atores latino-americanos.

Os dirigentes da indústria farmacêutica têm informado que suas empresas não são associações sem fins lucrativos. Diante dessa realidade, é preciso se perguntar se na indústria farmacêutica, ao serem selecionados os produtos para se desenvolver e produzir, se são priorizados interesses econômicos sobre benefício terapêutico. Se para o desenvolvimento de medicamentos não fosse necessário ensaiar em seres humanos, a questão não teria interesse ético.

As empresas farmacêuticas levam em consideração que precisam maximizar seu benefício econômico. A pressão não vem apenas dos investidores, mas também da concorrência entre empresas, o que exige grandes lucros para crescer e evitar aquisição por concorrentes.

Equilibrar esses dois objetivos – satisfazer os investidores e crescer – não é fácil para os conselhos de administração. Se forem observados os aumentos salariais e as compensações econômicas que o conselho administrativo concede aos diretores executivos, verifica-se que eles são atribuídos exclusivamente àqueles que obtiveram vantagem econômica significativa dos produtos, negligenciando o valor agregado à ciência. Se por algum motivo os lucros não atenderem às expectativas, a substituição dos diretores não demorará a chegar, qualquer que seja sua contribuição científica.

Não há incompatibilidade intrínseca entre satisfazer os investidores e contribuir para o progresso científico. Uma grande descoberta científica também pode ser um medicamento de grandes vendas, como evidenciado pelo sofosbuvir (Sovaldi®), mas também há um bom número de medicamentos que enriqueceram empresas e seus acionistas sem agregar valor terapêutico, por exemplo, os fármacos de imitação (*me-too drugs*), que apenas pretendem capturar uma parte do mercado de medicamentos de grande venda, ou outros medicamentos que tiveram efeitos colaterais trágicos, que resultaram em mortes e incapacidade (dentre muitos o rofecoxib, a paroxetina entre adolescentes, ou a epidemia de opioides nos Estados Unidos).[5,6]

A globalização dos ensaios clínicos vem gerando polêmica, principalmente no tocante à integridade dos dados coletados e possíveis violações dos direitos dos participantes.[7-10] Não há informações sistemáticas que permitam avaliar se os ensaios clínicos realizados na América Latina cumprem os regulamentos éticos, embora existam estudos de caso, relatórios de bioeticistas e de especialistas que apontam deficiências importantes.[11]

O primeiro desafio é determinar os princípios éticos que usaremos em nossa análise. Optamos por utilizar aqueles estabelecidos por Emanuel et al.,[12] sem que isso signifique que sejam o padrão-ouro para avaliar os ensaios clínicos, representando apenas uma simplificação dos problemas éticos atrelados à experimentação clínica em seres humanos. Consideramos que eles constituem uma abordagem prática para sistematizar as informações e permitem avaliar se existe uma conformidade mínima entre os princípios éticos teóricos e a prática observada. Essa estrutura já foi utilizada e apontada como útil para descrever e categorizar atividades principais de Comitês de Ética em Pesquisa (CEP) na África do Sul.[13]

Emanuel et al.,[12] bioeticistas estadunidenses, propuseram sete requisitos universais que, segundo eles, seriam suficientes para tornar ética a pesquisa clínica: 1. valor social e científico; 2. validade científica; 3. seleção equitativa de participantes; 4. favorável relação de risco *versus* benefício; 5. análise ética independente; 6. consentimento informado; e 7. respeito aos participantes do estudo. Por razões de espaço, discutiremos apenas os requisitos 1, 2 e 6 (Quadro 1).

Este estudo se alicerça em uma revisão de literatura e em reflexões que os autores aportam com base em sua experiência durante anos de trabalho na região, como membros de agências reguladoras de ensaios clínicos (DF), agências internacionais (NH, AU) e comitês nacionais e institucionais de ética em pesquisa (DF, FH, NH), bem como dados coletados, por meio de grupos focais e entrevistas em profundidade, com participantes de ensaios clínicos, pesquisadores, membros de agências reguladoras, bioeticistas e membros de comitês de ética em pesquisa (DF, FH, AU, NH, EH).

QUADRO 1 Os princípios de Ezekiel Emanuel, David Wendler e Christine Grady,[12] seu cumprimento na América Latina e os motivos que explicam essa situação

Princípio	Explicação de Emanuel et al.	Observações na América Latina	Razões que explicam esta situação
Valor social ou científico	■ Avaliação de um tratamento, intervenção ou teoria que melhore a saúde e o bem-estar ou avance a ciência. ■ É justificado para não desperdiçar os recursos disponíveis e evitar a exploração. ■ Para avançar a ciência é necessário publicar todos os resultados positivos e negativos.	As explicações seguintes não são exclusivas, aplicam-se mundialmente: ■ Inovação farmacêutica muito limitada. ■ Apenas 10% dos produtos testados em humanos recebem a permissão de comercialização. ■ Muitos medicamentos são comercializados com base em medidas de impacto indireto – sem conhecer o valor real na saúde ou no bem-estar. ■ Existem patologias próprias da América Latina que não se investigam. ■ Os recursos humanos dispostos a fazer pesquisas se dedicam a estudar os problemas que interessam às indústrias. ■ Conflitos são gerados em hospitais públicos entre os interesses sociais e os da indústria.	■ Intenção de lucro da indústria farmacêutica. ■ Competição com outras indústrias para ganhar mais. ■ Os países da região não possuem listas detalhadas de suas prioridades de pesquisa, nem fundos para investigações, e se têm, não utilizam. ■ Os governos querem atrair os investimentos da pesquisa patrocinada pela indústria; os pesquisadores querem ser reconhecidos no país e no exterior. ■ Os pesquisadores enriquecem, os pacientes sem acesso aos tratamentos se sentem cuidados, as instituições ganham prestígio e equipamentos (se desconhece o ganho líquido dos ensaios clínicos às instituições públicas porque se encobrem os eventos adversos).
Validade científica	■ Uso de princípios e métodos científicos, incluindo métodos estatísticos adequados para produzir informações válidas e reprodutíveis. ■ Requer conhecimento científico e estatístico; há que se conhecer o problema que se deseja solucionar e a população para verificar se é viável conduzir o estudo.	■ Em todo o mundo, mais de 80% dos ensaios clínicos não são considerados éticos devido a problemas de desenho metodológico. ■ Muitas descobertas não podem ser replicadas. ■ Persistem ensaios placebo-controlados quando existem tratamentos disponíveis. ■ A ética dos estudos de não inferioridade tem sido questionada. ■ O valor de P é demasiadamente alto. ■ Existe sigilo das pesquisas – estudos redundantes financiados por diferentes empresas; pouco se aproveitam as informações provenientes de estudos realizados, pois muitos não são publicados (a metade). ■ Existem ensaios com finalidade de marketing. ■ Há evidências de falsificação de dados e de falta de aderência ao protocolo por parte dos investigadores e dos participantes.	■ Modelo de investigação utilizado responde à necessidade de vender em mercados lucrativos. Não é, portanto, processo estritamente científico. ■ A competição entre indústrias impede a coordenação de estudos construídos com base no conhecimento preexistente. ■ O interesse nas vendas influencia o desenho dos ensaios clínicos.

(continua)

QUADRO 1   Os princípios de Ezekiel Emanuel, David Wendler e Christine Grady,[12] seu cumprimento na América Latina e os motivos que explicam essa situação (*continuação*)

Princípio	Explicação de Emanuel et al.	Observações na América Latina	Razões que explicam esta situação
Consentimento informado	■ Os participantes devem receber informações sobre o objetivo da pesquisa, procedimentos, possíveis riscos, benefícios e alternativas existentes. Quando o participante entende essas informações, está mais bem esclarecido para decidir voluntariamente se deseja participar. ■ Os participantes devem também conhecer suas obrigações como sujeitos de uma pesquisa. ■ Respeito à autonomia do paciente. ■ São necessários conhecimentos científicos, éticos e legais.	■ Os termos de consentimento não são de fácil entendimento. Às vezes nem os membros de Comitê de Ética os entendem. ■ Raramente se utiliza a palavra experimento. ■ Se o estudo for contra placebo, nem todos os pacientes entendem que 50% deles não receberão o tratamento experimental. ■ Há uma indução indevida que reforça o engano terapêutico. ■ Muitas vezes, o recrutador é o próprio médico assistente, e o paciente confia em suas recomendações. ■ Os participantes têm pouco acesso a terceiros não vinculados ao projeto de pesquisa com os quais possam sanar suas dúvidas. ■ O paciente que não entende que faz parte de um experimento controlado pode adotar comportamentos que o coloquem em risco e ameacem a integridade dos dados. Quando têm outro problema de saúde ou evento adverso tendem a consultar outros profissionais de saúde sem comunicar que estão em um experimento; ou se automedicam, usam fitoterapia etc.	■ O Termo de Consentimento tem se convertido em um documento legal. ■ Seu principal objetivo não tem sido fazer com que o participante conheça seus direitos, riscos, benefícios e obrigações. ■ Não há um processo para assegurar que o paciente tenha entendido o consentimento de forma livre e esclarecida, nem antes e nem após assinar o termo. ■ Não se exige que os participantes sejam capacitados adequadamente sobre o que significa participar de uma pesquisa clínica antes de se inscreverem. ■ Nem os comitês de ética, nem as agências reguladoras e nem nenhum outro organismo independente dos pesquisadores fazem acompanhamento ativo e personalizado dos participantes de ensaios clínicos. ■ Não se sabe se a participação comprometeu a integridade dos dados ou da saúde.

VALOR SOCIAL OU CIENTÍFICO

Segundo Emanuel et al.,[12] para que um ensaio clínico seja ético ele deve oferecer valor social ou científico, o que significa "avaliar um teste diagnóstico ou uma intervenção terapêutica que leva à melhoria da saúde e bem-estar" (p. 2.703). Se o preço deste novo medicamento não é economicamente acessível aos cidadãos e ao governo não se pode afirmar que melhora a saúde. Esses autores também explicam que, se esse requisito não é atendido, o experimento envolverá desperdício dos escassos recursos disponíveis para pesquisas. Para que um experimento tenha valor científico, os autores acrescentam que seus resultados devem ser publicados: "só se pode justificar que um ser humano se exponha aos riscos de uma pesquisa clínica se a sociedade ganha conhecimento, o qual requer compartilhamento dos resultados, sejam positivos ou negativos".[12]

Contribuição dos ensaios clínicos para o arsenal terapêutico existente

Segundo dados da Food and Drug Administration (FDA, EUA), entre 1999 e 2018 foram aprovados 901 medicamentos, uma média de quase 32 por ano.[14] Dentre eles se incluem: alguns que após aprovação apresentaram problemas de segurança e foram retirados; ainda os de imitação (*me-toos*), isto é, cujo objetivo principal é capturar uma parte do mercado daqueles de grandes vendas; os medicamentos para melhorar estilos de vida; e aqueles com finalidade de marketing.[15,16]

O Gabinete de Responsabilidade do Governo dos Estados Unidos, talvez a entidade federal de maior prestígio, concluiu que entre 2005 e 2016 apenas entre 8% e 18% do total de novos medicamentos aprovados pelo FDA ofereciam um valor terapêutico significativo.[17]

Wieseler et al.[18] descrevem o valor científico das 216 novas entidades moleculares e das 64 novas indicações aprovadas pela Agência Europeia de Medicamentos (EMA) entre 2011 e 2017. Destes, 25% (n = 54) proporcionaram benefícios consideráveis, 16% (n = 35) benefício pequeno, e 37 (42%) apenas beneficiaram uma subpopulação. Não foi possível provar que o restante, 125 (58%), reduziu a mortalidade e morbidade ou melhorou a qualidade de vida.

A revista *Prescrire International* a cada ano concede o prêmio *Pílula Dourada* aos medicamentos que agregam valor terapêutico significativo ao arsenal existente e, durante esse milênio, o prêmio ficou vago em mais de uma ocasião. Em 2018, o FDA aprovou 56 medicamentos, um número recorde. Mais uma vez, a *Prescrire* deixou em vacância seu prêmio.[19]

Um fator que influencia na falta de aporte à ciência é o uso de medidas de impacto indireto que não estão associadas a benefícios clínicos significativos. A EMA analisou medicamentos oncológicos aprovados entre 2014 e 2016. Dos 39 ensaios clínicos publicados, 29 (74%) foram avaliados com medidas indiretas de benefício clínico e 19 (49%) apresentaram alto risco de viés devido a déficits metodológicos ou de análise. Esses pacientes, na medida em que renunciaram a tratamentos mais efetivos e seguros, correm sérios riscos de sofrer efeitos adversos graves ou fatais, sem ter a possibilidade de se beneficiar clinicamente.[20]

Homedes et al.[21] avaliaram 26 das 33 novas entidades moleculares que se testaram na América Latina e que o FDA havia aprovado entre 2011 e 2012. Para sete nenhuma informação foi encontrada. De acordo com 14 boletins terapêuticos independentes de 10 países, apenas cinco agregaram algum valor terapêutico para subgrupo de pacientes com efeitos colaterais significativos. Para algumas das novas terapias, o conselho foi não utilizar.

Na América Latina, a maioria dos cidadãos paga do próprio bolso os medicamentos que necessitam.[22] Homedes et al.[23] verificaram a acessibilidade dos medicamentos aprovados pela FDA em 2011 e 2012. Apenas um valia menos que um salário mínimo mensal e seis custavam entre 100 e 896 salários mínimos mensais. Cerca de 30% (10/33) desses medicamentos, comercializados nos EUA, não haviam sido registrados ou comercializados em nenhum dos países em que foram testados por decisão da indústria.

Os governos também não contam com recursos para pagar por alguns dos medicamentos testados em seu território. Um exemplo ocorreu na Costa Rica com estudos de câncer do colo do útero, quando a GlaxoSmithKline passou a comercializar a vacina testada. O ministro da Saúde pediu um desconto no valor, pois cerca de 10.000 mulheres da área rural mais pobre do país haviam participado do experimento.[24] O desconto foi negado. Dois dos autores (NH e AU) entrevistaram o farmacêutico encarregado das compras da Caixa Costarriquense de Seguro Social. O valor de aquisição corresponderia a 15% de todo o orçamento destinado às compras de medicamentos. Passaram-se vinte anos até que o preço da vacina fosse reduzido e a economia do país melhorasse, para que o país pudesse adquiri-la.

Desperdício de recursos humanos e físicos

Glasziou et al.[25] alegam que houve algum progresso "na redução de 85% dos desperdícios em pesquisas médicas – e enormes quantias de dinheiro foram gastas e causaram danos aos pacientes –, mas ainda há um esforço tremendo a ser feito".

Quando a indústria prioriza o desenvolvimento de produtos para mercados lucrativos, alguns dos problemas de saúde específicos da América Latina permanecem desassistidos. No Peru, um estudo sobre ensaios clínicos realizados entre 1995 e 2012 revelou que apenas 1,19% eram para enfermidades tropicais negligenciadas.[26] Outro vazio importante era a falta de novos tratamentos para a tuberculose. Foram necessários mais de 40 anos para obter novas alternativas terapêuticas para esta doença.[27]

O Ministério da Saúde do Peru estabeleceu como Prioridades Nacionais de Pesquisa em Saúde para o período 2019-2023: doenças negligenciadas, tais como tuberculose, infecções sexualmente transmissíveis, infecções respiratórias e doenças vetoriais e doenças zoonóticas.[28]

Parece desproporcional que, no Peru, 30% dos ensaios clínicos sejam oncológicos[29] e esse tipo de estudo também vem sendo priorizado na Costa Rica. No Brasil, o número de projetos de pesquisa clínica submetido para revisão pela Anvisa (Agência Nacional de Vigilância Sanitária) aumentou 32,7% (de 2007 a 2012); e embora as doenças mais estudadas estivessem alinhadas com as principais causas de morte no Brasil, as "doenças negligenciadas", que têm significativo impacto social, econômico e social, permanecem com poucas pesquisas.[30]

Emanuel et al.[12] consideram que não é ético utilizar recursos "quando se desviam de outras atividades sociais importantes" (p. 2.703). Os ensaios clínicos valem-se de recursos humanos locais e recursos físicos públicos. A compensação econômica que empresas farmacêuticas ou organizações de pesquisa contratadas (CROs) oferecem aos pesquisadores algumas vezes representa várias vezes o salário do setor público ou de consultórios particulares.

Dessa forma, os melhores pesquisadores clínicos da América Latina são atraídos não para realizar atividades científicas necessárias para o país, mas para atividades predominantemente administrativas, tais como a coleta de dados de pesquisas clínicas, que são enviadas para análise e benefício de países que desenvolveram os protocolos.[31]

Divulgar os resultados da pesquisa

Emanuel et al.[12] consideram que para que a pesquisa em humanos seja ética há que se publicar os achados da pesquisa, sejam eles positivos ou negativos. Lundh et al.[32] indicam que apenas 50% dos ensaios clínicos são publicados. De outro lado, Alcoba[33] salienta que os resultados de pesquisa divulgados pela indústria tendem a ser mais positivos do que os de outros patrocinadores: entre 78 e 85% publicam resultados positivos, em comparação com estudos independentes, onde apenas entre 48 e 50% apresentam esse tipo de desfecho. Um estudo mais recente[34] afirma que 36% dos ensaios não são publicados e que desde 2018 nenhuma melhoria foi observada neste índice.

As agências reguladoras não divulgam informações sobre os resultados dos ensaios clínicos fornecidos pelo setor. Os periódicos científicos tendem a não publicar os resultados negativos dos ensaios clínicos, sem levar em conta que isso ajudaria a evitar erros em novas pesquisas. O setor tampouco demonstra interesse em publicar os resultados negativos.

As constituições latino-americanas garantem o direito à saúde de todos os cidadãos e a jurisprudência dos países incluiu medicamentos nesse direito.[35,36] Os cidadãos recorrem aos tribunais exigindo que o governo compre os medicamentos de que precisam, independentemente do preço; portanto, decisões judiciais forçaram os serviços públicos de saúde a adquiri-los. A judicialização do acesso aos medicamentos criou um problema econômico para os serviços de saúde. O acesso a medicamentos por meios judiciais não cumpre o princípio ético de que a pesquisa tem um valor social. Vidal et al.[37] identificam o motivo: "O uso e abuso de processos judiciais por terceiros interessados ameaça a legitimidade de um instrumento que, sem dúvida, contribuiu para fortalecer a participação do cidadão na defesa de seus direitos, incluindo o direito de saúde". A indústria, uma das partes interessadas, mobiliza os cidadãos para exigir medicamentos de alto preço, cujo valor terapêutico pode ser questionável mesmo quando existem alternativas mais baratas. A ignorância judicial do valor terapêutico de muitos medicamentos geralmente move a balança a favor da indústria.

VALIDADE CIENTÍFICA

Nos últimos anos, renomados especialistas estimaram que até 85% da pesquisa clínica é inválida ou tem um impacto mínimo devido a vieses no desenho do estudo, falta de publicação de resultados, duplicação desnecessária, ou porque respondem a perguntas de baixo impacto social.[38,39]

Da mesma forma, estima-se que apenas um ou dois de cada 10 medicamentos testados em seres humanos sejam eficazes.[40] Conforme Ioannidis,[39,41] a maioria das pesquisas clínicas são falsas e inúteis, não por causa de suas descobertas, mas da combinação de vários desenhos da pesquisa, dados e análises que tendem a produzir informações enviesadas, portanto, falsas. Para o autor,[39] dentre os quesitos que tornam a pesquisa útil estão o pragmatismo, o ganho de informações, a centralidade no paciente, a viabilidade da pesquisa e a transparência dos ensaios clínicos.

A validade científica dos ensaios clínicos é questionada diante da falta de reprodutibilidade deles. Os padrões estatísticos que permitem reivindicar que a nova descoberta é significativa são muito baixos ($P < 0,05$), o que resulta em uma alta taxa de falsos-positivos.[42] Esse motivo havia levado a Associação Estatística Americana a publicar em 2016 uma declaração sobre os valores de P[43] e na sequência, em 2018, a proposição assinada por uma coalizão de 72 metodólogos que reivindicam diminuir o limiar de P para 0,005.[44]

Estudos de não inferioridade para novas drogas

Também a eticidade dos estudos de não inferioridade, que averigua se o novo medicamento não é inferior ao existente para a condição estudada, bem como a dos estudos de equivalência, são questionáveis. Garattini et al.[45] defendem a tese de que tais estudos carecem de justificativa ética, pois não oferecem nenhuma vantagem possível aos pacientes atuais e futuros, além de desconsiderarem os interesses dos pacientes em favor dos comerciais da *big pharma*. Embora seja apontada por alguns como posição radical, que minimiza a contribuição de medicamentos genéricos e de custos acessíveis,[46,47] os autores postulam que a comunidade científica deveria proibir ensaios de não inferioridade e de equivalência por não serem éticos, em que pesem as medidas tomadas para evitar armadilhas metodológicas e interpretação inadequada dos resultados.[45]

Estudos comparados com placebo

A questão da validade científica na América Latina esbarra em outro clássico problema ético escamoteado na questão da necessidade científica, que se refere ao uso do placebo para condições com tratamento existente. Tal contrasta com a comparação de novos tratamentos com os "padrões de tratamentos locais" nas pesquisas multinacionais,[48] gerando assim um duplo referencial: uma ética para países ricos e outra para países periféricos.[49] Esta possibilidade de duplo *standard* é possível, balizada na atual versão da Declaração de Helsinki.[50]

O uso do placebo em países pobres justificando-se pela ausência de tratamento no país não é ético na medida em que a falta de acesso ao tratamento não é um padrão local, é até problema social e violência estrutural, tornando a participação em ensaios clínicos a única opção de sobrevivência. Observa-se que os estudos controlados por placebo permanecem mais prevalentes em países de baixa e média renda.[51] No Brasil, por exemplo, os ensaios controlados por placebo são em sua grande parte realizados pelas indústrias farmacêuticas multinacionais, que geralmente não respondem às principais necessidades epidemiológicas e sociais locais. Mesmo com a proibição dos médicos brasileiros em participar de ensaios clínicos controlado por placebo quando há tratamentos existentes, a partir de 2008, não diminuiu o percentual de estudos placebo-controlados no país, pelo menos no período 2009-2013.[52]

Integridade científica

Uma revisão publicada pela Cochrane sobre os resultados de pesquisas clínicas patrocinadas pela indústria revela que as descobertas são mais favoráveis aos seus produtos do que os com patrocínio de outras fontes, revelando o viés desses estudos.[32] Existem desde o viés do design do estudo até o viés da publicação,[32,53] questionando-se a integridade e validade dessas pesquisas. São documentados falsificação de dados clínicos, pacientes inventados, equipamento de diagnóstico em mau estado, recrutamento de pacientes em desacordo com os critérios de exclusão, manipulações na análise de dados. Isso também ocorre na América Latina.[54]

CONSENTIMENTO INFORMADO

Falar de consentimento informado e de decisões livres e esclarecidas em uma região marcada pela desigualdade social, com carência de atendimento em saúde e em que a maior parte dos participantes são pobres e algumas vezes analfabetos, muitas vezes se torna mera formalidade. Os pacientes geralmente entram para a pesquisa sem saber diferenciar pesquisa de tratamento.[55]

No Peru, 13 pacientes com tuberculose que participaram de ensaios clínicos foram entrevistados. Metade dos participantes relatou haver assinado o termo de consentimento sem lê-lo e disseram que não o entenderam.[56] Entre os fatores que contribuíram para a decisão de participar estavam: o médico pessoal havia dito que o tratamento aceleraria sua recuperação; seriam mais bem cuidados; que se o filho do médico sofresse da mesma doença, ele o enviaria imediatamente para o "estudo"; o tratamento seria mais curto; o indivíduo não precisaria se preocupar com nada e sua participação não corria riscos. Tudo isso acentua a percepção do paciente de que ele se beneficiará pessoalmente de participar do "estudo" (engano terapêutico). Nenhum dos participantes sabia como definir o que significa aleatório, evento adverso, duplo-cego, nem conhecia o Instituto Nacional de Saúde, onde está localizada a Agência Nacional que regula os ensaios clínicos.

No termo de consentimento informado, a palavra experimentação não foi utilizada, mas projeto, estudo, programa, protocolo. Quando não entendiam que estavam em um experimento, os sujeitos não davam importância ao seguimento das recomendações médicas, alguns tomaram outros medicamentos ou plantas medicinais sem comunicá-los aos responsáveis pelo estudo, o que compromete a validade científica dos dados coletados pelas informações incompletas sobre eventos adversos e põe em risco os sujeitos da experimentação (interações medicamentosas ou tratamento medicamentoso ou natural).

Na Argentina, a Federação Sindical dos Profissionais de Saúde declarou em 2008 que em um ensaio clínico com a vacina pneumocócica envolvendo mais de 13.000 bebês "[…] há recrutamento não ético, tiram vantagem de mães pobres que não são informadas de que seus filhos vão ser submetidos a um protocolo, fazem-nas assinar sem ler e até as ameaçam se quiserem deixar o estudo".[57]

No México, Cerdán et al.[58] obtiveram informações sobre alguns aspectos do procedimento de consentimento informado no Instituto Nacional do Câncer, um centro de pesquisa e alta tecnologia. Os autores estudaram 339 pacientes durante a solicitação de consentimento enfocando a legibilidade e o número de páginas dos formulários. Cerca de 62% eram pobres e 20% analfabetos. Segundo 49% dos pacientes, os termos eram de difícil compreensão, e a maioria dos médicos concordou com isso. Eles geralmente o assinaram sem ler e confirmaram que não conheciam seu conteúdo: agiram porque se tratava de um requisito, pois não podiam obter o tratamento em nenhum outro lugar: "[…] Nós não nos importamos com o que é, eles dizem para você assinar e isso é o suficiente […]".[58]

Em um estudo com Comitês de Ética de nove países e 20 cidades da América Latina, os pesquisadores (Grupo de Pesquisa em Ética e Medicamentos, em processo de publicação) descobriram que os CEPs nunca verificam se os sujeitos experimentais entenderam o termo de consentimento livre e esclarecido. O CEP aceita que o investigador principal afirme que o termo de consentimento foi apresentado aos sujeitos da experimentação.

O termo de consentimento livre e esclarecido geralmente destaca apenas os direitos dos participantes em termos de confidencialidade, voluntariedade, anonimato etc., no entanto, pouco ou nada esclarecem sobre as responsabilidades, especialmente os compromissos que assumem ao participar.

Desobediência ao desenho experimental

A falta de correta adesão ao tratamento em pesquisa, como indicado no caso do Peru, põe em risco os resultados desses experimentos. Na América Latina, esses "desvios", para denominá-los de maneira elegante, são mais comuns, uma vez que medicamentos não previstos/autorizados no protocolo estão disponíveis em qualquer farmácia e geralmente podem ser comprados sem receita médica, podendo provocar interações medicamentosas.

Análise crítica

Um dos requisitos que Emanuel et al.[12] consideram necessários para que um experimento com seres humanos seja ético é que o resultado, caso positivo, tenha valor social. Se os medicamentos testados na América Latina fornecem resultados positivos, mas não estão registrados nos países onde as experiências foram realizadas, ou se forem vendidos a preços acima dos recursos que os cidadãos e seus governos necessitam comprá-los, então eles são desprovidos de valor social. O valor social vai além do fato de que os sujeitos da experimentação recebem o produto gratuitamente. Todos os cidadãos dos países onde o produto foi testado, assim como o governo, deveriam poder adquiri-los a um preço acessível.

As empresas antes de iniciar a experimentação já sabem o custo de trazer o produto ao mercado. Portanto, quando um CEP recebe um protocolo de pesquisa deve exigir que esse inclua o preço de venda quando for lançado. Caso não esteja incluído, não deveria ser analisado. Se o preço estiver incluído, o CEP deveria contatar o governo para decidir se o preço é acessível. Se o governo determinar que não, o medicamento não deve ser testado no país porque não tem valor social. O governo deve estabelecer o valor que pode pagar, com base no produto interno bruto e no número estimado de pacientes que precisam do medicamento.

Na América Latina existem muitas doenças que, por diferentes razões, as empresas farmacêuticas inovadoras globais não têm interesse em resolver. Existem também outras necessidades globais, como novos antibióticos, que por razões econômicas também não interessam às empresas farmacêuticas. Se as empresas farmacêuticas têm o direito de decidir o que não lhes interessa, não deveriam se surpreender se os governos também optassem somente por aquilo em que estão interessados.

Ensaios para promoção de drogas

Os CEPs da América Latina não têm como saber se o objetivo central de um experimento é promover a venda de produtos, os chamados experimentos de marketing. Portanto, o CEP deve exigir a inclusão de uma cláusula na qual a empresa declare que o objetivo não é o marketing. A legislação ou regulamentação deveria incluir que se um teste clínico tiver sido realizado no país e, posteriormente, for descoberto que seu objetivo era comercializar, a empresa deverá pagar uma multa significativa e o investigador principal não poderá realizar novos ensaios no país.

O valor social e científico dos ensaios dos fármacos de imitação (*me-too drugs*) também é questionável, por isso é importante que sejam definidas as condições que os testes devem atender para serem considerados éticos.

Sugere-se que um especialista em estatística clínica participe de todos os comitês de ética, para determinar a validade científica do experimento. Dada a complexidade dos protocolos, esse estatístico deve ter doutorado e experiência em pesquisa clínica. Sabemos que não é possível obter um estatístico com essas qualificações em cada um dos mais de mil CEPs da região e que aceite participar *ad honorem*. No entanto, dada a alta prevalência de ensaios com problemas de validade científica, não seria ético testar um produto sem um estatístico avaliar o design do estudo.

Uma solução possível seria que os CEPs reduzissem sua carga de trabalho e se limitassem a examinar ensaios clínicos, ou seja, os estudos observacionais seriam separados. São dois tipos muito diferentes de pesquisa do ponto de vista metodológico e de risco para os participantes e, portanto, cada um requer especialistas com qualificações diferentes.

O estudo do Grupo de Pesquisa em Ética e Medicamentos (em processo de publicação) descobriu que um grande número de CEPs institucionais avalia apenas alguns ensaios clínicos de empresas farmacêuticas globais. A maioria é composta por cinco pessoas que não possuem conhecimento científico para avaliar um protocolo complexo, preparado por cientistas dessas empresas com vasta experiência em pesquisa clínica. Com muito poucas exceções, os CEPs não contam com fundos para manter uma sede, sustentar a educação continuada dos membros, consultar especialistas de outras áreas ou participar de reuniões nacionais ou internacionais de ética em pesquisa clínica. Ou seja, é impossível para eles emitir uma avaliação fundamentada se um protocolo apresentado pela indústria atende aos critérios propostos por Emanuel et al.[12]

Também não é necessário que todas as instituições que realizam ensaios clínicos tenham um CEP. Muitos dos CEPs institucionais da América Latina revisam alguns protocolos da indústria farmacêutica e passam a maior parte do tempo revisando propostas para estudos observacionais de estudantes. Nos países de alta renda, uma vez que um CEP aprova um protocolo, sua implementação pode ser iniciada em outros centros sem a necessidade de outros CEPs institucionais para aprová-lo.

Estratificação dos CEPs

Criar CEPs apenas para revisar os protocolos de ensaios clínicos possibilitaria que os membros desses comitês se dedicassem mais à sua análise. Se CEPs regionais fossem criados e em países pequenos, nacionais, existiria uma maior possibilidade de fortalecê-los com pessoal bem qualificado em ética e metodologia científica, fornecendo-lhes os recursos necessários. Não faz sentido que, em estudos multicêntricos, cinco ou dez hospitais examinem o mesmo protocolo, principalmente quando os membros dos CEPs não possuem o perfil profissional necessário. No Brasil, existem mais de 800 CEPs e na Costa Rica, um país com apenas cinco milhões, 17. Além disso, os CEPs não se comunicam quando analisam o mesmo protocolo.

As agências reguladoras têm a responsabilidade de monitorar a implementação de um experimento em seres humanos e verificar se as regulamentações nacionais são cumpridas. Os CEPs que aprovam protocolos de experimentação clínica em humanos também necessitam dialogar com os sujeitos da pesquisa durante o estudo, para garantir que eles cumpram as responsabilidades que assumiram e que seus direitos humanos sejam respeitados. Seria desejável que essa atividade fosse realizada por cientistas sociais especializados e contratados pelo escritório regional dos CEPs.

CEPs carentes de infraestrutura

Considera-se que é inútil criar CEP que não possua orçamento adequado para cumprir todas as obrigações exigidas pelos regulamentos e princípios éticos. Se o pessoal qualificado necessário não puder ser obtido, os recursos financeiros serão desperdiçados, mas os recursos humanos também serão desperdiçados se o orçamento necessário não estiver disponível. Hoje, os CEPs da América Latina não possuem orçamento necessário e, com raras exceções, nem os especialistas críticos para conduzir uma avaliação ética dos protocolos.

CONCLUSÕES E RECOMENDAÇÕES

Na América Latina, especialistas em ética consideram insuficientes os princípios enunciados por Emanuel et al.,[12] mas nosso trabalho sugere que, embora tenhamos recorrido a apenas três dos sete princípios enunciados por esses autores, hoje em dia não se poderia fazer ensaios clínicos na região.

Se os ensaios clínicos continuarem a ser realizados sem as alterações sugeridas na sequência, apenas se estará desperdiçando recursos e isentando de culpa as empresas farmacêuticas globais quando acusadas de comportamento não ético. A resposta delas será que suas experiências com seres humanos foram aprovadas por um ou mais CEPs.

As mudanças necessárias para atender aos critérios de valor social ou científico enunciados por Emanuel exigem que:

1. Os CEPs não aprovem um protocolo que não inclua o preço de venda do medicamento no país e que constatem se ele estará disponível para a grande maioria da população e/ou para o governo.

2. A agência reguladora e o patrocinador do estudo devem assinar um contrato pelo qual o patrocinador se compromete durante o ano seguinte à aprovação ou rejeição a tornar público o protocolo de estudo e todas as informações relevantes que foram descobertas. Se o contrato não for cumprido, o promotor deverá pagar uma multa significativa. Os direitos de conhecer os resultados de um experimento em seres humanos estão acima da proteção dos segredos comerciais das empresas.

3. É necessário reduzir o número de CEPs institucionais e fortalecer aqueles que permanecem com pessoal altamente qualificado, com probidade comprovada, que não realizaram pessoalmente ensaios clínicos nos últimos cinco anos e que não trabalham na instituição em que o CEP está alocado, para evitar conflitos de interesse. Os CEPs regionais precisam gerar um diretório de consultores independentes e que não tenham conflitos de interesse com a indústria farmacêutica, a quem poderão recorrer quando necessário. As empresas farmacêuticas devem contribuir para um fundo que os governos devem criar e depois serão transferidos para os CEPs.

4. Devem ser criados CEPs regionais que serão os únicos a examinar os protocolos de experimentos clínicos com seres humanos. Seus membros devem ter as condições discutidas anteriormente, devem possuir escritórios e profissionais auxiliares adequados, orçamento necessário para realizar as atividades que desempenham e receber uma compensação financeira de acordo com sua posição profissional e número de horas pelas quais foram contratados. Os membros dos CEPs regionais devem ter a capacidade de contratar especialistas em ciências sociais para entrevistar os participantes de pesquisa durante o curso do experimento.

5. A agência reguladora nacional deve criar um registro público dos protocolos rejeitados e das mudanças solicitadas nos protocolos para que outros CEP possam consultá-los e, assim, impedir que os pesquisadores da indústria passem de um comitê para outro até que o protocolo seja aprovado.

6. É um direito dos participantes de pesquisa receber informações (*feedback*) sobre os resultados do experimento, sejam positivos ou negativos. Se o produto for aprovado, os participantes deverão recebê-lo gratuitamente enquanto precisarem. É de responsabilidade do CEP garantir que essa obrigação seja cumprida.

7. Os fundos necessários para o funcionamento dos CEPs regionais devem provir das empresas proponentes dos protocolos, mas para evitar conflitos de interesse, eles não devem ser transferidos diretamente para os CEPs, mas para um fundo nacional que os distribuirá com base no número de protocolos e de pessoas participantes. Qualquer outra forma de pagamento será possível, desde que não sejam criados conflitos de interesse.

Estamos cientes de que tais recomendações significarão mudança radical no sistema de avaliação dos aspectos éticos da experimentação clínica em humanos na América Latina. No entanto, essas ações representariam o mínimo necessário para o cumprimento dos princípios estabelecidos por Emanuel et al.[12]

REFERÊNCIAS BIBLIOGRÁFICAS

1. Silva RE da, Amato AA, Guilhem DB, Novaes MRCG. Globalization of clinical trials: ethical and regulatory implications. Int J Clin Trials. 2016;3(1):1.
2. Ayalew K. FDA perspective on international clinical trials [Internet]. 2014; CIRCA. Disponível em: https://www.fda.gov/media/91849/download.
3. Levinson DR. Office of Inspector General. Challenges to FDA's ability to monitor and inspect foreign clinical trials [Internet]. 2010. Disponível em: https://oig.hhs.gov/oei/reports/oei-01-08-00510.pdf.
4. U.S. National Library of Medicine. ClinicalTrials.gov [Internet]. 2020. Disponível em: https://clinicaltrials.gov/ct2/resources/trends.
5. van Rijswijk SM, van Beek MHCT, Schoof GM, Schene AH, Steegers M, Schellekens AF. Iatrogenic opioid use disorder, chronic pain and psychiatric comorbidity: A systematic review. Gen Hosp Psychiatry. 2019;59:37-50.
6. Waljee JF, Li L, Brummett CM, Englesbe MJ. Iatrogenic opioid dependence in the United States: Are surgeons the gatekeepers? Ann Surg. 2017;265(4):728-30.
7. Petryna A. When experiments travel: clinical trials and the global search for human subjects. New Jersey: Princeton University Press; 2009. 258 p.
8. Binkowitz B, Ibia E. Multiregional Clinical trials: an introduction from an industry perspective. Drug Inf J. 2011;45(5):569-73.
9. Glickman SW, McHutchison JG, Peterson ED, Cairns CB, Harrington RA, Califf RM, et al. Ethical and Scientific implications of the globalization of clinical research. N Engl J Med. 2009;360(8):816-23.
10. Homedes N, Ugalde A. Outsourcing clinical trials to Latin America: Causes and impact. In: Rivera-López E, Hevia M (orgs.). Controversies in Latin American Bioethics [Internet]. Cham: Springer International Publishing; 2019 [citado 3 de março de 2020]. p. 115-44. Disponível em: http://link.springer.com/10.1007/978-3-030-17963-2_8.
11. Homedes N, Ugalde A (orgs.). Clinical trials in Latin America: Where ethics and business clash [Internet]. Cham: Springer International Publishing; 2014 [citado 18 de fevereiro de 2020]. (Research Ethics Forum; vol. 2). Disponível em: http://link.springer.com/10.1007/978-3-319-01363-3.
12. Emanuel EJ, Wendler D, Grady C. What makes clinical research ethical? JAMA. 2000;283(20): 2701-11.
13. Tsoka-Gwegweni JM, Wassenaar DR. Using the Emanuel et al. framework to assess ethical issues raised by a biomedical research ethics committee in South Africa. J Empir Res Hum Res Ethics. 2014;9(5):36-45.
14. U.S. Food and Drug Admnistration. FDA Novel Drug Approvals 1999-2018 Metadata [Internet]. 2019. Disponível em: https://docs.google.com/spreadsheets/d/1gIcW6gyaGW150WZ4HJ45HV-CLh7PQckHF6qmJ_jf8UBs/edit?usp=embed_facebook.
15. LaMattina J. Does marketing have too much control in big pharma clinical trials? [Internet]. Forbes. [citado 14 de fevereiro de 2020]. Disponível em: https://www.forbes.com/sites/john-lamattina/2016/01/26/does-marketing-have-too-much-control-in-big-pharma-clinical-trials/.
16. Barbour V, Burch D, Godlee F, Heneghan C, Lehman R, Perera R, et al. Characterisation of trials where marketing purposes have been influential in study design: a descriptive study. Trials. 2016;17(1):31.

17. United States Government Accountability Office (GAO). Drug industry. Profits, research and deveopment spending, and merger and acquisition deals [Internet]. Highlights of GAO-18-40, a report to congressional requesters; 2017. Disponível em: https://www.gao.gov/assets/690/688472.pdf.
18. Wieseler B, McGauran N, Kaiser T. New drugs: where did we go wrong and what can we do better? BMJ. 2019;l4340.
19. Prescrire. The Prescrire Awards for 2019. Precrire International. 2020;29(213):77-81.
20. Adams B. Success of nearly half of European cancer drug trials "exaggerated" due to bias: report [Internet]. FierceBiotech. [citado 4 de fevereiro de 2020]. Disponível em: https://www.fiercebiotech.com/cro/success-nearly-half-european-cancer-drug-trials-exaggerated-due-to-bias-report.
21. Homedes N, Ugalde A. Health and ethical consequences of outsourcing pivotal clinical trials to Latin America: A cross-sectional, descriptive study. Gluud LL (org.). PLOS ONE. 2016;11(6):e0157756.
22. PanAmerican Health Organization. Health systems and social protection in health. In: Health in the Americans [Internet]. DC: PAHO; 2012. p. 205-51. Disponível em: https://www.paho.org/salud-en-las-americas-2012/index.php?option=com_docman&view=download&category_slug=hia-2012-regional-volume-19&alias=166-chapter-5-health-systems-social-protection-health-166&Itemid=231&lang=en.
23. Homedes N, Ugalde A. Availability and affordability of new medicines in Latin American countries where pivotal clinical trials were conducted. Bull World Health Organ. 2015;93(10):674-83.
24. Ugalde A, Homedes N. Small country for big pharma: Costa Rica. In: Homedes N, Ugalde A. Clinical trials in Latin América: Where ethics and business clash. The Netherlands: Springer; 2014.
25. Glasziou P, Chalmers I. Research waste is still a scandal – an essay. BMJ [Internet]. 2018;363(k4645). Disponível em: https://www.bmj.com/content/363/bmj.k4645.
26. Minaya G, Fuentes D, Obregón C, Ayala-Quintanilla B, Yagui M. Características de los ensayos clínicos autorizados en el Perú, 1995-2012. Rev Peru Med Exp Salud Publica. 6.
27. Ritacco V, Leão S, Palomino JC. Chapter 20: New developments and perspectives. In: Tuberculosis 2007 From basic science to patient care [Internet]. BourcillierKamps.com; 2007. p. 661-75. Disponível em: www.TuberculosisTextbook.com.
28. Ministerio de Salud. Aprueban las "Prioridades Nacionales de Investigación en Salud en Perú 2019 – 2023" [Internet]. RESOLUCION MINISTERIAL – N° 658-2019/MINSA jul 19, 2019. Disponível em: http://busquedas.elperuano.pe/normaslegales/aprueban-las-prioridades-nacionales-de-investigacion-en-sal-resolucion-ministerial-n-658-2019minsa-1790855-2/.
29. Instituto Nacional de Salud. Registro Peruano de Ensayos Clinicos (REPEC) [Internet]. 2020 [citado 7 de fevereiro de 2020]. Disponível em: https://ensayosclinicos-repec.ins.gob.pe/acerca-del-repec/busqueda-de-ensayos-clinicos.
30. Silva RE, Novaes MRC, Pastor EM, Barragan E, Amato AA. Trends in research involving human beings in Brazil. Trends in research involving human beings in Brazil. 37. ed. p.118-24.
31. Ugalde A, Homedes N. El impacto de los investigadores fieles a la industria farmacéutica en la ética y la calidad de los ensayos clínicos realizados en Latinoamérica. Salud Colect. 2015;11(1):67.
32. Lundh A, Lexchin J, Mintzes B, Schroll JB, Bero L. Industry sponsorship and research outcome. Cochrane Methodology Review Group (org.). Cochrane Database Syst Rev [Internet]. 16 de fevereiro de 2017 [citado 18 de fevereiro de 2020]; Disponível em: http://doi.wiley.com/10.1002/14651858.MR000033.pub3.
33. Alcoba ML. Parte II: El dispositivo farmacologico. In: Enfermos como Ud: El dispositivo farmacológico de Foucault al coaching de salud. Google Libros; 2019. p. 154.
34. DeVito NJ, Bacon S, Goldacre B. Compliance with legal requirement to report clinical trial results on ClinicalTrials.gov: a cohort study. The Lancet. 2020;395(10221):361-9.
35. Vargas-Pelaez CM, Rover MRM, Soares L, Blatt CR, Mantel-Teeuwisse AK, Rossi FA, et al. Judicialization of access to medicines in four Latin American countries: a comparative qualitative analysis. Int J Equity Health. 2019;18(1):68.

36. Acosta A, Falcão MZ, Aith FMA, Vance C. Judicialización del acceso a medicamentos en el contexto suramericano. Rev Direito Sanitário. 2019;20(1):32-62.

37. Vidal J, Di Fabio JL. Judicialización y acceso a tecnologías sanitarias: oportunidades y riesgos. Rev Panam Salud Pública. 2017;1-5.

38. Macleod MR, Michie S, Roberts I, Dirnagl U, Chalmers I, Ioannidis JPA, et al. Biomedical research: increasing value, reducing waste. The Lancet. 2014;383(9912):101-4.

39. Ioannidis JPA. Why most clinical research is not useful. PLOS Med. 2016;13(6):e1002049.

40. Hey SP. A bird's-eye view of clinical trials provides new perspectives on drug research and development [Internet]. 2019 [citado 3 de fevereiro de 2020]. Disponível em: https://www.statnews.com/2019/07/18/clinical-trials-birds-eye-view-drug-development/.

41. Ioannidis JPA. Why most published research findings are false. PLoS Med. 2005;2(8):e124.

42. Ioannidis JPA. The proposal to lower p value thresholds to .005. JAMA. 2018;319(14):1429.

43. Wasserstein RL, Lazar NA. The ASA Statement on p – Values: Context, process, and purpose. Am Stat. 2016;70(2):129-33.

44. Benjamin DJ, Berger JO, Johannesson M, Nosek BA, Wagenmakers E-J, Berk R, et al. Redefine statistical significance. Nat Hum Behav. 2018;2(1):6-10.

45. Garattini S, Bertele V. Non-inferiority trials are unethical because they disregard patients' interests. The Lancet. 2007;370(9602):1875-7.

46. Gandjour A. The ethics of non-inferiority trials. The Lancet. 2008;371(9616):895.

47. Nishioka S. Ensaios clínicos de não-inferioridade e de equivalência não são éticos? Rev Assoc Médica Bras. 2009;55(2):97-8.

48. Wendler D, Emanuel EJ, Lie RK. The standard of care debate: Can research in developing countries be both ethical and responsive to those countries' health needs? Am J Public Health. 2004;94(6):923-8.

49. Garrafa V, Lorenzo C. Moral imperialism and multi-centric clinical trials in peripheral countries. Cad Saúde Pública. 2008;24(10):2219-26.

50. Hellmann F, Verdi M, Schlemper Junior BR, Caponi S. 50th anniversary of the Declaration of Helsinki: The double standard was introduced. Arch Med Res. 2014;45(7):600-1.

51. Webb J. Putting placebo-controlled trials in developing countries to the interpersonal justifiability test. Dev World Bioeth. 2019;19(3):139-47.

52. Rubenich GB, Heck ST, Hellmann F, Schlemper Junior BR. El uso de placebo en ensayos clínicos de fase III en Brasil. Salud Colect. 2015;11(1):99.

53. Sismondo S. Ghost management: How much of the medical literature is shaped behind the scenes by the pharmaceutical industry? PLoS Med. 2007;4(9):e286.

54. DeYoung K, Nelson D. Latin America is ripe for trials, and fraud [Internet]. Washington Post. 2000. Disponível em: https://www.washingtonpost.com/archive/politics/2000/12/21/latin-america-is-ripe-for-trials-and-fraud/c9d9891b-18c7-495c-b907-d580eef137e0/.

55. Lidz CW, Appelbaum PS, Grisso T, Renaud M. Therapeutic misconception and the appreciation of risks in clinical trials. Soc Sci Med. 2004;58(9):1689-97.

56. Minaya GE, Fuentes-Delgado DJ, Ugalde A, Homedes N. A Missing Piece in clinical trial inspections in Latin America: Interviews with research subjects in Peru. J Empir Res Hum Res Ethics. 2017;12(4):232-45.

57. Seeger M. Faltan morir 13.983 bebés. Argentina a espaldas de una aberración. 2008. Disponível em: http://www.igooh.com/notas/faltan – morir-13-986-bebes/.

58. Cerdán A, González-Arreola A, Verástegui E. Who decides? Informed consent for cancer patients in Mexico. In: Clinical Trials in Latin America: Where Ethics and Business Clash [Internet]. Cham: Springer; 2014 [citado 7 de junho de 2018]. p. 237-49. (Research Ethics Forum). Disponível em: https://link.springer.com/chapter/10.1007/978-3-319-01363-3_11.

CAPÍTULO 29

Ética na priorização da alocação de recursos em tecnologias da saúde: considerações para a alocação em investigações na saúde

Manuel Antonio Espinoza, Luca Valera

RESUMO

Os sistemas de saúde enfrentam o inevitável desafio de priorizar a alocação de seus escassos recursos entre as várias alternativas, destinadas a manter ou restaurar a saúde da população. Há incerteza sobre os benefícios que os indivíduos efetivamente lograrão, cabendo indagar se é correto destinar recursos para resolver indefinições, quando os mesmos poderiam destinar-se a outras ações de saúde. Neste capítulo se apresentam as respostas que a técnica forneceu para esse problema, através de modelos de avaliação de tecnologias em saúde, em particular valorizando a informação. Analisam-se ademais os distintos paradigmas éticos que se desenvolveram para responder a essa necessidade, avançando-se outrossim em uma proposta de *modus operandi*, à luz dos desafios éticos da necessária incerteza em uma era de "civilização tecnológica".

INTRODUÇÃO

O caráter evolutivo das necessidades da população por serviços de saúde, por conta de alterações demográficas e epidemiológicas, caminha de braços dados com o explosivo desenvolvimento tecnológico de alto custo, que pode impactar a sustentabilidade dos sistemas de saúde. Quando os recursos não são suficientes, há obrigação de priorizar sua alocação. O problema é mais agudo nos países pobres, todavia não se restringe a eles, havendo desequilíbrios entre demanda e oferta também em nações com altos dispêndios de saúde.[1]

Um dos elementos inerentes a tal priorização que suscita debates éticos é que nem todos os possíveis beneficiários terão acesso às tecnologias, somente alguns, ao passo que os demais deverão aguardar até que novos recursos sejam disponibilizados. Cumpre, portanto, adotar neste exercício de priorização critérios, estratégias e processos capazes de distinguir o justo do injusto.[2]

Considerações preliminares

A priorização varia entre os países consoante o grau de sistematização em seus processos, os critérios decisionais, as capacidades técnicas e os graus de sofisticação na avaliação de cada critério, assim como os arranjos institucionais que conferem legitimidade às decisões emanadas.[3]

Pouco se valorizam os graus de incerteza de que dispõem os sistemas de saúde para referendar suas decisões.[4,5] Tanto os benefícios esperados como as consequências para o restante da população dependem de evidências imprecisas, sujeitas a grande probabilidade de erro, ou francamente desconhecidas. As decisões de alocação de recursos não podem negligenciar, portanto, a possibilidade de resolver lacunas de informação dentro do seu processo de decisão.[6-8]

PRIORIZAÇÃO DE TECNOLOGIAS DE SAÚDE: DISTINTAS ABORDAGENS DOS SISTEMAS DE SAÚDE

Os recursos financeiros finitos e as imensas demandas de saúde da população, ao lado dos avanços tecnológicos que abrem novos leques de atendimento, todavia a preços cada vez mais elevados, constituem-se em grave desafio. Em decorrência somente alguns acabam beneficiados, gerando reclamações e insatisfações dos que sofrem postergações.[9] O critério preponderante deve ser a demonstração de que a nova tecnologia outorga benefícios adicionais, passíveis de mensuração. Na atualidade já se contam com métodos consensuais para avaliação de tecnologias estribados na medicina, epidemiologia, estatística e ciências sociais da saúde.[10] As premissas são a validade científica, a magnitude dos efeitos, e o grau de incerteza associado, a partir dos quais se constroem estratégias decisionais para o benefício dos pacientes.[11]

Não se trata de procedimento simples ou intuitivo. Revela-se necessário desenvolver capacidades para uma adequada avaliação das evidências clínicas, até chegar a uma conclusão convincente sobre a superioridade de nova tecnologia. A demonstração de que determinada intervenção produz mais efeitos benéficos parece suficiente, todavia pode embutir demandas e complexidades para ser julgada como único critério. É indispensável ter sempre em mente não apenas os potenciais beneficiários, como aqueles que permanecerão excluídos. O critério econômico emerge, portanto, como o segundo mais aceito neste contexto.[12]

Adota-se o conceito de "custo de oportunidade", em que na introdução de técnica ou intervenção, os incluídos ganham e os excluídos perdem. Na prática tal se traduz em uma estimativa utilitarista objetiva, onde se adotam métricas definidas para a maximização da saúde, sujeita ainda a restrições orçamentárias. Tal esquema designa-se como custo-efetividade.[13] Ainda consubstanciando-se em metodologia sistemática e coerente, os sistemas de saúde acabam financiando também alternativas carentes de relação custo-efetividade favorável, e tal tendência parece em ascensão. Uma justificativa seriam considerações sociais importantes, por exemplo equidade[14-16] ou proteção financeira às famílias.[17] Ainda na vertente social, argumenta-se que a sociedade poderia estar disposta a sacrificar o ganho de saúde da população, em favor de certos grupos. Torna-se implícito, portanto, que as decisões devem ponderar múltiplos atributos.[18]

O processo que enfeixa de um lado o conjunto de informações científicas, incluindo as econômicas, sociais e éticas, e de outro seu ajuizamento com vistas à decisão de maior valor para o paciente, é designado Avaliação de Tecnologias Sanitárias ou HTA (*health technology assessment*).[19-21] Aplica-se a medicamentos, dispositivos para a saúde e mesmo processos de gestão e intervenções organizacionais.

Saúde *versus* critérios sociais
A HTA, como assinalado, incorpora valores amplos, não estritamente científicos. Suponha-se que em um ensaio haja demonstrado que um tratamento em média prolonga

a sobrevida em um ano. Sob o prisma social, caberia comparar essa tecnologia e o benefício que acarretaria este ano adicional para os casos tratados, com outras que também prolongam a sobrevida e que poderiam ser utilizadas para outros segmentos da população. Informações adicionais, portanto, devem ser coletadas, e idealmente os valores em tela em uma e outra circunstância.[22] Nem sempre se conta com métricas para aferir tais valores, o que reforça a necessidade de uma decisão participativa e transparente.[23]

VALOR DA INFORMAÇÃO E FINANCIAMENTO CONDICIONADO

A análise das evidências em ciências da saúde fundamenta-se na epidemiologia e estatística frequentista. Uma vez analisada a ausência (relativa) de riscos em um estudo, a interpretação direciona-se para a verificação se a alternativa nova é diferente (melhor ou pior) que a convencional. Desde que rejeitada a hipótese da nulidade (resultados se mostram não equivalentes), o teste estatístico aponta o grau de probabilidade (significância) da diferença. Um erro a ser evitado é o tipo 1 ou alfa, quando a diferença efetiva não existe e os desfechos são semelhantes (nulidade da diferença). O ponto de corte usual é 5% ($P < 0,05$).[24]

Conflitos entre probabilística médica, econômica e social

Há divergências na teoria probabilística desde tempos históricos. Blaise Pascal (1665) defendia o valor esperado para uma avaliação mais completa como noção central para decisões, e não as chances em um ponto de corte apenas. Daniel Bernouilli (1700-1782) aprofundou subsequentemente a relação entre ganhos reais e utilidade associada ao ganho. Cabe a ele o conceito de que quem já conta com muito, se receber mais um pouco, não auferirá tanto benefício quanto alguém com pouco, brindado com o mesmo acréscimo. Em 1947 Von Neumann e Morgenstern propuseram a teoria da utilidade esperada em economia, defendendo que, respeitados certos axiomas razoáveis, o valor esperado é a melhor estimativa para decisões racionais.[26] A teoria de expectativas pessoais de Kahneman e Tversky (1979), fundamentada na maneira como as pessoas reagem no mundo real, contradiz a teoria da utilidade esperada, ainda que sem rejeitar o princípio de que as decisões se baseiam em probabilidades e consequências.[27]

Em que pesem estes antecedentes, não faz parte do arrazoado das investigações científicas em saúde incorporar formalmente as consequências em sua regra de decisão. Assim sendo, assume que adotar a estratégia estatisticamente vencedora não acarretará consequências negativas em nenhum dos indivíduos potencialmente afetados pela decisão. Tal é falacioso no contexto da alocação de recursos, onde a priorização será vantajosa para uns e deixará sem benefícios outros.[28] Segundo a teoria da utilidade esperada, a saúde adicional de uns e aquela perdida (ou não adquirida) por outros devem ser ambas incluídas no processo decisional, ponderadas pela probabilidade de ocorrência da discrepância.

O custo da incerteza

Conceitualmente o ganho de saúde esperado, caso a decisão fosse isenta de erro, é equivalente ao custo esperado do erro ou da incerteza. Também é denominado valor esperado da informação perfeita (EVPI).[28,29] Se o EVPI excede o custo para solucionar a incerteza, caberia o argumento de que os recursos direcionados para uma investigação para dirimir as dúvidas seria um bom emprego para os recursos públicos. Ou seja, em um sistema de saúde sujeito a restrições orçamentárias, seria justo despender parte dos recursos para esclarecer obscuridades e maximizar a saúde da população. O tema valor da informação (VOI) já desfruta de progressos teóricos e metodológicos,[30-33] ainda que não se incorpore sistematicamente nos processos de tomada de decisão.

Tudo que aqui se aventou relaciona-se às incertezas de segunda ordem, ou seja, emanadas de falta de precisão em dados populacionais coletados. Ocorre também a incerteza de primeira ordem, ou a incapacidade de explicar por que, em um grupo relativamente homogêneo de indivíduos, os resultados de uns são melhores que de outros.[34,35] O aumento do tamanho amostral não é necessariamente construtivo, devendo-se antes investigar que outras variáveis se mostram capazes de responder pelas diferenças. Na esfera da alocação de recursos, uma maneira de revelar a incerteza de primeira ordem seria remunerar as tecnologias conforme o resultado. Partindo da premissa de que na média a tecnologia proporciona vantagens, a fórmula asseguraria em contrato que casos de fracasso terapêutico não seriam remunerados, ou sofreriam descontos significativos.[36]

O risco compartilhado

Alguns sistemas de compra adotam tal postura, na medida em que o vendedor da nova tecnologia assume parte do risco financeiro, não apenas a parte compradora. Isso inclui uma modalidade designada "cobertura com evidência",[36,37] onde a empresa responsável pela tecnologia se compromete com pesquisa subsequente. Caso nesta nova etapa os benefícios se configurem menores que o esperado, descontos ou reembolsos se aplicariam.

ÉTICA DA PRIORIZAÇÃO DE TECNOLOGIAS EM SAÚDE

Por que há necessidade de nova visão ética para tecnologias emergentes? Não bastariam as ponderações de ilustres filósofos do passado (Aristóteles, Tomás de Aquino, Hume, Kant e outros)? Os modelos já existentes não seriam capazes de fazer face às problemáticas atuais? A resposta é evidentemente não. O filósofo alemão Hans Jonas[38] esclarece a negativa: "a técnica moderna introduziu ações de magnitude tão diferente, com objetos e consequências tão novas, que marcos do passado não conseguem abarcá-los... As velhas preceituações seguem vigentes no âmbito próximo, diário, de efeitos humanos recíprocos. Porém, tal esfera é eclipsada pelo alcance das obras coletivas, em que o agente, a ação e o efeito envolvem uma enormidade de forças, requerendo uma dimensão nova de responsabilidade". Para o filósofo, cumpre na "técnica moderna" recorrer a paradigmas inovadores e "nunca antes sonhados".

A tecnologia em si seria o desafio:[39] "As tecnologias participam intrinsecamente da tomada de decisões morais, ainda que não se constituam em agentes morais por si mesmas... trata-se de assunto fundamentalmente híbrido".[40] Nesta interação homem/ambiente, o ambiente assume a dimensão maior.[41] Vivemos em um ecossistema tecnológico, onde os elementos naturais e artificiais se integram mutuamente; tal sistema possui sua própria dinâmica, não permanece estático ou dependente da ação humana; e o relacionamento não é unidirecional, pois há interação entre o homem e o ecossistema, dinâmica e caracterizada por *feedback*.[41] Na filosofia das tecnologias cabe frisar que estas fazem muito mais que simplesmente alcançar os objetivos para os quais foram instituídas.[42] Uma mudança do paradigma "ontológico" (o que significam as tecnologias) implica alteração também do paradigma ético (o que fazer com as tecnologias).

A dimensão mais ampla

As tecnologias em saúde incorporam implicações sociais e políticas para o indivíduo e a sociedade; consequentemente, a ótica econômica não pode ser a única determinante.

"As políticas públicas devem ser informadas pelos múltiplos valores que prevalecem numa sociedade determinada."[43] A intrusão da ética neste ambiente que parece moralmente neutro se justificaria "pelas consequências morais que a implementação de tecnologias de saúde pode desencadear, pelos potenciais conflitos com as regras prevalentes na sociedade, bem como pelo valor intrínseco da avaliação das tecnologias (HTA). Se a atenção médica está carregada de valor, então a sua aferição mediante HTA também estará".[44]

Os itens mais destacados neste contexto são:[45-47]

- Procedimentos diagnósticos: definição de limites, riscos e uso das informações.
- Estratégias de prevenção: gestão do risco de uma patologia.
- Adoção de tratamentos: valores e limitações das evidências, eficácia, proporcionalidade dos tratamentos.
- Investigações clínicas: autonomia, consentimento, avaliação por comissão ética.
- Alocação de recursos: questões de justiça distributiva.
- Serviços de saúde: análise das estruturas organizacionais em geral (*corporate ethics*).
- Tecnologias em geral: procedimentos de avaliação, interpretação dos resultados, fórmulas de recomendação e difusão.

Em síntese, o acompanhamento ético deveria estender-se por todo o ciclo de vida de uma tecnologia, qual seja conceitual, experimental, de teste, de estabilização e de obsolescência.

Marcos direcionais

Respondidas as questões de *por que* e *quando* para a ética na alocação de recursos, cabe prosseguir para *como*. Assasi et al.[48] identificaram 43 balizas éticas no âmbito de HTA. As mais conhecidas e difundidas são o utilitarismo, a deontologia, o casuísmo, o principialismo, a ética discursiva, o equilíbrio reflexivo amplo, o método socrático, o modelo EUnetHTA (www.eunethta.eu, adotado pela União Europeia), o modelo de conformação social da tecnologia, a avaliação construtiva das tecnologias, a HTA interativa e a matriz ética.[49]

ALOCAÇÃO NA INVESTIGAÇÃO NA SAÚDE: PROPOSTA À LUZ DO "PRINCÍPIO DA RESPONSABILIDADE" DE JONAS

Como se aludiu, não faltam paradigmas éticos para tecnologias de saúde.[49,50] Entretanto, deveria-se proceder à análise crítica dos princípios adotados *a priori* e não *a posteriori*. Não seria factível tampouco delinear um paradigma completo, uma tarefa ampla e desproporcionada. Nestas circunstâncias serão aqui abordadas as atitudes operacionais (*modus operandi*), mais oportunas para complementar os paradigmas existentes. Tais elementos se integram sobretudo ao meio onde serão implantadas as tecnologias,[41] ou seja, uma ética aplicada para a qual são relevantes o contexto social, econômico e cultural. Em teoria clássica isso é designado como circunstancia da ação.[51] Um exemplo seriam alguns modelos de HTA como a "Análise de valor do centro noruegês de conhecimento para serviços de saúde" (NKCHC), o "Enfoque eclético do escritorio finlandês de avaliação de tecnologias sanitárias" (FINOHTA), o "Enfoque integrado da *Agence d'évaluation des technologies et des modes d'intervention en santé*" (AETMIS) e o "modelo triangular" do *Istituto di Bioetica UCSC*.[46,49]

Outro elemento contextual a ser abordado é o panorama global. Nesta "época da civilização tecnológica", Jonas destaca[38] a extrema vulnerabilidade da natureza, inclusive a humana, e "a dilatação temporal das séries causais". Ou seja, as ações introduzidas podem gerar efeitos cumulativos, e inclusive irreversíveis para alguns processos complexos. Por este contexto, continuamente mutável e "falível" (na expressão de Karl Popper), a visão ética requer dois pilares centrais: o "dever de saber"[38] e a prudência ou precaução, como guias para a subsequente ação.

O saber técnico é uma obrigação evidente, sempre acoplado a um realismo crítico, posto que a realidade é complexa e as previsões são falíveis. A decorrência imediata é o princípio da precaução. A incerteza e o risco são inerentes a qualquer iniciativa. Nesta eventualidade, a perspectiva prudencial não anula a perspectiva técnica. A previsão e a gestão dos riscos são guias de ação muito valiosos, contudo também devem se submeter à prudência.[53-55]

CONCLUSÕES

Na alocação de recursos para tecnologias da saúde, vale criticar certos paradigmas clássicos, em concreto a teoria utilitarista consoante a qual os fins justificam os meios. Enfocou-se mais de perto o *modus operandi* a ser implementado nesta alocação, nominalmente uma atitude prudencial. Dadas as incertezas da atualidade, cumpre agregar às ações um *esprit de finesse*, e não apenas um *esprit de géometrie*. O valor da informação, que integra os componentes das consequências destas tecnologias, estimadas a partir de modelos preditivos, não pode ser minimizado. São elementos de tal proposta também o princípio da incerteza[38] e a imaginação criativa.[52]

REFERÊNCIAS BIBLIOGRÁFICAS

1. Glassman A, Giedion U, McQueston K. Priority setting for health in emerging markets. J Comp Eff Res. 2013;2(3):283-91.
2. Gruskin S, Daniels N. Process is the point: justice and human rights: priority setting and fair deliberative process. Am J Public Health. 2008;98(9):1573-7.
3. Glassman A, Chalkidou K, Giedion U, Teerawattananon Y, Tunis S, Bump JB, et al. Priority-setting institutions in health: recommendations from a center for global development working group. Glob Heart. 2012;7(1):13-34.
4. Arrow K. Uncertainty and the welfare economics of medical care. The American Economic Review. 1963;53(5):941-73.
5. Han PK, Klein WM, Arora NK. Varieties of uncertainty in health care: a conceptual taxonomy. Med Decis Making. 2011.
6. Griffin SC, Claxton KP, Palmer SJ, Sculpher MJ. Dangerous omissions: the consequences of ignoring decision uncertainty. Health Economics. 2011;20(2):212-24.
7. Arrow K, Lind R. Uncertainty and the evaluation of public investments decisions. American Economic Reviews. 1970;60(3):364-78.
8. Briggs AH, Gray AM. Handling uncertainty in economic evaluations of healthcare interventions. BMJ. 1999;319(7210):635-8.
9. Espinoza M, Rodriguez C, Cabieses B. Manual para la participación de pacientes en toma de decisiones sobre cobertura en salud. Santiago: Escuela de Medicina, Pontificia Universidad Católica de Chile; 2019. Disponível em: https://medicina.uc.cl/wp-content/uploads/2019/12/Manual-para-la-Participacion-de-Pacientes-en-Toma-de-Decisiones-sobre-Cobertura-en-Salud.pdf.
10. Guyatt GH, Oxman AD, Vist GE, Kunz R, Falck-Ytter Y, Alonso-Coello P, et al. GRADE: an emerging consensus on rating quality of evidence and strength of recommendations. BMJ. 2008;336(7650):924-6.

CAPÍTULO 29 ÉTICA NA PRIORIZAÇÃO DA ALOCAÇÃO DE RECURSOS EM TECNOLOGIAS DA SAÚDE 297

11. Alonso-Coello P, Schunemann HJ, Moberg J, Brignardello-Petersen R, Akl EA, Davoli M, et al. GRADE Evidence to Decision (EtD) frameworks: a systematic and transparent approach to making well informed healthcare choices. 1: Introduction. BMJ. 2016;353:i2016.

12. Gold MR, Siegel JE, Russell LB, Weinstein MC. Cost-effectiveness in health and medicine. Oxford University Press; 1996.

13. Drummond M, Sculpher M, Claxton K, Stoddart G, Torrance G. Methods for the economic evaluation of health care programmes. 4. Ed. Oxford University Press; 2015.

14. Cookson R, Drummond M, Weatherly H. Explicit incorporation of equity considerations into economic evaluation of public health interventions. Health Econ Policy Law. 2009;4(Pt 2):231-45.

15. Espinoza M, Cabieses B. Examining the link between equity-centred health policies, autonomy and decision-making process in low and middle income countries. British Journal of Mecine and Medical Research. 2013;3(4):1517-29.

16. Espinoza MA, Cabieses B. [Equity in health and health technology assessment in Chile]. Rev Med Chile. 2014;142 Suppl 1:45-9.

17. Verguet S, Kim JJ, Jamison DT. Extended cost-effectiveness analysis for health policy assessment: a tutorial. Pharmacoeconomics. 2016;34(9):913-23.

18. Clark S, Weale A. Social values in health priority setting: a conceptual framework. J Health Organ Manag. 2012;26(3):293-316.

19. Banta D. What is technology assessment? International Journal of Technology Assessment in Health Care. 2009;25 Suppl 1:7-9.

20. Banta D. The development of health technology assessment. Health Policy. 2003;63(2):121-32.

21. EunetHTA Work Package 8. Handbook on health technology Assessment capacity building. Barcelona (Spain): Catalan Agency for Health Technology Assessment and Research. Catalan Health Service. Department of Health Autonomous Government of Catalonia; 2008.

22. Chalkidou K, Li R, Culyer AJ, Glassman A, Hofman KJ, Teerawattananon Y. Health technology assessment: global advocacy and local realities comment on "Priority setting for universal health coverage: we need evidence-informed deliberative processes, not just more evidence on cost-effectiveness". Int J Health Policy Manag. 2017;6(4):233-6.

23. Culyer A, Lomas J. Deliberative processes and evidence-informed decision-making in health care – do they work and how might we know? Evidence and Policy. 2006;2:357-71.

24. Hansen JP. Can't miss: conquer any number task by making important statistics simple. Part 6. Tests of statistical significance (z test statistic, rejecting the null hypothesis, p value), t test, z test for proportions, statistical significance versus meaningful difference. J Health Qual. 2004;26(4):43-53.

25. Peters O. The time resolution of the St. Petersburg paradox. Philos Trans A Math Phys Eng Sci. 2011;369(1956):4913-31.

26. Nease RF Jr. Do violations of the axioms of expected utility theory threaten decision analysis? Med Decis Making. 1996;16(4):399-403.

27. Kahneman D, Tversky A. Prospect theory: An analysis of decision under risk. Econometrica. 1979;47:263-91.

28. Claxton K. The irrelevance of inference: a decision-making approach to the stochastic evaluation of health care technologies. J Health Econ. 1999;18(3):341-64.

29. Claxton K, Posnett J. An economic approach to clinical trial design and research priority-setting. Health Economics. 1996;5(6):513-24.

30. Griffin S, Welton NJ, Claxton K. Exploring the research decision space: the expected value of information for sequential research designs. Med Decis Making. 2010;30(2):155-62.

31. Claxton K. Bayesian approaches to the value of information: implications for the regulation of new pharmaceuticals. Health Economics. 1999;8(3):269-74.

32. Ginnelly L, Claxton K, Sculpher MJ, Golder S. Using value of information analysis to inform publicly funded research priorities. Appl Health Econ Health Policy. 2005;4(1):37-46.
33. Espinoza MA, Manca A, Claxton K, Sculpher MJ. The value of heterogeneity for cost-effectiveness subgroup analysis: conceptual framework and application. Med Decis Making. 2014;34(8):951-64.
34. Espinoza M, Sculpher M, Manca A, Basu A. Heterogeneity in decision-making about health interventions. In: Culyer A (ed.). Encyclopedia of Health Economics. Elsevier; 2014.
35. Briggs AH, Weinstein MC, Fenwick EA, Karnon J, Sculpher MJ, Paltiel AD. Model parameter estimation and uncertainty: a report of the ISPOR-SMDM Modeling Good Research Practices Task Force – 6. Value in Health: the Journal of the International Society for Pharmacoeconomics and Outcomes Research. 2012;15(6):835-42.
36. Garrison LP Jr., Towse A, Briggs A, de Pouvourville G, Grueger J, Mohr PE, et al. Performance--based risk-sharing arrangements – good practices for design, implementation, and evaluation: report of the ISPOR good practices for performance-based risk-sharing arrangements task force. Value in Health: the Journal of the International Society for Pharmacoeconomics and Outcomes Research. 2013;16(5):703-19.
37. Walker S, Sculpher M, Claxton K, Palmer S. Coverage with evidence development, only in research, risk sharing, or patient access scheme? A framework for coverage decisions. Value in Health. 2012;15(3):570-9.
38. Jonas H (ed.). El principio de responsabilidad. Ensayo de una ética para la civilización tecnológica. Barcelona: Herder; 1995.
39. Lehoux P, Williams-Jones B. Mapping the integration of social and ethical issues in health technology assessment. Int J Technol Assess Health Care. 2007;23(1):9-16.
40. Verbeek PP. What things to do. Philosophical reflections on technology, agency, and design. In: Kroes P, Verbeek PP (ed.). The moral status of technical artefacts. Dordrecht: Springer; 2014.
41. Valera L. New technologies. Rethinking ethics and the environment. In: Valera L, Castilla JC (ed.). Global changes ethics, politics and the environment in the contemporary technological world. New York: Springer; 2020.
42. Verbeek PP. What things do. Philosophical reflections on technology, agency, and design. The Pennsylvania State University Press, University Park; 2005.
43. Lehoux P, Blume S. Technology assessment and the sociopolitics of health technologies. J Health Polit Policy Law. 2000;25(6):1083-120.
44. Saarni S, Hofmann B, Luhmann D, Makela M, Velasco-Garrido M, Autti-Ramo I. Ethical analysis to improve decision-making on health technologies. Bull World Health Organ. 2008;86:617-23.
45. Refolo P, Sacchini D, Brereton L, Gerhardus A, Hofmann B, Lysdahl KB, et al. Why is it so difficult to integrate ethics in Health Technology Assessment (HTA)? The epistemological viewpoint. Eur Rev Med Pharmacol Sci. 2016;20(20):4202-8.
46. Sacchini D, Virdis A, Refolo P, Pennacchini M, de Paula IC. Health technology assessment (HTA): ethical aspects. Med Health Care Philos. 2009;12(4):453-7.
47. Heitman E. Ethical issues in technology assessment. Conceptual categories and procedural considerations. Int J Technol Assess Health Care. 1998;14(3):544-66.
48. Assasi N, Schwartz L, Tarride JE, Campbell K, Goeree R. Methodological guidance documents for evaluation of ethical considerations in health technology assessment: a systematic review. Expert Rev Pharmacoecon Outcomes Res. 2014;14(2):203-20.
49. Hofmann B, Oortwijn W, Bakke Lysdahl K, Refolo P, Sacchini D, van der Wilt GJ, et al. Integrating ethics in health technology assessment: many ways to Rome. Int J Technol Assess Health Care. 2015;31(3):131-7.
50. Morscher E, Neumaier O, Simons PM. Applied ethics in a troubled world. New York: Springer; 2012.
51. Pardo A. Sobre el acto human: aproximación y propuesta. Persona y Bioética. 2008;31(2):78-107.

52. Marcos A. Postmodern Aristotle. Newcastle upon Tyne: Cambridge Scholar Publishing; 2012.
53. Marcos A. Principio de precaución: un enfoque (neo)aristotélico. Man, Culture, Security. Lublin (Polonia): Fundacja Szkola Filozofii Chrzescijanskiej; 2014.
54. Valera L, Marcos A. Bioética, ética del medio ambiente y ecología humana: la prudencia como un medio de supervivencia para el ser humano. In: Insfrán Ortiz A, Aparecido Meza MJ, Gomes Alvim R (ed.). Ecología humana contemporánea Apuntes y visiones en la complejidad del desarrollo. San Loenzo (Paraguay): Universidad Nacional de Asunción; 2017.
55. Russo MT, Valera L. Invito al ben-essere. Lineamenti di etica. Roma: Aracne; 2015.

CAPÍTULO 30

O fim da fraude na pesquisa?

Bluma L. Faintuch, Salomão Faintuch

RESUMO

Fraude e má conduta são termos abrangentes, que englobam todo o espectro de ações que comprometem a originalidade, a credibilidade e a reprodutibilidade de um estudo científico. Um passo decisivo no final do século XX e início do século XXI foi a oficialização da ética e da honestidade científica em nível nacional, e não apenas nos projetos de pesquisa, porém em todos os âmbitos científicos, por diversos países. Ainda assim a fraude resiste, incentivada pelo papel central das pesquisas e publicações no sucesso profissional. Algumas associações pugnam pelo fim do critério quantitativo (número de pesquisas publicadas) ou mesmo qualitativo (fator de impacto das revistas) na aferição das carreiras, por outros que reflitam o compromisso global do candidato com suas responsabilidades éticas, acadêmicas e profissionais.

INTRODUÇÃO

A adesão aos princípios éticos na condução de pesquisas é obrigatória para garantir a dignidade, a segurança e o bem-estar dos participantes, servindo ainda de proteção legal para os pesquisadores. Ademais, previne a corrosão da confiança que a sociedade deposita nos pesquisadores e na ciência.

HISTÓRICO

A fraude em outras eras não era menos frequente que na atualidade. Até certo ponto constituía-se mesmo na regra, ao invés da exceção. Simplesmente não se contava com desenhos experimentais bem concatenados, equipes experientes, instrumentos sensíveis, análises estatísticas e interpretações rigorosas, tudo isso respaldado por sólida literatura e por foros de debates abertos e transparentes. As investigações eram tipicamente solitárias, até secretas, posto que muitas vezes coibidas pelas autoridades, alicerçadas na mera capacidade de observação e reflexão do seu autor. Há evidências de que Galileu Galilei (1564-1642), Isaac Newton (1643-1727) e o abade Gregor Mendel (1822-1884), dentre outros, hajam falsificado pelo menos parte dos seus resultados.

É ilustrativo o caso de Cláudio Ptolomeu (~100-170), matemático, astrônomo e geógrafo grego sediado em Alexandria, no Egito. Dentre suas notáveis contribuições à ciência, a mais controversa é a teoria geocêntrica de que o Sol, como demais astros e estrelas, gira em torno da Terra, conforme exposto na sua volumosa obra *Almagesto*, também conhecida como *A sintaxe*.[1] Durante o fim da Antiguidade e toda a Idade Média (14 séculos) a doutrina permaneceu inconteste, até que Galileu Galilei e subsequentemente Isaac Newton a refutassem.

CAPÍTULO 30 O FIM DA FRAUDE NA PESQUISA? 301

Este último alegou que Ptolomeu simplesmente fabricou os dados astronômicos nos quais baseou a teoria geocêntrica. Segundo Newton a *Sintaxe* foi o texto que mais danos causou à astronomia em todos os tempos. Na realidade, como contra-argumentado pelo cientista americano Owen Gingerich (1930-), na época de Ptolomeu era praxe os observadores selecionarem apenas os dados que combinavam com suas teorias. Ao contrário de hoje, isso não era julgado como fraude.[2]

O acusador Isaac Newton, por sua vez, tampouco escapou de análoga pecha de má conduta científica. Além de alquimista e religioso fundamentalista, o que ocasionalmente conferia nuances inapropriadas às suas opiniões, há razões para crer que tanto a teoria da gravidade quanto a do cálculo integral e diferencial já haviam sido desenvolvidas por outros. Ele seguramente as aprimorou, sem conferir o mínimo crédito aos predecessores (plágio). Não significa que não se tratasse de gênio, como também Ptolomeu, e não deixasse contribuições indeléveis. Seus padrões de ética simplesmente não eram questionados na época.[3]

MÁ CONDUTA, FRAUDE, FABRICAÇÃO, FALSIFICAÇÃO, FURTO E PLÁGIO

Fraude e má conduta são termos abrangentes, que englobam todo o espectro de ações que comprometem a originalidade, a credibilidade e a reprodutibilidade de um estudo científico. O conceito de plágio é bastante óbvio: consiste na indevida apropriação de ideias, tecnologias ou resultados de outrem, ou até de si próprio, o que se configura quando o mesmo trabalho é fatiado ou publicado diversas vezes, sem revelar que a autoria e o estudo são os mesmos (autoplágio).

A diferença entre fabricação e falsificação é mais sutil. O "fabricante" apresenta achados inexistentes, gestados em sua mente. O "falsário", por sua vez, é mais ardiloso. Altera técnicas e métodos, suprime resultados inconvenientes, distorce figuras e gráficos, visando provar algo que carece de demonstração.[4,5] O furto de dados, menos comum, não caracterizaria mais má conduta acadêmica, e sim verdadeira atividade criminosa.

ESCRITOR CONTRATADO E ORNAMENTAÇÃO DE TEXTO

Uma modalidade não diretamente capitulada na maioria dos códigos, que, no entanto, costuma ser inserida no elenco dos modelos questionáveis, seria o apelo ao escritor contratado (*ghost writer*), bastante frequente em certos meios. Consistiria em remunerar um estranho (há empresas especializadas) para redigir uma pesquisa. Não se confunda com tradutores que convertem o artigo para submissão em outro idioma ou com professores para corrigir a gramática, o que aliás já pode ser realizado de forma automatizada através de programas disponíveis na rede pública. Trata-se do emprego de apuro e elegância de redação excessivos, com o visível propósito de dissimular a inexistência de evidências conclusivas no estudo.

Quando executada pelos próprios autores, experientes o suficiente para não necessitar recorrer a terceiros, denomina-se ornamentação de texto (*spin*). Consiste na mesma manobra, ou seja, distrair e desviar ao máximo a atenção do leitor ou revisor, para que este não se detenha na ausência de significâncias estatísticas. Investigação recente com 116 ensaios randomizados das áreas de psicologia e psiquiatria detectou 56% de prevalência deste truque.[6]

Note-se que existem fraudes "honestas" ou ao menos não dolosas, quando o autor desconhecia que determinadas ideias ou procedimentos já haviam sido publicados, deixou de relatar dados porque eles se extraviaram ou recrutou casos fora do protocolo porque o desvio foi julgado irrelevante, ainda que no final tais omissões comprometessem as conclusões da pesquisa. Projetos cientificamente fracos ou com desenho muito superficial não são categorizados como fraude, a menos que transpareça a intenção de desvirtuar a verdade.

ESTUDOS NÃO REPRODUTÍVEIS

Este já é um item sobremaneira delicado. Toda vez que um protocolo só logra sucesso nas mãos de seus idealizadores, fracassando em outros centros, algo altamente suspeito poderá estar sucedendo. Isso é particularmente verdadeiro no âmbito das ciências da saúde e biológicas, que tipicamente contam com protocolos meticulosamente padronizados e detalhados. Seus fatores de confusão usualmente são bem conhecidos e podem ser neutralizados. Nas ciências humanas, sociais e sociais aplicadas a não replicabilidade de parte dos estudos costuma ser aceita, dada a ocorrência de modelos não quantitativos, de padronização mais complexa, assim como de variáveis psicossociais, econômicas e culturais de mais difícil controle (Figura 1).[7]

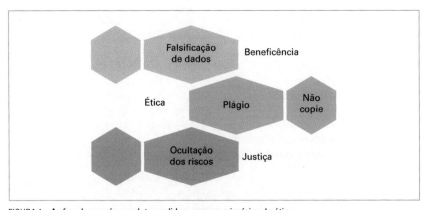

FIGURA 1   As fraudes e más condutas colidem com os princípios da ética.

A motivação por trás da má conduta em pesquisa inclui ganhos financeiros, promoção na carreira e pressão institucional para publicação, além de comportamentos subordinados a desvios do ego ou personalidade.

PANORAMA INTERNACIONAL DA ÉTICA E INTEGRIDADE CIENTÍFICA

Um passo decisivo no final do século XX e início do século XXI foi a oficialização da ética e da honestidade científica em nível nacional, e não apenas dos projetos de pesquisa, porém em todos os âmbitos científicos, por diversos países.[8-10] Vários países da Europa Ocidental contam com isso. Nos Estados Unidos da América e no Canadá são as agências federais que implantaram políticas oficiais de integridade científica, além de quase todas as universidades.

Contudo, não em todo o planeta. Na Extremo Oriente e na Oceania (*Asia Pacific Research Integrity Network* – APRI), assim como na África (*African Research Integrity Network*

CAPÍTULO 30 O FIM DA FRAUDE NA PESQUISA? 303

– ARIN), somente a ética em pesquisa científica é enfatizada, ainda à base da adesão e do consenso, aproveitando a experiência da rede europeia correspondente (*European Network of Research Integrity Offices* – ENRIO).[11] O mesmo sucede na América Latina, em que os países instituíram suas próprias comissões de ética em pesquisa, contudo apelando para procedimentos e rotinas diversos.[12]

SANÇÕES E PENALIDADES EM DIFERENTES PAÍSES

A primeira organização nacional de integridade e ética em todos os domínios do conhecimento e da atuação institucional foi a da Finlândia.[13] Fundada em 1991, em 1994 já publicava suas normas fiscalizatórias para infrações éticas, que são periodicamente atualizadas.[14] Na ótica desse país elas abarcam tanto má conduta quanto desprezo dos princípios usuais. Já se aludiu aqui às modalidades de má conduta, que com algumas variações são universalmente reconhecidas. O desprezo se caracterizaria por desapreço científico ou profissional propriamente dito, quando contribuições de outros fossem deliberadamente omitidas, ou ainda citadas de forma desrespeitosa ou degradante. Todavia, apresentação das próprias ideias e trabalhos de forma irresponsável, embutindo virtudes exageradas ou ocultando propositalmente as deficiências (escritor contratado e ornamentação de texto), similarmente configurariam o desprezo pelas regras científicas.

A investigação de fraudes e outras más condutas fica a cargo da organização local (universidade, agência governamental, instituição de saúde) onde a suspeita surgiu, com base nas normativas da TENK. Cabe àquela definir se a infração se materializou e se as implicações são exclusivamente éticas ou também legais. No primeiro caso prevalece a autorregulação, ou seja, a própria instituição define as sanções acadêmicas, administrativas ou profissionais aplicáveis. Ilícitos mais graves são encaminhados às autoridades competentes, nos termos da legislação de integridade científica. Em caso de punição, cabe apelo à entidade ética nacional (*Finnish National Board on Research Integrity* – TENK), dotada de sólida regulamentação e estrutura para lidar com tais situações.[12,13]

Suécia

Também na Suécia a ética está sedimentada em lei de 2004. Inicialmente voltou-se para pesquisas com seres humanos, incluindo falecidos, material biológico e informações pessoais. Distintas autoridades setoriais e uma comissão central integram tal arcabouço legal. A partir de 2010 a missão do *Central Ethical Review Board* (CERB) passou a abranger investigação de má conduta, não somente na pesquisa científica como também artística e no desenvolvimento de trabalhos. Atualmente inserido no Departamento de Educação, cabe às universidades e outros estabelecimentos docentes requerer uma sindicância de má conduta. As punições, como no exemplo finlandês, podem alcançar as esferas ético-acadêmica, administrativa e legal, dependendo da extensão e seriedade dos fatos apurados.[15]

Estados Unidos da América

O *United States Office for Research Integrity* (ORI – escritório de integridade na pesquisa), estabelecido logo após os finlandeses em 1992, é uma agência federal subordinada ao *Department of Health and Human Services* (departamento de saúde e serviços humanos).[16] Dentre suas tarefas e prerrogativas incluem-se a implementação de políticas de detecção e prevenção de más condutas, sob a forma de normativas, cursos e capacitações, inclusive executando-as e submetendo os resultados ao Ministério da Saúde (*Secretary of Health*), com as penalidades administrativas propostas. Na medida em que o ORI conduz investigações sobre má conduta ética, publica regularmente no seu portal a lista dos indivíduos julgados culpados, assim como suas afiliações profissionais e a agência ou entidade patrocinadora da pesquisa em que a falha ocorreu.

Como se aludiu, este arcabouço geral é também adotado, com maior ou menor rigor, abrangência, formalidade e infraestrutura, em mais alguns países, contudo não há consenso mundial sobre o papel do governo e da lei como guardiões da ética científica.

Situação do Brasil

No território nacional a entidade-teto para supervisionar eventuais falhas éticas na área é a Comissão Nacional de Ética em Pesquisa (CONEP). Não há notícia até o momento de tipificações oficiais de infrações éticas ou de regulamentos quanto à sua apuração e julgamento. Retrações de artigos de autores nacionais ocorrem com alguma frequência, por um elenco de causas que podem incluir fraude e má conduta, como esmiuçado no Capítulo 26. É sabido que denúncias encaminhadas têm sido devidamente investigadas, e que suspeitas de violação da lei, a exemplo do praticado pelos conselhos profissionais do país, são oficiadas junto ao Ministério Público.

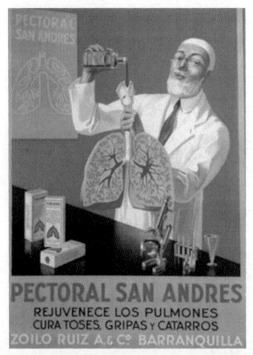

FIGURA 2   Até a segunda metade do século XX, a metodologia das pesquisas era precária e subjetiva, em que pesasse a existência de cientistas de valor e laboratórios bem equipados. A quase totalidade dos medicamentos anunciados, em todas as partes do planeta, carecia de comprovação terapêutica mediante estudos randomizados controlados (Wellcome Trust Collection/ Public Domain/Zoilo Ruiz A & Co, Colombia; Attribution 4.0 International/Creative Commons CC by 4.0- creativecommons.org/licenses/by/4.0/. Reproduzido sem modificações).

CAPÍTULO 30   O FIM DA FRAUDE NA PESQUISA?   305

FALHAS ÉTICAS PARADIGMÁTICAS NA PESQUISA ATUAL

O *National Surgical Adjuvant Breast and Bowel Project* (NSABP) foi um grande ensaio de cirurgia oncológica patrocinado pelo NCI/NIH/USA na década de 1990.[17] Em um dos centros participantes, em Montreal, o canadense Roger Poisson contornou os critérios de elegibilidade para cerca de uma centena de mulheres que não os preenchiam, inserindo-as no ensaio. O profissional justificou a falsificação com o argumento de que os critérios em tela eram destituídos de relevância oncológica.[18] Em que pese o número comparativamente limitado de participantes indevidas (o universo era de cerca de 1.400 casos, ou 14 vezes maior), o centro e o pesquisador sofreram sanções. Também o pesquisador principal do estudo (Bernard Fisher) e o estatístico foram demitidos dos seus cargos na Universidade de Pittsburgh (PA, EUA), embora eventualmente inocentados e continuando na mesma instituição.

Jamais se demonstrou que Poisson auferisse qualquer vantagem, ou que alguma participante saísse prejudicada por sua atitude. Ao contrário, aparentemente o móvel de sua ação foi altruísmo. As participantes estavam ansiosas por uma chance de novo tratamento para seu câncer, e ele as ajudou a aderir ao ensaio. Por haver introduzido informações errôneas nos registros, que nem comprometeram as conclusões finais do protocolo, os Institutos Nacionais de Saúde (NCI/NIH/USA) agiram com severidade. Caso se tratasse de uma investigação local sem um patrocinador tão austero e submetida a revista de menor perfil, a desobediência aos critérios de inclusão quase certamente passaria desapercebida. Como se constituía em um protocolo multicêntrico de primeira linha, submetido ao *New England Journal of Medicine*, as planilhas foram meticulosamente conferidas por olhos experientes, o que evidenciou o deslize.

O CASO BEZWODA

O congresso anual da Sociedade Americana de Oncologia Clínica (ASCO) existe desde a década de 1960, e é o evento-cume da especialidade no planeta. No de 1999, realizado em Atlanta (GA, EUA), uma sessão plenária sobre câncer de mama contou como convidado o jovem professor Werner Bezwoda, da Universidade de Witwatersrand, Joanesburgo, África do Sul. Alguns dos índices de resposta obtidos pelo expositor, com quimioterapia em combinação com terapia de resgate por células-tronco, haviam sido parcialmente publicados em dois ensaios clínicos prévios. Confirmando-se que eles eram muito superiores aos usuais, um grupo de expoentes americanos imediatamente o procurou para uma colaboração, visando replicar seu estudo em escala mais larga.

Antes de mais nada solicitaram informações mais completas, pois na sessão plenária foram mostrados resultados somente do grupo principal, sem controles. Diante da relutância de Bezwoda, entraram em contato diretamente com o serviço dele. Descobriu-se que ele havia aplicado apenas quimioterapia em altas doses para um grupo de mulheres, com critérios de elegibilidade heterogêneos, e menos numerosas que o exposto na apresentação. Nada se descobriu sobre controles, e nenhum projeto havia sido submetido a qualquer revisão ética, consequentemente não havia termos de consentimento tampouco. A Universidade de Witwatersrand acabou por demiti-lo, após eventual confissão. Ao que se saiba, seu nome nunca mais apareceu na literatura científica.[19,20]

Diferentemente do caso Poisson, Bezwoda admitiu que fabricou seus dados. Mais ainda, tratou mulheres com câncer de mama mediante doses experimentais, com indicações em muitas circunstâncias duvidosas, sem qualquer respaldo ético. Há poucas dúvidas de que pretendia lograr sucesso mediante atalhos inaceitáveis, expondo pacientes a situações de risco.

O CASO MACCHIARINI

O cirurgião Paolo Macchiarini tornou-se em aproximadamente uma década um dos primeiros nomes mundiais no terreno dos transplantes de traqueia, brônquios e esôfago, precipuamente a partir de modelos bioartificiais e de bioengenharia. Atuava em uma instituição acima de qualquer suspeita, o bicentenário Karolinska Institutet de Estocolmo (Suécia). Diversos dos professores locais integram o Comitê Nobel, que confere anualmente o disputado galardão, sendo que a casa conta com cinco premiados próprios. Seus artigos eram compreensivelmente publicados em revistas internacionais renomadas.

O problema era que outros pesquisadores não eram capazes de reproduzir os modelos de Macchiarini e de atingir os resultados favoráveis que ele anunciava em textos e eventos. Diferentemente dos brilhantes desfechos experimentais, pelo menos três pacientes faleceram em uma série de transplantes de traqueia sintética por ele conduzidos. Dado o prestígio do Karolinska, que inclusive o inocentou de qualquer acusação em uma sindicância de 2015, e a inteligência com que Macchiarini se defendia das acusações, a polêmica se arrastou durante anos, até que eventualmente o governo sueco se viu forçado a intervir, e ele perdeu o cargo de chefe do centro avançado de medicina regenerativa translacional do departamento de cirurgia de cabeça e pescoço (que inclui cirurgia otorrinolaringológica). As revistas também retrataram (anularam) seis dos seus artigos. Nos últimos anos nenhuma nova publicação sua emergiu na literatura.[21,22]

Macchiarini jamais admitiu fraude ou exposição de pacientes a risco excessivo. Inegavelmente trata-se de pesquisador inteligente e cirurgião habilidoso, com credibilidade em certas áreas, tanto que algumas de suas publicações não foram retratadas e continuam válidas. Não obstante o consenso do governo sueco, das revistas e de grupos profissionais é que ele maquiou e burilou achados (*misrepresentation*), no intuito de demonstrar sucesso onde tal não ocorria. Esta é uma modalidade de falsificação, contemplada nos códigos de diversos países.

O CASO HISTÓRICO LYSENKO

O ucraniano Trofim Denisovic Lysenko (1898-1976) não é um pesquisador de notoriedade no Ocidente. Suas investigações foram divulgadas preponderantemente em russo e ucraniano na antiga União Soviética (URSS), salvo um livro e ocasionais textos em inglês de sua autoria e de seu filho Oleg Lysenko.[23,24] Biólogo e agrônomo, começou a testar cultivares de ervilhas no Uzbequistão a partir de 1927. A preocupação era alongar e multiplicar a safra agrícola da região e de toda a URSS, sabidamente punida com longo e inclemente inverno em que muito pouco cresce. A fome e a morte das populações pobres sobretudo durante a estação fria eram tragédias endêmicas no país.

A técnica utilizada foi a *vernalização*, já descrita antes dele e de eficácia questionável. Basicamente, ervilhas e outros vegetais eram submersos por períodos variáveis em água gelada, a fim de condicioná-los às baixas temperaturas. Uma vez alcançada tal seleção e aclimatação, não só os cultivares passariam a resistir ao inverno e produzir também nesta estação, como sobretudo tal característica seria transmissível para futuras gerações. As doutrinas genéticas já existiam desde o abade Mendel, e cientistas o alertaram que geneticamente isso era impossível. O que ele estava advogando era um neolamarckismo, ou herança dos caracteres adquiridos (Jean-Baptiste de Lamarck, 1744-1829). Lysenko sempre repudiou profundamente genes e genética, assim como toda a ciência dos países capitalistas, e não se abalou com as críticas.

Mais ainda, na comparação dos seus resultados com os dos cultivares controles, matemáticos contemporâneos detectaram sérios vieses estatísticos. A réplica de Lysenko foi que não há espaço para matemáticos nas pesquisas biológicas. Eventualmente a autopromoção de que suas técnicas extinguiriam a insegurança alimentar na URSS surtiram efeito. Ele se tornou diretor (1935-1938) do Instituto de Seleção e Genética de Toda a União, em Odessa (Ucrânia), e a seguir diretor (1940-1965) do Instituto de Genética da Academia de Ciências da URSS (Moscou, Rússia). Prestigiadas pelo governo soviético, suas teorias designadas de *Lysenkoismo*, e que abrangiam múltiplas práticas igualmente tortuosas e irreprodutíveis na agricultura e pecuária, tornaram-se obrigatórias em todos os estabelecimentos rurais da URSS desde a década de 1930.[25]

Ao final da década de 1920 Stalin deflagrou a nacionalização e coletivização da propriedade privada soviética, e em particular de todas as fazendas, o que precipitou calamitosa e duradoura fome na década seguinte. Estima-se que pelo menos 7 milhões faleceram de inanição nos anos 30, número que poderia ter sido substancialmente menor caso as catastróficas pesquisas e normativas de Lysenko não prevalecessem.

A propósito, após a revolução maoísta, que conduziu à criação da República Popular da China em 1949, a coletivização forçada se seguiu exatamente nos moldes stalinistas, com análoga fome e mortalidade ainda mais terrível, calculada em 30 milhões. A agravante também foi idêntica, pois por motivação ideológica Mao Zedong seguiu os conselhos de Josef Stalin e implantou na China as doutrinas de Lysenko, ambos vivos e poderosos em 1949. Em que pese o fato da China contar com clima e agricultura inteiramente diversos da Rússia, a fome também era ameaça crônica naquela nação.[26]

O geneticista e geógrafo russo Nikolai Vavilov (1887-1943), que em sua época criou a maior coleção de sementes do mundo no Instituto da Indústria das Plantas em Leningrado (São Petersburgo), acabou morrendo de fome em uma prisão soviética em Saratov.

Respeitado internacionalmente, inclusive no Brasil, que visitou em 1932/1933, Vavilov analogamente defendia o aumento da produtividade agrícola para erradicar a fome endêmica em muitas regiões da Rússia. Como todo geneticista idôneo, ele seguia as teorias clássicas de Mendel, de que os genes eram herdados de geração em geração. Assim, ele tornou-se um grande adversário do cientista favorito de Stalin, qual seja, Trofim Lysenko.

A coletivização em massa das fazendas privadas, como assinalado, provocou um colapso nas colheitas na União Soviética. O ditador necessitava de bodes expiatórios para esse fracasso e para a fome resultante. Dentre outros, Stalin elegeu Vavilov.

Note-se que Lysenko perseguia e denunciava todos os cientistas que se opunham a suas teorias, entretanto no plano intelectual e profissional. Não há evidências de que haja induzido ou ordenado o encarceramento ou a morte de nenhum, ainda que vários hajam sofrido tal ignomínia. As sentenças sempre se originavam do governo de seu protetor e defensor, Josef Stalin.

Tampouco há notícias de que haja interferido junto a Stalin, no sentido de inocentar as criaturas cujo único mal era a integridade científica, ainda que muito próximo ao líder soviético. Entretanto, isso talvez já seria esperar muito de um indivíduo que tinha em baixa conta todo conhecimento que não fosse o seu mesmo.

Os médicos nazistas ao longo da Segunda Guerra Mundial mutilaram e trucidaram atrozmente em nome da pesquisa inúmeros prisioneiros judeus nos campos de concentração. Lysenko jamais recrutou ou maltratou um só participante humano. Suas inocentes investigações tiveram como objeto singelos cereais, batatas, ervilhas e vacas. Ainda assim, não há notícia de pesquisador cujas fraudes hajam condenado à morte mais milhões de pessoas que as deste biólogo e agrônomo.

LEITURAS ADICIONAIS

Numerosos casos de má conduta são reportados anualmente, em quase todos os continentes, e que não caberia aqui analisar. Revistas estrangeiras como *The Scientist* e *New Scientist*, bem como nacionais como *Pesquisa Fapesp*, enumeram periodicamente os eventos mais representativos.[27-29]

ESTRATÉGIAS PARA INIBIR FRAUDES E VIESES

Há quem advogue a inserção, em todo grande projeto de pesquisa, de um "plano de recuperação de fraude".[4] Seria uma série de medidas antecipadamente concebidas para lidar com situações como falhas na randomização dos grupos, inserção de dados enviesados ou incorretos por um dos centros participantes, inclusive participantes fictícios, subnotificação de eventos adversos, ausência de termo de consentimento ou deturpação de critérios de inclusão.

Não há indícios de que tal proposta vingue, até porque poderia ser interpretada como confissão de fragilidade ética e técnica do projeto e da equipe responsável, ao lado de tentativa de contabilizar suas consequências. Melhor seria refinar o desenho experimental, a seleção dos centros e investigadores e a supervisão geral do estudo, abrangendo análises interinas. É o que se objetiva nos protocolos mediante inserção e fiscalização de dados *online*. Na medida em que o centro coordenador recebe diariamente todas as informações e as filtra a intervalos predeterminados, eventuais distorções serão mais facilmente rastreadas e corrigidas.

Tal não exclui provisão, no texto do projeto, para riscos mais tradicionais como participantes perdidos (*drop out*) ou documentação incompleta, que poderão ser compensados mediante intervenções estatísticas (imputação) ou mesmo eliminando-se aquela observação. A propósito, já existem empresas comerciais especializadas em rastrear participantes que não retornam, localizando seu novo paradeiro ou seu óbito se for o caso. Não são detetives particulares convencionais, mas organizações que se comprometem a respeitar o sigilo das pesquisas e a privacidade dos participantes.[30]

No caso de pesquisas patrocinadas por indústrias farmacêuticas, alimentícias ou de outros ramos, é usual a visita periódica de monitores cujo papel é precisamente conferir a documentação e os dados recolhidos, no intuito de detectar imediatamente possíveis desvios do protocolo.

CONSIDERAÇÕES FINAIS

Há mais de uma década Fanelli conduziu metanálise visando aferir qual a prevalência da má conduta no meio científico. Cerca de 2% dos contactados admitiram modificar, fabricar ou falsificar resultados pelo menos em uma pesquisa, e 34% confessaram outras atitudes não ortodoxas. No tocante a infrações de colegas que chegaram ao seu conhecimento, os porcentuais eram de 14% e 72%, respectivamente.[31]

Tais observações condizem com outros relatos subsequentes. O psicólogo Charles Gordon Gross, chefe do Instituto de Psicologia da abalizada Princeton University (NJ, EUA), assinala que na sua experiência pelo menos 10% dos cientistas reconhecem más condutas na profissão.[32] Pupovac et al., por sua vez, abordaram com questionários 1.232 cientistas da Universidade de Rijeka, na Croácia, de distintas áreas do conhecimento. Um total de 237 responderam. Protegidos pelo anonimato do levantamento, todos declararam haver cometido alguma modalidade de fraude ou má conduta. As mais relevantes foram violação de leis de autoria (25,3%), falsificação de dados (9,3%), fabricação de dados (3,8%), e plágio (3,8%).[33]

Não se pode descartar que alguns dos infratores o executem de forma contumaz, por absoluta deficiência de caráter e ética. Na maioria das oportunidades, todavia, pressente-se que o ambiente profissional e acadêmico indiretamente incentive as más práticas. Como assim, se a maioria dos conselhos profissionais possui bem elaborado código de ética, sem contar a pressão da sociedade, das instituições acadêmicas, e em alguns casos da própria legislação por lisura, honestidade e transparência?

Sucede que pesquisas e publicações são ferramentas obrigatórias ou pelo menos altamente desejáveis para progressão na carreira, não somente nas universidades e nos concursos públicos, como também em uma variedade de organizações governamentais ou privadas. Em determinadas instituições nos distintos quadrantes do planeta, pesquisadores recebem vantajosos bônus em dinheiro cada vez que publicam em revistas internacionais, geralmente no ato, sem delongas ou perguntas.[34]

Diante dos atrativos e de raciocínios como "todos fazem isto, por que não posso", a tarefa de extinguir a fraude revela-se desafiante. Já há esforços junto a empregadores governamentais e privados no sentido de reduzir ou abolir o papel das pesquisas e publicações, recorrendo a outros critérios para pontuação de candidatos. Em uma vertente paralela, algumas associações científicas pugnam pelo fim do critério quantitativo (número de pesquisas publicadas) ou mesmo qualitativo (fator de impacto das revistas), por outros que reflitam a competência e o compromisso global do candidato com suas responsabilidades éticas, acadêmicas e profissionais.

REFERÊNCIAS BIBLIOGRÁFICAS

1. Toomer GJ. Ptolemy's Almagest. Disponível em: amazon.com.br/Ptolemys-Almagest-Claudius--Ptolemy/dp/0691002606.
2. Claudius Ptolemy. Disponível em: newscientist.com/people/claudius-ptolemy.
3. Kollerstrom N. The dark side of Isaac Newton. Disponível em: historicalnovelsociety.org/reviews/the-dark-side-of-isaac-newton-sciences-greatest-fraud/.
4. Herson J. Strategies for dealing with fraud in clinical trials. Int J Clin Oncol. 2016;21(1):22-7.
5. George SL. Research misconduct and data fraud in clinical trials: prevalence and causal factors. Int J Clin Oncol. 2016;21(1):15-21.
6. Jellison S, Roberts W, Bowers A, Combs T, Beaman J, Wayant C, Vassar M. Evaluation of spin in abstracts of papers in psychiatry and psychology journals. BMJ Evid Based Med. 2019;5:178-81.
7. Gordon M, Viganola D, Bishop M, Chen Y, Dreber A, Goldfedder B, et al. Are replication rates the same across academic fields? Community forecasts from the DARPA SCORE programme. Royal Soc Open Sci. 2020;7(7):1-8. Disponível em: royalsocietypublishing.org/doi/pdf/10.1098/rsos.200566.
8. Ministry of Higher Education and Science. The Danish Committees on Scientific Dishonesty. Disponível em: ufm.dk/en/research-and-innovation/councils-and-commissions/the-danish--committees-on-scientific-dishonesty.
9. Office Français de l´Intégrité Scientifique. Disponível em: hceres.fr.
10. Anônimo. Quality Assurance Agency for Higher Education (UK). Disponível em: Qaa.ac.uk.
11. Hammatt Z. International Integrity Networks: Asia Pacific Research Integrity Network (APRI) ans African Research Integrity Network (ARIN). Disponível em: enrio.eu/news-activities/international-integrity-networks-apri-arin.

12. Bergamasco A, Arredondo Bisono T, Castillon G, Moride Y. Drug utilization studies in Latin America: A scoping review and survey of ethical requirements. Value Health Reg Issues. 2018;17:189-93.
13. Finnish National Board on Research Integrity (Tutkimuseettinen Neuvottelukunta/ TENK). Disponível em: tenk.fi/en/tenk/research-ethics-finland.
14. Responsible conduct of research and procedures for handling allegations of misconduct in Finland. Disponível em: tenk.fi/sites/tenk.fi/files/HTK_ohje_2012.pdf.
15. Central Ethical Review Board. Disponível em: enrio.eu/news-activities/members/sweden/.
16. Office of Research Integrity. Disponível em: ori.hhs.gov.
17. Fisher B, Brown A, Mamounas E, Wieand S, Robidoux A, Margolese RG, et al. Effect of preoperative chemotherapy on local-regional disease in women with operable breast cancer: findings from National Surgical Adjuvant Breast and Bowel Project B-18. J Clin Oncol. 1997;15(7):2483-93.
18. Weijer C. The breast cancer research scandal: addressing the issues. CMAJ. 1995;152(8):1195-7.
19. Bezwoda W. Randomised controlled trial of high dose chemotherapy (HD-CNVp) versus standard dose (CAF) chemotherapy for high risk, surgically treated, primary breast câncer. 35th ASCO Annual Meeting, Atlanta (GA, USA), 1999, Abstract.
20. Sledge Jr GW. Why big lies matter: Lessons from the Bezwoda affair. Disponível em: medscape.com/viewarticle/408908.
21. Anônimo. Scandal-weary Swedish government takes over research-fraud investigations. Nature. 2019;571:158.
22. Macchiarini P. Reply to the editor. J Thorac Cardiovasc Surg. 2014;148(1):365-6.
23. Lysenko TD. Agrobiology. Moscou, URSS: Foreign Languages Publishing House; 1954.
24. Lysenko OT. The influence of the time of the second autumn sowing on the conversion of spring wheat to winter wheat. Trudy Inst Genet. 1958;24:232-7.
25. Gordin MD. How lysenkoism became pseudoscience: Dobzhansky to Velikovsky. J Hist Biol. 2012;45(3):443-68.
26. Kean S. The Soviet's era deadliest scientist is regaining popularity in Russia. Disponível em: theatlantic.com/science/archive/2017/12/trofim-lysenko-soviet-union-russia/548786/.
27. The Scientist. Disponível em: the-scientist.com/news-analysis/the-biggest-science-scandals--of-201729835.
28. New Scientist. Disponível em: newscientist.com/.
29. Revista Pesquisa FAPESP. Disponível em: revistapesquisa.fapesp.br.
30. Accelerated Enrollment Solutions. Disponível em: globalaes.com.
31. Fanelli D. How many scientists fabricate and falsify research? A systematic review and meta-analysis of survey data. PLOS One. 2009;4(5):e5738.
32. Gross C. Scientific misconduct. Annu Rev Psychol. 2016;67:693-711.
33. Pupovac V, Prijić-Samaržija S, Petrovečki M. Research misconduct in the croatian scientific community: a survey assessing the forms and characteristics of research misconduct. Sci Eng Ethics. 2017;23(1):165-81.
34. Abritis A, McCook A, Retraction Watch. Cash bonuses for peer-reviewed papers go global. Science Magazine 2017. Disponível em: sciencemag.org/news/2017/08/cash-bonuses-peer-reviewed-papers-go-global.

SEÇÃO VIII

CONSIDERAÇÕES FINAIS E APÊNDICES

CAPÍTULO 31

Questões emergentes: compartilhamento e proteção de dados

Joel Faintuch, Jacob J. Faintuch

RESUMO

Movimentos em curso na esfera da ética em pesquisa dizem respeito ao compartilhamento dos achados dos estudos, mais especificamente com os sujeitos da pesquisa que deles participaram, todavia também com os demais atores. Ao mesmo tempo, a proteção, o manejo e os intercâmbios relativos às informações pessoais armazenadas em bancos de dados têm sido foco de atenção no âmbito legislativo. Ainda que primariamente direcionados para megabancos de empresas atuantes na internet, há desdobramentos para o âmbito da pesquisa. Aspectos morais, éticos, administrativos e operacionais dessas tendências são aqui analisados.

INTRODUÇÃO

Uma das principais razões de ser de uma pesquisa é sua disseminação. Estudos engavetados ou de acesso restrito são de escassa utilidade social. Poderão eventualmente elevar lucros ou reduzir perdas de uma empresa, ao demonstrar internamente os pontos fortes e fracos de um produto ou técnica. Dificilmente enriquecerão os conhecimentos científicos ou beneficiarão a comunidade em geral. O ganho de competências e habilidades por parte dos executores não será devidamente validado pelo crivo dos seus pares se o texto não for divulgado, podendo gerar vieses e questionamentos. Interessados diretos, como voluntários e instituições, que porventura hajam colaborado com o estudo, pouco ou nada fruirão dos resultados.

Não é por outra razão que instituições acadêmicas, agências de fomento e entidades profissionais e governamentais insistem cada vez mais na publicação dos trabalhos. Sem dúvida, a aceitação do artigo com seus resultados e conclusões por revista prestigiada é o ponto alto de todo o processo. No caso de novos produtos para a saúde, essa chancela costuma abrir as portas para a liberação comercial. O oposto também é verdadeiro. A recusa pelos grandes editores e a publicação em veículo obscuro e subalterno poderão significar naufrágio acadêmico, profissional e regulatório. Dados os custos expressivos e até exorbitantes de certos ensaios e protocolos, isso poderá implicar também em desentendimentos e prejuízos junto à entidade patrocinadora.

DESDOBRAMENTOS ÉTICOS

Se os objetivos da ética em pesquisa abarcam beneficência, equidade e justiça, todos serão servidos se a comunidade for agraciada com retornos dos investimentos diretos ou indiretos efetuados no projeto, em forma de amplo acesso aos resultados, gerando novas pesquisas e novos benefícios. Em princípio também os atores e protagonistas diretos, quais sejam os sujeitos da pesquisa, cuja contribuição inicial seria multiplicada. Logicamente não se pode olvidar da privacidade dos participantes e do anonimato dos dados disponibilizados, sob pena de infringir importantes direitos.

A PUBLICAÇÃO CONFIGURA COMPARTILHAMENTO?

Um quarto dos ensaios clínicos não são finalizados e usualmente tampouco publicados.[1] Quando comunicações em congressos ou eventos são consideradas, principalmente na América do Sul, pelo menos metade permanece inédita, apenas sobrevivendo o resumo.[2,3] Em adição, nem todos os artigos que emergem veiculam a pesquisa em sua totalidade, configurando "zonas cinzentas" inclusive nas metanálises.[4] Não deve surpreender ninguém que os estudos aprovados por revistas carreiam informações mais positivas que aqueles recusados ou nem submetidos.[4]

Isso é apenas parte da lacuna de compartilhamento. Artigos em revista tipicamente veiculam pequena parcela dos achados compilados. Apenas os mais relevantes, e ainda assim muitas vezes digeridos em forma de figuras ou gráficos, são oferecidos ao público. Os participantes e colaboradores da pesquisa, que apreciariam um relatório mais completo e esclarecedor, pouco provavelmente se sentirão bem atendidos pela leitura do artigo, que ademais é redigido em linguajar estritamente técnico, para circular no meio profissional. Segundo normas atuais, participantes estão intitulados a requerer as informações coletadas sobre sua pessoa, nada constando sobre os achados globais do protocolo.

INFORMAÇÕES DOS RESULTADOS PARA O SUJEITO DA PESQUISA

Nenhuma organização pública ou privada se pronunciou até o momento, pelo menos de forma oficial, sobre a importância e conveniência da divisão dos dados gerais com os participantes e a comunidade em geral, que ainda permanece a critério dos pesquisadores e/ou patrocinadores. Alguns laboratórios farmacêuticos enviam ao final dos ensaios de novas drogas um resumo dos achados para todos os engajados no projeto. Ainda que crescente, esse tipo de iniciativa até recentemente dizia respeito a tão somente 2% dos protocolos clínicos conduzidos.[5] Unicamente o acesso de interessados em pesquisas ulteriores, o que também envolve benefícios para a sociedade ainda que em outra esfera, encontra um esboço de regulamentação, em conjunto com outros itens, como será visto a seguir.

O COMITÊ INTERNACIONAL DE EDITORES DE REVISTAS MÉDICAS (ICMJE)

Em resolução que já se encontra em vigor,[6] todas as revistas internacionais que aderem às normas do ICMJE devem exigir um plano de compartilhamento de dados em todos os protocolos que envolvam seres humanos, sob pena de recusa da submissão. Cerca de um milhar de publicações, incluindo diversas brasileiras, figuram no portal da entidade. Ainda que medicina e ciências da saúde predominem, há veículos de educação, ciências sociais, agricultura, química e outros.[7]

Por ocasião do registro prévio do plano de estudos,[7] que é outro requisito destas revistas (vide portais de registro no Capítulo 34), um esquema de compartilhamento deve ser inserido. A Tabela 1 indica diversas opções,[8] inclusive a de não repassar os achados para

SEÇÃO VIII CONSIDERAÇÕES FINAIS E APÊNDICES

pesquisas subsequentes, salvo evidentemente as informações pessoais para participantes que o requisitarem, conforme já explicitado no termo de consentimento. Ressalva-se que, a critério do editor, a alternativa de não distribuição das informações ainda que listada poderá não ser admitida, potencialmente resultando em rechaço da publicação.

TABELA 1 Exemplos de declarações de compartilhamento de dados que atendem às exigências do ICMJE

Descrição	Exemplo 1	Exemplo 2	Exemplo 3	Exemplo 4
Dados individuais disponíveis (incluindo dicionário de dados)?	Sim	Sim	Sim	Não
Quais dados serão compartilhados?	Todos os dados coletados no estudo, sem identificação	Dados dos resultados, sem identificação (texto, tabelas, figuras, apêndices)	Dados dos resultados, sem identificação (texto, tabelas, figuras, apêndices)	Não haverá
Que outros documentos poderão ser acessados?	Protocolo, plano estatístico, consentimento, relatório clínico, código de análise	Protocolo, plano estatístico, código de análise	Protocolo do estudo	Não haverá
Datas de acesso (inicial e final)	A partir da publicação (sem final)	3 meses a 5 anos após a publicação	9-36 meses após a publicação	Não haverá
Quem poderá acessar	Portal aberto ao público	Somente pesquisadores com projeto aprovado	Projeto aprovado por grupos designados	Não haverá
Tipo de análise permitido	Qualquer	Análises do projeto previamente aprovado	Metanálises de dados pessoais	Não haverá
Como acessar	Portal disponível ao público	Contatar pelo email (X). Um termo de responsabilidade será exigido	Proposta pelo email (X). Após 36 meses só itens processados, sem dados pessoais	Não haverá

RESTRIÇÕES AO COMPARTILHAMENTO POR PARTE DOS PACIENTES E DO PÚBLICO

Ainda que o compartilhamento de dados para pesquisas subsequentes, sobretudo em forma de bancos de dados, seja um conceito comparativamente recente, já se contam com opiniões dos usuários finais e seus representantes, que seriam em última análise os pacientes e o público. O apoio é amplo, pelo entendimento de que haveria vantagens generalizadas para a sociedade, porém não incondicional. Comparece matizado por um elenco de preocupações concernentes a quebras da confidencialidade e mau uso dos dados. Cobram-se dos pesquisadores compromissos com segurança dos dados, minimização dos riscos, transparência, informações sobre as condutas adotadas e responsabilidade, o que se consubstanciaria em forma de regras de governança no manejo de tais dados.[9]

LEIS DE PROTEÇÃO DE DADOS

Em maio de 2016 entrou em vigor na União Europeia nova lei de proteção de dados,[10-12] com desdobramentos para a pesquisa da saúde e de todos os ramos do conhecimento que envolvem seres humanos. O Brasil parece ter se inspirado nessa legislação para propor a Lei Geral de Proteção de Dados (LGPD) (13.709/2018) e a subsequente lei que cria a Autoridade Nacional de Proteção de Dados (13.853/2019). A LGPD entrou em vigor em agosto de 2020, de modo que é válido recolher subsídios da experiência europeia neste âmbito.

TRATAMENTO PRIVILEGIADO DOS DADOS PARA PESQUISA CIENTÍFICA

Nas duas eventualidades consideradas, a investigação acadêmica parece desfrutar de regalias e isenções, em especial no continente europeu, que faz jus a seu tradicional compromisso com a ciência, a assistência à saúde e as atividades acadêmicas. A legislação europeia também reconhece explicitamente o papel das Comissões de Ética em Pesquisa, algo que não figura nos seus correspondentes domésticos. Ainda assim, nas duas circunstâncias se define arcabouço regulatório, abarcando extensa documentação dos dados processados, e autoridades responsáveis pela sua proteção, o que poderia tangenciar o domínio da pesquisa.

CONSENTIMENTO *VERSUS* ANONIMIZAÇÃO

No Brasil é usual que se demande tanto o consentimento dos sujeitos da pesquisa quanto a ocultação das informações pessoais a fim de assegurar sua confidencialidade. Na Europa, pelo menos no que tange a dados coletados em bancos, a diretriz é uma ou outra. Se os dados foram ocultados e não podem ser relacionados a seu titular, a pesquisa torna--se *ipso facto* isenta de consentimento.[10] Nos Estados Unidos a conduta recente tem sido análoga. A Lei brasileira n. 13.709/2018 conserva tal dispositivo, que no entanto não se coaduna com a praxe das comissões éticas brasileiras de exigir consentimento em praticamente todas as circunstâncias, com ou sem anonimização dos dados, salvo se for demonstrada sua impossibilidade, ou se tratar de biobancos científicos devidamente registrados como tal.

REIDENTIFICAÇÃO DOS DADOS

As provisões para dados anonimizados não contemplam reidentificação, até porque atentaria contra a lógica: ou se veiculam informações pessoais, ou estas foram completamente expurgadas dos arquivos. Não obstante na versão espanhola da GDPR a reversão é explicitada, na hipótese de graves perigos ou ameaças, como também para garantir assistência para enfermo.[13] Sabe-se que tanto no país como no exterior, certos bancos de dados científicos conservam em local seguro os códigos que permitem reidentificação das informações armazenadas, todavia em outras circunstâncias isso poderá se revelar impossível. Percebe-se destarte como imposições legais como esta poderão acrescentar complexidades e inseguranças para as pesquisas.

TRANSFERÊNCIA LOCAL DE DADOS

Nos projetos de pesquisa, o compartilhamento local de dados já é usualmente configurado no termo de consentimento, e os pacientes estão intitulados a se informar sobre a natureza das suas informações armazenadas no sistema. Isso assume roupagem legal com a LGPD, incluindo possíveis penalidades em caso de infração. O mesmo sucede com envio de mensagens do protocolo contendo informações pessoais, que não somente deve ser previamente autorizado pelos participantes no seu consentimento, como deve ser conduzido em formato criptografado, exigindo-se registros dos responsáveis por esses intercâmbios.

EXPORTAÇÃO INTERNACIONAL DE DADOS

Os Capítulos 1 e 10 já se debruçaram sobre o papel crescente do compartilhamento e do intercâmbio internacional de informações científicas recolhidas, para a criação de "megarregistros" e bancos de dados. Eles ensejam o progresso dos conhecimentos em passos de gigante, e não em *petits pas* como ocorria no passado, assim como sua utilização em escala mundial, e não apenas local. Sucede que alguns dos itens mais delicados no horizonte legal são justamente as transferências internacionais. Tanto em uma como outra legislação a que se aludiu, pesadas exigências são atinentes aos países destinatários, tais como existência de tratados prévios de intercâmbio de informações técnicas ou científicas ou ainda demonstração de que seu tratamento dos dados obedecerá a leis de proteção análogas às da nação de origem.

GOVERNANÇA E ESPECIALISTA LEGAL

Todos os diplomas legais enfatizam a boa governança no manejo de dados. Isso em princípio é altamente elogiável, pois reforça a seriedade, a integridade e a rastreabilidade com que pesquisadores e bancos de dados necessitam lidar com suas preciosas informações, respondendo inclusive legalmente pelo extravio ou mau uso. Os tropeços se iniciam quando os mesmos diplomas impõem que tais princípios sejam traduzidos em extensa documentação e pessoal especificamente encarregado do manejo de dados, a serem divulgados em portais eletrônicos e outras plataformas, algo que não existe no momento. A regulamentação espanhola da GDPR[13] fixa outrossim prazo de um ano para que todas as Comissões de Ética em Pesquisa incluam na sua composição um especialista em legislação de proteção de dados.

CONSIDERAÇÕES PRÁTICAS

Informação inteligentemente processada é poder. Não é por outra razão que os humanos, não excepcionalmente dotados de habilidades físicas em comparação com outras criaturas, há milênios dominam o universo. Na era da informática e dos enormes bancos de dados, isso significa megapoder. No século XXI vivemos coincidentemente a era do empoderamento. O cidadão comum não aceita mais viver na dependência da generosidade e compaixão dos que detêm o megapoder. Faz questão de ser senhor de seu próprio destino.

Os dois desdobramentos em curso na esfera da ética em pesquisa dizem respeito ao compartilhamento e também à proteção desses (mega)dados. Ambos, como visto, possuem *pedigree* moral impecável, posto que se coadunam com a beneficência, a transparência, a justiça, porém não menos com a defesa dos vulneráveis e de sua privacidade.

A iniciativa do compartilhamento emergiu no âmbito acadêmico, nominalmente de editores de revistas, e foi dimensionada criteriosamente, com suficiente flexibilidade e sutileza para não tumultuar em demasia o clima da pesquisa científica. A origem das leis

CAPÍTULO 31 QUESTÕES EMERGENTES: COMPARTILHAMENTO E PROTEÇÃO DE DADOS **317**

de proteção, por sua vez, é o justificado temor dos usuários da *internet* de que as grandes redes empresariais acumulem tantas informações a seu respeito, que passem a interferir na sua privacidade e sobretudo a comandar seus hábitos de consumo, sua vida pessoal e até suas opções políticas. Isso de fato já começa a suceder.

A esfera legal, onde a última novidade se instala, é de fato a ideal para lidar com os grandes conglomerados comerciais, industriais e de serviços, precisamente os grandes detentores e beneficiários de informações pessoais massivas da população. Sua convivência com as comissões de ética e com a pesquisa científica propriamente dita talvez seja menos auspiciosa e frutífera, em que pesem certas isenções e leniências das leis.

GRANDE CIÊNCIA *VERSUS* PESQUISADORES INDIVIDUAIS

Para pesquisas de grande porte, protagonizadas por organizações públicas ou privadas experientes, e adequadamente abastecidas de mão de obra e verbas, adequar-se a complexas e dispendiosas legislações não será desafio significativo. O óbice é que escassas investigações contam com irrestrita retaguarda de empresas, e as agências de fomento se desvencilham de responsabilidades operacionais, que consideram a contrapartida da instituição beneficiária. A vasta maioria dos projetos de pesquisa caracteriza-se pela pequena envergadura, equipe modesta e financiamento restrito ou nulo. A contrapartida departamental para aqueles com vínculos acadêmicos oscila amplamente, podendo não raro se traduzir em nenhum apoio. Se todo pesquisador individual necessitar contratar a assessoria de um especialista em leis de proteção de dados, e estiver exposto a pesadas sanções penais, isso poderá inviabilizar suas iniciativas.

Alguém argumentaria que os avanços do conhecimento são respaldados por estudos bem alicerçados e de grande fôlego, não por relatos de caso ou limitadas observações. As agências de fomento parecem ecoar tal doutrina ao direcionar seus fundos preferencialmente para centros de excelência e investigadores experientes, e o mesmo sucede quando a publicação é submetida ao crivo de revista conceituada, que privilegia as equipes renomadas. Como pontificava o poeta inglês Percy Bysshe Shelley (1792-1822), "*To him that hath, more shall be given; and from him that hath not, the little that he hath shall be taken away*" (para quem possui, mais será outorgado; e para os despossuídos, o pouco que têm será subtraído). Neste diapasão, uma queda nos projetos simples não retardaria o progresso da ciência.

Sucede que o comum dos mortais necessita galgar lentamente os degraus de iniciação científica, graduação e pós-graduação, para só então acumular experiência profissional, e nem sempre conta com tutores renomados para respaldar a trajetória desde o começo. Raros são tão precoces e autossuficientes quanto Wolfgang Amadeus Mozart (1756-1791), aos 5 anos de idade compositor do Minueto e trio em G maior.[14] Se tal for torpedeado por excesso de burocracia, assim como por armadilhas administrativas e legais, será que os poucos iluminados e bem abastecidos de recursos financeiros e institucionais assegurarão o futuro do conhecimento?

Ademais, não é verdadeiro que ideias relevantes sejam gestadas somente nos grandes centros e laboratórios. Lampejos de sabedoria não logram ser produzidos por decreto, nem são exclusividade de equipes numerosas.[15] Albert Einstein (1879-1955), o físico judeu nascido na Alemanha que se refugiou nos Estados Unidos com a ascensão do nazismo, publicou os cinco mais influentes artigos da sua Teoria da Relatividade com menos de 30 anos de idade. Sozinho, valia-se apenas de lápis, papel e intervalos na sua rotina de trabalho, enquanto funcionário subalterno da Repartição de Patentes em Zurique, na Suíça, onde cumpria oito horas por dia, seis dias por semana.

EPICRISE

A entropia, uma grandeza ensinada no segundo grau, contudo de difícil compreensão, poderia ser simplificada como as alterações físico-químicas que um sistema sofre. Em um universo inquieto onde reações e transformações sucedem sem parar, a entropia encontra-se em constante ascensão. Algo análogo ocorre com os requerimentos administrativos e legais da vida moderna: é inerente à sua natureza avolumarem-se dia a dia, ano a ano, tornando-se avassaladores.

Se a ética em pesquisa nasceu para auxiliar o progresso da ciência e dos conhecimentos, pelo menos quando construídos e coletados de forma íntegra e respeitosa com a dignidade das criaturas, ela tem sido acusada exatamente do oposto, ou seja, de gerar obstáculos onde nenhum existe, e de prejudicar quem atua na área.[16] Seria oportuno se entidades e autoridades atuassem em harmonia com a realidade de pesquisadores e sujeitos da pesquisa em um esforço construtivo, removendo ao máximo barreiras inexequíveis ou desnecessárias. Somente exigências factíveis e valiosas para o avanço dos conhecimentos e o bem da sociedade deveriam ser preservadas.

REFERÊNCIAS BIBLIOGRÁFICAS

1. Alturki R, Schandelmaier S, Olu KK, von Niederhausern B, Agarwal A, Frei R, et al. Premature trial discontinuation often not accurately reflected in registries: comparison of registry records with publications. J Clin Epidemiol. 2017;81:56-63.
2. Elizondo C, Giunta D, González B, De Quirós F, Dawidowski A, Figar S, et al. La investigación clínica en residencias de medicina interna de la Argentina. Facilitadores y barreras. Medicina (Buenos Aires). 2012;72(6):455-60.
3. Fernandes FAMH, Ventura DE, Del Grande JC. Índice de publicação dos trabalhos apresentados no XXIV Congresso Brasileiro de Cirurgia. Rev Col Bras Cir. 2003;30(5):392-5.
4. Schmucker CM, Blümle A, Schell LK, Schwarzer G, Oeller P, Cabrera L, et al.; OPEN consortium. Systematic review finds that study data not published in full text articles have unclear impact on meta-analyses results in medical research. PLOS One. 2017;12(4):e0176210.
5. Getz K, Farides-Mitchell J. Assessing the adoption of clinical trial results summary disclosure to patients and the public. Expert Rev Clin Pharmacol. 2019;12(7):573-8.
6. Taichman DB, Sahni P, Pinborg A, Peiperl L, Laine C, James A, et al. Data sharing statements for clinical trials: a requirement of the International Committee of Medical Journal Editors. Bull World Health Organ. 2017;95(7):482-3.
7. ICMJE Recommendations. Disponível em: icmje.org/ recommendations/browse/publishing-and-editorial-issues/clinical-trial-registration.htm.
8. ICMJE Journals. Disponível em: icmje.org/journals-following-the-icmje-recommendations/.
9. Kalkman S, van Delden J, Banerjee A, Tyl B, Mostert M, van Thiel G. Patients' and public views and attitudes towards the sharing of health data for research: a narrative review of the empirical evidence. J Med Ethics. 2019 Nov 12.
10. Mostert M, Bredenoord AL, Biesaart MC, van Delden JJ. Big Data in medical research and EU data protection law: challenges to the consent or anonymise approach. Eur J Hum Genet. 2016;24(7):956-60.
11. Chico V. The impact of the General Data Protection Regulation on health research. Br Med Bull. 2018 Dec 1;128(1):109-18.
12. General Data Protection Regulation (European Union). Disponível em: eugdpr.org.
13. Ley 3/2018, de Protección de Datos Personales. Disponível em: boe.es/buscar/act.php?id=BOE--A-2018-16673.

14. Minuet in G major, K.1/1e (Mozart, Wolfgang Amadeus). Disponível em: imslp.org/wiki/Minuet_in_G_major%2C_K.1%2F1e_(Mozart%2C_Wolfgang_Amadeus).
15. Minton AP. Big ideas from "small science". Biophys Rev. 2016;8(4):285-6.
16. Schrag ZM. The case against ethics review in the social sciences. Research Ethics. 2011;7(4):120-31.

CAPÍTULO 32

O futuro ético-social da pesquisa médica e farmacêutica

Joel Faintuch, Jacob J. Faintuch

RESUMO

Não obstante o sólido profissionalismo, é inegável que as corporações farmacêuticas e de dispositivos médicos não são instituições universitárias, associações científicas ou agências de fomento, mas empresas comerciais com ânimo lucrativo. Neste diapasão, sua prioridade nos ensaios é o preenchimento correto dos formulários e relatórios requeridos para futuro licenciamento e entrada no mercado dos produtos. Os aspectos clínicos, científicos e sociais, ainda que não sejam ignorados, pois poderão gerar futuros tropeços, nem sempre merecem atenção igualmente elevada. Pesquisadores individuais dificilmente conseguem se antepor a grandes empresas. Contudo, organizações científicas já começam a alcançar um equilíbrio, com direitos mais substanciais na condução e orientação dos projetos, tanto para os executantes como para os sujeitos da pesquisa.

Voilà le principe de la morale: travaillons donc à bien penser.
(Eis o princípio da moral: esforcemo-nos para pensar bem.)
Blaise Pascal (matemático e filósofo francês, 1623-1662)

INTRODUÇÃO

O primeiro agente farmacológico moderno não foi submetido a ensaios fase I, II e III antes do lançamento. Não houve protocolo de pesquisa, aprovação ética, investigador responsável, publicação em revista indexada ou registro em agência de vigilância sanitária. O produto foi simplesmente sintetizado pelo químico Felix Hoffmann, testado empiricamente (no seu pai, que sofria de reumatismo) e patenteado.

Mais ainda, tudo isso ocorreu em uma fábrica de tinturas para a indústria têxtil, não em uma manufatura de produtos farmacêuticos, nominalmente a "Farbenfabriken Bayer Aktiengesellschaft" (Fábricas de Corantes Bayer S.A.), na Alemanha.[1,2]

Esse fato se refere naturalmente ao ácido acetilsalicílico, a conhecida Aspirina®. É verdade que havia antecedentes históricos. Hipócrates (460-370 a.C.) preconizava a utilização da casca do salgueiro para baixar a febre. No início do século XIX já se sabia que a substância ativa era o ácido salicílico. Este foi isolado pelo químico francês Henri Leroux em 1829 e sintetizado em laboratório pelo alemão Hermann Kolbe em 1874. Entretanto, o ácido salicílico, ainda que eficaz, era clinicamente mal tolerado, causando náuseas, desconforto abdominal e até coma.

Coube a Hoffmann efetuar acidentalmente a acetilação do salicilato, o que removeu grande parte dos eventos adversos, e ensejou sua popularização em todo o planeta.

É evidente que em pleno século XXI não é mais dessa forma, algo romântica, algo heroica, e 100% de alto risco, que a farmacoterapia avança. Todas as nações regulam, registram e meticulosamente fiscalizam o desenvolvimento, o ensaio clínico e a utilização de novos agentes medicamentosos (ou pelo menos isso consta em suas normativas oficiais).

Nesta conjuntura estabeleceu-se uma intrincada rede de agentes e entidades interessadas onde se involucram indústria farmacêutica, profissionais da saúde, instituições acadêmicas e assistenciais, empresas especializadas em pesquisa clínica, publicações científicas e organismos governamentais, ao lado dos Comitês de Ética em Pesquisa, evidentemente, a quem cabe emitir pareceres sobre diversas das etapas deste processo.

ESTADO DA ARTE

O panorama atual da pesquisa clínica com agentes medicamentosos é conhecido. Diversas vertentes são abordadas em outros capítulos desta obra. Correndo o risco de simplificar inapropriadamente o que na realidade é uma iniciativa o mais das vezes complexa e onerosa, os grandes protagonistas e etapas seriam a indústria, o pesquisador responsável (diretor do projeto), os pesquisadores executantes (centros participantes), a coleta e análise dos dados, a publicação, e finalmente os trâmites regulatórios e de comercialização pertinentes às drogas clinicamente bem-sucedidas.

No caso das grandes corporações locais ou multinacionais, responsáveis por protocolos com fármacos inovadores, incluindo-se as empresas terceirizadoras de pesquisas (*Contract Research Organizations* ou CROs), que agem como prepostos, reconhece-se um desequilíbrio de poderes entre o patrocinador, de um lado, e os pesquisadores executantes, que são a verdadeira força motriz da iniciativa. A outra assimetria, envolvendo o paciente (participante), é bastante explícita e se ameniza mediante o termo de consentimento livre e esclarecido. Ainda assim, gera desconfortos e mesmo revoltas, potencialmente desembocando nas cortes de justiça.

CRO – A FACE MENOS CONHECIDA DA INDÚSTRIA FARMACÊUTICA

Em 1982 foi fundada a Quintiles (EUA), a maior e mais antiga empresa de terceirização de ensaios clínicos e marketing farmacêutico no globo. Hoje atuando em pelo menos 100 países, com mais de 36.000 funcionários, recentemente se converteu no conglomerado IQVIA. Não se trata da única, naturalmente, havendo pelo menos meia dúzia de competidoras de grande porte, além de dezenas de menores, que ocupam os nichos disponíveis das gigantes.[3]

Seu crescimento foi acelerado, sobretudo nos últimos 30 anos, de tal sorte que, nos Estados Unidos, cerca de 70% dos estudos clínicos de drogas e dispositivos médicos é transferido para CROs. Tampouco no Brasil seu papel é negligenciável, mormente no que concerne a ensaios multinacionais de novos produtos, terceirizados de origem por essas grandes organizações internacionais.

ASPECTOS ÉTICOS E OPERACIONAIS

Como regra, as grandes CROs são bem aceitas no âmbito científico e ético. Isso sucede à luz sobretudo do seu inigualável cabedal de conhecimentos no tocante às exigências regulatórias da Food and Drug Administration (FDA – Administração de alimentos e drogas, EUA), da European Medicines Agency (EMA – Agência de medicamentos europeia) e de entidades congêneres em todos os continentes, assim como do seu bom trânsito junto a esses órgãos públicos. Não é exagero afirmar que, sem elas, a indústria farmacêutica internacional sofreria virtual paralisação.

Seus termos de consentimento livre e esclarecido (TCLEs) costumam ser detalhados e extensos, até mesmo tediosos, objetivando simultaneamente atender aos requerimentos de todas as agências regulatórias estrangeiras.

Sua especialidade são ensaios de fase II a IV, ou seja, a totalidade dos projetos com medicamentos, ressalvadas as etapas-piloto ou fase I, usualmente praticadas a título exploratório apenas, com modestas casuísticas.[3-6]

CIÊNCIA *VERSUS* NEGÓCIOS

Em que pese o sólido profissionalismo das CROs, é inegável que, tal como suas representadas, ou seja, as corporações farmacêuticas e de dispositivos médicos, não se trata de instituições universitárias, associações científicas ou agências de fomento, mas de empresas comerciais com ânimo lucrativo.

Neste diapasão, sua prioridade nos ensaios é o preenchimento correto dos formulários e relatórios requeridos para futuro licenciamento dos produtos. Os aspectos clínicos e científicos, ainda que não sejam ignorados, pois poderão gerar futuros tropeços, às vezes merecem uma prioridade relativa.[6-8]

CONFLITOS ÉTICOS NO TOCANTE A PARTICIPANTES

Não há notícia nas comissões éticas de contendas judiciais iniciadas por sujeitos da pesquisa envolvendo protocolos farmacêuticos em nosso país, ainda que sejam possíveis. O panorama geral de processos de pacientes contra médicos, dentistas, instituições de saúde e seguradoras continua aquecido.

Nos Estados Unidos, no início dos anos 2000, uma CRO denominada SFBC International (subsequentemente vendida e absorvida) tornou-se famosa pelas políticas tortuosas. A mais impactante ocorreu em 2005, quando centenas de imigrantes não documentados da Flórida foram utilizados em um ensaio clínico em troca de auxílio financeiro. O local era um hotel convertido em "clínica" em Miami, e o pesquisador responsável tampouco possuía licença médica.[9]

Ilícitos tão explícitos são na atualidade improváveis, contudo, não processos de vítimas ou supostas vítimas nos tribunais. Todos os anos participantes que falecem ou sofrem complicações no decurso de ensaios clínicos ou de prescrição regular frequentemente incluída em estudos mandatórios pós-comercialização, apelam à justiça por indenizações significativas, seja contra a CRO na etapa pré-comercialização, seja colocando no banco dos réus diretamente a empresa farmacêutica propriamente dita.

Casos de certa forma emblemáticos sucederam em sequência com a divisão Janssen da Johnson & Johnson, tradicional e respeitada indústria norte-americana. O pai de uma criança que faleceu com a droga antipsicótica Risperdal® (risperidona), já disponível no mercado, logrou nos tribunais indenização de 5,6 milhões de dólares. O produto não é atualmente recomendado para crianças, apenas para adultos. Essa sentença foi subsequentemente revogada.[10]

Também na etapa pós-licenciamento e comercialização do Risperdal®, alega-se que não teria sido devidamente alertado que pacientes masculinos incorriam risco de ginecomastia. Trata-se de agente de largo espectro (antipsicótico atípico), indicado primariamente para esquizofrenia, porém com certas aplicações também em Alzheimer, autismo e transtorno bipolar I. Um total de 1.600 casos processaram a empresa, que se defronta com a possibilidade de indenizações e multas já aprovadas em primeira instância, na astronômica cifra de 8 bilhões de dólares. Note-se que o produto continua à venda em todos os países, com bula mais explícita, no entanto uma das apresentações (comprimido de 0,25 mg) foi recolhida do mercado mundial.[11]

RELACIONAMENTO ASSIMÉTRICO COM O INVESTIGADOR

É usual que o patrocinador (fabricante) ou a CRO contratada se reservem praticamente todos os direitos, desde a escolha do pesquisador titular e das comissões de monitoramento, do desenho experimental e da alocação de centros e participantes, até a exclusividade de acesso e armazenamento de dados, processamento estatístico, interpretação e publicação dos resultados do estudo. Ressalvam-se evidentemente informações individuais, quando requeridas pelo sujeito da pesquisa, ou dados oficialmente exigidos por Comissões de Ética em Pesquisa e autoridades sanitárias, os quais legalmente devem ser facultados.

Ao pesquisador executante (centro participante), ao lado de possível remuneração e inclusão na lista de autores, cabe aguardar a publicação do protocolo em que atuou, com mínimas ou nulas prerrogativas de acesso, opinião, crítica ou interferência, na qualidade de não muito mais que espectador. Não cabe aqui nenhuma implicação de abuso ou má fé. O patrocinador responde perante órgãos governamentais e outras entidades por miríades de regulamentos e injunções. Ademais seus prazos, orçamentos e compromissos legais são rígidos e apertados, e poderiam sofrer rupturas caso os centros participantes estivessem autorizados, a cada momento, a analisar, questionar ou impugnar procedimentos, resultados e publicações.

Ainda assim, certos cientistas e organizações se sentem desconfortáveis com o que entendem como papel passivo e subalterno dos profissionais envolvidos em protocolos comerciais. Uma proposta de impacto visando alterar tal panorama já se delineia no cenário mundial.

A INICIATIVA ENGOT-GOG

A European Network of Gynaecological Oncological Trial Groups (ENGOT – Rede europeia de grupos de pesquisa clínica em oncologia ginecológica) é o braço de ensaios de drogas anticâncer da European Society of Gynaecological Oncology (ESGO). Esta é uma das mais poderosas e respeitadas sociedades mundiais no ramo da oncologia, com mais de um milhar de associados em mais de 30 países.

A Fundação Gynecologic Oncology Group (GOG – Grupo de ginecologia oncológica) conta com respaldo nada inferior, vinculados que estão ao National Cancer Institute (NCI/EUA), parte da maior estrutura de fomento à pesquisa do planeta, os National Institutes of Health (NIH/EUA, Institutos nacionais de saúde). Outros parceiros oficiais e privados, involucrados em ensaios clínicos de oncologia ginecológica, também integram o sistema GOG.

O que essas renomadas e influentes organizações visaram com a parceria? Nada menos que mudar as regras do jogo, ao definir parâmetros claros, transparentes e equitativos para reger as parcerias de investigação de medicamentos acadêmico-industriais, no âmbito da oncologia ginecológica.[12]

A METODIZAÇÃO

Não se constitui em normativa relâmpago. Os termos e modelos de cooperação vêm sendo burilados e amadurecidos há pelo menos 10 anos[13] e sucessivas atualizações foram produzidas.[13,14] O regimento atual apenas consolida os itens fundamentais, na ótica do sistema ENGOT-GOG.

Consiste na realidade de múltiplos regimentos, pois contempla mais de uma modalidade de patrocinador e executor do estudo. Contudo, o denominador comum é sempre a paridade entre as partes, a transparência na tramitação das investigações e o acordo mútuo nos distintos passos. Talvez o avanço mais radical consista na competência do grupo de pesquisadores executantes, e não apenas do patrocinador, para o processamento e a análise global dos resultados da pesquisa, inclusive avaliação estatística, ainda que a indústria e/ou seu representante (CRO), na qualidade de proprietários da droga e financiadores gerais, desfrutem da titularidade geral do projeto, além de armazenamento e acesso às informações coletadas, bem como de privilégios de licenciamento regulatório e comercialização. Também a etapa de publicação escapa das mãos exclusivas do patrocinador, criando-se um comitê específico para essa missão.

ENSAIOS COM PATROCÍNIO INDUSTRIAL

Será aqui resumido o arranjo-alvo das maiores modificações, que é o clássico patrocínio baseado no elenco indústria (fabricante) – CRO (terceirizador da pesquisa) – pesquisadores executantes (centros participantes) – armazenamento e análise dos dados – comitê de monitoramento – comitê de supervisão (publicação).

PERSONAGEM 1 – A TERCEIRIZADORA DAS PESQUISAS (CRO)

A maioria das indústrias farmacêuticas de envergadura renunciou à execução de ensaios clínicos confiando em um punhado de grandes CROs, que de hábito atuam mundialmente, seja com equipes próprias, seja sublocando (subterceirizando) o trabalho em países de menor interesse.

O modelo ENGOT-GOG admite essa realidade e não altera drasticamente o *modus operandi* destas empresas, todavia se reserva desde o início o direito de selecionar a CRO, em acordo mútuo com a equipe de pesquisadores executantes.

PERSONAGEM 2 – O GRUPO DE PESQUISADORES EXECUTANTES

Os pesquisadores executantes (centros participantes) não são mais arbitrariamente concatenados e apontados pelo patrocinador ou pela CRO por ele designada. Estruturados em equipe, devem se registrar junto às entidades científicas supervisoras (ENGOT-GOG) e negociar sua adesão com o patrocinador. Ou, o que é mais frequente, o patrocinador poderá convidar uma das equipes já existentes para conduzir coletivamente o seu protocolo. Uma vez oficializada a parceria, este time assume elevadas responsabilidades e importante grau de independência, em todas as etapas.

CAPÍTULO 32 O FUTURO ÉTICO-SOCIAL DA PESQUISA MÉDICA E FARMACÊUTICA 325

Dentre outras, são seus o direito e a prerrogativa de armazenar e analisar estatisticamente o banco de dados integral do estudo, independentemente de ações semelhantes da CRO. Mais ainda, essas informações passam a lhe pertencer para determinadas finalidades, por exemplo para eventuais análises secundárias tardias, uma vez encerrado o protocolo principal.

O mesmo se passa com o material biológico coletado. Tudo que restar ao término da pesquisa e da publicação dos resultados deverá passar ao patrimônio (biorrepositório) do grupo de pesquisadores executantes, caso desejem utilizá-lo para novas análises.

PERSONAGEM 3 – O COMITÊ DE MONITORAMENTO

Na atualidade é integralmente designado pelo patrocinador/CRO. Tal não mais ocorrerá, sendo constituído mediante acordo entre aquele e os pesquisadores executantes. O patrocinador não poderá contar com representantes neste Comitê.

PERSONAGEM 4 – AS SOCIEDADES CIENTÍFICAS

O conglomerado ENGOT-GOG, na qualidade de orientador e fiador de todo o processo, não se excluiu do dia a dia. Também deverá receber cópias de todos os estudos conduzidos e informações recolhidas, assim como ciência dos Comitês e outros agentes envolvidos. Seu papel será particularmente decisivo no momento da publicação, como apontado a seguir.

PERSONAGEM 5 – O COMITÊ SUPERVISOR DO ENSAIO CLÍNICO

Tal figura inexiste na atualidade, e será instituída especificamente para responder pela publicação final. Seus componentes serão selecionados pelas sociedades científicas (ENGOT-GOG), e não pelo fabricante ou CRO, e indicarão os autores de acordo com os critérios usuais das publicações científicas. Merece ênfase que os pesquisadores executantes (centros participantes) não serão negligenciados, comparecendo sempre que possível, na proporção dos casos por eles recrutados.

ANÁLISE CRÍTICA

O modelo ENGOT-GOG se propõe a derrubar tabus e a erguer a bandeira de maior empoderamento e inclusão dos pesquisadores executantes, bem como das sociedades científicas a que se vinculam, nos ensaios farmacológicos patrocinados pela indústria.

Todavia, mesmo no resumo a que se aludiu, já se denota a complexidade do esquema, bem como certas especificidades inerentes ao contexto da ENGOT-GOG.[12-14]

Ainda assim, itens como acesso de todos os pesquisadores ao banco de dados geral do estudo, à análise estatística e ao esboço do relatório ou artigo soam racionais e defensáveis. Em conjunto com um diálogo permanente entre as partes, dificilmente causariam grandes prejuízos ao patrocinador ou CRO. Ao contrário, tornariam mais sólido e confiável o trabalho conjunto, assegurando elevado grau de transparência, credibilidade e ética ao artigo final.

Tal abertura se coadunaria outrossim com o requisito de ampla divulgação dos achados da pesquisa, para todos os agentes envolvidos e não somente para os editores da revista científica incumbida da publicação resultante. Efetivamente, algumas indústrias, após a finalização do ensaio clínico, já disponibilizam tanto para os pesquisadores como para os sujeitos da pesquisa (participantes) informação eletrônica mediante email ou senha de acesso a portal, onde um resumo dos achados se encontra disponível. É de se esperar inclusive que no futuro ensaios clínicos nem sejam aprovados para publicação pelos editores, caso não atendam pelo menos em parte a tal exigência.[15]

REFERÊNCIAS BIBLIOGRÁFICAS

1. Busse WD. History and philosophy of Bayer pharmaceutical research. Arzneimittelforschung. 1989 Aug;39(8A):935-7.
2. Schror K. Geschichte von Acetylsalicylsäure. 100 Jahre erfolgreiche Arzneimittelforschung (100 years of successful drug discovery. The history of aspirin). Pharm Unserer Zeit. 2009;38(4):306-13.
3. Roberts DA, Kantarjian HM, Steensma DP. Contract research organizations in oncology clinical research: Challenges and opportunities Cancer. 2016;122(10):1476-82.
4. Fisher JA, Kalbaugh CA. United States private-sector physicians and pharmaceutical contract research: a qualitative study. PLoS Med. 2012;9:e1001271.
5. Sismondo S. Pharmaceutical company funding and its consequences: a qualitative systematic review. Contemp Clin Trials. 2008;29:109-13.
6. Shuchman M. Commercializing clinical trials: risks and benefits of the CRO boom. N Engl J Med. 2007;357:1365-8.
7. Bekelman JE, Li Y, Gross CP. Scope and impact of financial conflicts of interest in biomedical research: a systematic review. JAMA. 2003;289:454-65.
8. Elliot C. What happens when profit margins drive clinical research? Mother Jones. September/October 2010 Issue. Disponível em: http://www.motherjones.com/environment/2010/09/clinical-trials-contact-research-organizations.
9. www.journalism.columbia.edu/system/documents/523/original/2006_Evans_Big_Pharma_s_Shameful_Secret_MAG.pdf. Acesso em 12/01/2020.
10. Lax360. Janssen gets $5.6M verdict tossed in Calif. Appeals court. Disponível em: www.law360.com/articles/998814/janssen-gets-5-6m-verdict-tossed-in-calif-appeals-court. Acesso em 13/01/2020.
11. Pharmaceutical Technology. J&J's Janssen to pay $8bn in Risperdal anti-psychotic drug lawsuit. Disponível em: www.pharmaceutical-technology.com/news/jj-janssen-risperdal-lawsuit/. Acesso em 13/01/2020.
12. Vergote I, Coleman RL, Pignata S, Bookman MA, Marth C, Herzog TJ, et al.; European Network of Gynaecological Oncological Trial Groups (ENGOT) and The GOG Foundation, Inc. Joint ENGOT and GOG Foundation requirements for trials with industry partners. Int J Gynecol Cancer. 2019;29(7):1094-7.
13. Vergote I, Pujade-Lauraine E, Pignata S, et al. European Network of gynaecological oncological trial groups' requirements for trials between academic groups and pharmaceutical companies. Int J Gynecol Cancer. 2010;20:476-8.
14. du Bois A, Reuss A, Pujade-Lauraine E, et al. European Network of Gynaecological Oncological Trial Groups' requirements for trials between academic groups and industry partners – first update 2015. Int J Gynecol Cancer. 2015;25:1328-30.
15. Taichman DB, Sahni P, Pinborg A, Peiperl L, Laine C, James A, et al. Data sharing statements for clinical trials: a requirement of the International Committee of Medical Journal Editors. Bull World Health Organ. 2017;95(7):482-3.

CAPÍTULO 33

Glossário

Joel Faintuch, Jacob J. Faintuch

RESUMO

Em paralelo com a contínua expansão da ética e da pesquisa, geram-se novos domínios, termos, definições, conceitos e classificações. Em 2010 já se publicavam algo como 75 ensaios clínicos e 11 revisões sistemáticas ao dia, o que na atualidade certamente se inflacionou de modo exponencial. Estudantes e mestres mal dão conta de suas rotinas na universidade e na profissão, que dirá acompanhando e se embrenhando no significado das novas expressões. Foi escopo deste glossário comparativamente pouco extenso selecionar os termos mais utilizados e de maior relevância prática. Evitaram-se definições complexas e formais, que foram substituídas por explicações simples e de aplicação imediata.

Abandono do estudo: Participante que não conclui as observações, por não comparecer mais *(drop-out)* ou solicitar desligamento formal. Segundo regulamentos internacionais, seus dados parciais poderão ser utilizados, ainda que se incompletos, um participante substituto necessite ser recrutado.

Aleatorização: Divisão ao acaso dos participantes em grupos ou braços.

Análise intermediária: Avaliação prévia (parcial) dos resultados, sobretudo em protocolos de maior risco, que eventualmente poderão ser abortados. Tal análise deve ser definida no projeto inicial.

Base de dados: Arquivo informatizado de informações. Presta-se para uma ou infinitas pesquisas, dependendo de se vincular apenas a um projeto, a um biorrepositório ou a um biobanco. *Ver* Registro.

Biobanco: Depósito coletivo de biomateriais, geralmente mantido por instituição de porte e gerenciado por comissão designada. Possui duração indefinida e não limita as pesquisas que poderão ser conduzidas.

Bioequivalência: *Ver* Ensaio de bioequivalência.

Biomaterial: Amostras de fluidos, tecidos ou outros materiais provenientes de participantes da pesquisa.

Biorrepositório: Depósito ou estrutura de armazenamento individual ou setorial, para biomateriais coletados de um protocolo ou conjunto de protocolos relacionados. Geralmente possui duração definida, após o que será extinto ou prorrogado.

Blinding: *Ver* Ocultação.

Boas Práticas Clínicas (BPC): Normas padronizadas pela *International Conference on Harmonisation* que visam assegurar a segurança dos participantes e a credibilidade e reprodutibilidade dos resultados.

Braço-controle: Participantes destinados para receber apenas a intervenção padrão (tratamento usual ou placebo ativo), ou ainda placebo inerte/nenhuma intervenção.

Braço da pesquisa: Cada um dos grupos em que os participantes são divididos ou estratificados. Pode haver um só braço ou diversos, dependendo do que se pretende executar ou comparar.

Braço experimental (ou ativo): Participantes alocados ou aleatorizados para receber a intervenção programada. Poderá incluir ou não medicação padrão já utilizada.

Braços paralelos: Designa protocolos em que os participantes são alocados na mesma época e com igual duração da intervenção para os dois braços. *Ver* Controle histórico.

Brochura do investigador: Documento que sintetiza as publicações e experiências disponíveis sobre droga ou produto em investigação. Geralmente atualizada anualmente.

Caso-controle: Protocolo em que, para cada participante incluído, seleciona-se um controle tão análogo quanto possível, porém sem a característica principal em análise.

Comitê de monitoramento: Equipe independente que examina os resultados e emite pareceres, geralmente anuais, sobre segurança e continuidade dos estudos.

Controle: *Ver* Braço-controle.

Controle histórico: Um ou mais braços da pesquisa se valem de participantes de outra época, registrados em arquivo. *Ver* Braços paralelos.

Coorte: Grupo de participantes selecionados segundo critérios semelhantes e que são acompanhados ao longo do tempo, com ou sem intervenção. Geralmente prospectivos, podem ser retrospectivos.

Critérios de exclusão: Variáveis demográficas, clínicas ou psicossociais que desqualificam um indivíduo para uma pesquisa, seja inicialmente (não inclusão), seja *a posteriori* (exclusão tardia).

Critérios de inclusão: Variáveis demográficas, clínicas ou psicossociais que qualificam um indivíduo para participar de uma pesquisa.

CRO *(Clinical research organization).* *Ver* Empresa de ensaios clínicos.

Cross over: *Ver* Cruzado.

Cruzado: Desenho prevendo a exposição de cada um dos participantes a duas intervenções alternadas segundo uma sequência definida.

Data Monitoring Committee: *Ver* Comitê de monitoramento.

Database: *Ver* Base de dados.

Desenho experimental: Caracteriza a forma como os participantes serão investigados. Há protocolos abertos (um só braço), controlados (dois ou mais braços, com ou sem aleatorização/ocultação) e cruzados, dentre outros.

Desenho fatorial: Modalidade em que diversas alternativas de tratamento são testadas simultaneamente. No desenho 2 × 2, com tratamentos A e B, o participante poderá ser aleatorizado para 4 opções: A ou B isoladamente, ambos de forma simultânea, ou nenhum.

Desfecho: Resultado ou resposta que constitui o alvo do estudo. Pode haver no protocolo desfechos primários (mais importantes) e secundários.

Desvio de protocolo: Falhas técnicas ou administrativas que não põem diretamente em risco o participante nem prejudicam o prosseguimento do protocolo.

Double blinding: *Ver* Ocultação.

Double dummy: Duplo placebo.

Droga orfã: *Ver* Medicamento órfão.

Drop out: *Ver* Abandono do estudo.

Duplo placebo: Em protocolos que contemplam mais de um tratamento ativo, pode ser necessária a utilização de placebos distintos para cada braço da pesquisa.

Efeito colateral: *Ver* Evento adverso.

Empresa de ensaios clínicos: Organizações usualmente multinacionais que conduzem ensaios e avaliações de drogas e produtos para a indústria farmacêutica.

End point: *Ver* Desfecho.

Ensaio clínico: Um estudo intervencionista no qual droga, vacina, operação ou outra forma de diagnóstico ou tratamento é testada em seres humanos.

Ensaio de bioequivalência: Estudo visando demonstrar que uma droga nova, administrada por igual via e dosagem, revela biodisponibilidade equivalente à de uma droga de referência.

Estratificação: Divisão dos participantes em dois ou mais subgrupos, para fins de homogenização e comparação futura, segundo critérios demográficos, clínicos ou terapêuticos.

Estudo de caso-controle: *Ver* Caso-controle.

Estudo de coorte: *Ver* Coorte.

Estudo de revisão: *Ver* Revisão.

Estudo fase I: *Ver* Fase I.

Estudo fase II: *Ver* Fase II.

Estudo fase III: *Ver* Fase III.

Estudo fase IV: *Ver* Fase IV.

Estudo fase V: *Ver* Fase V.

Estudo intervencionista: *Ver* Intervenção.

Estudo observacional: *Ver* Observacional.

Estudo pré-clínico: *Ver* Pré-clínico.

Estudo prospectivo: *Ver* Prospectivo.

Estudo retrospectivo: *Ver* Retrospectivo.

Evento adverso: Qualquer imprevisto ou intercorrência clínica, causados ou não pelas intervenções do protocolo.

Evento adverso grave: Potencialmente associado a internação, morte, sequela, malformação fetal ou outras consequências significativas.

Falha de triagem: Participante selecionado preliminarmente, mas que não foi incluído por se descobrir conflito com algum critério de inclusão ou exclusão.

Fase I: Etapa preliminar de teste de droga ou produto. Geralmente conduzida em voluntários sadios, ou às vezes em pacientes terminais (para medicamento de câncer e outras afecções graves). Busca indícios de segurança e tolerabilidade. Pode incluir distintas dosagens, vias de administração e avaliações farmacológicas iniciais. Não visa benefícios clínicos.

Fase II: Etapa de avaliação da eficácia de novo agente. Estudos detalhados de dosagem, biodistribuição, farmacocinética, resposta clínica e eventos adversos fazem parte, no que às vezes é dividido em Fase IIa (segurança e eficácia) e Fase IIb (relações dose/efeito).

Fase III: Ensaio comparativo de segurança e eficácia de grande porte, exigido pelas agências regulatórias para comercialização de novo produto. Muitas vezes multicêntrico e internacional, com vários braços de tratamento e também distintas populações-alvo, pode envolver seguimento pós-terapêutico para avaliação de eventos adversos tardios.

Fase IV: Exigida por alguns países, mesmo após licenciamento. Trata-se de ensaio pós-comercialização direcionado para interações medicamentosas, eventos adversos não suspeitados previamente e detalhes adicionais de relação dose-resposta.

Fase V: Raramente realizado, este ensaio tardio destina-se a coletar informações de segurança de muito longo prazo.

Fatorial: *Ver* Desenho fatorial.

Good clinical practices: *Ver* Boas Práticas Clínicas.

Intenção de tratar: Análise dos desfechos considerando todos os casos incluídos no estudo como tratados, sem excluir os de abandono ou não finalização.

Intent to treat: *Ver* Intenção de tratar.

Interim analysis: *Ver* Análise intermediária.

Intervenção: Qualquer ato do projeto capaz de interferir na saúde, bem-estar ou tranquilidade do participante. Alguns incluem como tal o ato de tomar seu tempo mediante questionários e entrevistas.

Mascaramento: *Ver* Ocultação.

Medicamento órfão: Indicado para enfermidades raras. Em certos países, a legislação permite aprovação regulatória simplificada para tais produtos.

Metanálise: Estudo de revisão em que distintas publicações da literatura, selecionadas segundo critérios predefinidos, são combinadas e a casuística global é reanalisada estatisticamente, conduzindo a uma conclusão. Na qualidade de protocolo "não clínico", é usualmente dispensada de aprovação ética.

Observacional: Estudo sem intervenção, no qual os dados coletados são aqueles disponíveis em prontuários e arquivos. Eventualmente poderão ocorrer intervenções ou tratamentos, todavia apenas de rotina, não comandados pelo investigador.

Ocultação: Precaução para que participantes e pesquisadores não tenham conhecimento da natureza específica do tratamento ou intervenção realizado, lidando apenas com um código. Admite-se o tipo simples (*single blinding*), quando um dos lados permanece no desconhecimento, o duplo (*double blinding*), se nem participantes nem pesquisadores têm acesso à informação, somente um supervisor designado, e o triplo (*triple blinding*), em que nem mesmo o supervisor interno da equipe tem acesso aos códigos da pesquisa.

Off-label: *Ver* Tratamento fora da bula.

Operação simulada: Quando o participante é submetido a falsa intervenção (endoscópica, de acupuntura, cirúrgica), para fins de comparação com o grupo efetivamente tratado.

Opt-in: *Ver* Termo de consentimento escolhido.

Opt-out: *Ver* Termo de consentimento implícito/automático.

Orphan drug: *Ver* Medicamento órfão.

Participante: Todo indivíduo que é recrutado para um projeto (prospectivo) ou cujos dados são incluídos no estudo (retrospectivo). Pode ser paciente (enfermo) ou sadio (voluntário). Como regra é exigido o termo de consentimento, que em circunstâncias especiais poderá ser dispensado.

Período de transição final: Etapa de depuração, em que o participante permanece sem nenhum tratamento novo, a fim de eliminar completamente as drogas previamente utilizadas.

Período de transição inicial: Etapa de condicionamento em que a droga em teste não é prescrita ao participante, somente eventuais tratamentos rotineiros. Serve para reavaliar previamente o caso e excluí-lo se surgirem dúvidas sobre a conveniência de sua participação.

Placebo: Produto ou intervenção inativos que mimetizam o aplicado no grupo principal do estudo. Destina-se ao grupo controle, com o objetivo de assegurar ocultação mais realista (*blinding*) dos procedimentos.

Placebo ativo: Produto ou intervenção com ações terapêuticas. Geralmente representado pelo tratamento usual ou padrão, é utilizado para evitar que os participantes permaneçam sem cobertura terapêutica, nomeadamente aqueles com afecções graves. Neste caso a droga nova é utilizada como acréscimo ao placebo ativo.

CAPÍTULO 33 GLOSSÁRIO 331

Populações vulneráveis: Indivíduos com limitada capacidade de assinar o termo de consentimento e aderir livremente à pesquisa por razões sociais, econômicas, culturais ou cognitivas. Inclui doenças mentais, déficits cognitivos, analfabetos, grupos de extrema pobreza, menores de idade, indígenas, pessoas encarceradas ou em asilos. Usualmente demandam termos de consentimento e assentimento especializados.

Pré-clínico: Estudo com animais, culturas de células, simulações de computador ou ensaios de bancada, que precede o ensaio clínico. Poderá ser dispensado de avaliação ética ou requerer avaliação por comitê de pesquisa animal, conforme as circunstâncias.

Prospectivo: Protocolo em que as observações serão iniciadas após a aprovação do projeto.

Protocolo observacional: *Ver* Observacional.

Quebra do protocolo: *Ver* Violação do protocolo.

Randomização: *Ver* Aleatorização.

Recrutamento: Etapa em que os participantes da pesquisa são convidados a aderir à mesma. Pode haver recrutamento pessoal (direto) ou mediante carta, mensagem eletrônica e mesmo publicidade em jornais, desde que aprovado pela Comissão Ética.

Registro (nacional ou internacional): Base de dados sobre uma enfermidade, um procedimento, ou uma população específica. *Ver* Base de dados.

Reposicionamento medicamentoso: *Ver* Tratamento fora da bula.

Retrospectivo: Protocolo que se vale unicamente de informações já coletadas e armazenadas.

Revisão: Estudo "não clínico" em que apenas informações da literatura são coletadas e interpretadas. Usualmente dispensado de aprovação ética.

Revisão sistemática: Estudo de revisão de distintas publicações da literatura, selecionadas e analisadas segundo os mesmos critérios de uma metanálise. Diferentemente de metanálise, não há processamento estatístico nem conclusão numérica. Na qualidade de protocolo "não clínico", é usualmente dispensado de aprovação ética.

Risco: Probabilidade de o participante sofrer desconforto ou dano. O risco deve ser compatível com o benefício esperado.

Run in: *Ver* Período de transição inicial.

Screening: *Ver* Triagem.

Screen failure: *Ver* Falha de triagem.

Sham: *Ver* Operação simulada.

Single blinding: *Ver* Ocultação.

Sujeito da pesquisa; *Ver* Participante.

Termo de assentimento: Termo de consentimento simplificado usualmente aplicado para menores, incapazes, vulneráveis ou certos projetos essencialmente desprovidos de risco. Em muitas situações, um termo de consentimento oficial é exigido do responsável por quem confere apenas assentimento.

Termo de consentimento: Documento formal mediante o qual o participante declara ter conhecimento do projeto e suas consequências, e concorda em voluntariamente aderir ao mesmo.

Termo de consentimento escolhido: O paciente seleciona a opção de ser sempre consultado, assinando consentimento, caso seus biomateriais ou informações sejam utilizados em alguma investigação *(opt-in).*

Termo de consentimento implícito/automático: O participante estará incluído no(s) estudo(s) sem consulta ou assinatura(s) de termo(s), a menos que opte formalmente pela convocação e assinatura *(opt-out).*

332 SEÇÃO VIII CONSIDERAÇÕES FINAIS E APÊNDICES

Tratamento compassivo: Utilização de medicamento ou intervenção não licenciada e fora de protocolo de pesquisa. Pode ser tentado para situações aflitivas e graves, devendo a situação ser justificada e registrada por escrito.

Tratamento fora da bula: Pode ser tentado quando não há medicação padronizada para as circunstâncias, ou esta não foi eficaz. Algumas empresas regularmente testam seus produtos para novas situações (reposicionamento medicamentoso). Sempre que possível, deve ser conduzido mediante protocolo de pesquisa.

Triagem: Avaliação preliminar do candidato ao estudo, antes da assinatura do termo de consentimento, visando estabelecer se preenche os critérios de inclusão e exclusão.

Triple-blinding: *Ver* Ocultação.

Viés: Falha de desenho experimental ou condução do estudo, que desvia ou deforma os dados em uma determinada direção. Podem existir vieses de recrutamento, de seleção, de aleatorização e outros.

Violação do protocolo: Desobediência a item relevante do desenho experimental. Quando praticada por participante, implica seu desligamento e não utilização das suas observações.

Vulneráveis: *Ver* Populações vulneráveis.

REFERÊNCIAS BIBLIOGRÁFICAS

1. Novartis. Glossary of clinical trial terms. Disponível em: www. novartis.com/our-science/novartis-clinical-trials/glossary-clinical-trial-terms.
2. National Institutes of Health. Glossary of common terms. Disponível em: www.nih.gov/health-information/nih-clinical-research-trials-you/glossary-common-terms.
3. FDA. Glossary of terms on clinical trials for patient engagement advisory committee meeting. Disponível em: www.fda.gov/media/108378/download.
4. Michigan Institute for Clinical & Health Research. Disponível em: www.michr.umich.edu.
5. U.S. Food & Drug Administration. Patient-reported outcome measures: use in medical product development to support labeling claims. Disponível em: www.fda.gov/downloads/Drugs/GuidanceComplianceRegulatoryInformation/Guidances/UCM193282.pdf.

CAPÍTULO 34

Portais de internet úteis

Joel Faintuch, Jacob J. Faintuch

RESUMO

A internet tornou-se tão onipresente, que de serva transmutou-se para uma verdadeira chefe e tirana. De uma forma ou de outra, as informações científicas não fluem mundialmente sem ela, especialmente em volumes maciços, como é atualmente o caso. A título de exemplo, sequenciamentos genômicos e metabolomas, assim como toda a abordagem de medicina de precisão atrelada a tais conceitos, seriam inconcebíveis e impraticáveis. Cada análise "ômica" e cada correlação clínica utilizaria volumosa mão de obra e consumiria semanas, em contrapartida a apenas minutos ou segundos e despesas negligenciáveis, caso bibliotecas de referência e ferramentas de internet não estivessem disponíveis. O mesmo é válido para pesquisas em grandes biobancos e intervenções bioestatísticas, tanto para finalidades clínicas como investigacionais. Este capítulo lista opções úteis da rede tanto específicas como de interesse ético geral, praticamente todas gratuitas.

TABELA 1 Emails de interesse relativos à Comissão Nacional de Ética em Pesquisa (CONEP)

conep.cep@saude.gov.br	Dúvidas sobre abertura de comitê; alteração do quadro de membros e representante de usuário; nomeação de coordenadores na Plataforma Brasil; denúncias de desvios e mau funcionamento.
conep.indicacao@saude.gov.br	Indicação de comitê e cadastros do SISNEP.
conep.biobancos@saude.gov.br	Resolução CNS n. 441 de 12 de maio de 2011 e desenvolvimento de biobancos.
conep.audiencias@saude.gov.br	Solicitações de audiências com membros da CONEP.
conep@saude.gov.br	Resoluções, protocolos e aspectos éticos relacionados ao projeto de pesquisa.
plataformabrasil@saude.gov.br	Funcionamento da Plataforma Brasil.
revista.conep@saude.gov.br	Email do Caderno de Ética em Pesquisa.

SEÇÃO VIII CONSIDERAÇÕES FINAIS E APÊNDICES

TABELA 2 Publicações éticas da Comissão Nacional de Ética em Pesquisa (CONEP) e de outras fontes

conselho.saude.gov.br/comissao/conep/publicacoes_cep.html	Cadernos de Ética em Pesquisa
bvsms.saude.gov.br/bvs/publicacoes/conheca_conep_comissao_nacional_etica.pdf	Conheça a CONEP
conselho.saude.gov.br/Web_comissoes/conep/arquivos/documentos/manual_orientacao_pendencias_frequentes_protocolos_pesquisa_clinica_V1.pdf	Pendências e controvérsias em protocolos de pesquisa
conselho.saude.gov.br/biblioteca/livros/Manual_ceps.pdf	Manual operacional para comitês
mctic.gov.br	Conselho nacional de controle de experimentação animal
sites.google.com/a/aesapar.com/comite-de-etica-em-pesquisa-com-seres-humanos/home-1	Dúvidas frequentes em protocolos de pesquisa
doi.org/10.1590/S1679-45082014ED3077	Comentários sobre Resolução n. 466/12
portal.anvisa.gov.br	Registros de medicamentos, cosméticos, alimentos, saneantes
http://antigo.anvisa.gov.br/farmacopeia-brasileira	Drogas, plantas medicinais e outros

TABELA 3 Ética em pesquisa nas ciências humanas e sociais

conselho.saude.gov.br/resolucoes/2016/Reso510.pdf	Resolução CONEP sobre ciências humanas e sociais
doi.org/10.1590/s1678-4634202046217376	Controvérsias em pesquisa nas ciências sociais
doi.org/10.1590/1413-81232015209.11842015	Especificidades éticas em ciências humanas e sociais
doi.org/10.1590/S1413-24782015206012	Más condutas científicas na pesquisa em educação
doi.org/10.1590/198053142836	Produtivismo acadêmico e ética científica
easychair.org/cfp/INSCI2020	Congresso anual de internet e ciências (sociais, humanas etc.)

TABELA 4 Grandes plataformas internacionais de ética em pesquisa, bioética e temas conexos

https://www.nlm.nih.gov/bsd/bioethics.html	Links diretos para publicações sobre múltiplos temas, incluindo Clinical Trials, Cloning, End of Life Issues, Genes and Gene Therapy, Health Fraud, Organ Transplantation, Patient Rights, Personal Health Records, Stem Cells
ori.hhs.gov	Escritório de integridade em pesquisa, Departamento de Saúde (USA) – ampla literatura sobre integridade científica e más condutas
globethics.net	Entidade sem fins lucrativos. Artigos, livros, cursos, e fórum sobre temas éticos gerais. Acesso a mais de 200 revistas e dois milhões de documentos

(continua)

CAPÍTULO 34 PORTAIS DE INTERNET ÚTEIS 335

TABELA 4 Grandes plataformas internacionais de ética em pesquisa, bioética e temas conexos (*continuação*)

Ethicshare.org	Entidade sem fins lucrativos. Notícias, discussões, livros, revistas, relatórios e dissertações
Counterbalance.org	Mais voltada para religião e criacionismo, abrange temas de bioética e ciência em geral
thehastingscenter.org	Entidade sem fins lucrativos voltada para bioética e temas éticos gerais
nuffield.bioethics.org	Ética em engenharia genética e outros tópicos
nottingham.ac.uk/research/groups/centre-for-applied-bioethics/	Ética no emprego de animais em laboratório e outras aplicações
tuskegee.edu/about-us/centers-of-excellence/	Centro nacional de bioética em pesquisa (National Center for Bioethics in Research and Health Care – NIH)
https://www.elsevier.com/__data/assets/pdf_file/0008/653885/Ethics-in-research-and-publication-brochure.pdf	Manual do International Committee of Medical Journal Editors referente a pesquisas e publicações
bioethics.georgetown.edu/library-materials/bioethics-research-library-databases/	Plataformas ETHXWEB, com > 300.000 documentos sobre bioética, GENETHX voltada para ética em genética humana, além de outras
ama-assn.org/delivering-care/ethics	Código de ética, links para revistas e publicações sobre ética da American Medical Association
acponline.org/clinical-information/ethics-and-professionalism	Manual, publicações e links do American College of Physicians (EUA)
http://www.drze.de/home?set_language=en	A maior base mundial de literatura bioética (BELIT), links e informações (inglês e alemão)
en.unesco.org/themes/ethics-science-and-technology/ibc	Declarações universais sobre ética e bioética da Organização das Nações Unidas
ethics.elsevier.com	Informações e links sobre ética na publicação de artigos científicos
Consort-statement.org	Portal do Consolidated standards of reporting trials, com guias para estudos randomizados
https://www.wma.net/what-we-do/medical-ethics/declaration-of-helsinki/	Declaração de Helsinki relativa a pesquisas com seres humanos
https://www.wma.net/what-we-do/medical-ethics/declaration-of-taipei/	Declaração de Taipei relativa a pesquisas com biobancos e bancos de dados
ema.europa.eu	European Agency for the Evaluation of Medicinal Products
https://www.fda.gov/	Portal da Food and Drug Administration, EUA
fda.gov/Regulatoryinformation/Guidances/ucm126402.htm	Informações sobre utilização de sistemas informatizados em pesquisas clínicas
https://www.gov.uk/government/organisations/medicines-and-healthcare-products-regulatory-agency	Agência regulatória de medicamentos do Reino Unido
ich.org	International Council on Harmonisation (ICH) Carcinogenicidade, genotoxicidade e outros guias para pesquisas clínicas
ichgcp.net	Normas de boas práticas clínicas

ANEXO/*APPENDIX*

Resumos em inglês/*English abstracts*

CHAPTER 1: APPLIED ETHICS: STATE OF THE ART

Abstract
Conflicts concerning general and scientific relevance of research projects are not unusual during ethical review. Yet some defend that they don't directly impact the ethical committee. Indeed most of the eventual controversies emerge much later, after publication and dissemination of the generated data, when the study was finished already. Moreover the principal role of the committees is to protect the subject of research, as well to assure that the protocol abides by the official rules and regulations. Interference with the freedom of the investigator to formulate his study according to his interests, abilities and priorities should be avoided. All these facts notwithstanding, some of the potential future controversies can often be anticipated and prevented, whenever the initial protocol features an incoherent experimental design, or in disagreement with the scientific canons.

CHAPTER 2: HISTORY OF ETHICS IN HUMAN RESEARCH

Abstract
Scientific investigation conducted on human beings is not a novelty. The main purpose of research ethics is to protect the research subject. Other items like plagiarism and falsification are relevant as well, however the focus of this chapter will be the concept of protection of the individual. Research atrocities were committed during World War II, and international codes and recommendations were issued, yet disrespect for some research subjects was not eradicated, because of the subtleties of the subject, as well as the ideological biases persistent in certain societies. Individual protection has been much debated and the process goes on. A historical background pertaining to ethics in research is useful for each scientist. It provides a critical basis to clarify the present and to plan for the future.

CHAPTER 3: ETHICS IN CLINICAL TRIALS

Abstract
Clinical trials are experimental studies during which participants undergo some type of intervention, aiming at scientific evidence to elucidate the best treatment for a given condition. Randomized controlled trials are considered the gold standard in evidence-based medicine, and should follow pursue scientific methods. Clinical research has a wider scope encompassing all modalities of investigation in humans including samples, biomaterials, data and informations. This chapter adresses ethical and regulatory policies concerning clinical trials in Brazil. Ethical issues are not essentially different from one protocol to another, as safety and well-being of the participants as well as abidance by ethical rules and regulatory requirements are the overarching concerns.

338 ANEXO/*APPENDIX*

CHAPTER 4: INFORMED CONSENT IN RESEARCH – THE RISK OF CONFLICTS WHEN THE DECISION IS NOT UNDERSTOOD AND SHARED

Abstract

This chapter aims to convey the necessary conditions (and it is hoped, sufficient ones) in order to build a process of collection of informed consent, or more specifically, the Term of Free and Informed Consent (TCLE) in research. An ethically valid process needs to be established, avoiding the risk of conflicts when a required condition such as understanding is lacking, leading to non shared decisions. In order to illuminate the topic two bioethical cases are recalled, identifying one which triggered quarrel and finished with litigation. The chapter also establishes the sufficient conditions for a valid consent, nominally five of them which together underpin a shared decision, thus avoiding possible legal action, as they materialize in research the ethical principle of reciprocal respect between people.

CHAPTER 5: THE IMPORTANCE OF DIVERSE IDEAS IN THE ETHICAL COMMITTEES FOR RESEARCH

Abstract

Human beings fail and are prone to cognitive bias. Any committee in charge of assessing medical practice, especially ethics in research projects, in order to be fair with all stakeholders, should minimize individual biases, recruiting to its roster reviewers with different experiences, values and perceptions.

CHAPTER 6: THE PARTICIPANTS IN CLINICAL TRIALS: PERSPECTIVES, MOTIVATION, STRATEGIES AND ETHICAL CHALLENGES

Abstract

Science has developed assays on the computer screen (*in silico*), on the bench or the test tube (*in vitro*), and using other non invasive modalities. Nevertheless, one will only be sure that drug A elicits better outcomes than B, or that surgery X saves more lives than Y, by applying them to human beings in the real world. It is not possible to prescind from clinical trials. What can be done and should be done is complying with the most rigorous ethical and scientific principles, not only to reach true and reliable results, but also to achieve them with a dignified, safe, just and transparente approach. This chapter reviews the state of the art of ethics in clinical trials from the participant's vantage point, whether a healthy volunteer or a patient searching for treatment.

CHAPTER 7: THE RESEARCH ETHICS COMMITTEES AND PERIODICAL AUDITS

Abstract

In this chapter we expound the role of audit cycles, and how they can contribute to enhance the roles of the committee on research ethics. Such committees are important and necessary to promote public trust on research, favoring the generation of empirical evidence of knowledge, thus conducting to improvements in procedures and results in health. It is also highlighted how the performance of the committees is tied to a cluster of values, in-

RESUMOS EM INGLÊS/*ENGLISH ABSTRACTS* 339

terests and motivations of each one of the members. Audit cycles, analogously to scientific investigations, should be planned and executed with methodological rigor, in order to avoid, minimize or correct biases intrinsic to the processing of audits.

CHAPTER 8: ETHICAL PROCEDURES IN RESEARCH WITH ANIMALS

Abstract

Scientific research employing laboratory animals is still and important tool for development in biological areas. This practice should be based on solid ethical principles and on the well-being of the animals. The first laws for animal protection emerged in various parts of the world in the XIX century. In Brazil Law 11.794/2008 known as Arouca Law was enacted, creating rules for the utilization of animals for teaching and research in the national territory. Institutions were mandated to create committees on animal research and ethics (CARE), to register the animal care facilities, and to improve the housing and management of the animals. All research protocols for teaching and research engaging animals must be formally approved by CARE before the beginning of the activities. Thus investigators who want to conduct experimental studies in Brazil, are required to submit a protocol to the institutional CARE, in order to comply with and respect the ethical rights of the animals.

CHAPTER 9: ETHICAL CHALLENGES AND ANIMAL EXPERIMENTATION

Abstract

Animal experimentation has been a feature of scientific studies all the time, however it has also been a source of debates among academics, investigators and society in general. In Brazil Arouca Law has defined its use, and the National Council for Control of Animal Experimentation is in charge of regulation and oversight. Animals are still present in teaching and research. It remains upon researchers to assure their well-being, avoiding stress and injury. A protocol should not be conducted if the damage is higher than the expected scientific benefit. Perception of the suffering of these animal models has progressed in recent years, and alternatives have been sought in order to avoid their utilization, depending on the suitability of the non-animal option.

CHAPTER 10: INTERNATIONAL DISEASE REGISTERS: AN ETHICAL TOOL FOR THE ADVANCEMENT OF KNOWLEDGE?

Abstract

International registries are a strong ongoing trend, not only for rare diseases but also for other conditions, encompassing those dealing with drugs, surgical operations and adverse events. Those registries have contributed to the formation of patient associations and networks. They collect observational data without interventions, enabling the assessment of natural history of illnesses, efficacy/effectivity of management and treatment, as well as prospective or retrospective monitoring of certain exposures, identifying risk factors and contributing toward public health policies. Registers are expected to comply with the ethical practices of research projects specifying methodology, data analysis, and participant protection.

CHAPTER 11: ETHICAL CARE DURING INVESTIGATIONS WITH BIOBANKS

Abstract

In the current chapter only human biomaterials will be considered, as animal specimens generate distinct ethical and juridical reflexions. The bioethical implications of collection, disposal, storage, conservation and destruction of biological samples and personal informations are multiple and varied, depending on the clinical, investigational, forensic or commercial context. Research biobanks are particularly relevant in this area, given the possible medical and scientific advances driven by the paired availability of samples and data. Timely and appropriate regulation of biobanks will pave the way for positive repercussions in general technology, information technology, as well as social, economical and legal spheres, conducting to more engagement and transparency between scientific institutions and society.

CHAPTER 12: ETHICAL CONSIDERATIONS IN NEONATAL, PEDIATRIC, AND ADOLESCENT RESEARCH

Abstract

Ethical considerations for research involving infants, children, and adolescents requires integrating fundamental principles of pediatric clinical ethics and those that broadly principles of clinical research ethics. The salient guiding principles that emerge from this process are parental authority, emerging autonomy and identity of the child, and, again and again, balancing the opposing principles of access to the benefits of research and protection from its risks. In this chapter, we will review and explore these concepts in the context of contemporary, unresolved ethical conundrums in pediatric research: fetal intervention research, use of biorepositories, novel recruitment and informed consent strategies, comparative effectiveness trials and pragmatic research, genomic research for children, expanded access, assent, and use of innovative platforms for research on adolescent behaviors.

CHAPTER 13: ETHICS IN NEONATOLOGY INVESTIGATION

Abstract

In neonatology it is essential to count with well structured investigations conducting to evidence-based medicine, given the vulnerability of newborns, which are ethically and methodologically a major challenge compared to adults or older children. The principle of autonomy should be applied to parents/caregivers embodied in the informed consent procedure. It's worth mentioning that in the course of certain interventions in neonatology, these caregivers could be overwhelmed to take decisions, requiring appropriate times and approaches. Other features requiring attention encompass multiple births, aggressive interventions, and genetic studies, with possible midterm and long-term repercussions.

RESUMOS EM INGLÊS/*ENGLISH ABSTRACTS* 341

CHAPTER 14: UPDATE ON ETHICS IN PEDIATRIC RESEARCH

Abstract

The inclusion of children in research projects is justified by the difficulty of transferring adult results to this age bracket, on account of specific features and characteristics. In order to submit ethically and scientifically sound protocols technology usage must be rational, along with understanding of the child and the family, selection of clinically and socially relevant subjects, emphasis on child protection within the framework of ethics in research, along with availability of equipment and materials adequate for the study of children, employing appropriate and user friendly methods, thus conducting to valid data and conclusions. It is useful to bear in mind the perspective of minors and their relatives when designing, executing and implementing the results. Such protocols should be scrutinized in detail by the Ethical Committees, which should count with at least one permanent or *ad hoc* member with expertise in pediatric research.

CHAPTER 15: RESEARCH ETHICS WITH HUMAN EMBRYOS

Abstract

The development of techniques for human assisted reproduction conducted to many investigations with embryonic stem cells, genetics and human cloning. Regulations and ethical guidelines have lagged behind technological evolution, thus requiring discussion and consensus in order to prevent inadequate or illicit uses, at the same time enabling continued scientific progress and effective treatment for diseases. In this chapter we review laws, directives, and national/international recommendations concerning assisted reproduction and research with human beings, addressing as well promising avenues in the utilization of embryonic cells.

CHAPTER 16: ETHICAL CONFLICTS IN THE SCREENING OF BREAST CANCER BELOW AGE 50 IN BRAZIL

Abstract

Both incidence and mortality of breast cancer in Brazilian women are growing in recent decades, reaching 66280 new cases in 2020 and 16724 deaths in 2017. Differently from developed countries, most diagnosed cases in Brazil are advanced and over 40% occur below age 50. As screening in this country is recommended for women aged 50- 60, it is inferred that a substantial proportion of new cases will be lost by this strategy. By means of alternative hierarchization of patient flow management and a fast track for diagnosis and treatment, public resources would be preferentially allocated to the less privileged, which is not only ethically sound but also a means of promoting social justice.

CHAPTER 17: CLINICAL INVESTIGATION IN ESPECIAL CONDITIONS

Abstract

Especial protection should be accorded to the pediatric population, pregnant women, and adults unable to consent or within emergency contexts. The paradigms have shifted in these conditions, from systematic exclusion till inclusion unless there are relevant scientific reasons to act otherwise. In agreement with the Council for organizations of medical sciences (CIOMS), research is justified if it responds to health needs or priorities in these groups and cannot be conducted in other groups. The recent epidemics of Ebola, Zika and Coronavirus illustrate the need for innovation in clinical trial methodologies, as well as the corresponding ethical challenges.

CHAPTER 18: CULTURAL AND ETHICAL CHALLENGES WHEN CONDUCTING INTERNATIONAL EDUCATION RESEARCH

Abstract

In recent years there have been increased opportunities for educational researchers to work internationally. Whilst the processes of conducting research are well established, there are additional challenges in respect of working in these international contexts. A commitment to respectful working practices that are ethically sound and conscious of cultural differences is a critical factor in ensuring the trustworthiness and veracity of research. This chapter examines some of these challenges and proposes practices that support ethical practice in conducting educational research in international contexts.

CHAPTER 19: CONFLICT OF INTEREST IN NUTRITIONAL RESEARCH

Abstract

The Institute of Medicine (USA) identifies as conflict of interest (CI) those circumstances which increase the risk of processes and actions, related to a primary professional interest, which are unduly influenced by a secondary interest. CIs are relevant in the fields of alimentation, nutrition and health, in the light of the powerful economical interests and the impact they may have on decisions about health and well-being of populations. It is necessary to emphasize that the major objective of commercial organizations is profit along with public health, even though their proposals may look different. The declaration of CI is the most frequent and direct strategy to manage the research interests in professional life, representing the first and essential step to approach them. The presentation of CI is becoming commonplace in scientific meetings and publications, even though they are heterogeneously handled by journals, and still absent in many published articles.

CHAPTER 20: AN ETHICS FRAMEWORK FOR BIG DATA IN HEALTH AND RESEARCH

Abstract

Ethical decision-making frameworks assist in identifying the issues at stake in a particular setting and thinking through, in a methodical manner, the ethical issues that require consideration as well as the values that need to be considered and promoted. Decisions made about the use, sharing, and re-use of big data are complex and laden with values. This chapter sets out an *Ethics Framework for Big Data in Health and Research* developed by a working group convened by the *Science, Health and Policy-relevant Ethics in Singapore* (SHAPES) *Initiative.* It presents the aim and rationale for this framework supported by the underlying ethical concerns that relate to all health and research contexts. It also describes a set of substantive and procedural values that can be weighed up in addressing these concerns, and a step-by-step process for identifying, considering, and resolving the ethical issues arising from big data uses in health and research. For application of the framework go to link.springer.com/journal/41649/11/3

CHAPTER 21: IMAGE RIGHTS: LEGISLATION AND ETHICAL POLICIES

Abstract

Technological advances have changed the way people relate to each other. In the academic environment as well as in healthcare images of patients are often published, regardless of their professional categories. During research the internet is used as a source of primary data, particularly in the form of online surveys. Audiovisual resources such as photographs and videos are similarly widespread. According to the literature, both undergraduate students and professionals ignore the legal underpinnings of image use in different contexts. The objective of this text is to report the concept of image in Brazilian legislation, the role of the informed consent document for image use, relevant features of internet use in research, and the ethics of image employment, in the light of ethical codes.

CHAPTER 22: SPECIFICITIES OF ETHICS AND RESEARCH IN HUMANITIES, SOCIAL SCIENCES AND APPLIED SOCIAL SCIENCES

Abstract

Humanities, social sciences and applied social sciences not only rely on numerical and quantitative scientific methods but applying cutting edge statistics. Nevertheless, a high proportion of the studies opt for qualitative approaches, encompassing descriptions, reflexions, case reports, or else outlining, debating and criticizing doctrines, principles, paradigms and theories. Experimentation is rare in the area, and serious adverse effects or fatalities are unknown, underscoring distinct objectives, tools and outcomes. All these disparities notwithstanding, ethical considerations touch both the biomedical and the social sciences/humanities. This chapter addresses each one of these items, emphasizing recommended practical handling.

CHAPTER 23: DO METHODOLOGICAL ERRORS COMPROMISE THE ETHICS OF A CLINICAL TRIAL?

Abstract

Randomized controlled trials (RCTs) are the gold standard for assessing the efficacy of health interventions. However as with all procedures involving humans, breaches of ethics can occur. The Helsinki Declaration, initially approved in 1964, illustrates the historical care with ethical precautions and outlines how such directives should be applied in clinical trials. For the planning and conduction of RCTs, requirements encompass sample size calculation, treatment arms design, blinded randomization and group allocation, trial registration and other steps. This chapter addresses methodological issues in clinical trials and their ethical implications.

CHAPTER 24: FLEXIBILITY IN CLINICAL TRIALS: RIGID OR ADAPTIVE DESIGN?

Abstract

Investment in research and development by the pharmaceutical industry has been growing in recent decades, yet commercialized products have not increased in the same proportion. During an adaptive clinical trial the investigator has the option to respond to interim data of safety and efficacy by many ways, encompassing a narrower focus for the protocol, a larger number of participants, a differently balanced allocation for treatment arms, as well as various modalities of randomization. It is possible to infer that the adaptive design is endowed with ethical and scientific advantages when adequately planned and executed as it increases the flexibility of the trial, and reduces both the total length of the protocol and the exposure of participants to adverse effects. Yet it is not applicable to all phases of investigation, and increased methodological and analytical complexity demands adequate statistics. It fits best research with a reduced number of centers, shorter duration, and drugs with more immediate effect allowing for prompt interim analysis.

CHAPTER 25: ETHICAL FAILURES IN THE PUBLICATION OF SCIENTIFIC STUDIES

Abstract

The conception, development and publication of a scientific article require knowledge of the process to produce technical content. Ethical behavior is inherent in this process, as the basis to good practices in the academic field. Monitoring the ethical aspects that guide the communication between research and society is the duty of those involved in this interface. Among the most common ethical failures figure plagiarism, duplicity in publication, data fabrication, lack of ethical approval, inappropriate authorship, obscurity in disclosure of conflicts of interest, and submission to predatory or cloned journals. Aiming to clarify and point out optimal academic practices, these failures will be addressed and discussed.

CHAPTER 26: ETHICAL PROBLEMS AND RETRACTION OF SCIENTIFIC ARTICLES

Abstract

The retraction of scientific articles is occurring more frequently and represents an important mechanism to defend integrity. It is a relatively new phenomenon in medical literature. Misconduct is often present, especially as double publications, fraud and plagiarism. Alternatives to solve this problem could include reforms to strengthen scientific endeavors, since improved training of the author till creation of uniform guidelines. The ethics of publication is inclusive. All players namely authors, reviewers, editors, institutions and readers have a role to play in promoting a culture of trust and transparency, in order to keep the integrity of published literature.

RESUMOS EM INGLÊS/*ENGLISH ABSTRACTS* 345

CHAPTER 27: FINANCING THE TREATMENT AFTER CLINICAL TRIALS

Abstract
The supply of the drugs after a clinical trial is controversial. Guidelines and legislations in Brazil and worldwide address the question, and there is consensus that the patient is entitled to a sure supply of the drugs after a study. However, there are still divergencies regarding the responsibility for such therapy. Moreover, from the operational point of view, there are unresolved inconsistencies. It is important to emphasize that the focus of the supply of drugs and technologies should always be the patient.

CHAPTER 28: ETHICAL PROBLEMS IN CLINICAL TRIALS FINANCED BY THE PHARMACEUTICAL INDUSTRY IN LATIN AMERICA

Abstract
The concerns about ethics in human research increase as globalization of pharmaceutical trials and recruitment of participants migrate to low- or middle-income countries. This chapter examines three principles in biomedical ethics namely social and scientific value, scientific validity and informed consent, to ascertain whether they are accomplished in Latin America. Based on the literature, on interviews with members of Committees of Ethics in Research, as well as of regulatory agencies, as well as on their own professional experience, the authors conclude that such requirements are not complied with. The text expounds about the distance between theory and practice, and points toward proposals so that such goals are achieved.

CHAPTER 29: ETHICS IN THE PRIORITIZATION OF RESOURCE ALLOCATION IN HEALTH TECHNOLOGIES: CONSIDERATIONS FOR ALLOCATIONS IN HEALTH RESEARCH

Abstract
The health systems face the inevitable challenge of prioritization of allocation of scarce resources among various alternatives, aiming at maintenance or restoration of population health. There is uncertainty about the benefits that individuals will effectively enjoy, thus it should be questioned whether resources should be conveyed to solve indefinitions, when they could be directed towards other health actions. In this chapter technologically-based answers are provided, by means of assessment models of health technologies, especially emphasizing information. Ethical paradigms that were developed to address such needs are highlighted, proceeding to a *modus operandi* proposal, in the light of the ethical challenges of the necessary uncertainty in an era of "technological civilization".

CHAPTER 30: THE END OF FRAUD IN RESEARCH?

Abstract
Fraud and misconduct are all encompassing expressions, covering the whole spectrum of actions that endanger the originality, credibility and reproducibility of a scientific study. One decisive step at the end of the XXth and beginning of the XXIth century was the of-

ficialization of ethics and scientific honesty at the national level, and not only regarding research projects but all scientific endeavors, by a number of nations. Nevertheless fraud resists, incentivized by the central role of research and publications for professional success. Some associations advocate the end of the quantitative criteria (number of publications) or even the qualitative one (impact factor of the journals) for careeer assessment, in favor of others reflecting the global commitment of the candidates with their ethical, academic and professional responsibilities.

CHAPTER 31: EMERGING QUESTIONS: DATA SHARING AND DATA PROTECTION

Abstract
Evolving changes within research ethics concern data sharing of scientific studies, targeting mainly participants however engaging other players too. At the same time legislation focusing management, protection, and exchange of personal information housed in datasets has been enacted or is being considered in multiple countries. Primarily addressing megadata collected at the internet by commercial organizations, there are links to research data as well. Moral, ethical, administrative and operational implications are here analyzed.

CHAPTER 32: THE ETHICAL-SOCIAL FUTURE OF MEDICAL AND PHARMACEUTICAL RESEARCH

Abstract
Pharmaceutical corporations and medical device industries adopt highly professional standards, nevertheless they are not universities, scientific associations or funding agencies. They are for profit commercial organizations. In this sense their concerns during clinical trials are correct filling and filing of forms and reports, which will be necessary for regulatory needs and marketing of the products. Clinical, scientific and social details are not ignored as they could become a source of future trouble, yet they not always deserve the same priority. Individual investigators are ill prepared to impose their opinion upon major companies. Scientific organizations are moving to the forefront in order to strike a balance, targeting more substantial rights in the conduction and command of the projects, for both researchers and subjects of the research.

CHAPTER 33: GLOSSARY

Abstract
Along with unfettered ethics and science expansion come new domains, terms, definitions, concepts and classifications. In 2010 it was estimated that 75 clinical trials and 11 systematic reviews were published every day, and numbers continued exponentially increasing since that time. Students and academics are knee deep in university and professional routines, with little time left for clarifying and understanding the cascade of new expressions. This relatively short glossary aimed at selecting the most useful words, avoiding scholarly definitions and providing instead handy explanations for daily practice.

CHAPTER 34: USEFUL INTERNET SITES

Abstract

The internet has become such an omnipresent service, that in the view of many it has already upgraded from slave to master, and quite a tyrannical one. Whatever the feelings, scientific information would not flow worldwide without the tool, in such unlimited amounts. Just as an example gene sequencing and metabolomics, as well as the related precision medicine approach as now envisaged would be inconceivable and impractical. Each "omics" analysis and clinical correlation would be labor intensive and take weeks to be conducted, instead of minutes or seconds and rather negligible expenditures, without internet-available search engines and reference libraries. The same applies for large biobank screening and biostatistical interventions, for both clinical and research purposes. This chapter has listed a choice of useful sites, as well as general internet sources, nearly all of them costless.

Índice remissivo

A

Abordagem conciliatória para a tomada de decisões 203
Abusos históricos do sujeito da pesquisa 49
Acupuntura 4
Agência regulatória 22
Alergia a medicamentos 90
Alergia a penicilina 90
Alimentação 185
Alocação de recursos 291
Anafilaxia 89
Análise crítica 285
Análise de projetos de pesquisas clínicas 26
Análise ética pelo Sistema CEP/CONEP 26
Análise por intenção de tratar 239
Análises interinas ou intermediárias 239
Angioedema hereditário (AEH) 90
Anonimização 315
Anvisa 24, 27

Aplicativos (apps) 118
Armazenamento de amostras em biorrepositório 110
Asma brônquica 88
Auditorias periódicas 56
Aulus Cornelius Celsus 10
Ausência de benefício direto 166
Ausência do termo de consentimento 180
Autonomia 20, 112
Autoria indevida 256
Avanços tecnológicos 209

B

Bancos de dados em saúde e pesquisa 191
Bancos de dados forenses 102
Beneficência 20
Big data 5
Biobancos 96, 111
Bioética 19
Biorrepositórios 97, 111
Bom senso 44
British Cruelty to Animal Act 65

C

Cancelamentos de artigos científicos 261
Câncer de mama 153
Caso Bezwoda 305
Caso Lysenko 306
Caso Macchiarini 306
Causalidade 240
Cegamento 236
Células-tronco de pluripotência induzida 148
Células-tronco embrionárias 142
humanas 147
Charles Darwin 65
Claude Bernard 65
Código de Ética Médica 44
Código de Nuremberg 49
Códigos de ética 214
Códigos internacionais 12
Códigos nacionais de proteção ao ser humano em experimentos 11
Cogovernança 200
Colégio Brasileiro de Experimentação Animal (COBEA) 76
Comissão de Ética em Pesquisa do Hospital das Clínicas da FMUSP 16
Comissão Nacional de Ética em Pesquisa (CONEP) 17
Comissões de Ética para Análise de Projetos de Pesquisa 42
Comitê Internacional de Editores de Revistas Médicas (ICMJE) 313
Comitês de ética em pesquisa 56
Compartilhamento de dados 312
Comunicação 181
Conflito de interesse 58, 185, 257

na pesquisa nutricional 185
Conflito financeiro na pesquisa 188
Conflitos éticos 101
Conselho Nacional de Controle de Experimentação Animal (CONCEA) 71, 76
Conselho Nacional de Saúde (CNS) 16
Consentimento contínuo 128
Consentimento diferido ou adiado 128
Consentimento informado 59, 100, 111, 126, 283
condições necessárias 36
para uso de imagens 212
pesquisa 35
Consentimento isento 129
Consentimento pré-natal 127
Constituição da República Federativa do Brasil 210
Contextualização 253
Contract Research Organizations 321
Convenção das Nações Unidas sobre Direitos da Criança de 1989 136
Coronavírus 169
Correlação 240
CRISPR/Cas9 148
Cultura 176

D

Dados confirmatórios 240
Dados exploratórios 240
Danos coletivos 199
Decisões colegiadas 42
Declaração de Helsinki 13, 56
Defensor independente 167

Democracia na coleta de informações 180

Deontologia 11

Desenho adaptativo 170, 245

Desenho rígido 245

Desenhos experimentais alternativos 169

Desidentificação 193

Desobediência ao desenho experimental 284

Diagnóstico precoce de moléstias da idade adulta 115

Diferença clínica minimamente importante (DCMI) 239

Direito à imagem 209

Disseminação 181

Diversidade de ideias 42

E

Elaboração do projeto de pesquisa 248

Eliminação de animais dos estudos clínicos 79

Embasamento moral 44

Embriões humanos 142

Emergências sanitárias 168

ENGOT-GOG 323

Ensaios clínicos 19
  adaptativos 245
  aleatorizados 232
  financiados pela indústria farmacêutica 276

Ensaios com patrocínio industrial 324

Ensaios de efetividade comparativa e pesquisa pragmática 112

Ensaios para promoção de drogas 285

Ensaios por aglomerado (CRCT) 169

Ensaio SUPPORT 130

Epicrise 318

Escândalo da paroxetina 237

Escorbuto 2

Escritor contratado 301

Especialista legal 316

Estudos comparados com placebo 283

Estudos de não inferioridade para novas drogas 283

Estudos genéticos 130

Estudos não reprodutíveis 302

Ética aplicada 2

Ética em pesquisa clínica no terceiro mundo 15

Ética em pesquisas com embriões humanos 142

Ética nas pesquisas educacionais 176

Ética nos ensaios clínicos 19

Experiência pessoal 43

Experimentação animal 75

Experimento Tuskegee 14

Exportação internacional de dados 316

F

Fabricação 301

Falhas éticas na publicação de estudos científicos 253

Falhas metodológicas 232

Falsificação 301

Falta de revisão por comitê de ética 255

Ferramentas estatísticas 237

352 ÉTICA EM PESQUISA

Fertilização *in vitro* 146
Filosofia explícita 178
Financiamento condicionado 293
Financiamento da terapêutica
   pós-ensaio clínico 268
Flexibilidade dos ensaios clínicos
   245
Framingham Heart Study 50
Fratura social 198
Fraude 300
Furto 301

G

Governança 316
Grande ciência 317
Grupos de tratamento 235
Grupos educacionais de apoio escolar
   178

H

Hansen 11
Henry Beecher 13
História da ética em pesquisas
   humanas 9
Honestidade moral 58
Hospital Mental de Vipeholm 49

I

Impactos de gênero 249
Indústria farmacêutica 276
Infecções controladas (CHIM) 171
Integridade científica 283
Intent to treat 239
Interesses financeiros 187

Interesses pessoais ou financeiros
   215
Internet em pesquisas 213
Intervenção fetal 109
Invenção de dados 255
Investigação clínica em situações
   especiais 165
Investigação em neonatologia 125,
   129
Investigações pediátricas 135

J

James Lind 2
Jeremy Bentham 64
Justiça 21

L

Lei Inglesa Anticrueldade 65
Leis de proteção de dados 315
Levantamentos epidemiológicos 59
Livro de Daniel 10

M

Má conduta 300
Manifestações psicossomáticas 249
Marinha Britânica 3
Mascaramento 193, 236
Materiais biológicos 96
Medicina alternativa 4
Medicina complementar 4
Megadados 198
Menores de idade 167
Metodização 324
Métodos de imputações 238

Montagem da equipe de pesquisa 179

Moral 44

Mulheres gestantes 168

Mulheres lactantes 168

N

Não maleficência 20

Nascimentos múltiplos 130

Neisser 12

Neonatologia 125

Nutrição 185

O

Ocultação 236

Ornamentação de texto 301

P

Pacientes mentais 249

Pandemia de coronavírus 169

Panorama da pesquisa clínica 28

Panorama internacional da ética e integridade científica 302

Paroxetina 237

Participantes de pesquisa clínica 47
barreiras para inclusão em estudo clínico 52
busca de voluntários sadios 51
desistência/desligamento 53
estratégias de recrutamento 51
fidelização do "cliente" 53
motivação 52
riscos e benefícios 54
riscos éticos do estímulo financeiro 52

tipos 50

Perda de dados 238

Pesquisa clínica 269

Pesquisa com animais 63
legislação brasileira 66

Pesquisa com redes sociais 119

Pesquisadores individuais 317

Pesquisa educacional 175

Pesquisa em nutrição 185

Pesquisa em pediatria 135

Pesquisa internacional em educação 175

Pesquisa médica e farmacêutica 320

Pesquisa neonatal, pediátrica e em adolescentes 107

Pesquisa pediátrica 108

Pesquisas com adolescentes 118

Pesquisas com bases de dados 5

Pesquisas com "teste do pezinho" 110

Pesquisas em reprodução assistida 148

Pesquisas genéticas e genômicas em crianças 114

Pessoas sem possibilidade de consentir 166

Plágio 253, 301

Principialismo 19

Princípio da incerteza 235

"Princípio da responsabilidade" de Jonas 295

Princípios da ética em pesquisa 15

Priorização de tecnologias de saúde 292

Prisma do paciente 45

Problemas éticos 261

Proteção ao participante da pesquisa 44

Proteção de dados 312
  tipo *blockchain* 101
Publicação duplicada 254

R

Randomização 236
Rastreamento do câncer de mama 153
Rastreamento mamográfico 155
Razão *versus* emoção 43
Recrutamento 111
Redes sociais 118
Regime nazifascista 49
Registro de urticária crônica 87
Registros 233
  de anafilaxia 89
  de asma brônquica 88
  de rinite alérgica 89
  internacionais de enfermidades 86
  sobre alergia a medicamentos 90
Regulamentação da pesquisa clínica no Brasil 22
Regulamentação em reprodução humana assistida 143
Relatório Belmont 14
Relato seletivo de desfecho 237
René Descartes 64
Reprodução humana assistida 143
Resolução n. 466/12 22
Respeito aos direitos do investigado 178
Revisão sistemática inconclusiva 273
Revista clonada 258
Revista predatória 257
Revogação na maioridade 167
Rinite alérgica 89
Risco compartilhado 294
Roteiro decisional 193
Royal Navy 3

S

SARS-CoV-2 50
Sigilo 214
  de alocação 236
Sinergia moral 46
Sistema CEP-CONEP 17
Sistema de Comitês de Ética em Pesquisa (CEP) 17
Stanley Milgram 50

T

Tamanho amostral 234
Termo de consentimento 48, 180, 194
  detalhamentos 48
Termo de Consentimento Livre e Esclarecido (TCLE) 35
  condições suficientes 38
Termo de consentimento para registros 91
Teste do pezinho 110
Trabalho de campo 179
Transferência local de dados 315
Transferência mitocondrial 148
Transtornos psiquiátricos 249
Tratamento privilegiado dos dados para pesquisa científica 315
Tratamentos experimentais 116
Trofim Denisovic Lysenko 306

U

Urticaria crônica 87
Uso de imagens 209
Uso público de biomaterial pessoal 110
Utilitarismo 11

V

Validade científica 282
Valor da informação 293
Valores competitivos 201
Valores éticos basilares 201
Valores substantivos e de procedimentos 201
Variáveis demográficas e clínicas 249

Vipeholms Sjukhus 49
Vulnerabilidade na investigação de saúde 165
Vulnerabilidades 197

W

William Catalona 99
Willowbrook State School 49